제2판

노인보건학

이윤환 · 유승흠 편저

계축문화사

제2판 머리말

「노인보건학」이 2007년에 첫 선을 보인지 어느새 10년이 지났다. 그 동안 대학과 대학원에서 교재로 사용되면서 보건학적인 관점에서 노인을 이해하고 노년기 주요 건강문제를 파악하며 선진국의 보건제도를 통해 미래 고령사회를 조망하는 데 일조하였다. 그 사이에 인구고령화가 더욱 급속히 진행되고, 노인의 건강상태와 건강결정요인에 대한 지식도 축적되었을 뿐 아니라 노인을 위한 새로운 보건의료와 복지제도가 도입되었다. 이러한 최신지식과 사회 변화를 반영하여 책을 개정할 생각은 있었으나 바쁘다는 핑계로 미루고 있었는데, 마침 작년 2월에 초판의 편저자이신 유승흠 교수의 독려 덕분에 개정판 작업을 시작하게 되었다. 그 동안 노인보건 분야도 학문적으로 세분화되고 이 분야를 연구하는 전문가도 많아져 전체 구성을 새롭게 하고 석학들을 섭외하는 등 예상보다 오랜 시간이 걸렸으나 이제라도 제2판을 내게 되어 다행으로 생각한다.

이 책은 크게 세 편으로 나뉘어진다. '제1편 고령사회와 보건'에서는 고령화 사회가 도래한 배경과 보건학적 의의를 살펴 보고, 고령인구의 건강문제를 이해하기 위한 기본개념과 이를 다루기 위한 보건학적 접근을 소개하였다. 이어서 고령인구의 현 주소를 알아보기 위해 인구학적 및 사회경제적 특성과 건강상태를 기술하였다. 한편 노년기 건강수준을 제대로 파악하기 위해서는 건강의 다양한 결정요인을 이해해야 한다. 이에 주요 건강결정요인인 유전적 요인, 건강행위, 사회적 요인, 보건의료서비스에 대해 설명하였다.

'제2편 노인을 위한 보건체계'에서는 우리나라 노인을 위한 보건의료, 복지제도와 서비스를 다루었다. 먼저 국가에서 주도하는 지역사회보건사업, 의료보장제도, 노인장기요양제도를 통해 노인보건의 정책적 틀을 이해하는 데 도움을 주고자 하였다. '노인의 건강관리'에서는 노년기 건강유지와 증진을 위한 건강검진, 운동, 영양 등 신체적 측면에서부터 정신보건과 사회참여까지 신체·정신·사회적 건강 영역을 포괄한 노인건강증진사업의 중요성을 강조하였다. '노인 보건의료·복지서비스'는 건강하지 못한 노인에게 필요한 급성기 및 일차의료, 아급성기 의료, 요양병원, 요양시설, 장기요양 방문간호에 대해 다루고 있다. 복지 또한 노년에 빼 놓을 수 없는 필수 서비스로 노인복지제도와 가족의 돌봄 지원 및 부담에 대해 살펴보았다.

제3편은 '초고령사회의 보건의료 대응'의 제목이 시사하듯이 미래적인 관점에서 우리사회가 준비해야 할 과제를 조명하였다. 먼저 우리보다 앞서 고령화시대를 맞이한 주요 선진국의 노인보건 정책과 제도를 살펴보았다. 각 나라의 문화와 역사에 따라 차이는 있으나 초고령사회에 대비해 기존 보건의료제도를 개혁하고 새로운 통합적 보건체계를 구축하고 있는 모습은 우리에게 많은 도전과 시사점을 준다. 끝으로 다가오는 초고령사회를 준비하면서 우리사회의 당면한 주요 과제를 몇 가지 소개하였다. 노년기 경제활동, 세대갈등과 통합, 법과 윤리적 문제는 올바른 노인보건 체계와 제도를 구현하고 정착하는 데 반드시 짚고 넘어가야 하는 이슈이다. 나아가 4차 산업혁명으로 대표되는 과학기술의 놀라운 발전은 미래사회상을 바꿔 놓을 만큼 파급효과가 클 것으로 예상된다.

오늘날 우리나라는 평균수명의 연장과 저출산의 여파로 노인 인구수가 유소년 인구수를 추월하면서 급속한 인구고령화를 경험하고 있다. 인류 역사상 최초로 맞게 되는 고령화 사회는 성취와 축복보다는 위기 혹은 재앙으로까지 여겨지고 있다. 예상보다 빠른 고령화 속도에 충분히 대비할 시간과 여력이 부족하다는 데서 오는 위기감이 앞선 탓이다. 그러나 이런 때일수록 오히려 우리 모두가 지혜를 모아 준비하고 현명하게 대처해 나간다면 미래사회의 새 지평을 여는 기회가 될 수 있을 것이다. 「노인보건학」이 고령화의 파고를 헤쳐 나가는 데 작은 지침이 될 수 있었으면 하는 마음이다.

이 책의 출판을 기꺼이 맡아 주신 주영일 사장과 편집부 여러분의 노고에 깊은 감사를 드린다.

2018년 2월

이 윤 환

머리말

보건학에서는 인구집단을 대상으로 건강문제를 다룬다. 그 중에서도 건강상 위험집단과 사회에서 소외된 그룹에 대하여 관심을 집중한다. 그것은 이들이 갖는 건강의 필요도가 상대적으로 높으나, 스스로의 건강을 추스르기 어려우므로, 국가나 사회가 개입하는 것이 복지사회에서 기본이기 때문이다.

우리 모두 잘 아는 바와 같이 우리나라의 인구증가율이 감소되고, 급성감염성질환과 기생충감염률 등이 급격하게 감소됨에 따라서 고령화가 사회의 주요 과제로 부상되었다. 인구 및 가족계획분야의 세계적인 학자로서 우리나라 인구문제를 해결하신 은사 양재모 교수를 모시고 1970년부터 예방의학을 공부해 온 필자는 유학 후 귀국한 1980년대 초부터 인구의 고령화 과제에 관심을 기울였다.

책과 학술잡지를 읽을 뿐 아니라, 기회 있을 때마다 유럽, 호주, 일본, 미국, 캐나다 등 보건복지 선진국의 관련 기관과 시설 등을 둘러보았다. 1980년대 말에는 질병구조의 변화에 따른 진료비 추이 등을 연구하여 예방의학회에 보고하고 학술잡지에 게재하였으며, 보건복지부 등에 노인의 건강관리 이슈를 틈틈이 제기한 바 있다. 그리고 1995년에 『보건기획과 관리』(수문사 발행)를 저술하면서 노인의료(제7장)를 50페이지에 걸쳐서 집필하였다. 마침 그 무렵에 이윤환 선생이 미국에서 박사학위를 하고 있었는데, 이 분야에 관심이 있어 하기에 계속 노인보건을 공부하도록 권유하였고, 이후 꾸준히 연구해 오고 있음을 매우 기쁘게 생각하며, 마음이 든든하다.

한편, 연세대학교 보건대학원에 노인보건학 정규강좌를 2000년에 개설하였고, 고령화시대의 의료경영을 주제로 한 고위자과정, 그리고 노인보건전문가과정을 2004년에 각각 개설 운영하였다. 이에 즈음하여 보건대학원뿐 아니라 복지대학원에서도, 그리고 보건과 복지 관련 대학과 대학원에서도 노인보건학을 가르칠 때 교과서가 필요함을 절실하게 느꼈다. 『양재모의 보건학』(계축문화사, 2005)을 출판하면서 생애주기별 건강관리 영역에서 노인보건을 한 장 넣기는 하였으나, 아쉬움만 남을 뿐이었다. 이에 앞서 2002년 말에는 한국호스피스·완화의료학회에 의뢰하여 학회원 18명이 집필한 『편안한 임종－호스피스 안내－』(한국의학원, 2003)를 발간하였다.

이제는 교과서를 편찬해야 할 당위성은 물론, 편찬할 수 있는 여건이 성숙되었다고 판단되어 이번에 용기를 내게 되었다. 마침 지난 해에 이윤환 선생이 연구년을 맞게 되었는데, 필자는 이번이 기회라고 생각하여 편찬을 적극 추진하였다.

제1편은 총론으로서 제2부와 제3부는 필자가 썼던 내용을 바탕으로 하여 새 자료를 붙이고 내용을 보태면서 다듬었으며, 이윤환 선생이 제1부를 추가하였다. 제2편은 그 동안 노인보건영역에서 실제로 경험을 한 전문가들의 지식과 경험을 총망라하여 정리하였다. 그리고 제3편은 노인보건이 갖는 특성상 보건과 복지가 맞물려 있음을 고려하여 이를 폭넓게 소개하였으며, 노인보건과 관련되는 산업, 윤리와 법, 평생학습 등을 포함시켰다.

한 해에 걸쳐서 기획하고, 원고를 청탁하며, 취합된 원고를 편집하여 여러분 앞에 내놓으려고 열과 성을 다 하였다. 이제 『노인보건학』이 여러분들 앞에 선을 보이게 되어 속이 후련하다. 바라건대 이 책이 대학과 대학원에서 보건과 복지를 공부하는 학도들에게 기본교과서로 자리매김할 뿐더러, 소득 2만달러시대를 바로 눈앞에 두고 급속하게 고령화하고 있는 우리나라 미래사회의 주요 이슈를 다루는 관료, 학자, 시민운동가, 노동운동가, 일반 국민들에게 성서가 되었으면 한다. 아울러 내년부터 시행 예정인 노인장기요양보험의 관련 요원들에게도 도움이 되기를 바라는 마음 간절하다. 독자 여러분의 성원 있기를 기대한다.

2007년 무더위에

유 승 흠

집필진 〈가나다 순〉

김 소 윤　연세대학교 의과대학 인문사회의학교실 의료법윤리학과 교수
김 영 선　경희대학교 동서의학대학원 노인학과 부교수
김　 욱　경기대학교 사회복지학과 교수
김 홍 수　서울대학교 보건대학원 보건정책관리학전공 교수
남 상 요　유한대학교 U-보건의료행정과 교수
노 진 원　을지대학교 의료경영학과 교수
박 명 화　충남대학교 간호대학 교수
박 영 란　강남대학교 실버산업학과 교수
박 용 순　한양대학교 식품영양학과 교수
박 현 태　동아대학교 건강과학대학 건강관리학과 교수
백 상 숙　연세대학교 의료법윤리학연구원 연구원
서 영 준　연세대학교 보건과학대학 보건행정학과 교수
선 우 덕　동아대학교 건강과학대학 건강관리학과 교수
설 재 웅　을지대학교 보건과학대학 임상병리학과 부교수
송 미 숙　아주대학교 간호대학 교수
오 인 환　경희대학교 의과대학 예방의학교실 조교수
원 장 원　경희대학교 의과대학 가정의학교실 교수
유 승 흠　연세대학교 의과대학 예방의학교실 명예교수
윤 종 률　한림대학교 의과대학 가정의학교실 교수
이 순 영　아주대학교 의과대학 예방의학교실 교수
이 용 주　동덕여자대학교 보건관리학과 교수
이 윤 환　아주대학교 의과대학 예방의학교실 교수
이 인 영　홍익대학교 법과대학 교수
이 지 은　서울대학교 의과대학 가정의학교실 조교수
장 숙 랑　중앙대학교 적십자간호대학 부교수
정 경 희　한국보건사회연구원 고령사회정책센터 센터장
정 순 둘　이화여자대학교 사회복지학과 교수
조 비 룡　서울대학교 의과대학 가정의학교실 교수
최 문 정　한국과학기술원 과학기술정책대학원 교수
호 정 화　아주대학교 사회학과 부교수
홍 창 형　아주대학교 의과대학 정신건강의학교실 교수

목 차

제1편 고령사회와 보건

제2편 노인을 위한 보건체계

제 1 편

고령사회와 보건

제1부 고령화시대의 공중보건

제2부 고령인구의 보건학적 특성

제3부 건강결정요인

AGING AND PUBLIC HEALTH

제 1 부

고령화시대의 공중보건

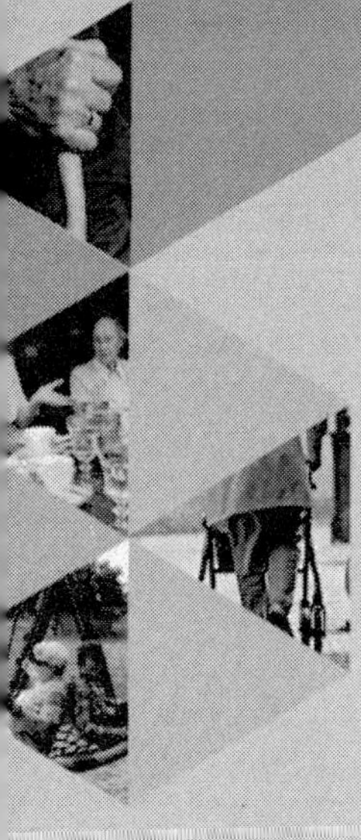

제 1 장

건강수준 향상과 노인보건

유 승 흠

1. 전염병 만연시대에서 노인보건시대로

광복이 되었다. 경제수준이 형편없었기에 기근과 급성전염병으로 어려움을 겪었다. 5년 뒤 6.25전쟁을 치렀기에 그나마 있던 의료기관들도 파괴되었다. 1950년대까지는 전염병과 기생충이 문제였으며, 영양불량으로 고생하였던 시대였다. 평균수명이 45세 전후였다. 출산할 때 비위생적으로 배꼽을 자르면서 감염이 되어 죽기도 하고, 홍역과 백일해 등 전염병으로 사망하였기에 영아사망률이 매우 높았다.

1960년대에 들어서 가족계획과 모자보건사업을 활발하게 하였고, 전국 시・군에 보건소를 설치하여 영유아 예방접종 등 보건사업을 적극 시행하였다. 새마을운동이 1970년부터 전국적으로 시행되면서 소득 증대와 아울러 화장실과 부엌을 개량하고, 간이상수도를 설치하는 등 건강향상을 위한 활동을 적극적으로 함으로써 건강수준이 조금씩 향상되었다.

'1,000불 소득, 100억불 수출'을 국가 목표로 하여 열심히 노력하였던 바, 1977년에 드디어 목표를 달성하게 되었다. 제4차5개년계획(1977~1981)에서는 경제개발을 경제사회발전으로 전환하였고, 1977년 1월에는 의료보호(현 의료급여)사업을 시작하여 국민의 10%가 정부의 보호를 받도록 하였다. 아울러 1977년 7월에는 500명 이상을 고용하는 직장을 대상으로 사회보험 형태의 직장의료보험을 시작하였다.

1980년은 농업사회에서 공업사회로 전환되는 시기였다. 이로 말미암아 전통적이던 대가족제도가 붕괴되어 핵가족시대로 전환되기 시작하였다. 국민의 소득수준이 꾸준히 향상되었고, 해외여행 자유화가 실시되었다. 1989년에는 자영자와 농어촌주민 등 직장인이 아닌 지역주민들이 조합원이 되는 지역의료보험제도가 실현됨으로써 전국민의료보장시대가 현실화되었다. 영유아사망률이 감소되고, 평균수명이 늘며, 급성전염병이 감소되고, 기생충 감염 과제가 해소되었다. 만성퇴행성질환이 문제로 부상되기 시작하였다.

1990년대 후반에 이르러서는 국민소득이 1만 달러가 되었는데, IMF사태로 말미암아 7천 달러 이하로 되었다가 2000년대 들어서 회복되었다. 생활습관과 식습관에 커다란 변화가 오기 시작하였다. 빈곤과 기근으로 영양이 불량하였었지만, 이제는 영양과다로 비만이 문제가 되었으며, 급성전염병을 걱정하던 시대에서 암, 고혈압, 당뇨병 등 만성질환이 문제가 되었다.

2000년대에 들어섰다. 소득은 계속 증가되어 2만7천 달러 수준으로 되었다. 그 뿐 아니라 각종 질병을 예방하고, 조기진단과 치료가 보편화되었기에 평균수명이 계속 증가되고 있다. 인구고령화 속도를 반영하는 지표로 흔히 그 나라의 노인인구 분율이 7%에서 14%로 증가하는 데 소요된 년수를 본다. 65세 이상의 인구가 7%이면 고령화사회(aging society), 14%가 넘으면 고령사회(aged society), 20%가 넘으면 초고령사회(super-aged society)라고 정의하기도 한다.

고령화사회에서 고령사회로 되는데 프랑스 115년, 미국 72년이 걸렸다. 일본이 24년으로 가장

그림 1-1 고령화사회, 고령사회, 초고령사회

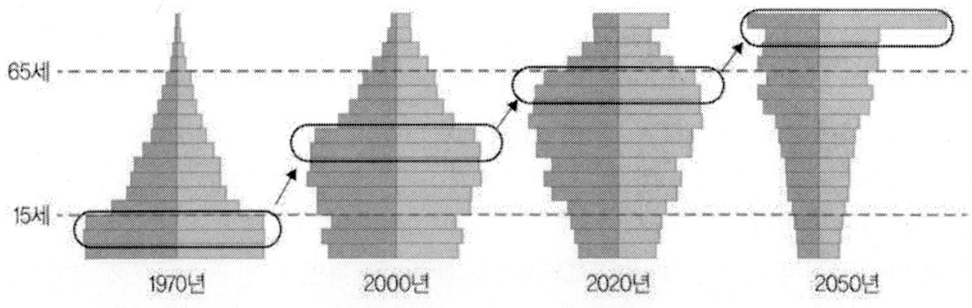

장래인구추계 (출처 : 통계청, 2011)

구분	고령화사회 (Aging) 65+ 인구 7% 이상	고령화사회 (Aged) 65+ 인구 14% 이상	초고령사회 (Super-Aged) 65+ 인구 20% 이상	증가 소요년수	
				7% → 14%	14% → 20%
한국	2000년	2017년	2026년	17년	9년
프랑스	1864년	1979년	2020년	115년	40년
미국	1942년	2013년	2028년	72년	16년
일본	1970년	1994년	2006년	24년	12년

짧은 기간에 그리 되었다. 그런데 우리나라는 2000년에 고령화사회에 들어섰는데, 불과 17년 만에 고령화사회에서 고령사회로 된 것이다. 통계청에 의하면 65세 이상이 인구의 20%가 되는 초고령사회가 2026년일 것으로 예측하는데, 더 빨라질 것이 예상된다.

이에 노인보건 과제가 사회적으로 문제가 된 것이다. 아울러 사회문화 변화에 따라서 OECD국가 중에서 제일 낮은 저출산시대가 도래하였기에 노인보건은 우리나라가 당면한 과제로 보다 크게 부각된 현실이다.

2. 경제-사회 문화의 급변과 노인보건의료 과제

1960년대에는 농촌 인구가 80% 이상이었다. 그런데 1980년을 기점으로 공업국가가 되면서 대가족제도가 붕괴되었고, 2000년대에 들어서는 도시인구가 80% 이상으로 되었다. 합계출산율이 급감하여 현재는 1.04 수준이며, 2017년에는 노인인구가 15세 미만 아동인구를 앞지르게 되었다.

보건의료 이슈는 1970년대 의료의 접근도 제고, 무의촌 해소였고, 1980년대에는 전국민의료보험 실시 여부에 대한 논의와 찬반이 엇갈렸다. 전국민의료보험시대인 1990년대에 들어서는 의료의 형평성, 의료의 질이 이슈가 되었으며, 2000년대에 들어서는 노인보건의료, 보험재정 등이 거론되었다.

고령화 추세의 과제는 무엇일까? 인간의 욕구(human needs)에 변화가 왔다. 사망률은 감소하고 60세 평균여명은 계속 증가되고 있어 노령에서 고령으로 되고 있다. 이에 만성질환의 관리와 활동불능에 대한 지원 필요성이 점차 증가된다. 의료기관을 방문하기도 힘들고, 핵가족 또는 1인 단독가구로서 간호와 간병이 불가피하게 필요하다.

생활이 어려우므로, 음식, 목욕, 장기요양, 수발, 호스피스 등이 필수적이 된다. 노인인구가 많은 농어촌지역에서 더 급속하게 진행되고 있다. 만성질환이 있는 남성고령자는 90% 이상 부인이

[표 1-1] 우리나라 평균수명과 65세 평균여명

	평균수명(세)		65세 평균여명(세)	
	남	여	남	여
1970	58.7	65.8	10.2	14.9
1980	61.9	70.4	10.6	15.6
1990	67.5	75.9	12.6	16.7
2000	72.4	80.0	14.3	18.2
2010	76.8	83.6	16.8	21.2
2015	79.0	85.2	18.2	22.4

출처: 국가통계포털. http://kosis.kr.

간병을 하지만, 여성고령자는 30%만 남편이 간병을 하는 실정이다. 노인독거가구가 20% 수준이므로 간병과 수발의 필요성은 필수불가결이다.

이와 같이 인구구조, 가족구조, 사회제도, 취업구조, 사회-문화 등의 변화에 따라 보건영역에서 노인보건의료는 매우 중요하게 되었다. 재가의료(home care, deinstitutionalized care)가 불가능하면 시설의료(institutional care)를 하여야 한다. 급성기환자와 말기환자의 진료와 간호, 요양과 수발이 구분된다.

일반적으로 노인의 네 가지 어려움은 건강, 돈, 친구, 역할이다. 그 중에서 건강이 제일 문제이다. 우리나라 노인 인구의 9할이 1개 이상의 만성질환을 가지고 있어 일상생활에 지장을 준다. 전국 재가노인 중 4할은 일상적인 활동에 다른 사람의 도움이 필요하며, 기본적인 생활능력인 ADL 6개 항목 전부 장애가 있는 경우가 3.5%이다.

치매가 60만 명 이상이라고 추정된다. 노인의료비는 건강보험에서 3분의 1이 넘는 수준인데, 의료이용률과 건당 진료비가 매우 빨리 증가하고 있기에 노인의료비 비중은 매년 커져서 총의료비의 40%에 가까워졌다. 질병과 사고에 대비하여서는 당연적용인 건강보험 외에 민간보험인 생명보험, 건강증진 프로그램, 질병과 장애예방에 대한 대책이 필요하다.

노인의 건강관리에는 진료(medical care), 간호(nursing care), 그리고 요양(long-term care) 세 가지가 필요하다. 그리고, 일상생활, 목욕, 간병, 식사 등 수발(social care)이 필요하다. 고령자에게는 간병과 수발이 문제가 된다.

일반적으로 급성병원은 재원기간 90일 미만이다. 이를 초과하면 요양병원이라고 한다. 때로는 재원기간이 1개월 이상이면 요양병원이라고 하기도 한다.

우리나라에서 장기요양보험제도가 2008년에 시작되었고, 건강보험 급여를 받는다. 그러나 본인부담 의료비와 간병비는 본인 또는 가족이 부담하여야 한다. 대가족제도 하에서는 가족들이 간병을 담당하였지만, 핵가족시대인 만큼 대부분 간병인이 필요한 실정이다.

3. 노인보건의료서비스의 특성

노인의 기능상태에 따라서 의료서비스가 구분된다. 만성질환이 없고, 장애가 없는 정상노인은 건강증진과 질병예방에 주력하면 된다.

만성질환이 있지만, 장애가 없다면 만성질환관리와 장애 예방에 주력한다. 그러나 장애가 있는 경우라면 장기요양이 불가피하다.

노인의료서비스는 육체적, 정신적, 사회적, 경제적, 영적 지원서비스를 포함하는 종합적인 서비스이다. 아울러, 기능적 장애가 있을 경우에 수발이 필수적이다. 심리적으로 자기중심적이며,

자기고집(아집)이 있고 까다로운 특성을 지닌다. 육체적 특성상 모든 기능이 약화되어 있으므로 골절, 낙상, 사래, 폐렴 등에 주의를 기울여야 한다.

노인보건서비스 영역은 의료서비스(진료), 간호, 요양, 간병, 장기투약, 물리치료와 운동, 일상생활 보조, 식사, 목욕, 임종환자 관리(hospice care), 말기환자 관리(terminal care), 거동불편 환자관리, 치매환자 관리 등 매우 다양하다.

가정방문간호를 하기도 하고, 지역사회프로그램(outreach program)을 실시하여 건강검진, 건강정보 제공 및 의료기관 알선, 전화상담, 응급상황 관리, 교통편의 제공 등 다양한 사업을 한다. 우리나라에서 병원 중심의 가정간호서비스 시범사업을 1994년에 실시한 바 있다.

요양보호는 노쇠 또는 질병으로 인하여 기능적 능력을 상실한 노인에게 장기간 서비스되는 의료 및 사회적 서비스를 말한다. 기능적 능력(機能的 能力)의 상실이란 일상생활 수행능력(ADL)과 도구적 일상생활 수행능력(IADL)의 상실을 포함한다.

노인의료시설은 국공립, 사립으로 대별된다. 정부가 시설을 준비한 후 민간에 위탁운영하기도 하고, 민간기관이 정부 재정지원을 받기도 한다. 노인전문병원, 재활병원, 요양원 등에 노인보건의료센터가 있으며, 기능과 서비스를 조합한 병원, 요양원, 가정방문간호사업, 단기보호, 낮병원, 식사배달, 목욕서비스, 가정도우미 등 다양한 프로그램들이 있다.

골절, 욕창, 합병증, 자해, 자살, 화재 시 대피 등 다양한 서비스가 필요하며, 이를 위하여 사회복지사, 임상심리사, 원목, 리크리에이션 리더, 물리치료사, 작업치료사, 식사와 목욕 등 보조인력, 원예 등 다양한 인력이 필요하다. 의료서비스 외에 분위기, 표지, 목욕, 냄새, 세탁, 일회용품 등에도 신경을 써야 한다.

아울러 여러 영역의 관련 기관과의 협력이 필요하다. 예컨대 구,시,군 복지센터, 보건소, 주민센터 노인정, 치매그룹홈, 노인홈, 호스피스기관, 방문간호기관, 재활시설, 간병센터, 약국, 병원, 영양사, 장의사, 학교(사회복지학과, 사회체육학과, 물리치료학과, 작업치료학과 등), 교회, 성당

[표 1-2] 진료와 요양

항목	(급성기)진료(acute care)	(장기)요양(long-term care)
대상	급성질환자	만성질환자
주요변수	진단	기능상태
장소	병원 → 외래	요양원 → 집
치료영역의 구분	명확	불명확
목표	완치	유지
치료제공자	전문인력	요양보호인력
전문인의 역할	의사중심	환자중심
진료행태	적극적 진료	유지
의료기술의 수준	높음	낮음
비용증가 요인	강도	기간
재원	건강보험	장기요양보험

(예배, 자원봉사, 봉사부), 후원 관련기관(로타리클럽 등), 공익기관(재단법인 한국재활재단 등), 독거노인주치의맺기운동본부, 재활운동센터 등을 들 수 있다.

요양은 장기적인 기능장애인이 최대한 독립적인 생활을 유지할 수 있도록 하는 각종 보건의료 및 사회복지서비스를 일컫는다. 신체적, 정신적, 사회적 지원서비스를 포함한 총괄적 서비스이다. 질병의 완치가 목표가 아니라, 환자가 독립적인 기능을 최대한 유지하도록 하는 것이 목표이다.

4. 노인보건학의 미래

왜 노인의료기관과 요양기관이 필요한가? 그것은 우리나라의 사회문화가 변화하였기 때문이다. 첫째, 인구구조가 변화하였다. 평균수명이 증가하여 노인인구가 급증하였기에 노인의료수요가 급증하고 있다.

둘째, 과거에는 대가족제도였기에 가족들이 돌보아 주는 것이 관례였다. 그런데 농업사회에서 공업사회로 된 1980년을 기점으로 핵가족시대가 되었기에 가족에 의한 수발이 불가능해졌다.

셋째, 사회제도가 변화하였다. 과거에는 가족이 스스로 보호하였으나, 경제사회의 변화로 사회보장시대가 도래하였다.

넷째, 취업구조가 변화하였다. 여성취업률이 급격하게 증가되고 있어 가족 수발에 한계가 있게 되었다.

다섯째, 사회문화의 변화를 들 수 있다. 집안 어른을 돌보아 드리던 시각이 변화하였고, 사회규범이 달라졌다. 수발의 변모가 두드러졌다.

지속적인 평균수명의 증가로 노인인구가 계속 증가되며, 저출산 추세로 우리나라의 노인보건 과제는 매우 중요하다. 노인의 생계비와 의료비는 국가적 차원에서 다루어져야 할 과제이며, 보건의료분야 종사자로서는 노인보건의료서비스에 지속적인 관심을 가지고 노인보건학을 충분하게 공부하는 것이 필요충분조건이라 하겠다.

참고문헌

유승흠, 이윤환. 노인보건학. 계축문화사; 2007.
유승흠. 양재모의 보건학. 계축문화사; 2005.
유승흠. 보건기획과 관리. 제7장 노인의료. 수문사; 1995.
보건복지부. 보건복지70년사 - 질병의 시대에서 건강시대로(집필위원장 유승흠). 2015.

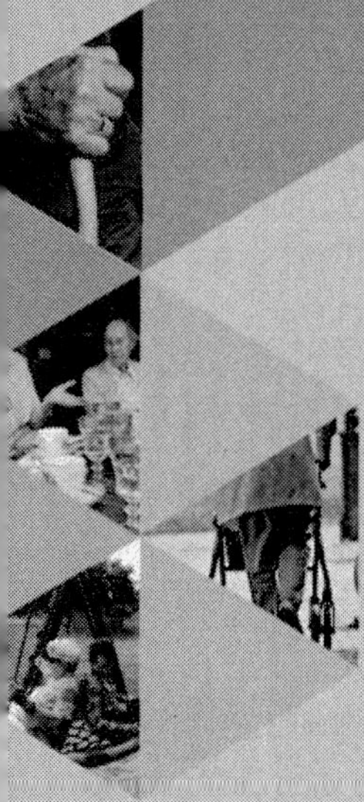

제 2 장

노인보건의 기본개념

이 윤 환

1. 주요개념

1) 노화와 고령화

노화(老化)는 “질병이나 사고에 의한 것이 아니라 시간이 흐름에 따라 생체 구조와 기능이 쇠퇴하는 현상”이다(국립국어원 표준국어대사전). 노인(老人)은 “나이가 들어 늙은 사람”, 고령(高齡)은 “늙은이로서 썩 많은 나이 또는 그런 나이가 된 사람”으로 정의된다. 이러한 정의는 개인단위의 생물학적 현상을 지칭하는데 비해 인구사회학적 의미로는 고령화(高齡化), 즉 “한 사회에서 노인의 인구 비율이 높은 상태로 나타나는 일”이라는 용어를 흔히 사용한다. 노화는 개체 내의 변화인 생물학적 노화(biological aging)를, 고령화는 인구집단의 변화인 인구고령화(population aging)를 의미하는 것으로 보면 된다.

(1) 노인의 기준

일반적으로 노인을 구분하는 데는 특정 연령을 기준으로 한다. 대다수의 국가에서는 연금 수급연령인 60세 또는 65세를 기준으로 적용하고 있다. UN에서는 노인인구를 60세 이상으로 보고 있으나, 아프리카 지역의 경우 50세 이상을 노인연령기준으로 사용할 것을 제안한 바 있다(WHO, 2002b). 이와 같이 노인의 연령 규정은 임의적인 기준임과 동시에 은퇴나 퇴직의 기준연령으로 여겨지고 있다. 한편 노년층을 보다 세분화하여 전기노인(young-old, 65-74세), 후기노인(old-old, 75세 이상), 최고령 노인(oldest old, 80세 또는 85세 이상) 등으로 구분하기도 한다. 또는 노년기를 전기(65-74세), 중기(75-84세), 후기(85세 이상)로 분류하는 경우도 있다. 이런 경향은 노년층이 동일집단이 아닌 매우 다양한 특성을 지닌 집단으로 구성됨을 반영한다.

최근 고령인구의 급증과 평균수명의 연장에 따라 노인의 연령기준을 높이자는 의견이 제기되고 있다. 2014년도 노인실태조사에 의하면 노인이 노인을 규정하는 연령은 71.7세이었다(정경희 등, 2014). 2015년 대한노인회에서는 노인의 연령기준을 65세에서 70세로 상향하는 의견을 제시한 바 있다(이정헌, 2017). 2017년 초 일본의 노년의학회와 노년학회에서는 노년층에 새로 진입한 인구의 기능상태(보행속도 등)가 과거보다 향상된 실태를 감안하여 노인을 75세 이상으로 정의할 것을 제안하였다. 65-74세를 준고령자, 75-89세를 고령자, 90세 이상을 초고령자라는 명칭으로 구분하였다. 그러나 노인 연령기준을 상향 조정하는 데는 연금과 복지서비스 등 사회보장제도 하의 기존 수혜자가 변경됨을 고려하여 사회적 합의가 요구된다.

(2) 생물학적 노화

노화를 어떻게 정의할 것인지에 대해서 오래 전부터 논쟁이 되어왔으나 아직까지 일치된 정의는 존재하지 않는다. 노화를 연속선상으로 이해할 경우 성장기 이후의 정상기능의 저하로부터 시작하여 종착지인 죽음에 이르는 전 과정이 이에 해당된다고 할 수 있다.

어떤 사람을 늙었다고 보는 것은 주관적인 판단이 개입된다. 사람들은 주로 외모를 본다든지 또는 연령을 감안해서 늙음의 정도를 평가하는 경향이 많다. 앞에서도 잠시 언급했듯이 일반적으로 연령을 기준으로 하여 65세 이상을 노인으로 정의하지만 65세 이상이라고 해서 모두 동일한 생물학적 건강수준을 지니고 있다고 단정할 수는 없다. 따라서 연대적 노화(chronological aging) 또는 가령(加齡)현상과 생물학적 노화(biological aging, functional aging)를 구분할 필요가 있다. 이 둘 사이에는 개인에 따라 상당한 차이가 날 수 있다. 같은 70세라도 건강상태가 다를 수 있고 기능 및 활동상태에 따라 개인차가 매우 클 수 있기 때문이다. 연령은 70세이나 생물학적, 기능적 노화상태는 40세일 수 있는 반면 어떤 사람의 경우에는 80세 또는 그 이상일 수도 있다.

한편 장기나 세포 수준으로 들어가 보면 다양한 노화의 단계를 관찰할 수 있다. 예를 들어 폐, 심장, 간 등 각 기관별로 노화의 진행정도에 차이를 보일 수 있으며 특정 기관 내에서도 세포나 분자 구성성분의 노화과정이 다를 수 있다. 더욱 혼란스러운 것은 성인의 신체를 구성하고 있는 세포 성분들은 태어날 때 갖고 있었던 성분과는 전혀 다를 수 있다는 사실이다. 발달과정을 거치면서 생성되거나 재조합 과정을 수도 없이 반복하기 때문이다. 그러나 불행히도 아직까지 노화를 객관적으로 측정할 수 있는 공통적인 생물학적 지표(biomarker)가 발견되지 않아 생물학적 노화의 표준을 제시하는데 있어 어려움이 있다.

현재 노화에 대한 일치된 정의는 없지만 많은 노화학자들은 노화를 외부의 스트레스에 대한 반응력의 저하로 인식하고 있다. Griffiths와 Meechan (1990)은 노화를 "신체의 항상성(homeostasis) 유지를 위한 각종 적응력(adaptive response)의 진행되는 기능상실(progressive failure)"로 정의하였다. 인체는 상당한 정도의 예비력(reserve capacity)을 갖고 있어 외부 자극 및 손상에 대한 적응력을 오랜 기간 지속할 수 있다. 그러나 노화가 진행되면서 외부에 대한 적응력은 점차 감소하게 된다.

한편 노화를 이해하는데 있어 감안해야 할 것은 노화 자체가 부정적이면서도 긍정적인 의미를 내포하고 있다는 점이다. 노화는 일반적 정의인 구조와 기능의 감퇴를 의미하는 노쇠(senescence)와 긍정적인 의미인 성숙(maturation)의 성질을 둘 다 내포하고 있다(Albert, 2004). 전자의 경우 근력 저하, 반응속도 감소, 단기기억력 감퇴 등이 포함되며, 후자의 경우 어휘력, 판단력, 감정조절능력, 가족관계 친밀도, 여가시간 활용 등의 증가 또는 향상이 해당된다.

(3) 노화와 질병

노화와 질병은 별개이다. 노화는 정상적인 과정으로 모든 사람에게 나타나는 현상이지만 노인이 된다고 해서 모든 사람이 질병에 걸리는 것은 아니다. 그러나 노화에 따라 외부 자극에 대한 저항력 저하로 질병의 감수성이 증가하고, 예비력 감퇴로 회복탄력성(resilience)이 감소함으로써 질병에 취약하게 된다.

하지만 정상노화(normal aging)라 하여 건강에 문제를 주지 않는 것은 아니다. 노화 그 자체가 질병발생의 위험요인으로 작용할 수 있기 때문이다. 예를 들어 정상노화로 수축기 혈압이 증가하게 되는데 이로 인해 심뇌혈관질환의 발생률이 높아진다. 한편 환경변화에 대한 민감성은 질병발생의 위험을 증가시키기도 한다. 예로써 노인이 극한 기온에 노출될 경우 각종 유병률과 사망률의 위험이 타 연령층에 비해 높아지게 된다.

고령인구에서 질병의 양상과 역학은 일반인구와 달리 비전형적인 증상이나 징후를 보이는 경우가 많다. 그 이유는 연령과 관련하여 특정 질병의 병리현상에 변화가 생길 수 있기 때문이다(Wallace, 1997). 노화에 따른 면역력 감소로 감염질환의 경과가 연장되거나 악화됨으로써 사망률이 증가될 수 있다. 면역 감퇴로 인한 통증이나 염증반응의 저하는 증상의 조기발견을 어렵게 만들기도 한다. 또한 노년층에서는 시각, 청각 등 감각기능의 저하로 인해 특정 증상 및 징후가 상대적으로 적을 수도 있다. 이로 인해 건강조사에서 고령인구의 유병률이 실제보다 낮은 것으로 보고될 가능성도 있다.

한편 노화에 따른 생물학적 퇴화과정은 멈춰질 수 있으며 경우에 따라서는 역전될 수 있는 유연성을 지니고 있다. 예를 들어 적당한 운동은 노화로 인한 뼈 질량의 감소를 방지하며 골밀도를 높여 주기도 한다. 이는 건강행위의 변화가 고령층에서도 중요한 건강효과가 있음을 시사해주는 것으로 노년기 건강증진에 있어 중요한 의미를 지닌다.

노화 자체가 노년기에 흔한 각종 만성질환(치매, 암, 뇌졸중, 심혈관질환, 만성폐쇄성폐질환, 관절염, 골다공증 등)의 공통적이고도 가장 큰 위험요인임에 따라 최근에는 노화를 지연하고 제어하기 위한 방법을 연구하고 있다(Sierra, 2016). 이미 동물실험에서는 칼로리제한(calorie restriction)과 약제(metformin, rapamycin 등)의 효능이 입증된 바 있다. 개별 노인성질환(age-related disease)을 치료하는 데는 한계가 있다. 노년기에는 다수의 복합질환 유병률이 높기 때문에 이들 질환을 하나씩 치료해도 또 다른 질환이 발생할 위험이 높아지기 때문이다. 따라서 만성질환의 발생률을 낮추기 위해서는 노화 그 자체를 지연하는 전략이 더 효과적일 수 있다.

(4) 인구고령화

인구고령화(population aging)는 흔히 전체 인구 중 65세 이상 인구가 차지하는 분율로 정의된다. 우리나라는 급속한 인구고령화가 진행되고 있다(3장 참조). 이는 우리 사회가 '고출생-고사망'에서 '저출생-저사망'으로 인구학적 전환(demographic transition)된 데 따른 결과이다(유승흠과 이윤환, 2007). 한 나라의 인구구조는 출산, 사망, 이동(이주와 이민)에 따라 영향을 받는데 인구고령화에는 출산율과 사망률의 저하가 주로 작용한다. 이 중 출산율의 저하가 인구고령화의 장기적 추세(노인인구의 수와 비율 증가)에 가장 큰 영향을 미친다(UN, 2015).

한편 저출산 추세가 30년 이상 지속되어 온 선진국의 경우 출생코호트의 크기가 안정되면서 점차 평균수명의 증가가 인구고령화에 중요한 영향을 미치는 것을 보게 된다. 현재 전 세계적으로 관찰되는 급속한 인구고령화는 60여년 전에 출생한 인구집단의 평균수명 증가에 따른 결과로 해석된다. 노년기에 진입한 세대의 기대여명 또한 지속적으로 증가하면서 고령화가 더욱 가속화되고 있다.

2) "성공적" 노화

노후가 성공적이라는 의미는 여러 가지로 해석할 수 있으나, 여기서는 통용되는 성공노화, 활동적 노화, 건강노화의 세 가지 개념을 중심으로 살펴보고자 한다.

(1) 성공노화

Rowe와 Kahn (1997)은 '성공노화'(successful aging)를 질병과 장애 예방, 신체 및 인지 기능 유지, 사회 및 생산 활동 참여의 세 가지 요소를 만족하는 것으로 정의하였다. 성공노화를 위해서는 건강한 노후를 보낼 수 있도록 만성질환과 이로 인한 장애를 예방함으로써 최적의 기능상태를 유지하는 것이 중요하다. 이와 동시에 대인관계가 친밀하고 가족 및 사회접촉을 유지하며, 자원봉사활동 등 사회에 기여하는 생산적인 활동에 참여하는 것이 필요하다.

앞의 성공노화의 개념이 생의학적인 측면을 강조한데 비해 심리학적으로는 성공적인 노년기를 Erikson의 발달과정의 마지막 단계인 '통합성 대 절망감(integration versus despair)'의 위기를 잘 대처한 상태로 해석한다. 즉 노인 자신이 지금까지 살아온 삶을 받아들이고 현 상황에 만족하는 것이다. 현재 자기 삶의 인정, 삶의 의미부여, 주위사람과의 긍정적인 관계, 자율성, 개인적 성장, 환경극복을 포함한 심리적 통합감은 심리적으로 성공노화를 반영하는 지표가 된다(Rebok과 Gallo, 1999).

한편 성숙한 성격과 지식을 겸비한 지혜(wisdom) 또한 성공노화의 산물이라 할 수 있다. 지혜란 불확실한 주요 인생문제에 대해 현명한 판단과 충고를 할 수 있는 역량이라고 할 수 있다. 그러나 지혜는 단순히 나이가 많다고 주어지는 것은 아니다. 다양한 인생경험, 교사 또는 스승의 역할수행, 생산성(generativity)과 같은 사회기여를 위한 동기부여와 삶에 대한 지속적인 관심과 통찰 등 오랜 과정을 거쳐야 지혜가 생긴다.

성공노화를 이룬 노인이라고 해서 어려움이나 건강상태의 문제가 전혀 없는 것은 아니다. 신체적, 인지적 기능상태의 감퇴에 잘 적응함으로써 이로 인한 불편을 최소화할 수 있는 능력 또한 중요하다. '선택적 최적화와 보상'(selective optimization with compensation: SOC) 모형에서는 이득(원하는 목표)의 최대화와 상실(원치 않는 결과)의 최소화를 통해 노화에 효과적으로 적응해 나가는 과정으로 설명한다(Baltes와 Smith, 2003). SOC 모형은 노화에 대한 적응을 세 가지 단계로 구분한다. 첫째, 노화로 인한 신체기능과 예비력 상실에 따라 집중할 잔존 능력과 활동을 선택한다(selection). 둘째, 바라는 결과(높은 기능상태)를 얻기 위해 선택한 기능상태의 개선과 관련된 활동과 행위를 한다(optimization). 셋째, 기능상실 또는 저하에 대처하기 위한 심리적 전략 또는 보상기술을 활용한다(compensation). 실례로 저명한 피아니스트인 루빈스타인은 80세의 고령에도 불구하고 계속 무대에서 훌륭한 연주를 했다. 이를 위해 그는 평소보다 연주하는 곡 편수를 줄이고(선택), 연습횟수를 늘리며(최적화), 느려진 연주속도를 만회하기 위해 곡의 빠르기를 극명하게 대비함으로써 전성기 못지않은 연주를 들려주었다(보상).

(2) 활동적 노화

2002년 세계보건기구(World Health Organization)는 인구고령화에 대응하기 위한 보건정책의 기조로 '활동적 노화'(active aging)를 제창하였다(WHO, 2002a). WHO는 활동적 노화를 "고령화에 따른 삶의 질을 증진하기 위한 건강, 사회참여, 안전보장의 기회를 극대화하기 위한 과정"으로 정의하고 있다.

활동적 노화 정책의 기본 틀은 고령자의 독립, 참여, 보호, 자립, 존엄을 중시하는 UN의 고령자 원칙(United Nations Principles of Older People)에 근거하고 있다. 정책전략 또한 그 동안 노인을 소극적인 대상으로 보는 필요중심(needs-based)의 접근으로부터 벗어나 노인이 적극적으로 권리를 행사하는 권리중심(rights-based)의 접근을 지향한다. 이 원칙 하에 활동적 노화에 영향을 미치는 요인을 파악함으로써 효과적인 정책 대응을 견지한다. 활동적 노화의 결정요인으로는 공통요인(문화와 성), 보건 및 복지서비스, 건강행위, 개인적 특성, 물리적 환경, 사회적 요인, 경제적 특성 등 다양한 요소가 포함된다(표 2-1).

활동적 노화를 위한 구체적인 정책은 건강, 사회참여, 안전보장의 세 가지 영역을 포함한다. 건강정책은 만성질환과 기능저하의 위험요인을 감소시키고 예방요인을 최대화함으로써 건강수명 향상을 도모하며 필요한 보건복지서비스의 접근을 보장하는 데 초점을 두고 있다. 사회참여 정책에서는 사회경제적, 문화적, 종교적 활동에 고령자가 적극 참여하도록 함으로써 생산적인 노후생활을 영위할 수 있도록 노력한다. 안전보장 정책을 통해서는 고령자의 사회적, 재정적, 물리적 안전에 대한 욕구와 권리를 보장하고자 한다. 이러한 정책의 틀은 생애과정(life course) 전반에 걸쳐 적용되며 개인과 인구집단의 신체적, 정신적, 사회적 안녕(well-being)을 도모하는 데 최종 목적을 설정하고 있다.

[표 2-1] 활동적 노화의 결정요인

요인	내용
공통요인 (문화와 성)	가치관, 전통, 태도 및 인식 성별 사회적 지위, 교육, 소득, 유병률, 의료이용 등
보건 및 복지서비스	건강증진과 질병예방(만성질환, 손상) 의료(1-2-3차 제공체계, 효과적인 치료제 개발), 장기요양(보건, 일차의료, 가정간호, 재활, 요양시설, 완화치료, 복지서비스), 정신보건
건강행위	흡연, 운동, 영양 및 식습관, 구강보건, 음주, 약물복용, 건강행위 및 치료 순응도
개인적 특성	생물학적 및 유전적 소인, 심리적 요인(지능, 인지기능, 자기효능감, 적응력)
물리적 환경	주거환경, 대중교통, 손상 및 안전, 낙상, 식품, 물, 공기
사회적 요인	사회적 지지, 교육의 기회, 폭력 및 학대
경제적 요인	소득, 사회보장(연금), 일

출처 : WHO. Active ageing: a policy framework. Geneva, Switzerland: World Health Organization; 2002.

(3) 건강노화

앞에서 살펴본 활동적 노화가 건강보장과 함께 사회보장, 사회참여 등을 포함한 광의의 성공적 노화에 대한 개념이라면 최근 들어 보건과 의료 영역에서는 건강노화라는 용어를 흔히 사용하는 것을 보게 된다. 건강노화는 사용하는 주체에 따라 다양한 정의가 존재한다. 건강노화를 질병이 없는 상태로 해석하는 경우도 있으나, 이는 대다수 노인이 만성질환을 갖고 있는 실태를 제대로 반영한다고 볼 수 없다. 단순히 질병상태로 좁게 정의하는 것은 노년기 삶의 질을 결정하는 기능상태(신체적, 정신적, 사회적)를 반영하지 못해 바람직하지 않다.

세계보건기구가 발간한 최근 보고서에서는 '건강노화'(healthy aging)를 "노년기에 삶의 질을 증진하기 위해 기능력을 향상하고 유지하기 위한 과정"으로 정의하였다(WHO, 2015). 여기서 기능력(functional ability)이란 개인이 추구하는 삶을 가능케 하는 건강관련 속성을 포함하며, 내재된 능력(intrinsic capacity)과 환경, 그리고 둘 간의 상호작용으로 구성된다. 내재된 능력은 개인의 신체적, 정신적 능력을 포괄하며, 타고난 유전적 소인과 개인적 특성(성, 교육수준, 직업, 소득)을 바탕으로 생애과정을 통해 여러 가지 건강요인(노화, 생리적 변화와 위험요인, 건강행위, 질환과 손상, 항상성 변화, 노인증후군)에 의해 영향 받는다. 환경은 미시적, 거시적 환경을 포괄하며, 집, 지역사회, 사회 전반에 걸쳐 자연 및 건조환경, 사회관계망, 태도와 가치, 보건과 복지 정책, 서비스제공체계 등을 포함한다. 결과적으로 기능력은 개인과 환경 간의 상호작용에 의해 결정된다. 삶의 질(well-being)은 광범위한 개념으로 행복, 만족감, 성취감을 포함한다.

3) 학문과 연구분야

최근 들어 노화와 고령화에 대한 학문과 연구가 활발하게 진행되고 있다. 학문적으로는 노화의 기전과 생리현상을 구명하는 기초연구에서부터 노인환자의 건강과 질병을 다루는 의학까지 매우 광범위하다. 이런 기초학문 분야를 노화학(aging 또는 biological aging), 임상의학의 분야는 노인의학 또는 노인병학(geriatrics 또는 geriatric medicine)이라 일컫는다. 이외에도 사회학적 관점에서 인구, 사회, 정치, 경제, 복지, 보건의료의 특성과 문제를 연구하는 노년학(gerontology)이 있다.

노화 또는 고령화에 있어 보건학의 영역은 다학제적(multidisciplinary)이다. 광의의 정의로는 위의 학문적 범위를 포괄하는 것으로 이해할 수 있다. 협의의 정의로는 역학(epidemiology)에 기초한 고령인구를 대상으로 한 사회인구학적 접근으로 볼 수 있다. Albert (2004)는 노인보건(public health and aging)의 범위를 노인의학과 역학의 연장선상에서 설명한다. 즉 그 범위를 의사의 진료권 밖에 속한 고령인구를 대상으로 정하고 있다. 이 사이에서 노년기 건강증진, 만성질환 자기관리, 의료를 보조하는 행동학적 개입, 사회적 요양 및 보호, 서비스의 질적수준에 관한 지표 개발 등의 활동을 하는 것으로 보고 있다. 특히 노인보건의 주된 역할을 노년기의 허약상태, 질병, 장애에 대한 일차 및 이차예방에 두고 있다. 이를 위해 생애 전반기의 삶이 후반기의 건강상태에 미치는 영향을 파악하는 것에 초점을 맞추고 본다. 이 개념을 적용하면 노인보건연구는 생애과정적 접근을 통해 유전적 소인, 성, 교육, 환경, 소득 및 재산, 건강행위, 사회적 지지, 의료이용 등 생애 전반기의 다양한 경험과 삶이 건강에 미치는 영향을 구명함으로써 노년기 건강을 증진시키는 데 궁극적인 목적이 있다고 할 수 있다.

2. 노년기 건강수준에 대한 이해와 접근

노인의 건강수준과 그 결정요인을 이해하고 노년기 건강관리를 위한 보건학적 접근으로는 대표적으로 생의학 접근, 의료사회 접근, 생애과정 접근, 인구집단 접근이 있다.

1) 생의학 접근

생의학적 모델(biomedical model)은 노년기 건강상태를 개체 내의 생리적 변화와 기전으로 설명한다. 질병 발생을 개인을 구성하는 세포, 조직, 기관, 개체의 단계별 변화로써 이해한다. 예를 들어 장애과정 모형(제5장 참조)에서는 신체장애의 발생을 병리현상(세포)−손상(조직/기관)−기능제한(개체)의 순서로 전개됨을 제시한다. 또한 건강의 결정요인으로써 개인적 특성(성, 연령, 유전적 소인, 건강행위 등)을 강조한다. 이를 통해 개인 맞춤식 개입을 통한 건강관리를 추구하며, 질병발생의 위험이 높은 고위험군에 대한 집중 관리와 효율적 자원활용을 견지한다.

생물학적 접근의 장점은 건강문제의 진행 과정(자연사, natural history)과 기전(mechanism)을 이해할 수 있다는 데 있다. 이를 통해 질병의 원인 규명과 진행 경로를 차단할 수 있는 방법을 강구할 수 있는 이점이 있다. 그러나 개체 내 생물학적 특성과 생리적 변화만을 중시한 나머지 건강에 영향을 주는 사회적 요인과 환경요인을 간과하기 쉽다. 또한 건강을 질병의 관점에서 이해하고 건강문제를 의료화(medicalization)함으로써 치료(cure) 중심적 접근을 지향하게 된다.

2) 의료사회 접근

생의학 접근을 확대한 개념으로 생물심리사회 모형(biopsychosocial model)이 있다. 정신질환의 원인을 설명하기 위해 개발된 모형으로 질환이 생물학적 요인(유전적, 생리적), 심리적 요인(성격, 행동), 사회적 요인(사회경제, 가족, 문화, 의료) 등 다양한 관련요인의 상호작용으로 발생하는 것으로 이해한다. 생의학 모델은 개인의 건강상태가 생물학적 요인뿐 아니라 심리, 사회 등의 외인적 요인에 의해 영향을 받는다는 점을 강조한다. 심리적 요인(우울증)이 신체질환(장애)에 영향을 주고 또 역으로 장애가 우울증을 유발하는 예를 들 수 있겠다. 이러한 우울증과 신체장애의 연관성은 사회경제적 취약계층에서 더 두드러진다. 이 모델은 이후 건강행위 실천을 설명하기 위한 여러 사회인지 이론(건강신념, 변화의 단계 모형 등)의 출현에도 기여하였다.

한편 사회생태적 모형(social ecological model)에서는 건강결정요인을 몇 가지 수준(level)으로 구분하여 설명한다. 거시(macro)–중간(meso)–미시(micro) 수준에 따라 건강상태에 미치는 요인을 분류한다. 개인은 가족, 친구, 이웃(microsystem)으로부터 학교와 직장(mesosystem), 지역사회 자원과 서비스(mesosystem), 국가와 제도(macrosystem)까지 다차원적(multi–level) 환경의 영향을 받는다. 이러한 환경요소는 상호 연관되어 있다. 예를 들어 노년기 건강상태에 영향을 미치는 미시 수준의 사회적 지지, 사회적 영향, 사회참여 등은 중간 수준인 사회관계망에 따라 결정되고, 사회관계망은 거시 수준에 속하는 문화, 사회경제적 요인, 정치, 사회변화의 영향 아래 있다. 따라서 노인의 건강문제를 이해하고 해결하기 위해서는 다차원적(multi–level) 접근이 필요하다.

3) 생애과정 접근

개인의 건강상태를 생애과정(life course)을 통해 이해해야 한다는 이론이다. 생애과정 이론은 노년기 건강을 생애 전반에 걸쳐 누적된 요인에 의한 결과로 본다(Kuh 등, 2016). 예로써 영유아기의 영양상태는 발달과정 전반에 영향을 미치는데, 이는 장래 노년기 건강상태에까지 영향을 준다. 출생체중과 성인기 및 노년기 근력(악력) 간의 높은 연관성은 이런 관계를 뒷받침해준다. 한편 아동기 사회경제적 수준은 노년기 신체기능(보행속도)과도 관련성이 높다. 또 다른 예로써 학령기 교육수준은 중장년기 사회경제적 위치를 결정하고 나아가 노년기 삶의 수준에까지 영향을 준다.

정책적 관점에서 생애과정 이론은 생애주기별 주요 변경 가능한 요인에 대한 개입이 필요함을 시사한다. 세계보건기구의 활동적 노화(active aging) 개념 틀은 생애과정 접근을 강조한다. 즉 학령기까지는 기능수준을 극대화하고, 성인기에는 최적 기능수준을 유지하고, 노년기에는 기능저

그림 2–1 장애 발생의 생애과정 접근

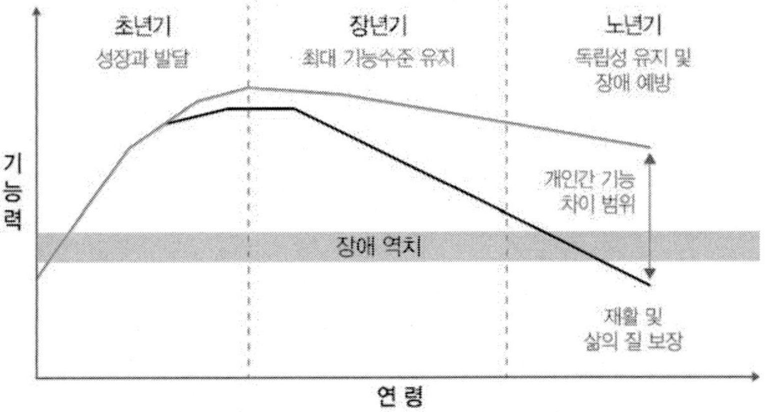

출처 : WHO. Active ageing: a policy framework. 2002.

하 속도를 늦춤으로써 장애발생 예방을 목표로 한다(그림 2-1). 치매예방을 위한 접근으로는 학령기에는 교육수준과 영양상태 개선을, 성인기에는 건강생활습관과 고혈압과 비만과 같은 만성질환관리를, 노년기에는 신체활동, 두뇌활동, 사회활동 등을 활발히 할 것을 권장한다.

4) 인구집단 접근

인구집단 접근(population approach)은 건강문제를 개인보다 인구집단의 관점에서 이해한다. 단순히 인구집단이 개인의 합이 아닌 다른 차원이라는 인식하에 특정 인구집단의 건강수준을 파악하고 목표를 설정하여 개선하기 위한 노력을 기울인다. 건강에 영향을 주는 요인으로 개인적 특성을 포함한 인구학적 요인, 사회경제적 요인, 환경요인, 보건의료체계 및 제도 등을 이해하는 데 관심을 둔다.

인구집단 접근은 인구집단의 평균 건강수준 향상을 목표로 하며, 국가와 지역사회 단위의 건강지표를 설정하고 달성하기 위한 전략을 세운다. 예를 들어 국민건강증진종합계획 2020에서는 노인건강의 대표지표로 신체장애율, 치매유병률 증가율, 건강검진 수진율, 낙상률 등을 정하여 주기적으로 모니터링하고 있다. 지역사회 단위에서는 지역보건의료계획을 수립하고, 방문건강관리와 같은 보건사업을 실시해오고 있다. 이러한 지역보건사업은 지역주민의 건강수준 제고와 함께 계층간 또는 지역간 형평성을 강조한다.

참고문헌

국립국어원. 표준국어대사전. http://stdweb2.korean.go.kr/. 2017년 11월 18일 접속.

유승흠, 이윤환(편). 노인보건학. 계축문화사; 2007.

이정헌. 日노년학회 “고령자 기준 만 75세 상향 조정해야”. 중앙일보 2017년 1월 6일자.

정경희, 오영희, 강은나 등. 2014년도 노인실태조사. 보건복지부, 한국보건사회연구원; 2014.

Albert SM. Public health and aging: an introduction to maximizing function and well-being. New York, NY: Springer Publishing Company; 2004.

Baltes PB, Smith J. New frontiers in the future of aging: from successful aging of the young old to the diliemmas of the fourth age. Gerontology 2003;49:123-135.

Griffiths TD, Meechan PJ. Biology of aging. In: Ferraro KF (ed). Gerontology: perspectives and issue, New York: Springer Publishing Company; 1990:45-57.

Kuh D, Karunananthan S, Bergman H, Cooper R. A life-course approach to healthy ageing: maintaining physical capability. Proc Nutr Soc 2014;73:237–248.

Rebok GW, Gallo J. Successful aging. In: Gallo J, Reichel W (eds). Reichel's care of the elderly: clinical aspects of aging. Baltimore, MD: Williams and Wilkins Publishers; 1999:622–630.

Rowe JW, Kahn RL. Successful aging. Gerontologist 1997;37(4):433–440.

Sierra F. The emergence of geroscience as an interdisciplinary approach to the enhancement of health span and life span. In: Olshansky SJ, Martin GM, Kirkland JL (eds). Aging: the longevity dividend. New York: Cold Spring Harbor Laboratory Press; 2016:1–13.

UN. World population ageing 2015. New York: United Nations; 2015.

Wallace RB. Variability in disease manifestations in older adults: implications for public and community health programs. In: Hickey T, Speers MA, Prohaska TR (eds). Public health and aging. Baltimore, MD: Johns Hopkins University Press; 1997:75–86.

WHO. Active ageing: a policy framework. Geneva, Switzerland: World Health Organization; 2002a.

WHO. Proposed working definition of an older person in Africa for the MDS Project. 2002b. http://www.who.int/healthinfo/survey/ageingdefnolder/en/. Accessed on November 19, 2017.

WHO. World report on ageing and health. Geneva, Switzerland: World Health Organization; 2015.

日本老年学会・日本老年医学会. 高齢者の定義と区分に関する 日本老年学会・日本老年医学会 高齢者に関する定義検討ワーキンググループからの提言(概要). 2017.

AGING AND PUBLIC HEALTH

제2부

고령인구의 보건학적 특성

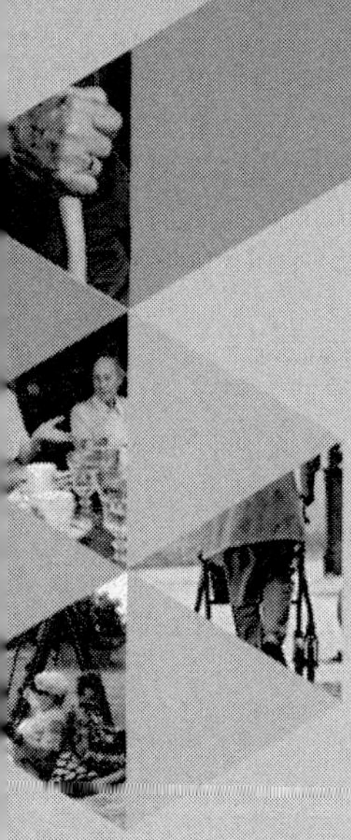

제 3 장

인구학적 특성

이 순 영

1. 고령화의 세계적 추세

인구학은 인구집단의 크기, 다양성, 분포 및 구성이 시간에 따라 변화하는 양상을 연구하는 학문이다.

20세기 이후 가장 두드러진 인구학적 변화는 고령화이다. 전세계적으로 총 인구 중 노인인구가 차지하는 분율이 증가하여 인구구성이 급격히 변화하고 있다. 노인의 연령 기준에 대해서는 문화권이나 고용, 복지 등의 영역에 따라서 다르게 정의하고 있고, 최근의 고령화 추세에 따라 노인 연령 기준을 재정립해야 한다는 의견도 있지만, 통상 만 65세 이상을 노인으로 정의하고 있다.

일반적으로 인구집단의 노인인구 비율로 고령화 정도를 정의하는데 7-14%를 고령화사회, 14-20%를 고령사회, 20% 이상을 초고령사회로 일컫는다. 전세계 인구는 2008년에 65세 이상의 노인이 7% 이상인 고령화사회를 넘었으며, 2040년에는 14%에 이르러 고령사회에 이를 것으로 예측된다. 많은 국가들의 노인인구는 2015년에 이미 15%를 초과하여 미국은 14.6%, 유럽 평균은 17%이다. 세계에서 노인인구 분율이 가장 높은 일본은 1995년에 14%를 넘어 2015년에 26%에 달하였으며, 중국은 2015년 기준 9.7%이다(그림 3-1).

그림 3-1 주요 국가의 고령화 추이(65세 이상 인구분율)

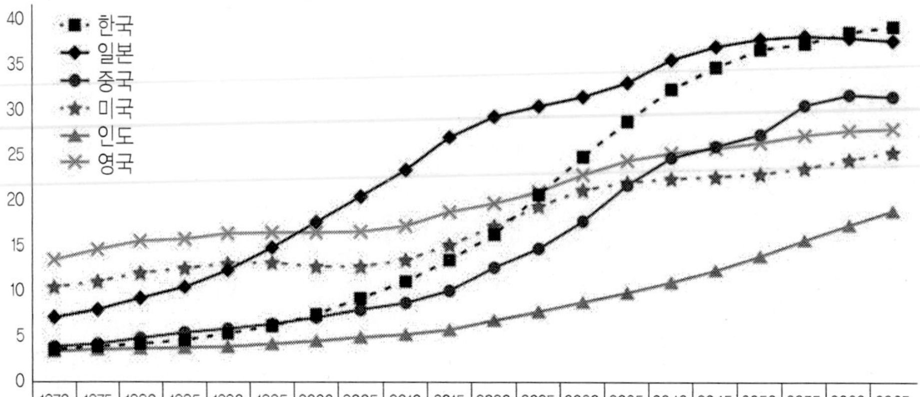

	1970	1975	1980	1985	1990	1995	2000	2005	2010	2015	2020	2025	2030	2035	2040	2045	2050	2055	2060	2065
한국	3.5	3.8	4.1	4.5	5.2	6.0	7.2	8.9	10.7	13.0	15.7	19.9	23.9	27.7	31.1	33.4	35.3	35.9	37.1	37.7
일본	6.9	7.7	8.9	10.1	11.9	14.3	17.0	19.7	22.5	26.0	28.2	29.3	30.3	31.8	34.2	35.6	36.4	36.7	36.5	36.2
중국	3.8	4.1	4.7	5.3	5.7	6.2	6.9	7.7	8.4	9.7	12.2	14.2	17.1	20.9	23.8	25.0	26.3	29.4	30.5	30.3
미국	10.1	10.7	11.6	12.1	12.6	12.7	12.3	12.3	13.0	14.6	16.6	18.7	20.4	21.2	21.6	21.8	22.0	22.7	23.6	24.4
인도	3.3	3.5	3.6	3.7	3.8	4.1	4.4	4.8	5.1	5.6	6.6	7.5	8.5	9.5	10.6	11.9	13.4	15.1	16.7	18.2
영국	13.0	14.1	15.0	15.2	15.8	15.9	15.9	16.0	16.6	18.1	19.0	20.2	22.0	23.5	24.3	24.8	25.4	26.2	26.7	26.9

출처 : UN. World Population Prospects: The 2017 Revision, 2017.

2. 국내 고령화 추세

통계청 추계에 따르면, 국내 총인구는 2015년 5,101만명에서 2030년경 약 5,200만명에 이른 뒤 이후 자연감소가 시작될 전망이다. 1970년 국내 노인인구는 전체인구의 3.1%이었으나, 2000년에는 7%로 고령화사회에 진입했고, 2018년에 고령사회(14.3%), 2026년에 초고령사회(20.8%)에 도달하며 2060년경에는 40%를 초과할 것으로 추계된다. 특히 85세 이상의 초고령 노인의 경우에도 2015년 51만명(총인구의 1.0%)에서 지속적으로 증가하여 2060년에는 약 505만명으로 총인구의 10%를 초과할 전망이다(표 3-1).

이러한 우리나라의 고령화 속도는 세계에서 가장 빠른 축에 속한다. UN 세계인구전망에 따르면 한국의 노인인구 비중 순위는 1960년 152위에서 2015년 51위로 높아졌으며, 2065년에 이르면 이미 고령화가 진행된 국가들을 제치고 1위 수준으로 높아질 전망이다(그림 3-1). 한편 2017년에 발표된 연구에 의하면 더 빠른 시일 내에 즉, 2030년이면 이미 한국이 앞서 고령화가 시작된 일본이나 서구 국가들을 추월하여 세계 최장수 국가가 될 것으로 추계되고 있기도 하다.

[표 3-1] 고령화 주요 지표

연도	전체인구 (천명)	고령인구 구성비(%)			고령인구 성비 (65세 이상)
		65세 이상	75세 이상	85세 이상	
1970	32,240	3.1	0.8	–	70.0
1975	35,280	3.5	1.0	–	59.3
1980	38,123	3.8	1.1	–	59.7
1985	40,805	4.3	1.3		60.7
1990	42,869	5.1	1.6	–	59.8
1995	45,092	5.9	1.9	–	59.1
2000	47,008	7.2	2.3	0.4	62.0
2005	48,184	9.0	2.9	0.5	66.2
2010	49,554	10.8	3.9	0.7	69.2
2015	51,014	12.8	5.2	1.0	72.5
2020	51,973	15.6	6.7	1.5	76.1
2025	52,609	20.0	8.1	2.2	80.0
2030	52,941	24.5	10.0	2.8	83.0
2035	52,833	28.7	13.4	3.4	84.5
2040	52,197	32.8	16.9	4.5	85.5
2045	51,051	35.6	20.1	6.5	85.9
2050	49,432	38.1	23.0	8.3	86.8
2055	47,429	39.2	24.5	9.8	88.3
2060	45,245	41.0	25.9	11.2	91.3
2065	43,024	42.5	26.3	11.7	93.6

출처: 통계청. 장래인구추계: 2015~2065년. 2016.

3. 고령화 지표

우리나라는 지난 50여년간 급격한 사회경제적 변화로 인해 인구구조가 크게 변화하였다. 출산율과 사망률이 모두 높았던 1970년의 인구구조는 피라미드형으로 이후 지속적으로 출산율과 사망률이 각각 줄어들면서 2000년대에 종형을 지나 최근 방추형의 인구구조로 변화하였다(그림 3-2). 즉, 2017년 현재 13.8%인 노인층의 분율은 2050년에는 38.1%로, 15세 미만의 유소년인

그림 3-2 인구 피라미드(1970, 2017, 2050)

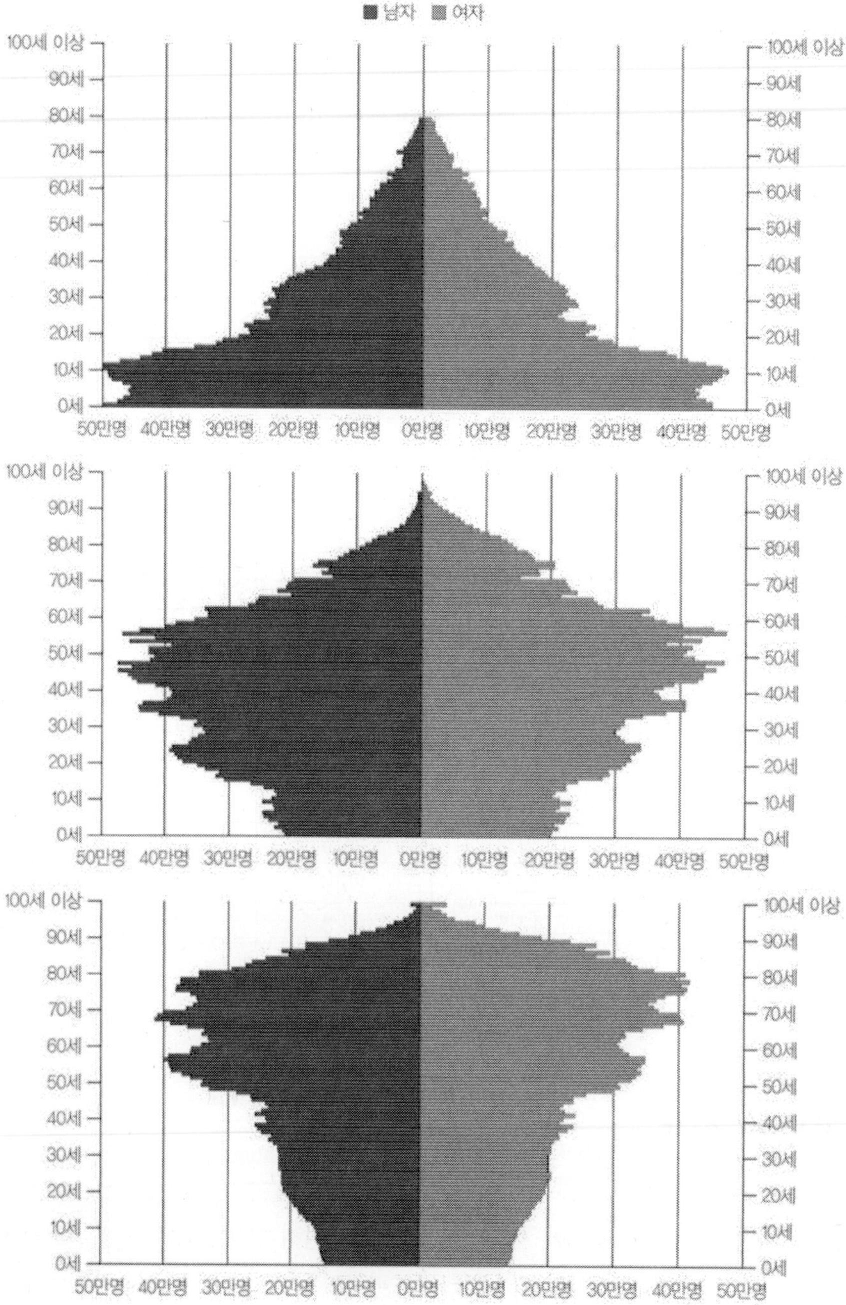

출처 : 통계청. 움직이는 인구피라미드. https://sgis.kostat. go.kr/jsp/pyramid/pyramid1.jsp.

구는 13.1%에서 9.5%로 감소하면서 아래쪽은 더욱 줄어들고 위쪽이 넓은 방추형의 인구구조가 심화되면서 인구절벽이 예상된다. 한 명의 여성이 가임기간(15~49세) 동안 낳을 것으로 예상되는 평균 출생아 수인 합계출산율(total fertility rate)은 2015년 기준 1.23명으로 급격히 감소하여 세계 최하위이다(그림 3-3). 이는 OECD 국가 평균 출산율 1.7명뿐만 아니라 고령화가 가장 진전된 일본의 1.41명에 비해서도 낮은 수준으로 고령화를 가속시키는 요인으로 작용하고 있다.

그림 3-3 주요 국가의 합계출산율 추이

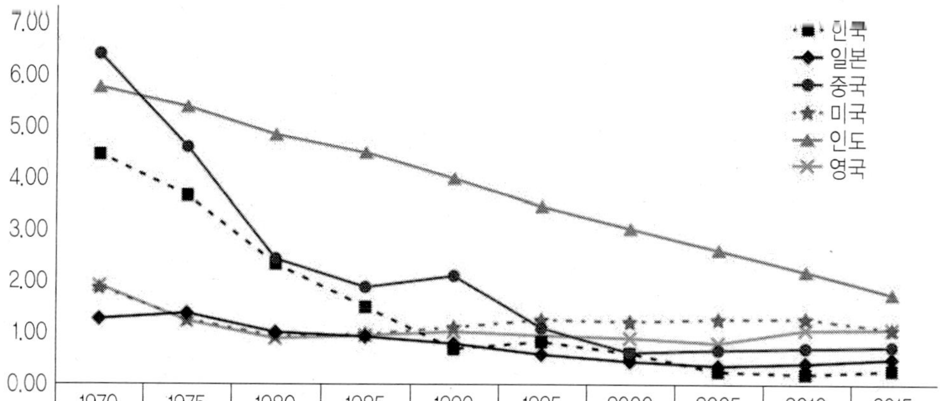

	1970	1975	1980	1985	1990	1995	2000	2005	2010	2015
한국	4.65	4.00	2.92	2.23	1.57	1.68	1.50	1.21	1.17	1.23
일본	2.04	2.13	1.83	1.76	1.65	1.48	1.37	1.30	1.34	1.41
중국	6.25	4.77	3.00	2.55	2.73	1.90	1.51	1.55	1.58	1.60
미국	2.54	2.03	1.77	1.80	1.91	2.03	2.00	2.04	2.05	1.88
인도	5.72	5.41	4.97	4.68	4.27	3.83	3.48	3.14	2.80	2.44
영국	2.57	2.01	1.73	1.78	1.84	1.78	1.74	1.66	1.87	1.88

출처 : UN. World Population Prospects: The 2017 Revision. 2017.

노령화의 변화 중 두드러지는 것은 85세 이상 최고령 노인(oldest-old) 인구의 증가이다. 2017년 현재 노인 중 8.5%, 전체 인구 중 1.2%이나 2050년에는 각각 21.8%, 8.3%에 달할 것으로 예상된다. 그리고 사망률이 전체적으로 낮아지고 남녀 간 사망률 격차가 줄어들면서 노인인구의 성비(여자인구 100명당 남자의 수)는 1995년에 59.1명에서 2015년 72.5명으로 증가하여 2050년이면 약 87%에 이를 전망이다(표 3-1).

사회의 고령화를 나타내는 지표로 흔히 노령화지수(ageing index)와 노년부양비(elderly-dependency ratio)를 사용한다. 노령화지수는 유소년(0~14세)인구 100명에 대한 노인(65세 이상)인구의 비이다. 국내 2015년 노령화지수는 93.1로 10년 전인 2005년에 비해 2배 가량 증가하였으며, 2050년에는 399.0으로 2015년의 4배 이상 증가할 것으로 예측된다(그림 3-4).

그림 3-4 주요 국가의 노령화지수 추이

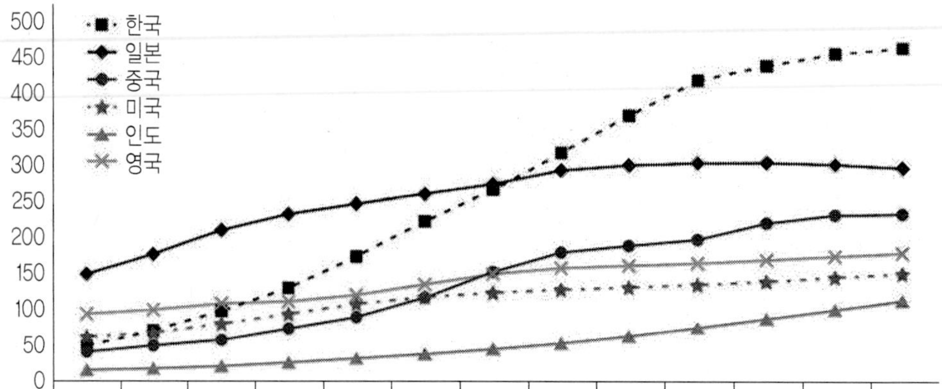

	2005	2010	2015	2020	2025	2030	2035	2040	2045	2050	2055	2060	2065
한국	46.8	67.2	93.1	123.7	165.6	212.1	253.7	303.2	352.7	399.0	418.8	434.6	442.3
일본	142.1	168.5	200.3	221.6	235.2	248.2	261.6	279.8	286.6	289.7	290.2	287.7	283.1
중국	38.7	47.1	54.7	69.8	85.1	110.9	145.1	171.1	180.0	188.2	210.1	220.7	222.0
미국	58.9	64.3	76.2	89.3	102.7	111.7	117.6	121.8	124.9	128.5	132.9	138.4	143.3
인도	14.5	16.6	19.7	24.6	30.2	35.9	42.5	50.3	59.7	71.2	83.2	95.1	107.4
영국	89.2	94.7	103.1	105.8	114.5	128.6	142.6	150.5	153.8	156.9	161.3	166.2	170.3

출처 : UN. World Population Prospects: The 2017 Revision, 2017.

노년부양비는 생산가능인구(15~64세) 100명에 대한 노인(65세 이상) 인구의 비로, 생산가능인구의 부담을 나타낸다. 노년부양비는 2015년 17.5명에서 2050년 72.6명으로 4배 이상 증가할 것으로 예측된다(그림 3-5). 이러한 국내 노령화지수와 노년부양비는 선진국에 비해 아직은 낮은 수준이나 급격히 증가할 것으로 예상된다(그림 3-4, 그림 3-5).

그림 3-5 주요 국가의 노년부양비

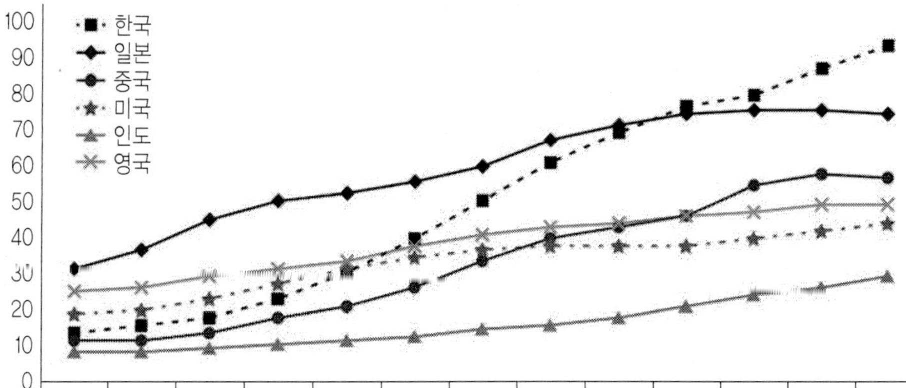

	2005	2010	2015	2020	2025	2030	2035	2040	2045	2050	2055	2060	2065
한국	13	15	17	22	29	38	48	58	66	73	76	83	89
일본	30	35	43	48	50	53	57	64	68	71	72	72	71
중국	11	11	13	17	20	25	32	38	41	44	52	55	54
미국	18	19	22	26	30	33	35	36	36	36	38	40	42
인도	8	8	9	10	11	12	14	15	17	20	23	25	28
영국	24	25	28	30	32	36	39	41	42	44	45	47	47

출처 : UN. World Population Prospects: The 2017 Revision, 2017.

참고문헌

통계청. 2016 고령자통계. 2016.

통계청. 움직이는 인구피라미드. 2017. Available from https://sgis.kostat.go.kr/jsp/pyramid/pyramid1.jsp, Accessed on July 26, 2017.

통계청. 장래인구추계: 2015~2065년. 2016. http://kosis.kr/statHtml/statHtml.do?orgId=101&tblId=DT_1BPA001&conn_path=I2, 2017년 10월 16일 접속.

Kontis V, Bennett JE, Mathers CD, Li G, Foreman K, Ezzati M. Future life expectancy in 35 industrialised countries: projections with a Bayesian model ensemble. Lancet 2017;389:1323-1335.

OECD. Society at a glance 2016. 2016.

UN, Department of Economic and Social Affairs, Population Division. World population prospects: the 2017 revision, 2017. Available from https://esa.un.org/unpd/wpp, Accessed on October 16, 2017.

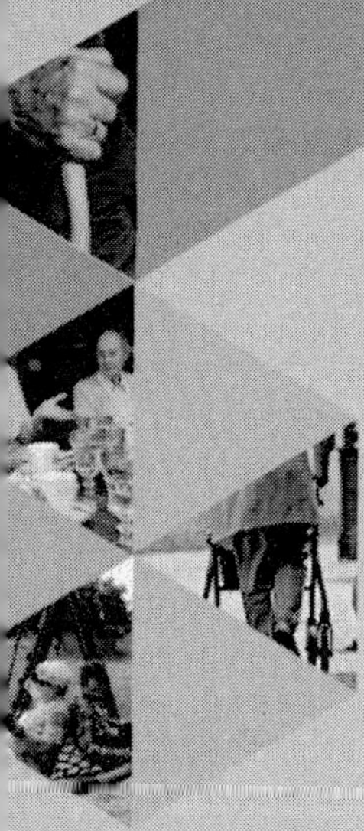

제 4 장

사회경제적 특성

정 경 희

1. 교육수준

노인의 사회경제적 수준에 가장 큰 영향을 미치는 것 중 하나가 교육수준이다. 노인 중 공식교육을 받았는가 여부에 초점을 두고 살펴보면 2014년 기준으로 노인의 30.5%가 공식적인 학교교육을 받지 못한 것으로 파악되고 있다. 특히 문자중심의 사회에서 일상생활을 영위하는데 어려움을 경험할 가능성이 높은, 글자를 전혀 모르는 문맹노인의 비중이 9.6%이다. 그런데 이러한 수치는 20년에 비하여 급감한 것으로, 20년 전에는 36.7%였고, 10년 전만 해도 동 수치가 19.2%에 달했다.

반면 중・고등학교 학력을 가진 노인의 비중과 전문대학 이상 학력을 가진 노인의 비중은 증가하였다. 중고등학교 이상의 학력을 가진 노인이 37.6%로 20년 전의 10.8%, 10년 전의 25.0%에 비하여 월등히 높아진 수준을 보이고 있다. 즉 노인의 교육수준이 전반적으로 상향되었고, 이러한 변화는 노인의 욕구변화와 기대수준의 상향조정으로 이어질 수 있음에 유의하여야 할 것이다(그림 4-1).

한편 이러한 교육수준을 노인의 특성별로 비교해보면 지역별, 성별 및 연령군별 차이가 매우 크다. 지역의 경우 무학(글자모름 + 글자해독)의 비율을 비교해보면 읍・면부의 42.8%에 비하여

그림 4-1 노인(65세 이상)의 교육수준의 변화(1994~2014)

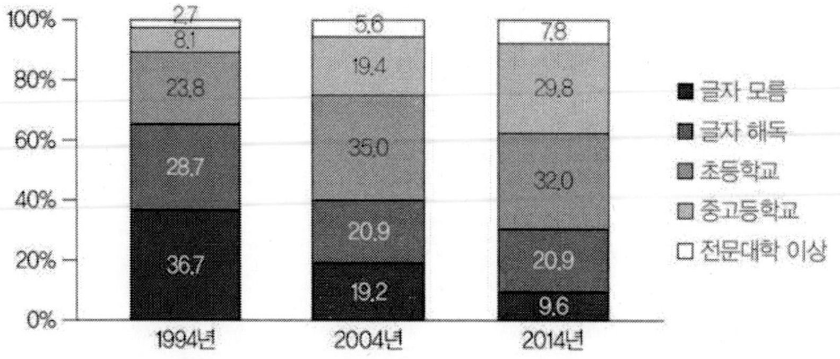

출처 : 각년도 노인실태조사.

동부는 26.7%로 큰 차이를 보이고 있다. 특히 문맹인 노인의 비율이 읍·면부가 15.5%로 동부 7.8%의 약 두 배에 달하는 높은 수준을 보이고 있다. 반면 중학교 이상의 학력은 동부가 41.7%로 읍·면부 23.6%에 비하여 월등히 높다.

이러한 지역별 차이와 더불어 성별 차이도 매우 커, 남자노인의 경우 고등학교 이상의 학력을 갖고 있는 비율이 40.5%인 반면, 여자의 경우 12.9%에 그치고 있고, 무학의 비율은 남자가 14.0%로 여자 42.3%에 비하여 매우 낮다. 이러한 성별 차이는 지역별 차이에 비하여 더 큰 것이다.

연령군별로 비교해보면 65~69세 연령군에서는 고등학교 이상의 고학력 비율이 다른 연령층보다 월등히 높아 약 1/3에 달하는 반면, 80세 이상에서는 무학률이 50% 내외(80~84세 연령군 48.0%, 85세 이상 연령군 58.1%)로 매우 높다. 이러한 연령군별 차이는 우리사회의 급격한 사회적 변화에 기인하는 것으로 미래의 노인의 교육수준은 현재에 비하여 급격히 높아질 것으로 전망된다(정경희 등, 2016).

[표 4-1] 노인(65세 이상)의 일반특성별 교육수준 (단위 : %, 명)

특성	지역		성		연령					전체
	동부	읍·면부	남자	여자	65~69세	70~74세	75~79세	80~84세	85세 이상	
무학(글자모름)	7.8	15.5	2.4	14.8	2.6	7.3	11.5	19.3	25.5	9.6
무학(글자해독)	18.9	27.3	11.6	27.5	11.6	19.9	27.1	28.7	32.6	20.9
초등학교	31.5	33.7	28.6	34.4	32.9	34.2	30.9	29.2	28.3	32.0
중학교	14.0	10.3	16.9	10.5	18.7	14.2	10.3	7.0	4.9	13.2
고등학교	18.9	9.0	26.3	9.7	24.0	16.9	13.5	9.7	4.8	16.6
전문대학 이상	8.8	4.3	14.2	3.2	10.3	7.3	6.8	6.1	3.9	7.8
계	100.0	100.0	100.0	100.0	100.0	100.0	100.0	100.0	100.0	100.0
(명)	(8,008)	(2,443)	(4,354)	(6,097)	(3,316)	(2,830)	(2,151)	(1,319)	(835)	(10,451)

출처 : 보건복지부·한국보건사회연구원(2014). 2014년도 노인실태조사.

한편, 정보 습득능력과 관련된 정보화 수준을 정보화 격차지수를 통하여 살펴보면 50대 이상에서 매우 커, 전국민 평균에 비하여 74.3%의 수준에 불과하다. 이는 20대가 128.3%임에 비하여 매우 큰 차이이다. 좀 더 구체적으로 노인의 정보화 수준을 살펴보면 83.0%가 전혀 컴퓨터나 인터넷을 이용할 줄 모르고, 정보를 찾을 수 있는 능력을 갖춘 경우는 9.9%에 불과하다. 또한 약 80%의 노인이 핸드폰을 갖고 있어 보급률이 높은 편이나, 스마트폰을 갖고 있는 노인은 13.7%이다(정경희 등, 2014).

그림 4-2 정보격차지수의 연령별 차이

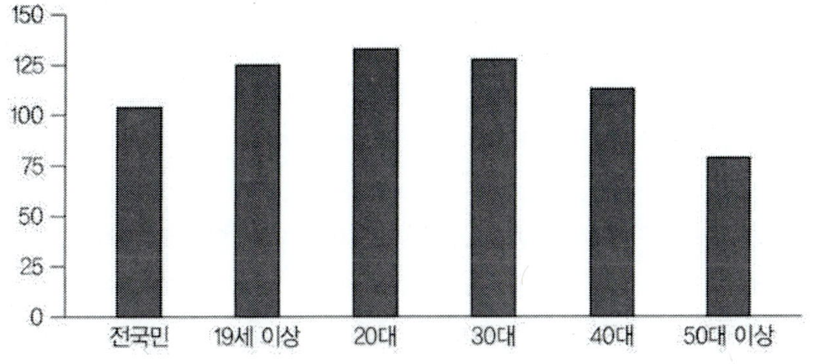

주 : 1) 전국민은 7세 이상을 대상으로 함.
2) 정보격차지수는 접근지수(7개 지표), 역량지수(15개 지표), 양적 활용지수(3개 지표), 질적 활용지수(2개 지표)를 반영하여 산출됨. 현재, 연령군별로 재분석할 수 있는 원자료 제공이 이루어지지 않고 있음.

출처 : 미래창조과학부・한국정보화진흥원(2014). 2014 정보격차지수 및 실태조사.

2. 경제상태

1) 소득, 자산 및 소비실태

노인의 경제상태를 가장 분명히 보여주는 것은 소득수준과 구성이다. 노인이 생활하고 있는 가구의 총소득은 2,305.0만원으로 월 192.1만원이었으며, 소득원천별 구성 비율을 살펴보면 근로소득이 862.0만원(37.4%)으로 가장 많고, 공적이전소득 520.4만원(22.6%), 사업소득 357.1만원(15.5%), 사적이전소득 347.8만원(15.1%)의 순으로 구성되어 있다(그림 4-3).

그림 4-3 노인(65세 이상)의 가구소득의 소득원별 규모 및 구성

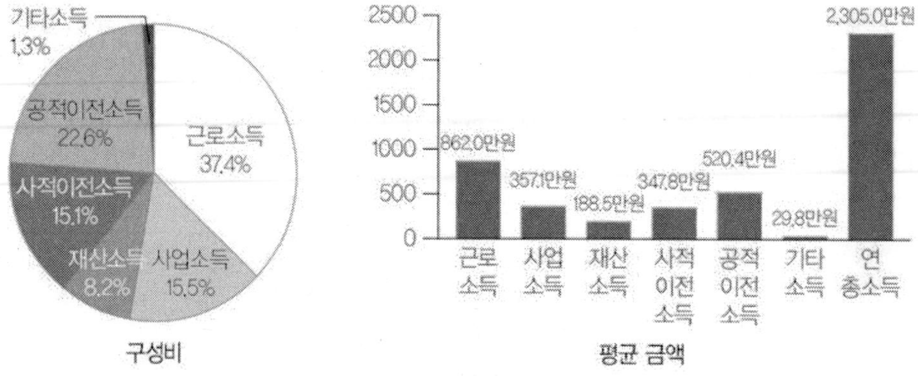

주 : 2013년도 기준의 소득임.
출처 : 보건복지부 · 한국보건사회연구원(2014). 2014년도 노인실태조사.

다음으로 노인 개인소득을 살펴보면, 노인이 가장 많이 갖고 있는 소득원은 사적이전소득으로 92.9%이며, 다음이 기초노령연금 66.4%, 공적연금이 31.9%이다. 이 외에도 기타공적 급여가 14.6%, 국민기초생활보장급여가 5.4% 등이다. 공적연금의 경우 2011년의 25.3%에서 31.9%로 약 6.6%p 증가하였는데, 이는 국민연금의 성숙에 따른 결과로 보여진다(표 4-2).

[표 4-2] 노인(65세 이상)의 소득원별 소지 비율의 변화(개인소득) (단위 : %)

구분	1994년	2004년	2014년
근로소득	31.9	14.1	14.3
사업소득		14.4	13.8
자산소득	10.5	12.5	27.6
사적이전소득	74.4	76.9	92.9
공적연금소득	2.9	14.1	31.9

출처 : 보건복지부 · 한국보건사회연구원(2014). 2014년도 노인실태조사.

노인 개인의 연간 총소득의 규모는 959.3만원으로 노인의 개인소득이 가구소득에서 차지하는 비중은 평균 56.0%이다. 노인의 개인소득 중 공적이전소득이 335.5만원(35.0%)으로 가장 많으며, 사적이전소득 228.7만원(23.8%), 사업소득 145.0만원(15.1%), 근로소득 122.3만원(12.7%), 재산소득 110.6만원(11.5%) 순이고, 기타소득은 12.9만원(1.3%), 사적연금소득은 4.3만원(0.4%)으로 가장 낮았다.

자산의 경우, 노인의 89.1%가 가구소유의 부동산을 갖고 있으며, 노인의 59.1%는 자신 명의의 부동산을 보유하고 있고, 보유 부동산의 평균 가격은 약 12,072.0만원이다. 금융자산의 경우, 가구단위로는 85.2%, 노인 개인 소유 기준으로는 74.8%가 보유하고 있으며 노인 개인의 금융자산의 평균 규모는 1,667.0만원이다. 기타자산의 경우 가구단위의 보유율이 47.5%, 노인 개인의 보유율은 26.7%로 평균 규모는 224.4만원이다. 부채와 관련하여 가구부채가 있는 비율이 33.5%이며, 노인 개인의 부채율은 19.9%이고, 평균 규모는 1,415.6만원이다.

월평균 가구소비지출액은 143.9만원으로, 노인가구의 35.4%가 주거관련비의 지출을 가장 부담스러워 하고 있으며, 월세 5.1%를 더하면 40.5%가 주거와 관련된 지출에 부담을 느끼고 있다. 이러한 주택관리비 다음으로 보건의료비 23.1%, 식비 16.2%, 경조사비 15.2%의 순으로 부담을 느끼고 있다. 한편, 본인을 위한 지출항목과 지출액을 살펴보면, 의료비, 문화여가비, 경조사비에 지출하고 있는 비율이 93.6%, 63.8%, 60.5%로 나타나 이들에 대한 개인지출의 부담이 높은 것을 알 수 있다(정경희 등, 2014).

3. 노인빈곤

노인빈곤율은 2015년 기준 44.8%로 매우 높은 수준이다. OECD의 평균 노인빈곤율은 12.4%이다. 또한 전체 인구의 빈곤율이 13.85%이며 근로연령인구의 빈곤율이 8.5%인 것에 비해서도 매우 높은 수준이다.

이러한 노인빈곤율은 주요 특성별로도 차이를 보이고 있다, 여성노인의 빈곤율이 남성노인의

[표 4-3] 연도별 노인빈곤율 (단위 : %)

년도	인구 전체	근로연령 인구 (18~65세 미만)	노인인구
2006	14.3	11.1	42.8
2008	15.2	11.5	44.1
2010	14.9	11.3	46.3
2012	14.6	10.0	47.2
2014	14.4	9.3	47.4
2015	13.8	8.5	44.8

주 : 최현수 외(2016)의 [표 3-1]에 기초하여 재구성하였음.
출처 : 통계청. 「가계금융복지조사」. 2015.

빈곤율보다 다소 높아, 가처분소득 50% 기준의 경우 남성노인은 41.9%인 반면 여성은 동 비율이 50.9%이다. 연령군별로는 65~74세군은 40.5%이지만 75세 이상 연령군에서는 56.4%로 큰 차이를 보이고 있다. 또한 가구주 여부별로도 차이를 보여 노인이 가구주인 경우 55.7%, 비가구주인 경우 18.0%이다.

[표 4-4] 노인의 특성별 빈곤율 (단위 : %)

		시장소득 50% 기준	경상소득 50% 기준	가처분소득 50% 기준
전체		60.1	49.1	47.1
성별	남성	57.5	43.8	41.9
	여성	62.1	53.0	50.9
연령군별	65~74세군	55.9	42.6	40.5
	75세 이상	66.2	58.2	56.4
가구주 여부별	가구주	71.0	57.9	55.7
	비가구주	23.1	18.9	18.0

주 : 최현수 외(2016)의 [표 3-4], [표 3-6], [표 3-8]에 기초하여 재구성하였음.
출처 : 통계청, 「가계금융복지조사」, 2015.

[표 4-5] 연도별 최저생계비 기준 노인빈곤율(가처분소득 기준, 1인가구 포함) (단위 : %)

년도	인구 전체	노인인구
2006	8.5	29.3
2008	8.8	30.2
2010	8.8	32.5
2012	8.5	33.7
2014	8.6	33.2
2015	7.9	28.8

주 : 강신욱 외(2016)의 [표 2-1]과 [표 3-13]에 기초하여 재구성하였음.
출처 : 통계청, 「가계금융복지조사」, 2015.

노인빈곤과 관련해서는 국민기초생활보장제도의 적용 실태를 살펴볼 필요가 있다. 국민기초생활보장제도가 노인만을 대상으로 하고 있는 제도는 아니지만 빈곤문제에 대응하기 위한 제도이기 때문이다. 2015년 기준으로 일반수급자 155만4천명 중 노인은 41만9천명으로 전년보다 40,404명 증가하였지만 65세 이상 수급자는 전체 수급자의 27.0%로 전년보다 감소하였다. 이는 2011년 이후 노인수급자가 계속 증가하였음에도 불구하고, 2015년 7월부터 「맞춤형 급여체계」로 개편된 이후 고령 수급자의 증가율보다 총수급자 증가율이 더 높아졌기 때문에 2015년 65세 이상 수급자 비율은 상대적으로 감소한 것이다. 성별로 보면, 여자 수급자는 28만6천명으로 남자 수급자 13만3천명 보다 2.3배 많다.

그림 4-4 국민기초생활보장 수급자 현황

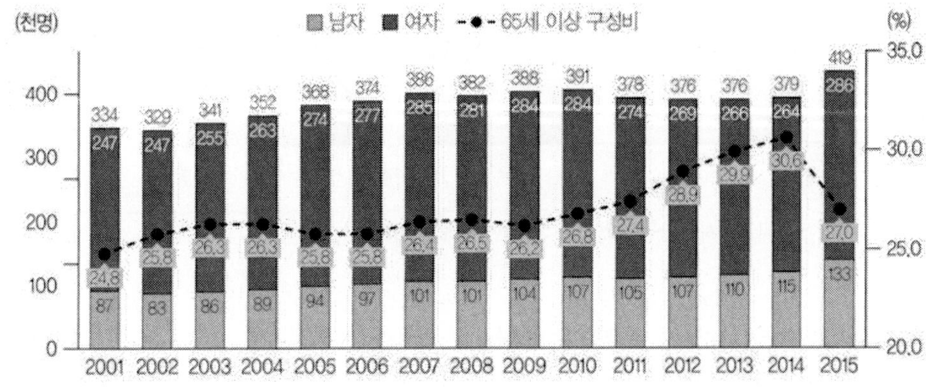

출처 : 보건복지부. 「국민기초생활보장 수급자 현황」 각년도.
주 : 1) 구성비 = (65세 이상 수급자 / 총수급자) × 100.

4. 경제활동

노인의 28.9%가 경제활동에 참여하고 있는데 이는 지난 20년간 유지되어온 수준이다(그림 4-5). 그러나 좀 더 상세히 살펴보면 2011년 34.0%에 비해 조금 낮아진 것인데, 이는 주로 농어촌 노인의 경제활동참가율이 낮아진 것(2011년 : 55.5% → 2014년 : 45.5%)에 기인하는 것이다. 노인의 근로직종의 구성을 살펴보면, 지난 20년 간 지속적으로 농림어업숙련종사자와 단순노무종사자가 대부분을 차지하고 있다. 그러나 우리사회의 산업구조의 변화에 따라서 농림어업의 비중이 저하되어 농어촌지역 거주 노인의 경제활동참가율이 낮아지면서 농림어업(36.4%)과 단순노무직의 비중(36.6%)이 유사한 수준을 보이고 있다(그림 4-6). 현재 경제활동을 하고 있는 노인의 대다수(79.3%)는 생활비 마련을 위하여 일을 하고 있는 등 소득창출을 염두에 둔 경제활동이 많다는 점을 고려할 때 노인의 경제활동 욕구 충족에 대한 관심은 지속되어야 할 것이다.

그림 4-5 노인(65세 이상)의 경제활동 참가율 변화(1994~2014)

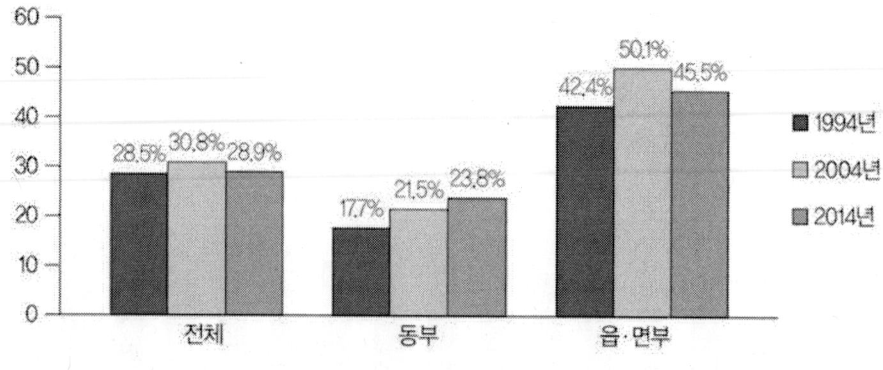

출처 : 보건복지부 · 한국보건사회연구원(2014). 2014년도 노인실태조사.

그림 4-6 노인(65세 이상)의 근로직종 변화(1994~2014) (단위 : %)

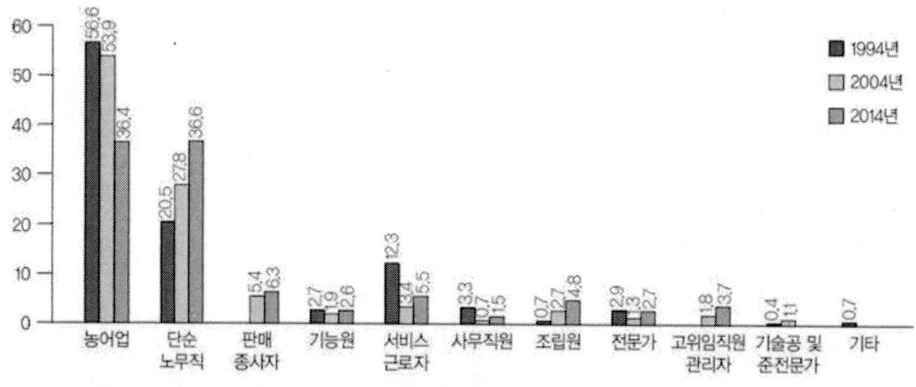

출처 : 보건복지부 · 한국보건사회연구원(2014). 2014년도 노인실태조사.

근로생애에서 노인들이 가장 오래 근무했던 최장기 종사 직종은 농림어업숙련종사자 27.7%, 단순노무종사자 19.2% 등으로 높았으며, 종사상 지위는 자영업자 30.1%, 상용근로자 28.1%, 무급가족종사자 19.1% 등으로 높게 나타났다. 최장기 직종 종사기간은 40년 이상이 26.5%에 이르며, 최장기 직종을 그만둔 이유는 건강(36.0%)이나 정리해고 등의 비자발적 사유(24.1%)가 크게 작용한 것으로 나타났다. 최장기 직종을 그만둔 이후 다시 재취업하여 최근 그만둔 경험이 있는 노인은 24.1%로 노인의 4명당 1명은 가교일자리를 통해 실질적인 은퇴에 이르는 것으로 해석할 수 있다.

현재와 다른 일을 하고 싶어하거나 지금은 일을 하고 있지 않지만 일을 하고 싶은 노인의 65.5%는 취업을 희망하고 있다(정경희 등, 2014).

5. 여가활동과 사회활동

다른 연령층에 비하여 노년기는 여가시간이 많은 시기이다. 따라서 여가시간을 어떻게 보내는가 하는 것이 노인의 삶의 질에 영향을 미치게 된다. 통계청의 최근조사(2015)에 의하면 주말이나 휴일의 여가활용 방법으로 가장 일반적인 것이 TV 및 DVD 시청(83.1%)이며, 다음이 휴식(51.3%), 사회 및 기타활동(15.4%) 등으로 나타났다. 또한 노인이 앞으로 시간적, 경제적 여유가 생긴다면 가장 하고 싶은 여가활동으로는 관광(51.1%)과 TV 및 DVD 시청(31.9%), 휴식(30.1%) 등의 순으로 나타났다. 이러한 순위는 현재의 여가활동과 큰 차이를 보이는 것은 아니다. 그러나 관광활동(희망률 51.1%, 참여율 3.7%), 문화예술관람 · 참여(희망률 15.7%, 참여율 3.8%), 취미 · 자기개발(희망률 17.1%, 참여율 7.1%), 사회 및 기타활동(희망률 23.7%, 참여율 15.4%)에 있어 희망률이 현재의 참여율보다 월등히 높은 것으로 나타나고 있다. 이는 노인이 여가 및 사회활동과 관련하여 충족되지 못한 욕구가 크다는 사실을 보여주는 것이다.

그림 4-7 노인(65세 이상)의 여가활동 실태 및 욕구 (단위 : %)

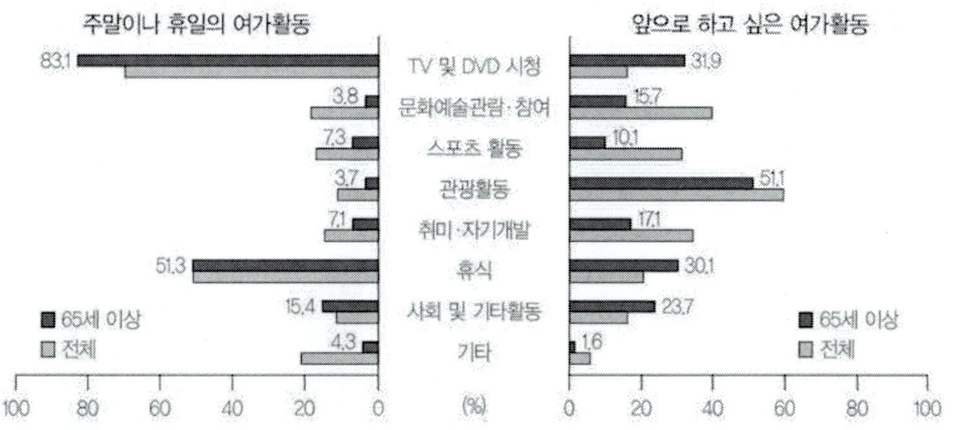

출처 : 통계청, 「사회조사」, 2015.

주 : 1) 조사대상이 13세 이상임.

2) '스포츠 관람' 포함.

3) '컴퓨터게임, 인터넷검색 등' 포함.

노인이 가장 많이 희망하는 관광활동과 관련하여 상세히 살펴보면 노인의 48.3%가 지난 1년간 국내 여행경험이 있는데 이는 전체인구의 66.7%에 비하여 낮은 수준이다. 해외여행의 경우도 노인은 10.2%로 전체인구의 19.7%의 약 절반 수준에 불과하다. 국내여행의 경우 당일여행 경험이 36.8%, 숙박여행이 23.5%의 구성을 보이고 있으며, 해외여행의 경우 관광의 목적이 85.4%로 가장 높고 다음이 가사관련으로 16.6%이다.

[표 4-6] 국내관광 · 해외여행 경험(지난 1년간, 2015년) (단위 : %)

	국 내 관광여행 경험있음	숙 박 여 행	당 일 여 행	해외여행 한적있음				
					관 광	가 사	업 무	교 육
전 체[1]	66.7	47.9	45.0	19.7	79.8	9.8	16.1	4.2
65세 이상	48.3	23.5	36.8	10.2	85.4	16.6	3.4	0.4
남 자	50.0	25.6	38.0	12.5	86.4	13.0	6.0	0.5
여 자	47.1	22.1	35.9	8.6	84.4	20.4	0.6	0.2

출처 : 통계청. 「사회조사」. 2015.
주 : 1) 조사대상이 13세 이상임.

한편, 단체활동참가 실태를 살펴보면, 친목단체참가율이 43.3%로 가장 높고, 동호회는 4.9%, 정치사회단체는 0.5%에 불과하다. 이러한 단체활동참가율은 정치사회단체를 제외하고는 10년 전에 비하여 높아진 수준이다. 한편 자원봉사활동참가율이 4.5%로 2004년의 4.0%과는 큰 차이가 없는데, 이는 평생교육참가율의 증대폭('04 4.8% → '14 13.7%)과 대비되는 현상이다(정경희 등, 2014).

그림 4-8 노인(65세 이상)의 각 활동별 참여 희망 정도

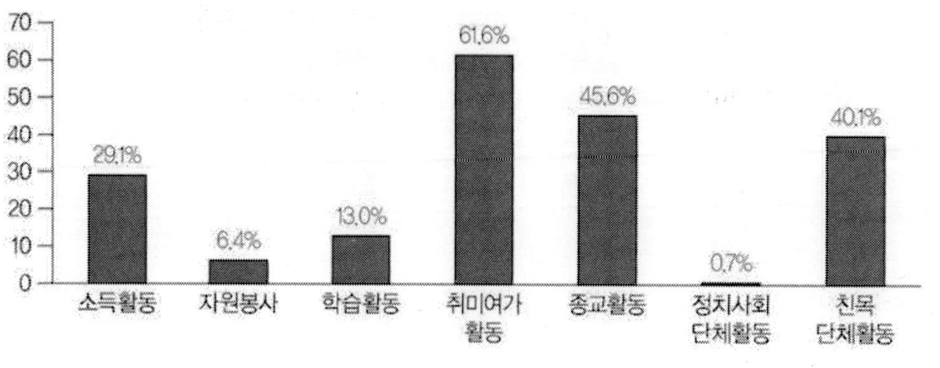

출처 : 보건복지부 · 한국보건사회연구원(2014). 2014년도 노인실태조사.

다음으로 다양한 여가 및 사회참여활동과 관련된 노인의 참여욕구를 살펴보면 소득활동이 29.1%, 자원봉사 6.4%, 학습활동 13.0%, 취미여가활동이 61.6%, 종교활동 45.6%, 정치사회단체활동이 0.7%, 친목단체활동이 40.1%이다. 즉 노인이 가장 선호하는 활동은 취미여가활동이며, 다음이 종교활동, 친목단체활동의 순서이며, 아직 정치사회단체활동, 학습활동, 자원봉사에 대한 선호도가 낮은 상태이다.

6. 교육수준별 특징

노인의 교육수준에 따른 다양한 차이도 발견되어 교육수준의 차이에 그치는 것이 아니라 노후소득 등의 경제적 자원과 다양한 사회참여활동과 연관되어 있음을 볼 수 있다. 교육수준이 높은 노인에게서 공적연금 급여를 받고 있는 비율이 월등히 높다. 경제활동참가율은 교육수준과 ∩의 관계를 보이고 있는데 이는 노인이 참여할 수 있는 일자리가 그리 높은 학력을 요구하지 않는 것이 대다수이기 때문일 것이다. 반면 다양한 여가 및 사회참여활동은 교육수준이 높을수록 활발하고 주관적인 만족도도 높다.

[표 4-7] 노인(65세 이상)의 일반특성별 생활현황 (단위 : %, 명)

특성	소득			경제활동 참가율	사회참여			
	공적이전 소득 보유율 (가구)	공적연금 보유율 (본인)	만족률[1]		연간 여행 경험률	평생교육 참가율	자원봉사 참가율	만족률
전체	92.7	31.9	15.2	28.9	29.7	13.7	4.5	34.8
무학(글자모름)	97.2	13.8	7.2	22.5	17.6	6.2	0.4	19.4
무학(글자해독)	95.0	19.3	8.3	26.6	22.7	11.8	1.8	23.4
초등학교	92.5	29.3	12.0	32.4	27.0	13.6	3.2	32.6
중학교	91.1	39.8	16.9	33.9	32.2	16.2	7.8	41.4
고등학교	91.4	46.6	22.3	27.3	39.2	15.3	7.6	45.9
전문대학 이상	86.8	54.8	38.4	23.5	49.7	19.9	9.6	57.5

주 : 1) 매우 만족 또는 만족한다고 응답한 노인의 비율.
출처 : 보건복지부・한국보건사회연구원. 2014년도 노인실태조사. 2014.

참고문헌

강신욱, 유진영, 이주미. 2016년 빈곤통계연보. 한국보건사회연구원; 2016.

미래창조과학부, 한국정보화진흥원. 2014 정보격차지수 및 실태조사. 2014.

보건복지부. 「국민기초생활보장 수급자 현황」 각년도.

정경희 등. 노인복지정책 진단과 발전 전략 모색. 한국보건사회연구원; 2016.

정경희 등. 2014년 노인실태조사. 보건복지부 · 한국보건사회연구원; 2014.

최현수, 여유진, 김태완, 임완섭, 오미애 등. 한국의 노인빈곤실태 심층분석 및 정책적 시사점. 보건복지부 · 한국보건사회연구원; 2016.

통계청. 가계금융복지조사. 2015.

통계청. 사회조사. 2015.

제 5 장

건강상태

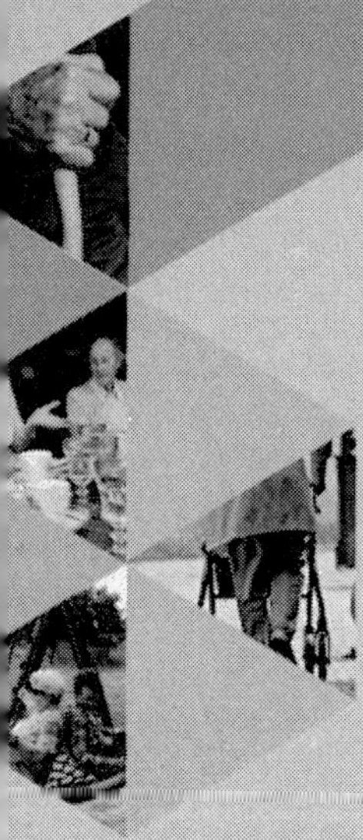

이 윤 환

노년기에는 노화에 따른 생리적 변화와 생애 동안 누적된 생활습관과 사회경제적 요인의 영향에 따라 다수의 만성질환이 발생할 위험이 높아진다. 이에 따라 기능상태 저하와 장애가 초래될 가능성이 높아 독립적인 일상생활의 수행이 어려워져 의료와 장기요양서비스의 이용이 증가하게 된다. 따라서 노년기에는 복합만성질환 유병률과 기능상태(functional status)를 파악하는 것이 중요하다.

이 장에서는 노인의 신체적 건강상태를 소개한다. 정신적, 사회적 건강 및 기능상태는 8장, 16장, 17장을 참고하기 바란다.

1. 만성질환

우리 몸은 유년기와 청소년기의 발달과정을 거치고 중장년기에 접어들면서 노화(aging)의 단계를 밟게 된다. 노화에 따라 일어나는 진행성, 퇴행성의 생리적 변화는 신체의 예비용량(reserve capacity)을 감소시킴으로써 질병에 대한 감수성을 높이는 결과를 초래한다(이윤환, 1999). 즉 노년기에는 환경변화에 대처하는 능력이 떨어지고 질병에 대한 취약성이 증가함에 따라 만성질환의 유병률이 높아진다.

2014년도 노인실태조사에 의하면 우리나라 65세 이상 고령인구의 대다수(89.2%)가 의사로부터 진단 받은 만성질환을 한 가지 이상 지니고 있다(정경희 등, 2014). 만성질환 유병률은 여성고령자가 92.4%로 남성고령자의 84.7%에 비해 높은 편이다. 질환별로는 고혈압의 유병률이 57.6%로 가장 높으며, 이어서 관절염(33.4%), 당뇨병(22.6%), 요통 및 좌골신경통(21.1%), 고지혈증(19.6%), 골다공증(14.0%)의 순을 보인다.

이와 같이 고령인구에서는 만성질환의 높은 유병률과 함께 두 가지 이상의 만성질환에 이환되어 있는 복합유병(comorbidity)의 특징을 보인다. 전체 고령자의 69.7%가 복합유병 상태이며, 남성은 51.2%, 여성은 76.2%이다. 심지어 세 개 이상의 만성질환을 동시에 지니고 있는 경우도 46.2%에 이른다. 복합유병은 신체기능 저하 및 장애발생의 위험을 높인다(그림 5-1). 나아가 복합유병상태는 치료의 복잡성, 다약제 간 상호작용 및 부작용, 다양한 의료 및 장기요양서비스 필요도와 사망의 위험 증가 등으로 인해 관리의 어려움을 수반하게 된다.

그림 5-1 복합유병과 신체기능제한

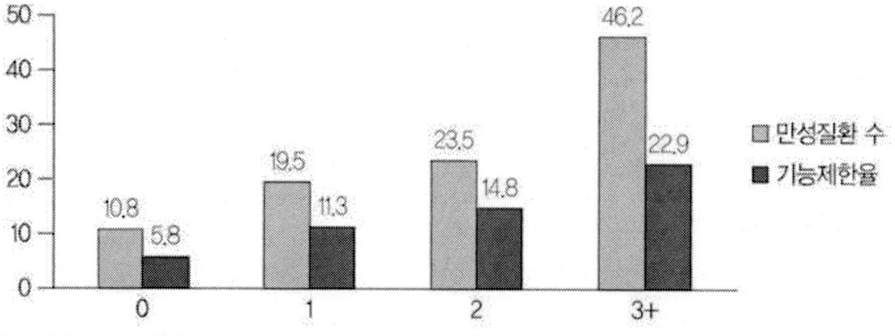

기능제한 : 일상생활 수행능력(ADL) 7개, 수단적 ADL(IADL) 10개 항목 중 한 개 이상 남의 도움이 필요한 경우

출처 : 정경희 등. 2014년도 노인실태조사.

2. 신체기능

신체기능(physical function)은 다른 사람의 도움 없이 독립적으로 신체적인 활동을 수행할 수 있는 능력을 반영한다. 신체기능상태의 저하는 급성질환, 낙상, 손상, 장애 등의 위험을 높이며, 입원 및 외래를 포함한 의료이용, 장기요양시설 입소, 의료 및 장기요양비의 증가를 초래한다

(Guralnik 등, 1996). 고령자의 신체기능수준은 노년기의 삶의 질과 각종 의료·복지 및 장기요양의 수요를 결정하는 주요 요인이라 할 수 있다. 따라서 고령자의 신체기능상태를 제대로 파악하는 것이 필요한데, 개인의 건강상태를 알아보기 위해 질병의 종류별 유무와 중증도를 평가하는 것과 마찬가지로 신체기능상태는 장애(disability)의 정도를 평가함으로써 알 수 있다. 이를 위해 먼저 장애의 개념을 이해할 필요가 있다.

장애(disability)란 "병리, 질병, 기관의 이상 등으로 인해 사회적으로 일과 역할을 수행하는데 신체적, 정신적 기능의 제한을 받는 상태"이다(Pope와 Tarlov, 1991). 세계보건기구(WHO)는 International Classification of Impairments, Disability, and Handicap (ICIDH)의 분류체계에서 단순한 신체기능의 제한과 구분되는 개념으로 이로 인한 사회적 기능의 상실을 핸디캡(handicap)으로 불렀으나, Nagi (1991)에 의해 개념이 정립되면서 전자를 신체기능제한(functional limitation), 후자를 장애(disability)라고 부르게 되었다.

장애에 이르게 되는 일련의 과정을 장애과정(disablement process)이라고 한다. 몸의 세포나 조직 수준의 이상으로 생기는 병리적 현상(pathology)으로부터 신체기관의 이상인 손상(impairment), 개인의 신체동작에 이상인 기능제한(functional impairment), 나아가 사회활동의 지장을 초래하게 되는 단계인 장애(disability)까지 일련의 과정으로 설명한다(그림 5-2). 예를 들어 관절염의 초기단계에 발생하는 세포와 조직의 변화(병리), 이것이 진행되어 손 관절의 손상이 오고(손상), 손의 움직임에 어려움이 따르고(기능제한), 결국 직장에서 일을 하지 못하게 되는(장애) 과정을 생각해 볼 수 있다.

그림 5-2 장애의 개념 : Nagi와 ICF 모형의 비교

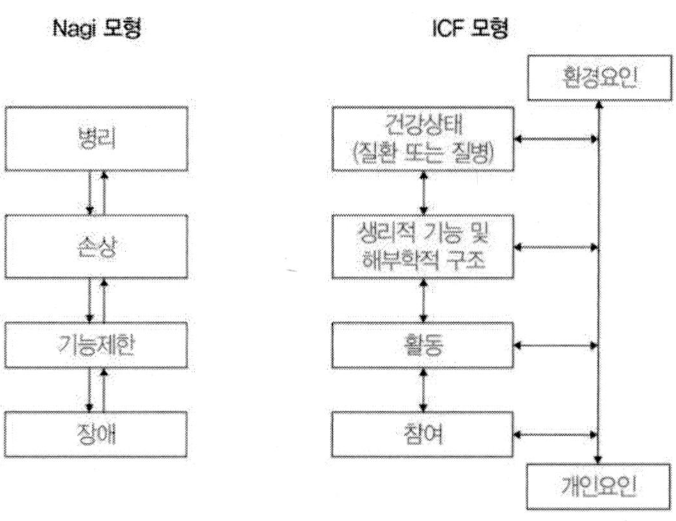

이러한 장애과정은 반드시 '병리→손상→기능제한→장애'의 한 방향으로만 진행되는 것은 아니다. 즉 장애과정은 가역적일 수 있다. 심지어 장애나 신체기능제한인 상태로부터 완전 회복도 가능하다는 실증적인 연구결과가 이를 뒷받침해준다(Hardy와 Gill, 2004; Lee와 Park, 2006). WHO에서는 2001년에 ICIDH를 개정한 International Classification of Functioning, Disability and Health (ICF)의 분류체계를 내놓았다(World Health Organization, 2002). 새로운 분류를 통해 장애가 단순히 개인의 질병에 따른 결과가 아닌 개인의 건강문제(질병)와 환경적 요인(사회적 태도, 건물의 구조, 법적 제도 등), 개인적 요인(성, 연령, 교육정도, 직업 등)간의 복잡한 상호작용에 의한 현상임을 강조하였다(그림 5-2). 기존의 장애에 대한 의학적 모델(Nagi 모형)과 사회적 모델(ICIDH)을 합친 보다 통합적인 개념을 정립하려는 시도로 이해된다.

기능(functioning)의 범위를 신체적 부위, 개인, 그리고 사회적 환경 하의 개인의 세 단계로 구분하면서 장애를 각 단계에 있어 생리적 기능과 해부학적 구조의 손상, 개인의 활동과 사회참여의 제한을 포함하는 광범위한 개념으로 해석하였다. 하나의 예로 척수손상(건강문제) 환자가 하지 마비(기능 및 구조의 손상)에 따라 혼자 걸을 수가 없어(활동제한) 도서관에 가지 못하는 경우(사회참여제한)를 생각해 볼 수 있다. 대책으로는 수술, 약물치료(건강문제), 재활치료(기능 및 구조의 손상), 휠체어 및 보조용구 사용, 생활도우미 활용(활동제한), 유니버설 디자인, 장애인 친화환경을 위한 법제도 정비(사회참여제한) 등을 고려해 볼 수 있다. 이와 같이 ICF 모형은 장애대책이 의학적 치료뿐 아니라 물리적 및 사회적 환경의 변화를 포함해야 한다는 점을 시사해주고 있다.

최근에는 노년기에 노쇠(frailty)가 장애를 유발하는 것으로 밝혀지면서 이에 대한 관심이 고조되고 있다. 노쇠란 노화와 만성질환에 따른 생리적 예비용량의 저하로 인해 스트레스에 적절히

그림 5-3 노쇠의 유병률

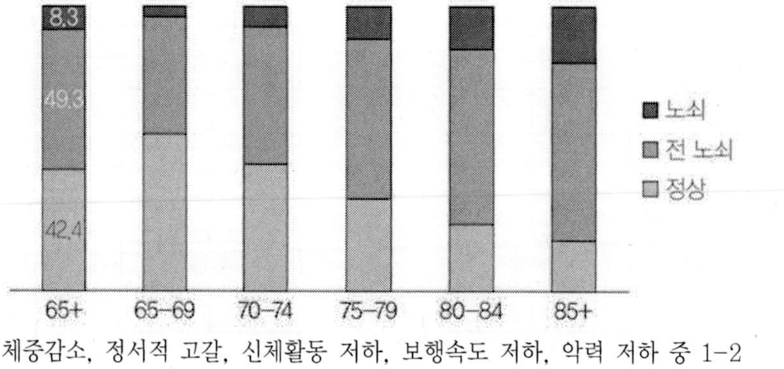

체중감소, 정서적 고갈, 신체활동 저하, 보행속도 저하, 악력 저하 중 1-2개(Prefrail), 3개 이상(Frail)

출처 : 박명화 등. 2008년도 노인실태조사.

대응하지 못하는 상태로 장애, 입원, 사망의 위험을 증가시킨다(이윤환, 2015). 의도하지 않은 체중 감소, 탈진, 에너지 소모량 저하, 보행속도 저하, 악력 저하의 다섯가지 요소 중 3개 이상에 해당할 경우 노쇠로 보며, 1개에서 2개에 해당되면 전 노쇠(pre-frail), 전혀 징후가 없으면 비노쇠(non-frail) 또는 건강 양호(robust)로 구분한다. 우리나라 65세 이상 고령인구 중 8.3%가 노쇠, 49.3%가 전 노쇠 상태이다(그림 5-3).

3. 장 애

고령자의 신체적 장애는 대표적으로 일상생활동작(activities of daily living, ADL)과 수단적 일상생활동작(instrumental activities of daily living, IADL)으로 측정한다. IADL과 ADL의 어려움 정도는 장기요양의 필요도를 반영하는데 일반적으로 IADL에 장애가 있는 경우 재가서비스, ADL의 장애는 시설서비스의 수요를 반영하는 것으로 본다.

2014년도 노인실태조사에서는 IADL에 몸단장하기, 집안일하기, 식사준비하기, 빨래하기, 제시간에 정해진 양의 약 챙겨먹기, 금전관리, 근거리 외출하기, 물건 구매 결정 · 돈 지불 · 거스름돈 받기, 전화 걸고 받기, 교통수단 이용하기의 10가지 항목을 포함했다(정경희 등, 2014). ADL의 경우 옷 입기, 세수 · 양치질 · 머리감기, 목욕 또는 샤워하기, 차려 놓은 음식 먹기, 누었다 일어나 방 밖으로 나가기, 화장실 출입과 대소변 후 닦고 옷 입기, 대소변 조절하기의 7가지 항목을 포함했다. 노인의 17.8%가 IADL의 장애, 6.9%는 ADL의 장애를 보고했으며, 고령일수록 장애율이 높은 경향을 보인다(그림 5-4).

그림 5-4 연령군별 IADL과 ADL 장애율(%)

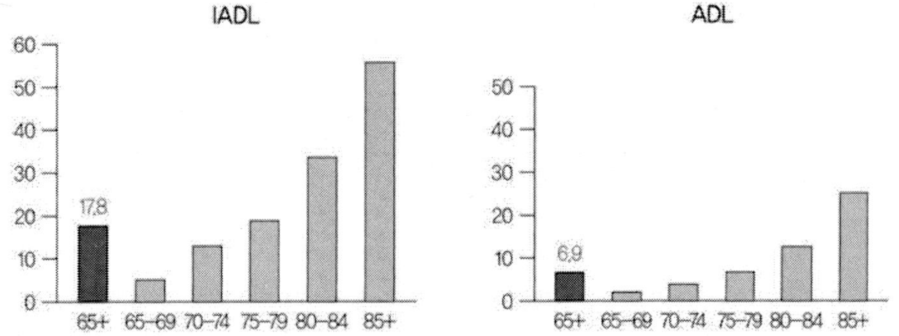

출처 : 정경희 등. 2014년도 노인실태조사.

4. 사망, 장애, 유병의 압축현상

Fries (1980)는 질병 및 장애의 발생을 늦추고 조기사망을 예방함으로써 건강하게 장수할 수 있다는 학설을 제기하였다. 즉 질병이나 장애의 발생시점을 최대한 연기시켜 최대수명까지 건강하게 살다가 바로 사망할 수 있다는 주장이다. [그림 5-5]에서 유병(morbidity) 곡선을 질병이 없는 상태, 장애(disability) 곡선은 장애가 없는 상태, 그리고 사망(mortality) 곡선을 생존율이라 할 때, 모든 곡선이 오른쪽으로 이동하여 사각형화(rectangularization)되면서 유병, 장애, 사망의 압축(compression)이 일어날 수 있다는 것이다.

[그림 5-5]에서 A에 해당하는 면적은 질병 없이 생존한 기간, B는 질병은 있으나 장애는 발생하지 않은 생존기간, C는 질병과 장애가 있는 상태의 생존기간을 나타낸다. 즉 유병곡선 아래 면적(A)은 건강 기대여명(healthy life expectancy)을, 장애곡선 아래 면적(A+B)은 활동적 기대여명(active life expectancy)을 의미한다(Jette, 1996).

그림 5-5 사망률, 장애율, 유병률의 생존곡선

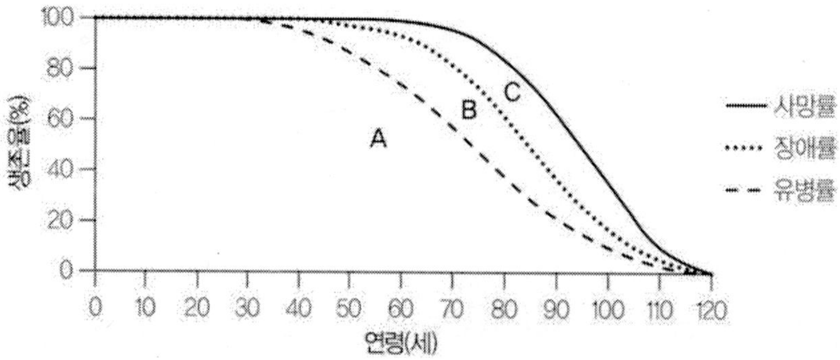

A : 건강 기대여명 A+B : 활동적 기대여명

Fries의 가설은 인간의 최대수명(life span)이 한정되어 있고 만성질환의 발생시기를 늦출 수 있다는 가정 하에 가능한 이론이다. 이 가설이 처음 나왔을 때는 인간의 평균수명이 계속하여 증가함에 따라 병약한 노인인구가 증가할 것이라고 상당한 이의 제기도 있었다. 그러나 평균수명이 점진적으로 늘어남에도 불구하고 건강하고 활동적인 노인의 증가가 최근 관찰되면서 이 학설에 무게가 실리고 있다.

실제로 선진국에서는 1980년대 들어 사회경제수준과 생활습관의 개선으로 관절염, 동맥경화증, 고혈압, 뇌졸중과 같은 만성질환의 유병률이 감소추세에 있으며 건강수명도 연장되는 경향을 보이고 있다(Rowe와 Kahn, 1998). 미국의 경우 고령자의 장애율이 1982년에 26.5%에서 2004/2005년에 19.0%로 연간 1.5%씩 감소하였다(Manton 등, 2006). 전 세계적 동향을 보면 장애를 갖고 생존하는 기간은 점차 감소하는 듯하나, 만성질환을 지닌 채 사는 기간은 오히려 증가하는 경향을 보인다(Chatterji 등, 2015).

우리나라의 경우 IADL 장애율이 27.0%(2008년)에서 17.8%(2014년)로 감소하였고, ADL 장애율도 동기간에 11.4%에서 6.9%로 감소한 경향을 보였다(한국건강증진개발원, 2015). 건강수명도 68.1세(2000년)에서 73.2세(2015년)로 증가하였다(WHO, 2017). 이에 따라 노인보건정책의 목표도 건강수명에 초점이 맞추어지고 있다. 세계보건기구(WHO)에서는 2002년부터 활동적 노화(active aging)를 노인정책의 기조로 정하고 건강수명 연장을 위해 생애주기별 건강증진사업을 장려해오고 있다. 또한 2015년에는 건강노화 보고서를 통해 건강노화(healthy aging)의 개념 정립과 중요성을 강조하고 있다(WHO, 2015).

참고문헌

박명화, 하정철, 신임희 등. 2008년도 노인실태조사(전국 노인생활실태 및 복지욕구조사) 기초분석보고서. 서울: 보건복지가족부, 계명대학교 산학협력단; 2008.

이윤환. 근거중심의 노쇠 예방. 노인병 2015;19:121-129.

이윤환. 노년기의 생리적 특성. 대한지역사회영양학회지 1999;4:254-259.

정경희, 오영희, 강은자 등. 2014년도 노인실태조사. 보건복지부, 한국보건사회연구원; 2014.

한국건강증진개발원. 제4차 국민건강증진종합계획 2016-2020. 보건복지부; 2015.

Chatterji S, Byles J, Cutler D, Seeman T, Verdes E. Health, functioning, and disability in older adults—present status and future implications. Lancet 2015;385:563-575.

Fries JF. Aging, natural death, and the compression of morbidity. N Engl J Med 1980;303(3):130-135.

Guralnik JM, Fried LP, Salive ME. Disability as a public health outcome in the aging population. Annu Rev Public Health 1996;17:25-46.

Hardy SE, Gill TM. Recovery from disability among community-dwelling older persons. JAMA 2004;291(13):1596-1602.

Jette AM. Disability trends and transitions. In: Binstock RH, George LK (eds). Handbook of aging and the social sciences. San Diego, CA: Academic Press; 1996:94-116.

Lee Y, Park K. Health practices that predict recovery from functional limitations in older adults. Am J Prev Med 2006;31(1):25-31.

Manton KG, Gu X, Lamb VL. Change in chronic disability from 1982 to 2004/2005 as measured by long-term changes in function and health in the U.S. elderly population. Proc Natl Acad Sci U S A 2006;103(48):18374-18379.

Nagi SZ. Disability concept revisited: implications for prevention. In: Pope AM, Tarlov AR (eds). Disability in America. Toward a national agenda for prevention. Washington, DC: National Academy Press; 1991:309-327.

Pope AM, Tarlov AR (eds). Disability in America. Toward a national agenda for prevention. Washington, DC: National Academy Press; 1991.

Rowe JW, Kahn RL. Successful aging. New York: Pantheon Books; 1998.

World Health Organization. Active ageing: a policy framework. Geneva, Switzerland: World Health Organization; 2002.

World Health Organization. Towards a common language for functioning, disability and health: ICF the International Classification of Functioning, Disability and Health. Geneva, Switzerland: World Health Organization; 2002.

World Health Organization. World report on ageing and health. Geneva, Switzerland: World Health Organization; 2015.

AGING AND PUBLIC HEALTH

제 3 부

건강결정요인

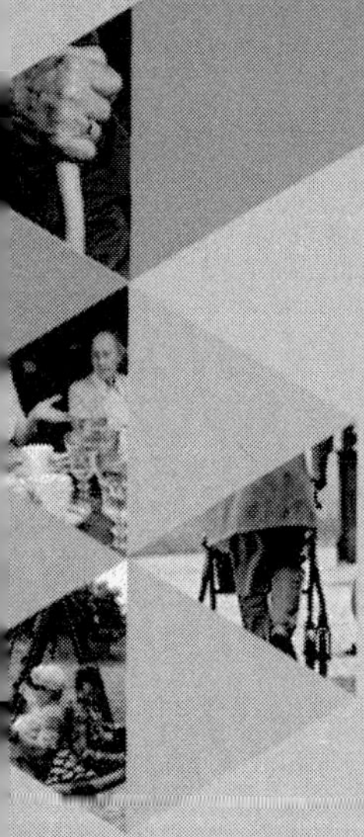

제 6 장

유전적 요인

설 재 웅

1. 서 론

장수(longevity)와 관련된 유전자 관련성 연구들이 최근에 많이 이루어졌다. 이러한 노화와 관련된 유전자들이 많이 보고된 것은 2007년 이후에 활발히 이루어진 전장유전체 관련성 연구(Genome wide association study, GWAS)의 성과가 큰 기여를 하였다. 따라서 이번 장에서는 이런 연구가 가능하기 위한 기본 지식으로서의 유전 및 연구방법을 다루고자 한다. 그리고 노화와 관련된 유전자의 현황도 살펴보고자 한다. 또한 최근 유전체 분야에서 중요한 주제 중의 하나인 공중보건유전체에 대해서도 학습하고자 한다.

2. 유전자 연구의 기초 지식

1) 유전역학(Genetic Epidemiology)

유전역학은 유전학과 역학의 복합 학문이며, 유전요인과 환경(생활습관)요인이 함께 작용하는 만성질환(complex diseases)을 주로 연구한다.

2) 유전율

유전율(Heritability)은 유전 요인에 의해 설명되는 표현형(phenotype)의 분율로 정의된다. 주로 쌍둥이 연구를 통한 형질의 유전확률로 계산이 된다. 예를 들어서 2000년의 한 연구에 의하면 전립선암은 유전율이 42%, 유방암은 27%, 대장직장암은 35%, 위암은 28%로 각각 보고하였다. 또한, 1996년에 덴마크 사람들을 대상으로 한 연구에서는 장수에 대한 유전율(heritability)을 남성에서는 26%, 여성에서는 23%로 보고하였다.

3) 돌연변이(mutation)와 다형성(Polymorphism)

(1) 돌연변이(mutation)

돌연변이는 크게 체세포 돌연변이와 생식세포 돌연변이의 2가지로 분류된다. 체세포 돌연변이는 체세포(somatic cell)에서 일어나는 돌연변이로서 다음 세대로는 전달이 되지 않는다. 반면 생식세포 돌연변이는 생식세포(germline cell)인 정자나 난자를 만드는 과정에서 생기는 돌연변이로서 이것은 다음 세대로 전달이 된다. 따라서 세대간의 유전자의 전달을 연구하는 유전학에서는 생식세포 돌연변이가 보다 중요하게 고려된다.

(2) 다형성(Polymorphism)

한 유전자자리(locus)의 DNA 서열의 대체되는 서열을 대립유전자(alleles)라고 부른다. 유전적 다형성(genetic polymorphism)은 관례적으로 1% 이상의 빈도를 나타내는 대립유전자를 다형성이라고 말하며, 반면에 1% 미만의 빈도를 가진 것을 드문 변이체 또는 돌연변이(mutation)라 한다. 이러한 다형성 중에서 하나의 염기만 차이가 나는 다형성을 단일염기다형성(single nucleotide polymorphism, SNP)이라 한다. 단일염기다형성(SNPs)은 스닙(Snip)이라 발음하며 4백만개 이상이 확인되었다.

다형성에 대한 추가적인 설명으로 모든 사람들이 특정 위치의 유전체에 A라는 대립유전자를 가지고 있다가 어떤 사람이 처음으로 그 위치에 T라는 변이를 가지고 태어나면 이 사람은 돌연변이(mutation)를 가졌다고 할 수 있다. 예를 들어서 10만명 중에서 1명만 T를 가지고 있는 경우에는 돌연변이라는 용어가 적당하다. 그러나 이 특정 T 대립유전자가 많은 세대(generation)를 거쳐서 인구집단에서 많아지면 더 이상 돌연변이라는 말보다는 다형성(polymorphisms)이라는 용어를 사용한다. 즉, 10만명 중에서 3만명이 T를 가지고 있다면 T를 가진 사람들을 돌연변이라고 말하는 것은 부적절하다. 대신에 다형성이라는 용어를 사용한다. 이 SNP에서 빈도수가 적은 것을 소수 대립유전자(minor allele)라고 한다. 빈도수가 많은 쪽은 다수 대립유전자(major allele)라고 한다. 이때 소수 대립유전자의 빈도(minor allele frequency, MAF)가 유전자 다형성에 대한 주요한 지표 중의 하나이다.

4) 연관 불균형(Linkage disequilibrium, LD)

어떤 2개의 유전자자리(locus)의 대립유전자들이 예상되는 것보다 서로 높은 관련성이 있으면 2개의 유전자자리 간에는 연관 불균형(Linkage disequilibrium, LD)의 관계에 있다고 한다. 동일한 염색체에 존재하는 2개의 SNP간의 거리가 아주 멀면 감수분열 과정에서 교차(crossover)가 쉽게 발생하여 2개의 SNP는 다음 세대에 독립적으로 전달된다. 그러나 2개의 SNP간의 거리가 매우 가까우면 2개의 SNP는 서로 연관(linked)되어 다음 세대에 같이 전달된다. 즉, 2개의 유전자 자리 간의 거리가 가까울수록 높은 LD 관계를 가지게 된다.

인접해 있는 SNP에 대해 연관 불균형을 짝지어 측정할 때, 연속적인 SNP들은 높은 수준의 연관 불균형을 보이는 것끼리 그룹을 지을 수 있다. 염색체에 걸쳐서 위치한 다양한 사이즈의 이러한 높은 연관 불균형을 가지는 SNP 그룹들을 연관불균형블록(LD block)이라고 부른다.

아래 그림은 실제 연구사례로서 CETP 유전자에서 4개의 SNP를 Haploview 프로그램을 이용하여 LD 분석을 한 것이다(그림 6-1). LD를 측정하는 한 방법은 r^2(상관계수)를 이용하는 것인데, 두 표지자 간에 통계적인 상관성(correlation)이 얼마나 있느냐를 나타내는 척도이다. r^2는 0~1 사이의 값을 가질 수 있다. 이 값이 1.0이면 100% LD 관계를 나타낸다. [그림 6-1]에서 rs6499861 SNP와 rs6499863 SNP은 r^2가 0.92로 92%의 높은 LD 관계에 있음을 알 수 있다. 반면 rs1800775 SNP과 rs12708980 SNP간에는 r^2가 0.01로 거의 LD가 없음을 확인할 수 있다.

그림 6-1 CETP 유전자에서의 LD 결과의 사례

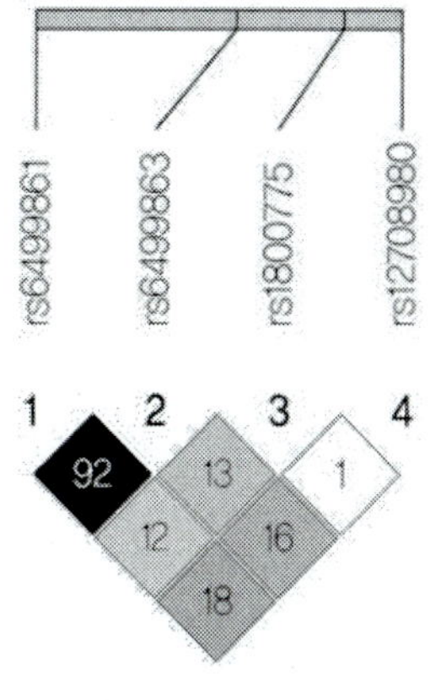

3. 유전역학 연구방법과 사례

1) 연관분석(Linkage Analysis)

연관(Linkage) 분석은 질병의 원인이 되는 염색체의 근접한 위치(disease locus)를 재조합(recombination) 현상을 이용하여 찾는 분석 방법이다. 재조합이란 감수분열 시에 부계(paternal) 염색체와 모계(maternal) 염색체가 교차(crossing-over)가 일어나므로 염색체의 구성이 바뀌는 현상이다. 특정 유전자 표지자(marker)가 질병유전자와 매우 낮은 재조합률을 갖는다면 질병유전자가 이 표지자와 매우 가까운 위치에 있다고 추정할 수 있다. 이러한 원리를 이용하여서 위치를 알고 있는 표지자들을 사용하여 질병유전자의 위치를 찾는 것이 연관분석이다. 일반적으로 사용되는 표지자로는 미세부수체(microsatellite), 단일염기다형성(SNP)을 주로 이용한다. 연관분석을 위해서는 가족 자료가 필수적이다. 가족수가 많은 가계도가 보다 효율적이지만 소규모 가족이나 형제쌍 자료도 연관분석이 가능하다.

이러한 연관분석은 단일유전자 질환을 찾는데에 매우 성공적이었다. 낭포성섬유증, 헌팅턴질병, 가족성 선종성 용종증, 뒤센 근이영양증, 연약 X 염색체 증후군, 농축골형성 부전증 등 많은 단일유전자 질환을 찾는데에 연관분석이 기여하였다. 그러나 연관분석을 이용하여 만성질환을 연구하는 시도는 그리 성공적이지 못하였다. 가족성 유방암의 경우에는 연관분석을 이용하여 유방암 감수성 유전자 1과 2(BRCA1과 BRCA2)가 확인되기도 하였다.

2) 환자 – 대조군 연구(Case–control study)

환자 대조군 연구는 이미 해당 병을 갖고 있는 집단(환자군)과 없는 집단(대조군)에 속한 사람들의 질병 원인으로 의심되는 요인의 과거 노출률(past exposure)을 비교하여 분석하는 연구방법이다. 환자군–대조군의 연구 변수 외의 다른 변수들로 비교성에 나쁜 영향을 주는 변수를 혼란변수라 하고 이러한 혼란변수의 통제가 필요하다. 아래 연구의 사례처럼 환자–대조군 연구에서는 일반적으로 통계분석방법은 로지스틱 회귀분석을 실시하고 최종 결과값은 교차비(odds ratio)가 된다(표 6–1). 아래 표에서 모델a는 연령과 교육수준을 혼란변수로 통제하였고, 모델b는 출산자녀수, 흡연 등을 추가로 통제한 로지스틱 회귀분석 결과이다. 이 때 결과의 해석은 모델b에서 유전자형 CC를 가진 대상자들과 비교하여서 유전자형 TT를 가진 사람의 질병에 걸릴 위험이 1.8배 더 높다고 해석한다. 이 경우 95% 신뢰구간을 통하여 그 결과는 통계적으로 유의한 값임을 알 수 있다.

[표 6-1] 질병에 대한 유전자 유전자형의 교차비 결과의 사례

유전자형	환자군	대조군	교차비[a] (95% CI)	교차비[b] (95% CI)
CC	81	80	1.0 (reference)	1.0 (reference)
CT	132	100	1.3 (0.9 - 1.7)	1.4 (0.9 - 2.2)
TT	64	40	1.6 (1.0 - 2.2)	1.8 (1.2 - 2.8)

a. 연령과 교육수준이 보정된 통계모델.
b. 연령, 교육수준, 출산자녀수, 흡연 등이 보정된 통계모델.

3) 전장유전체 관련성 연구(Genome wide association study, GWAS)

전장유전체관련성연구(GWAS)는 후보유전자 연구와는 다르게 특정한 연구가설 없이 접근한다는 것이 특징이다. 인간유전체 전체에 대하여 10만개에서 수백만개에 이르는 유전자 표지자를 사용하여서 연구를 한다. 이러한 접근방법이 가능한 것은 LD를 활용하기 때문이다. 또한, 이 연구의 충분한 통계학적인 검정력을 위하여서는 많은 수의 연구대상자의 확보가 필수적이다. 이러한 접근방법은 만성질환 연구에 매우 성공적이어서 2000개 이상의 SNP가 여러 만성질환과 관련이 있다고 확인되었다.

아래 그림은 GWAS 연구의 주요 결과인 맨하탄 도표의 예이다(그림 6-2). 가로축은 분석한 전체 SNP들을 배열한 것이고, 세로축은 -log10 p-value의 값이다. 이러한 GWAS 분석은 주로 PLINK 프로그램을 통하여 분석이 이루어지고, PLINK 프로그램은 인터넷(http://zzz.bwh.harvard.edu/plink/)에서 다운로드 받을 수가 있다.

그림 6-2 맨하탄 도표의 예(GWAS 결과)

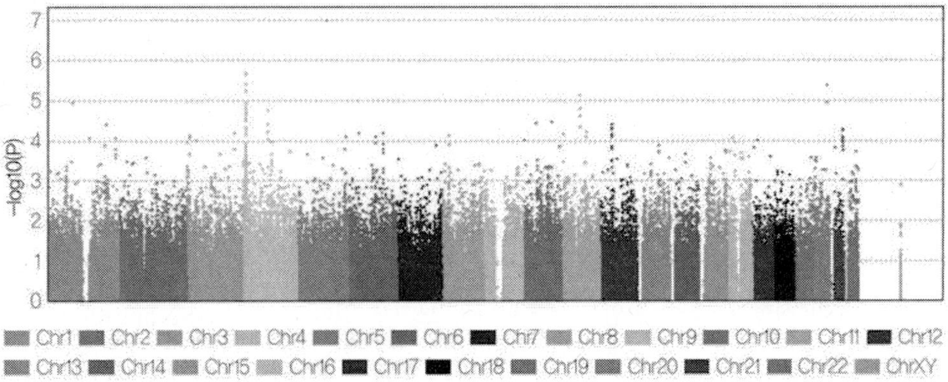

4) 전장유전체염기서열분석(whole genome sequencing, WGS)

DNA 염기서열분석 기술의 향상으로 인간유전체사업의 표준 염기서열분석 비용에 비하여 유전체 염기서열 분석 비용의 많은 절감이 가능하게 되었다. 최근에는 WGS 방법을 이용한 유전체 연구가 활발히 이루어지게 되어서 GWAS 방법에서 연구하기 어려웠던 드문 변이(rare variant) 연구에 대한 새로운 가능성의 장을 열었다. 그리고 보다 비용-효과적인 접근법으로 유전자들의 엑손(exons)들만 분석하는 전장엑솜 염기서열분석(whole exome sequencing, WES)도 가능하게 되었다. 또한 유전체 이외에도 대사체(metabolomics), 단백체(proteomics), 전사체(transcriptomics), 후성유전체(epigenomics) 등을 함께 활용하는 오믹스 기술(omics technology)을 활용하는 연구들도 활발히 수행되고 있다. OMICS라는 용어는 genomics 또는 metabolomics와 같이 -omics라는 글자로 끝나는 생물학의 연구 분야를 총칭하여 일컫는다.

4. 노화 및 질병과 유전자

1) 장수(Longevity) 및 근감소증(Sarcopenia)과 유전자

장수(longevity)와 관련된 유전자 관련성 연구들이 최근에 많이 이루어졌다(표 6-2). 장수와 관련된 유전자로는 지질단백질 대사(Lipoprotein metabolism)와 관련이 있는 아포지방단백(apolipoprotein) E (APOE) 유전자가 대표적이다. APOE 유전자는 19번 염색체의 19q13에 위치한다. 또한, 아슈케나지 유태인(Ashkenazi Jewish)을 대상으로 한 2003년의 한 연구에서는 16번 염색체에 위치한 CETP 유전자가 장수와 관련이 있다는 보고도 있었다. 대사 신호(Metabolic signaling)와 관련이 있는 인슐린유사성장인자(insulin-like growth factor) 1 (IGF-1) 유전자, forkhead box O-3A (FOXO3A) 유전자, forkhead box O-1 (FOXO1) 유전자 등도 장수와 관련성이 보고된 대표적인 유전자들이다. 2008년에 수행된 장수에 대한 한 연구에서는 95세 이상 생존한 사람들을 대상군(cases)으로 그들과 같은 출생년도인 사람들을 대조군으로 하여 분석한 연구에서 FOXO3A 유전자의 3개의 SNP가 장수와 관련이 있음을 보고하였다. 2014년의 다른 연구에서도 FOXO3A 유전자와 장수의 관련성을 보고하였다. 특히 가장 높은 관련성을 보인 SNP는 rs2802292로서 남성 대상자들에서 교차비(odds ratio)는 1.54이었다. 일부 연구들에서는 FOXO3 유전자가 심혈관질환이나 암도 억제한다는 보고도 있다. 또한 노화(aging)와 관련이 있는 다른 유전자로는 SIRT1 유전자가 있다. 최근에 연구된 전장유전체관련성연구(GWAS)에서도 APOE, IGF1 유전자 등은 장수와의 관련성이 확인되었다.

한편, 장수에 있어서 중요한 요소가 적절한 면역체계를 가지는 것이다. 따라서 면역 관련 유전자 중에서 노화와 관련된 유전자들이 많이 보고되었는데 그 대표적인 것이 TNF-alpha, Toll-like receptor-4 (TLR4) 유전자이다. 인터루킨-6 (IL6), 인터루킨-10 (IL10), 인터루킨-1 (IL1) 유전자들도 면역기능에 관련된 유전자로서 노화 관련 유전자로도 잘 알려져 있다.

근감소증(Sarcopenia)에 대한 유전율(heritability) 연구들을 보면 근육량(muscle mass)에 대한 유전율은 66%, 근력(muscle strength)에 대한 유전율은 65% 정도로 높게 보고한 연구들이 있다. 악력(grip strength)의 경우에는 35%에서부터 52%까지 유전율을 보고한 여러 연구들이 있다. 근감소증과 관련된 유전자들도 노화 관련 유전자와 공통된 것이 많다. 근육과 관련하여 알려진 대표적인 유전자는 안지오텐신전환효소(ACE) 유전자이다. ACE 유전자는 악력(handgrip strength)과 관련성이 보고되었다. 근력과 관련성이 보고된 다른 유전자로는 APOE 유전자도 있다. APOE rs429358 (ε4) 대립유전자(allele)가 노화 및 근력과 관련성이 있다는 보고들이 있다. 인슐린성장인자1(IGF1) 유전자와 인슐린성장인자2(IGF2) 유전자도 근육감소와 관련성이 보고되었다. 또한, 2009년에 보고된 한 GWAS 연구에서는 thyrotropin-releasing hormone receptor (TRHR) 유전자의 rs16892496과 rs7832552 SNP이 마른 체중(lean body mass)과 관련이 있다고 보고되었다. 2014년의 다른 GWAS에서는 마른 체중과 PRDM16 유전자가 관련이 있다고 보고하였다.

그 밖에 근감소증과 관련이 있다고 알려진 후보유전자에는 vitamin D receptor (VDR) 유전자가 골격근의 기능과 관련이 있음이 보고되었다. 안드로겐(AR) 유전자와 myostatin (MSTN) 유전자도 근육양 및 근력과 관련 있다는 보고가 있다.

2) 알츠하이머

알츠하이머병(Alzheimer disease, AD)은 노인에서 치매의 가장 흔한 원인이고 전체 치매 발생 원인의 절반을 차지한다. 알츠하이머병은 발병연령을 65세를 기준으로 조기발병(early onset) 알츠하이머와 후기발병(late onset) 알츠하이머로 구분하며 그 유전적인 원인도 다른 것으로 잘 알려져 있다. 조기발병 알츠하이머의 주된 관련 유전자는 아밀로이드 전구단백질 (APP) 유전자와 프리세닐린(presenilin) (PSEN-1과 PSEN-2) 유전자이다.

후기발병 알츠하이머와 관련된 유전자로 대표적인 것은 19번 염색체에 위치한 아포지방단백 E (apolipoprotein E, APOE) 유전자이다. APOE 유전자는 이 단백질의 2개의 시스테인 잔기가 아르지닌으로의 치환 여부에 따라서 3가지 주요 대립유전자(ε2, ε3, ε4)로 분류된다. 이중 APOE ε4 (rs429358) 대립유전자(allele)가 알츠하이머병의 위험과 높은 관련성이 있다고 보고되었다. 일반 인구집단에서 80세 이전까지 AD 발병확률은 약 10%이다. ε4 대립유전자를 가진 집단에서는 85세를 기준으로 40%에서 60%까지의 발병률이 보고되었다. 최근의 GWAS 연구들에서는 APOE 유전자 이외에도 ABCA7, CR1 유전자 등 다른 유전자들도 관련성이 보고되었다.

[표 6-2] 노화와 관련된 유전자

표현형(phenotype)	유전자	기능 및 관련성
장수	APOE (apolipoprotein E)	지질단백질 대사
	CETP (cholesterol ester transfer protein)	HDL 콜레스테롤과 관련성
	IGF1(insulin-like growth factor 1)	대사 신호전달
	FOXO3A (forkhead box O-3A)	대사 신호전달
	FOXO1 (forkhead box O-1)	대사 신호전달
	SIRT1 (sirtuin protein deacetylase 1)	대사 신호전달
	TNF-alpha	면역 기능에 관련성
	TLR4 (Toll-like receptor-4)	면역 기능에 관련성
	IL6 (interleukin-6)	면역 기능에 관련성
	IL10 (interleukin-10)	면역 기능에 관련성
	IL1 (interleukin-1)	면역 기능에 관련성
근감소증 및 근력	ACE (angiotensin-converting enzyme)	악력과 관련성
	APOE (apolipoprotein E)	지질단백질 대사
	IGF1(insulin-like growth factor 1)	대사 신호전달
	IGF2(insulin-like growth factor 2)	대사 신호전달
	TRHR (thyrotropin-releasing hormone receptor)	근육양과 관련성
	PRDM16	마른 체중과 관련성
	VDR (vitamin D receptor)	골격근 기능과 관련성
	AR (androgen receptor)	근육양 및 근력과 관련성
	MSTN (myostatin)	근육양 및 근력과 관련성
알츠하이머병	APP (amyloid precursor protein)	아밀로이드 단백질과 관련성
	PSEN1(presenilin1)	아밀로이드 단백질과 관련성
	PSEN2(presenilin2)	아밀로이드 단백질과 관련성
	APOE (apolipoprotein E)	지질단백질 대사
	TREM2 (triggering receptor expressed on myeloid cell 2)	후기 발견 알츠하이머병과 관련성
	CR1	
골다공증	ESR1 (estrogen receptor 1)	에스트로겐 수용체
	ESR2 (estrogen receptor 2)	에스트로겐 수용체
	LRP5	
	Wnt16	

3) 골다공증(osteoporosis)

에스트로겐 결핍(estrogen deficiency)은 폐경 이후 골다공증의 주요한 위험요인이다. 최근의 전장유전체 관련성 연구(GWAS)에서도 에스트로겐과 관련된 2개의 유전자인 에스트로겐 수용체1(ESR1) 유전자와 에스트로겐 수용체2(ESR2) 유전자가 골다공증과 관련성이 높다고 보고되었다. 또한, 최근의 GWAS에서 골다공증과 관련성이 보고된 다른 유전자로는 LRP5 유전자와 Wnt16 유전자가 대표적이다.

4) 관상동맥질환

관상동맥질환(coronary artery disease, CAD)이 발생하는 몇몇의 멘델유전질환이 알려져 있다. 가족성 고지혈증은 상염색체우성 질환으로서 LDL 수용체 결함이 있고 CAD를 일으키는 가장 흔한 질환 중의 하나이다. 또한 가계성 고지혈증의 원인으로서 앤지오텐신 I(angiotensin I)을 앤지오텐신 II로 전환하는 효소를 암호화하는 ACE 유전자의 16번째 인트론의 첨가(I)/결실(D)이 알려져 있다. ACE DD 유전자형을 가진 대상자들이 심근경색 환자의 35%에서 원인이 된다고 보고한 연구도 있었다. 그러나 대부분의 CAD는 비유전적 인자와 유전적 인자가 모두 관여하는 다인자 유전질환이다. 최근의 관상동맥질환에 대한 GWAS 연구에서는 58개 이상의 유전자들이 관련이 있다고 보고되었다. 그 중 대표적인 유전자로는 APOB 유전자 rs515135 SNP가 심근경색증, LDL 콜레스테롤 등과 관련이 있었다. TCF21 유전자, LPL 유전자, ABO 유전자, lysosomal acid lipase (LIPA) 유전자, LDLR 유전자 등도 심근경색증과 관련이 있었다. LDLR 유전자의 경우는 주로 이상지질혈증(dyslipidemia)과 관련성이 보고되었다. APOE 유전자도 콜레스테롤 수치, 중성지방 등과 높은 관련성을 보였다. 이들 GWAS에서 확인된 유전자들 중에는 추가적인 연구를 통하여 그 기전이 확인된 유전자들도 있다. 예를 들어 LIPA 유전자는 간과 큰포식세포(macrophage)에서 기능을 하고, TCF21 유전자는 평활근육세포(smooth muscle cell)에서 기능을 하면서 관상동맥질환과 관련성이 있음이 확인되었다.

5) 제2형 당뇨병(Diabetes mellitus)

제2형 당뇨병의 발생기전은 주로 비만으로 인한 인슐린 저항성으로부터 시작되어 초기 단계에서는 췌장의 베타세포에서 보상적으로 인슐린 분비를 증가시킴으로써 정상 혈당을 유지하나 인슐린 저항성 상태가 지속됨에 따라 결국에는 췌장 베타세포의 인슐린 분비능에 장애가 발생하여 혈당상승과 함께 제2형 당뇨병이 발생하게 된다는 것이다. 막대한 연구비 투자에도 2005년까지는 제2형 당뇨병의 주된 원인 유전자를 찾지 못하였다. 2007년 이후 GWAS 연구를 통하여 FTO 유전자 등 몇몇 유전자들이 당뇨병과 관련이 있음이 보고되었다. FAT MASS-AND OBESITY (FTO) 유전자는 비만과도 관련이 있다. FTO 유전자 rs9939609 SNP는 비만과 당뇨병과 높은 관련성이 보고되었다. 이 유전자의 경우는 신체활동 및 식이섭취 등의 환경요인과 유전-환경 상호작용이 존재한다는 것이 많이 보고되었다. 즉, rs9939609 SNP의 뚱뚱한 체질의 대립유전자를 가지고 있더라도 운동을 열심히 하는 경우에는 FTO 유전자와 비만과의 관련성이 거의 없었다. 식이에 대해서도 마찬가지로 뚱뚱한 체질의 변이를 가지고 있어도 지방섭취가 적으면 비만과 FTO 유전자와의 관련성은 거의 없다고 보고한 연구들이 많이 있다. 그 밖에 제2형 당뇨병과 관련성이 보고된 대표적인 유전자들은 transcription factor 7-like 2 (TCF7L2) 유전자, melanocortin 4 receptor (MC4R) 유전자, peroxisome proliferator-activated receptor gamma (PPARG) 유전자, 인슐린유사성장인자 2 (IGF2) 유전자 등이 있다. MC4R 유전자의 경우에는 rs17782313 SNP이 비만 및 당뇨병과 높은 관련성이 보고되었다.

아디포넥틴(adiponectin)은 제2형 당뇨병과 비만과 관련이 있는 바이오마커이다. 아디포넥틴에 대한 GWAS 연구들도 많이 보고되었다. 서양인과 동양인 모두 높은 관련성을 보인 유전자로는 adiponectin (ADIPOQ) 유전자가 대표적이다. 동양인에서만 높은 관련성을 보인 유전자는 CDH13 (Cadherin 13 preprotein) 유전자이다. CDH13 유전자는 특히 고분자(high molecular) 아디포넥틴과의 관련성이 저분자 아디포넥틴보다 높았다. 또한 최근에는 혈관내피성장인자A (VEGFA) 유전자도 아디포넥틴과의 관련성이 보고되었다.

6) 암

대부분의 암은 체세포돌연변이의 축적으로 유전학적 기초에 근거하여 발생한다. 암의 5% 미만은 단일 유전자 방식으로 유전된다. 즉 생식세포 돌연변이에 의하여 발생한다. 암 유전자는 종양유전자(oncogene), 종양억제유전자(tumor suppressor gene), DNA 수선유전자(repair gene)의 3가지로 구분할 수 있다. 대부분의 암은 다단계적 과정으로 진행하여 발생한다. 가족성 암에 대표적인 것은 가족성 유방암과 가족성 대장암이다. 가족성 유방암은 유방암 전체의 5%로서 17번 염색체의 BRCA1과 13번 염색체의 BRCA2 유전자의 생식세포 돌연변이에 의하여 발생한다. 초기의 연구들에 의하면, BRCA1과 BRCA2 유전자의 돌연변이 환자들에서 70세까지의 유방암 위험도는 80% 이상으로 알려졌다. 이 두 유전자(BRCA1, BRCA2)가 상염색체 우성으로 유전되는 가족성 유방암의 1/3~1/2 정도를 설명해 주지만 상대적으로 전체 유방암에 대해서는 5% 이하의 유방암만 설명이 가능하다.

유전성 비용종성 대장암은 린치증후군이라고 불리우며 대장암의 약 2~4%가 린치증후군에 기인한다. 린치증후군은 초기 성인기에 시작되는 소수의 선종폴립에 관련하여 발생하는 대장암이다. 특징적인 임상적 증상은 평균 42세의 상대적으로 젊은 연령층에서 발병된다는 것이다. 70세까지의 발병 위험도는 남성에서 90%, 여성에서 60%이다. 린치증후군은 유전자 불일치를 복구시키는 단백질을 만드는 서로 다른 네 가지 DNA 복구 유전자(MLH1, MSH2, MSH6, PSM2) 중

하나의 기능 소실 돌연변이로 나타난다.

7) 파킨슨병

파킨슨병은 크게 파킨슨 관련 단백질의 결함으로 인해 발생하는 유전성 파킨슨병과 다른 환경적 요인과 감염 등으로 발생하는 산발성(sporadic) 파킨슨병으로 구분한다. 파킨슨병의 원인 유전자로는 5가지가 대표적이다. α-Synuclein을 암호화하는 SNCA 유전자, parkin을 암호화하는 Parkin 유전자, PTEN-induced putative kinase 1을 암호화하는 PINK1 유전자, DJ-1을 암호화하는 DJ-1 유전자, leucine-rich kinase 2를 암호화하는 LRRK2 유전자 등이다. 최근에 보고된 GWAS 연구에서도 4번 염색체에 위치한 SNCA 유전자와 12번 염색체에 위치한 LRRK2 유전자들이 파킨슨병과 관련이 있다는 것이 다시 확인되었다.

5. 공중보건유전체

공중보건유전체(Public Health Genomics)는 비교적 새로운 분야이다. 2003년 인간유전체지도가 완성되면서 그 중요성이 더욱 커지는 영역이다. 미국에서는 23앤미(23 and me), 디코드미(DecodeMe) 등 다수의 업체가 개인 유전체 분석 서비스를 사업화하였다. 그로 인하여 여러 유전자 검사에 대하여 지침을 마련하는 것이 중요하게 되었다. 우리나라도 일반 대중을 대상으로 개인 유전자 검사 서비스를 하는 회사들이 많이 생겨나고 있다. 따라서 유전자 검사에 대한 잘못되거나 과장된 정보가 국민들에게 전달되는 것을 관리하고 지침을 제공할 필요가 있다. 공중보건유전체는 유전자 발굴 연구와 임상시험연구, 기타 보건의료 분야의 정부 보고서 등 각종 지식의 통합을 통하여 유전학적인 지식이 책임감 있고 효과적인 방법으로 국민의 보건향상으로 연결되도록 하는 과정으로 정의할 수 있다. 전문가에 대한 교육과 훈련도 중요한 요소이다. 이 교육에는 국민들에 대한 유전자 검사에 대한 홍보와 안내도 포함된다.

공중보건 유전체를 적용한 사례로서 미국 질병관리본부(CDC) 유전자 검사 분류에서 유방암 유전자 검사를 위주로 살펴보고자 한다. 미국 질병관리본부의 공중보건유전체과(Office of Public Health Genomics)에서는 여러 유전자 검사들에 대하여 3가지 수준으로 구분하여 전문가와 대중에게 알리고 있다. 3가지 수준의 첫 번째 단계(Tier 1)는 체계적인 문헌고찰(Systematic Review)을 통하여 충분한 증거가 있으며 특정 인구집단에서 꼭 필요한 검사이다. 이 검사에 대해서는 일반적으로 보험수가도 인정이 된다. 대표적인 예가 유방암 가족력이 있는 여성에 대한 BRCA1, BRCA2 유전자 검사이다. 또한 유방암의 1도 가족력(부모자녀 또는 형제자매 가족력) 대상에서 유방암의 약물예방치료(chemoprevention) 목적으로 하는 검사도 포함된다. 유방암 환자의 약물유전학(pharmacogenomics, PGx) 검사로서 trastuzumab 약물에 대한 HER2 유전자 검사도 1단계 검사에 속한다.

두 번째 수준의 검사들(Tier 2)은 문헌검토를 통하여 충분한 증거가 있으나 검사에 주의를 요하는 검사이다. 보험수가로서 인정은 되지 않지만 임상에서의 의사결정에 도움이 되는 검사이다. 이 군에 속하는 검사들은 약물유전역학 검사가 많다. 예를 들어 약물의 복용량 결정에 도움이 되는 경우이다. 2단계 검사에서도 유방암의 예를 보면 유방암 환자에서 유전자발현(gene expression) profiles 검사는 필수적인 검사는 아니지만 임상의사결정에 도움이 되는 충분한 증거가 있기 때문에 Tier2로 분류되었다. 유방암 재발 방지를 위하여 tamoxifen 약물유전학 검사로서의 CYP2D6 유전자 검사도 Tier 2에 포함된다.

마지막으로 세 번째 단계(Tier 3)의 유전자 검사는 아직은 충분한 증거가 없어서 '시기상조'인 검사이다. 검사업체에서 대중에게 과대광고를 하지 못하도록 관리할 필요가 있는 검사이다. 3단계 유전자 검사(Tier 3)의 유방암의 예로는 Tier1에 속했던 BRCA 유전자 검사도 가족력이 있는 고위험군이 아닌 일반인구에게 일반검진 항목으로 포함하는 것은 Tier 3으로 분류하고 있다. 물론 이 세 번째 수준의 유전자 검사들도 차후에 다른 증거들이 확보되면 두 번째 수준이나 첫 번째 수준으로 변경될 수 있다. 반대로 첫 번째 수준의 유전자 검사들이라도 부정적인 연구결과들이 나온다면 두 번째나 세 번째 수준으로 바뀔 수 있다.

참고문헌

이종극. 질병 유전체 분석법2. 서울: 월드사이언스; 2010:168-178.

Boccia S, Brand A, Brand H, Ricciardi G. The integration of genome-based information for common diseases into health policy and healthcare as a major challenge for Public Health Genomics: the example of the methylenetetrahydrofolate reductase gene in non-cancer diseases. Mutat Res 2009;667(1-2):27-34.

CDC. Public health genomics. Available from https://www.cdc.gov/genomics/gtesting.

Fallin MD, Duggal P, Beaty TH. Genetic epidemiology and public health: the evolution from theory to technology. Am J Epidemiol 2016;183(5):387-393.

Gao HM, Hong JS. Gene-environment interactions: key to unraveling the mystery of Parkinson's disease. Prog Neurobiol 2011 Jun;94(1):1-19.

Garatachea N, Lucia A. Genes, physical fitness and ageing. Ageing Res Rev 2013;

12(1):90–102.

Goodarzi MO. Genetics of common endocrine disease: the present and the future. J Clin Endocrinol Metab 2016;101(3):787–794.

Iannitti T, Palmieri B. Inflammation and genetics: an insight in the centenarian model. Hum Biol 2011;83(4):531–559.

Jee SH, Sull JW, Lee JE, et al. Adiponectin concentrations: a genome–wide association study. Am J Hum Genet 2010;87(4):545–552.

Khoury MJ, Clauser SB, Freedman AN, Gillanders EM, Glasgow RE, Klein WM, Schully SD. Population sciences, translational research, and the opportunities and challenges for genomics to reduce the burden of cancer in the 21st century. Cancer Epidemiol Biomarkers Prev 2011;20(10):2105–2114.

Marei HE, Althani A, Suhonen J, et al. Common and rare genetic variants associated with Alzheimer's disease. J Cell Physiol 2016;231(7):1432–1437.

Melissa A. Austin. Genetic epidemiology. CABI; 2013:18–20.

Morris BJ, Willcox DC, Donlon TA, Willcox BJ. FOXO3: a major gene for human longevity––a mini–review. Gerontology 2015;61(6):515–525.

Nurnberg ST, Zhang H, Hand NJ, et al. From loci to biology: functional genomics of genome–wide association for coronary disease. Circ Res 2016;118(4):586–606.

OMIM 152430. Longevity. Available from http://omim.org/entry/152430.

Robert L. Nussbaum. Genetics in medicine. 8th ed. Elsevier; 2016. 박선화 등(옮김). 의학유전학 8판. 범문에듀케이션; 2017:144–152, 177–184, 323–324.

Sull JW, Park SK, Ohrr H, Jee SH. Examples and outlook of family–based cohort study. Korean J Epidemiol 2008;30(1):49–59.

Urano T, Inoue S. Recent genetic discoveries in osteoporosis, sarcopenia and obesity. Endocr J 2015;62(6):475–484.

Young ID. Medical genetics. Oxford Publishing; 2005. 이정주 등(옮김). 의학유전학. 월드사이언스; 2009:126–127.

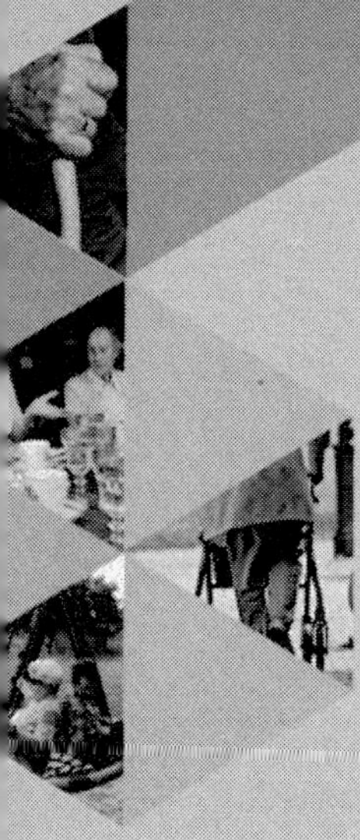

제 7 장

건강행위

이 윤 환

1. 노년기 건강행위의 중요성

과거에는 노년기에 개인의 건강행위를 개선하려는 노력은 늦은 감이 있고 효과적이지 못하다는 인식이 팽배했다. 그러나 여러 연구에서 노년기에도 건강행위 실천이 건강에 미치는 영향이 크다는 사실이 밝혀지면서 노인건강증진사업의 타당성에 무게가 실리고 있다. 최근 들어 건강행위가 노년기에 특히 중요한 신체기능과 인지기능과도 연관이 큰 것으로 보고되고 있다. 건강행위는 전 생애에 걸쳐 습관화되는데, 특히 중년기의 건강행위가 노년기 건강과 관련성이 높은 것으로 밝혀지고 있다(Lafortune 등, 2016).

노인의 신체 및 인지기능과 밀접한 관련이 있는 건강행위로는 흡연, 음주, 운동, 식습관 등이 있다(표 7-1). 이러한 생활습관은 개별적으로도 중요하지만 여러가지 좋은 행위를 복합적으로 실천할수록 건강효과가 커지며, 건강행위의 개선은 노년기 기능상태에 긍정적 영향을 미친다. 좋은 생활습관을 더 많이 실천할수록 신체 및 인지기능이 높아지며(Lee 등, 2006, 2009, 2014), 신체활동량의 증가는 인지기능 저하의 위험을 감소시킨다(Lee 등, 2015). 나아가 다양한 종류의 건강생활습관을 지속적으로 실천할수록 신체장애 발생의 위험 또한 감소한다(Lee 등, 2013).

[표 7-1] 노년기 신체 및 인지기능과 관련된 건강행위

	신체기능	인지기능
흡연	• (−) : 현재흡연, 과거흡연	• (−) : 현재흡연 • (+) : 비흡연, 금연
음주	• (−) : 비음주, 과음주, 문제음주 • (+) : 적당음주	• (−) : 비음주, 과음주 • (+) : 적당음주
신체활동/운동	• (−) : 낮은 신체활동 • (+) : 권장수준 신체활동	• (−) : 좌식생활, 낮은 신체활동 • (+) : 권장수준 신체활동, 신체활동량 증가
식습관/영양상태	• (−) : 체질량지수(BMI) 증가/감소, 체중감소 • (+) : 정상 BMI, 과일/채소/육류 섭취	• (−) : 저체중, 비만, 체중감소, 포화지방/육류 섭취 • (+) : 채소/과일/생선/견과류/콩류 섭취, 지중해식단

(−) : 부정적 연관성, (+) : 긍정적 연관성.
출처 : Lafortune 등, 2016; Lee 등, 2006, 2009, 2013, 2014, 2015; Stuck 등, 1999.

2. 건강행위 실태

여기서는 우리나라 고령인구의 건강행위 실천율을 살펴본다. 흡연, 음주, 신체활동(운동), 영양 및 식습관, 수면시간, 건강검진 실태를 알아본다.

1) 흡연

2015년도 국민건강영양조사에 의하면 19세 이상 성인인구의 흡연율은 21.6%이다(질병관리본부, 2016). 성별로 보면 남성의 38.3%, 여성의 5.3%가 현재흡연자이다(표 7-2). 연령별로는 20-50대 흡연율이 20% 대이나 60대 이상에서 낮아지는 경향을 보인다.

65세 이상 고령자의 흡연율은 9.8%로 전체 성인의 21.6%에 비해 낮은 편이다. 남성노인의 19.0%, 여성노인의 3.1%가 현재흡연자로 남녀 모두 성인에 비해 낮은 흡연율을 보인다. 60대의 흡연율은 14.1%로 남성의 39%, 여성의 4%가 흡연을 하고 있다. 남성의 현재 흡연율은 70대 이상이 17.0%로 60대의 26.1%에 비해 낮은 반면 여성은 오히려 70대 이상이 3.7%로 60대의 2.6%에 비해 높아 여성고령자의 흡연이 문제가 됨을 알 수 있다.

참고로 과거흡연율은 65세 이상 고령자의 경우 27.9%로 전체 성인의 19.6%(19-64세의 18.1%)에 비해 높은 편이다. 과거흡연율이 60대에서 28.1%, 70대 이상에서 27.7%로 가장 높은 것을 볼 때 건강상의 문제로 금연한 것으로 보인다. 실제 65세 이상 금연시도자의 금연 이유 중 1위가

"건강이 나빠져서"이었다.

고령인구의 흡연율 추이를 보면 전반적으로 감소하는 경향을 보여준다(그림 7-1). 2010년에 13.0%이었던 고령자의 현재흡연율이 2015년에 9.8%로 현저히 감소하였다. 특히 남성노인의 흡연율이 25.5%(2010년)에서 19.0%(2015년)로 크게(6.5% 포인트) 감소했다. 여성노인의 경우 동기간 4.3%에서 3.1%로 감소하였다.

[표 7-2] 성연령별 현재흡연율(%)

연령군(세)	전체	남성	여성
19-29	23.7	38.7	6.9
30-39	27.7	48.0	6.7
40-49	25.4	45.8	4.9
50-59	20.8	36.5	5.4
60-69	14.1	26.1	2.8
70+	9.0	17.0	3.7
성인(19+)	21.6	38.3	5.3
노인(65+)	9.8	19.0	3.1

현재흡연율 : 평생 담배 5갑(100개비) 이상 피웠고 현재 담배를 피우는 분율.
출처 : 질병관리본부. 2015 국민건강통계.

그림 7-1 현재흡연율 추이(65세 이상)

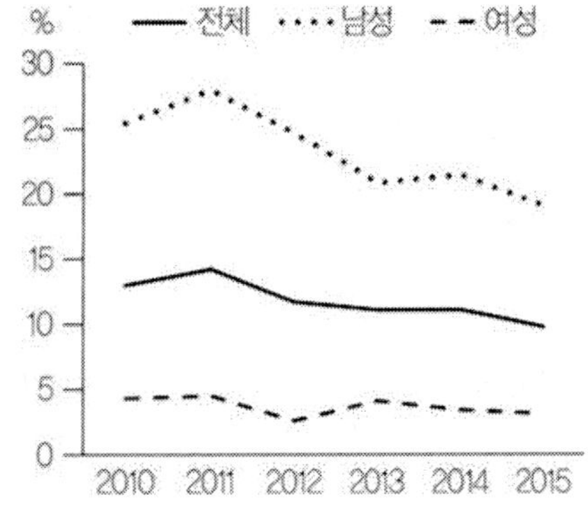

출처 : 질병관리본부. 2015 국민건강통계.

2) 음주

2015년 국민건강영양조사에 의하면 우리나라 19세 이상 성인의 58.7%는 월 1회 이상 음주하는데, 월간 음주율은 남성은 74.4%, 여성은 43.3%이다(질병관리본부, 2016). 연령이 높을수록 음주율은 낮아지는 경향을 보이는데, 음주율이 19-64세의 경우 63.1%이나 65세 이상의 경우 35.0%이다. 60대의 경우 월간 음주율은 46.6%로 남성의 65.0%, 여성의 29.3%가 음주자이다. 70대 이상의 경우에는 31.3%로 남성의 57.8%, 여성의 13.8%가 음주자이다.

1회 평균 음주량이 7잔(여성은 5잔) 이상이며 주 2회 이상 음주하는 분율로 정의되는 고위험음주율은 전체 성인의 12.7%이며, 남성이 20.5%로 여성의 5.1%에 비해 4배 높다. 고위험음주율은 연령이 높을수록 낮아지는 경향을 보이는데, 19-64세의 14.4%(남성의 22.5%, 여성의 6.0%)가 고위험음주자인데 비해 65세 이상의 경우 분율이 4.0%(남성의 8.0%, 여성의 1.0%)이다.

2014년 전국노인실태조사에서는 65세 이상 인구의 적정음주(1주일에 7잔 이하)와 과음주(8잔/주 이상)를 조사하였다(정경희 등, 2014). 고령인구 중 적정음주자는 11.2%, 과음주자는 16.4%를 차지하며, 남성의 적정음주율(14.6%)과 과음주율(33.4%)이 여성(각각 8.8%, 4.2%)에 비해 높은 편이다. 연령이 높을수록 음주율은 감소하는 경향이 두드러진다(표 7-3).

[표 7-3] 고령인구의 음주율(%)

	비음주	적정음주	과음주
전체	72.4	11.2	16.2
성별			
남성	52.0	14.6	33.4
여성	86.9	8.8	4.2
연령(세)			
65-69	63.7	14.4	21.8
70-74	71.2	12.1	16.7
75-79	76.6	9.1	14.4
80-84	81.5	7.5	11.1
85+	86.9	6.3	6.8

적정음주 : 일주일에 7잔 이하, 과음주 : 일주일에 7잔 초과.
출처 : 정경희 등. 2014년도 노인실태조사.

3) 신체활동(운동)

2015년도 국민건강영양조사에서 보고한 19세 이상 성인의 유산소 신체활동 실천율은 51.0%이다(질병관리본부, 2016). 유산소 신체활동은 일주일에 중강도 신체활동 150분 이상 또는 고강도 신체활동 75분 이상 또는 중강도와 고강도 신체활동을 섞어서(고강도 1분은 중강도 2분) 각 활동에 상당하는 시간을 실천한 분율로 정의한다. 남성은 54.7%, 여성은 47.5%로 남성의 유산소 신체활동 실천율이 더 높다. 연령별로 보면 19-64세 성인의 54.2%에 비해 65세 이상 고령층의 실

그림 7-2 신체활동 실천율

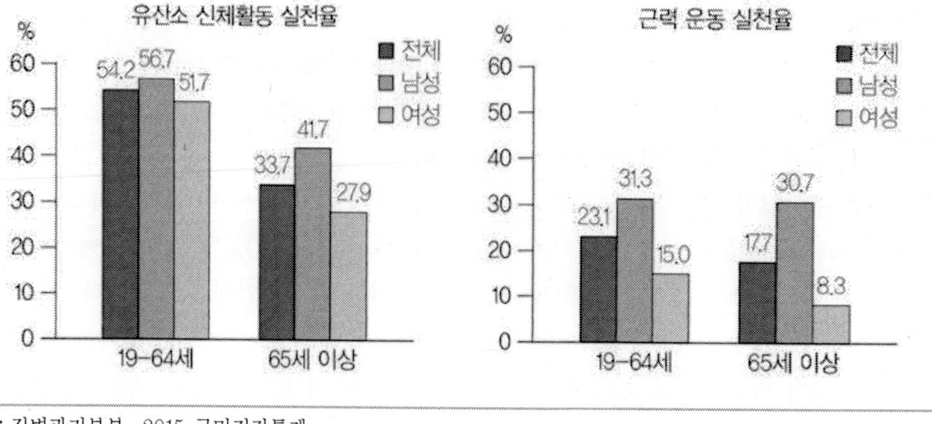

출처 : 질병관리본부. 2015 국민건강통계.

천율(33.7%)이 낮다(그림 7-2). 성별로는 남성노인의 41.7%가 유산소 신체활동을 하는데 비해 여성노인은 27.9%만이 실천하고 있다.

근력운동실천율(최근 일주일 동안 팔굽혀펴기, 윗몸 일으키기, 아령, 역기, 철봉 등의 근력운동을 2일 이상 실천한 분율)은 성인의 22.2%이며, 남성은 31.2%, 여성은 13.8%이다. 19-64세의 23.1%, 65세 이상에서 17.7%의 실천율을 보인다. 고령인구에서는 남성이 30.7%로 여성의 8.3%에 비해 실천율이 높은 편이다.

'한국인을 위한 신체활동 지침'에 따라 일주일에 150분 이상 중강도 이상의 유산소 운동과 주 2회 이상 근력운동을 하는 경우는 성인의 16.2%(남성의 23.3%, 여성의 9.6%)에 불과하다. 65세 이상의 경우 실천율은 9.0%로 남성이 17.0%로 여성의 3.2%에 비해 높은 편이다.

4) 영양 및 식습관

2014년도 노인실태조사에서 Nutrition Screening Initiative (NSI) 도구를 이용한 영양관리 상태를 파악한 결과 고령인구의 51.0%가 영양상태가 양호하고 주의가 28.8%, 개선이 필요한 경우가 20.2%이다(정경희 등, 2014). 남성노인에 비해 여성노인이 영양관리의 주의와 개선이 더 많이 요구되는 것을 볼 수 있다(표 7-4). 연령이 높을수록 영양관리의 주의와 개선이 필요한 분율이 증가하는 경향을 보인다.

2015년도 국민건강영양조사에 의하면 고령인구 중 일부는 영양섭취가 부족한 상태이다. 영양섭취부족자(에너지 섭취량이 필요추정량의 75% 미만이면서 칼슘, 철, 비타민 A, 리보플라빈의 섭취량이 평균필요량 미만인 분율)가 65세 이상 연령층 중 8.3%이다(질병관리본부, 2016). 특히 단백질의 경우 영양섭취부족자가 전체성인의 16.5%(남성의 12.1%, 여성의 20.7%)인데 비해 65세 이상 고령층에서는 이 분율이 31.1%(남성의 23.2%, 여성의 36.7%)에 이른다. 이외에도 영양섭취기준 미만 섭취자 분율이 칼슘(81.4%), 리보플라빈(65.7%), 비타민 C(59.2%), 비타민 A (59.1%), 나이아신(53.7%)의 경우 높은 편이다.

한편 지방(지방에너지적정비율 15-25% 내 해당), 나트륨(1일 섭취량이 2,000mg 미만), 과일 및 채소(섭취량 합계가 500g 이상), 영양표시(가공식품 선택 시 영양표시를 읽음) 4개 지표 중 2개 이상을 만족하는 분율로 정의되는 건강식생활실천율은 19세 이상 성인의 경우 37.3%(남성 31.7%, 여성 42.8%)이나 65세 이상 고령층의 경우 25.8%(남성 25.5%, 여성 26.0%)로 전 연령층 중 가장 낮다.

체질량지수(BMI) 상 저체중($<$18.5 kg/m^2)은 19-64세의 경우 2.6%이나 65세 이상 연령층에서는 4.6%로 높은 편이다. 대조적으로 비만($\geq$25.0 kg/m^2)은 19-64세에서 40.2%이나 65세 이상에서는 35.7%로 낮은 편이다.

[표 7-4] 고령인구(65세 이상)의 영양관리상태(%)

	양호	주의	개선
전체	51.0	28.8	20.2
성별			
남성	56.9	27.2	15.9
여성	46.7	29.9	23.4
연령(세)			
65-69	64.1	23.0	13.0
70-74	52.2	28.9	18.9
75-79	43.6	32.2	24.3
80-84	39.4	33.3	27.3
85+	30.0	36.7	33.3

영양관리상태 : Nutrition Screening Initiative (NSI) 분류.
출처 : 정경희 등. 2014년도 노인실태조사.

5) 수면

19세 이상 성인의 대다수인 57.1%는 하루수면시간이 6시간 이상에서 8시간 미만이다(표 7-5). 6시간 미만 수면시간을 가지는 경우는 14.9%, 8시간 이상 수면을 취하는 경우는 28.0%이다. 60대 이상의 경우 상대적으로 수면시간이 6시간 미만인 분율이 20% 대로 다른 연령층에 비해 높은 편이다. 70세 이상의 경우 8시간 이상 수면을 취하는 분율이 32.0%에 달하여 19-29세의 37.1% 다음으로 높다.

고령자의 경우 적정수면시간으로 볼 수 있는 6-8시간 수면시간을 취하는 분율이 45.3%로 19-64세인 59.3%에 비해 낮은 편이다. 고령자 중 30.0%에서 8시간 이상, 24.7%에서 6시간 미만의 수면시간을 보인다.

[표 7-5] 성인의 하루수면시간(%)

연령군	6시간 미만	6-8시간	8시간 이상
전체	14.9	57.1	28.0
19-29세	8.9	54.0	37.1
30-39세	11.5	59.1	29.4
40-49세	15.6	63.2	21.2
50-59세	14.0	61.6	24.4
60-69세	21.5	53.4	25.3
70세 이상	25.4	42.6	32.0
연령층			
19-64세	13.1	59.3	27.6
65세 이상	24.7	45.3	30.0

출처 : 질병관리본부. 2015 국민건강통계.

6) 건강검진

19세 이상 성인에서 지난 2년간 건강을 위해 건강검진을 받은 분율은 61.3%이다. 연령별로는 20대와 30대에서 과반수 이하의 수진율을 보이다 4,5,60대의 수진율이 70% 대로 최고조를 이루나 70세 이상에서는 60.5%로 다시 낮아지는 경향을 보인다(그림 7-3).

전반적으로 남성(62.5%)이 여성(60.2%)에 비해 건강검진 수진율이 높은 편이나 5,60대 연령층에서는 여성이 남성보다 수진율이 높다. 65세 이상 고령층의 경우 수진율이 65.8%인데, 남성이 70.1%, 여성이 62.8%로 남성의 건강검진 수진율이 더 높은 편이다.

건강검진수진율은 2010년 60.2%에서 2015년 65.8%로 지난 5년간 지속적으로 증가하는 경향을 보인다. 남성노인의 수진율은 64.1%(2010년)에서 70.1%(2015년)로 증가했고, 여성노인의 수진율은 동기간에 57.5%에서 62.8%로 5-6% 포인트씩 증가했다.

그림 7-3 건강검진수진율(%)

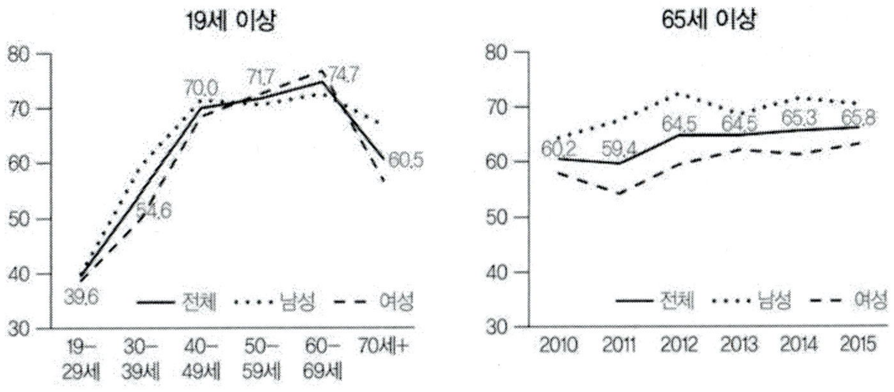

출처 : 질병관리본부. 2015 국민건강통계.

참고문헌

정경희, 오영희, 강은자 등. 2014년도 노인실태조사. 보건복지부, 한국보건사회연구원; 2014.

질병관리본부. 2015 국민건강통계. 국민건강영양조사 제6기 3차년도(2015). 보건복지부; 2016.

Lafortune L, Martin S, Kelly S, et al. Behavioural risk factors in mid-life associated with successful ageing, disability, dementia and frailty in later life: a rapid systematic review. PLoS ONE 2016;11:1–34.

Lee Y. Chapter 28. Lifestyle risks and cognitive health. In: Pachana NA, Laidlaw K (eds). Oxford Handbook of Clinical Geropsychology. Oxford, UK: Oxford University Press; 2014:584–600.

Lee Y, Kim J, Back JH. The influence of multiple lifestyle behaviors on cognitive function in older persons living in the community. Prev Med 2009;48:86–90.

Lee Y, Kim J, Back JH, Kim S, Ryu M. Changes in combined lifestyle risks and disability transition in older adults: Korean Longitudinal Study of Aging, 2006-2008. Prev Med 2013;56:124–129.

Lee Y, Kim J, Han E, et al. Changes in physical activity and cognitive decline in older adults living in the community. AGE 2015;37:1–10.

Lee Y, Park KH. Health practices that predict recovery from functional limitations in older adults. Am J Prev Med 2006;31:25–31.

Stuck AE, Walthert JM, Nikolaus T, Bula CJ, Hohmann C, Beck JC. Risk factors for functional status decline in community-living elderly people: a systematic literature review. Soc Sci Med 1999;48:445–469.

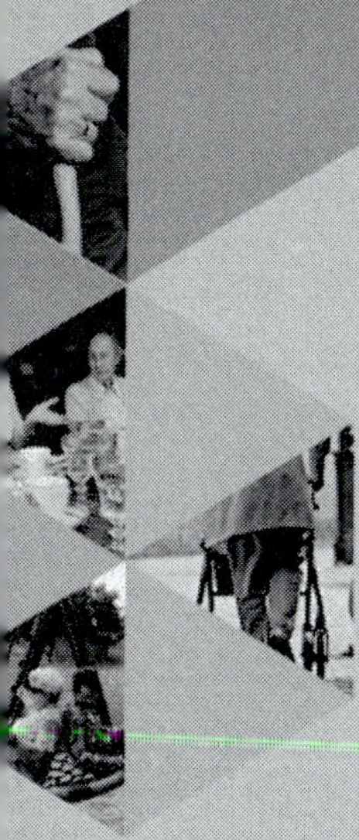

제 8 장

사회적 요인

김 영 선

1. 건강의 사회적 결정요인의 개념

건강은 개인의 행동이나 지식, 물리적 환경, 생활, 작업 환경뿐만 아니라 사회 및 경제적 기회 등 광범위한 요소의 영향을 받는 복합적 현상이다. 대부분의 건강 관련 연구는 전통적으로 생의학적(biomedical) 관점에서 위험 인자를 규명하는 것에 중점을 두어 왔지만, 최근에는 생애주기적 관점에서 장기적이고 복합적인 접근의 중요성이 강조됨에 따라 건강에 대한 사회적・심리적 요소에 대한 관심이 높아지고 있다(Östlin et al., 2011). 따라서 본 장에서는 건강에 미치는 사회적 요소뿐만 아니라 심리적 요소까지 확장하여 다루고자 한다.

1) 건강의 사회적 결정요인

건강의 사회적 결정요인(social determinants of health)이란 출생하고, 성장하고, 일하고, 살아가고, 노화되어 가는 연속적인 환경 속에서 일상생활을 형성하는 사회적 구조와 경제적 시스템을 의미한다(WHO, 2015). 건강의 사회적 결정요인은 다양한 물질적, 비물질적 자원을 포괄하며, 음식 공급에서부터 주거, 사회적 관계, 교통, 교육, 건강 서비스 등에 이르기까지 개인의 건강에 중요한 영향을 행사하는 광범위한 내용을 포함한다(Raphael, 2011). 이러한 건강의 사회적 결정요인은 개인의 건강 관련 결과와 행동에 영향을 주며, 사회 내에서 불공평하게 분배되는 경우에는 건강불평등(health inequalities)이 야기된다.

2) 건강의 심리적 결정요인

건강의 심리적 결정요인(psychological determinants of health)이란 건강, 질병 및 헬스 케어 전반에 걸쳐 영향을 미치는 심리적・행동적 과정을 의미한다(Johnston, 1994). Engel (1977)의 생물심리사회적 모형(bio-psycho-social model)에 따르면, 심리적 요인은 생물학적 요인 및 사회적 요인과의 복합적인 상호작용을 통해 건강에 영향을 미친다(Ogden, 2012). 대표적으로 건강 신념(health belief), 내적 통제감(locus of control), 자기효능감, 태도, 성격과 질병, 대처(coping), 사회적 지지, 회복탄력성(resilience) 등이 심리적 요인 범주에 포함된다.

2. 건강의 사회심리적 결정요인의 필요성 및 중요성

세계보건기구에서는 1948년 건강을 단순히 질병이 없는 상태가 아니라 신체적, 정신적, 사회적인 모든 영역에서 완전한 안녕감을 누리는 상태로 보고, 건강에 대한 다차원적 접근의 중요성을 인지하였다(WHO, 1998). 그러나 20세기 중반까지 진행된 대부분의 건강 연구에서는 건강을 질병이나 질환이 없는 협의의 개념으로 정의하였다. 건강과 관련된 논의를 하는 각국의 정책기관들에서도 생의학적 단일 요소 모델(biomedical single factor model)에 기반한 기술적(technology-based) 치료 위주의 협소한 성격으로 건강에 개입하는데 몰두하였다(Solar & Irwin, 2007).

1978년 1차 건강관리와 모든 사람의 건강 보장에 관한 알마-알타 선언(Alma-Ata Declaration on Primary Health Care and the ensuing Health for All movement)에서는 사회적 요소의 중요성을 역설하며, 건강형평성 달성을 위한 사회적 요소의 개입 필요성을 강조하기 시작했다(WHO-UNICEF, 1978). 같은 맥락으로 건강에 대한 심리학적 결정요인도 일상생활 속에서 건강을 위한 선택과 관리를 도모하는 방법의 건강 개입 전략으로서 재조명되었다. 이러한 동향에 따라 개인 간 건강의 편차가 단지 생의학적 단일요인에서 기인한 것이 아니라, 사회적 환경에서 유래된 불공평한 산물이라는 사회구조적 관점이 일었고, 건강에 대한 태도, 행동, 생각을 중요시하는 심리적 관점이 대두되었다.

특히 세계보건기구가 2003년 사회 전반의 건강불평등(health inequities) 해소를 위해 건강의 사회적 결정요인 위원회(Commission on Social Determinants of Health) 창설계획을 발표하며, 건강에 대한 사회심리적 결정요인은 더욱더 힘을 얻기 시작했다. 위원회는 개인의 일상생활뿐만 아니라 거시적인 관점에서 정치, 경제, 사회문화적 상황이 건강 및 건강 불평등의 핵심 요인이 된다는 점을 강조했다. 즉, 사회구조적 동인(예: 자원, 권력, 자본)의 불공평한 분배가 사람들의 가정과 직장 등의 일상생활 속의 건강관련행동에 영향을 주어 궁극적으로 건강을 결정한다는 것이다. 이러한 관점에서 건강의 개인 간 격차는 '자연적인' 현상이 아니라 빈부격차를 심화하는 불공평한 사회경제적 정책 등의 결과라고 해석된다.

최근 전세계적인 고령화로 만성질환과 장애를 안고 살아가는 인구의 수가 증가됨에 따라, 건강에 대한 사회심리적 접근의 중요성이 더욱 증대되고 있다. 이는 불가변한 특징을 가지는 생의학적 요소와 달리 사회심리적 결정요인은 변화가능한(modifiable) 특성을 지니기 때문이다. 예를 들어, 노인의 건강에 위험이 되는 사회적 환경 및 구조적 상황은 정책적 개입으로 변화시킬 수 있으며, 심리학적 접근 전략으로 노인이 자신의 삶을 스스로 통제하고 노화에 따른 신체적 변화에 대한 적응력을 높일 수 있다.

3. 건강의 사회심리적 요인의 주요 구성요소

1) 건강의 사회적 결정요인

각국의 주요 건강관련 정책기관과 협의단체에서는 건강의 사회적 결정요인의 핵심 구성요소를 [표 8-1]과 같이 제시하고 있다(Raphel, 2011). 각 기관에서 제시한 구성요소는 상이하지만 크게 사회경제적 지위, 생애초기 요인, 사회적 배제, 사회적 자본, 근린환경의 다섯 가지 요소로 구분할 수 있다(Australian Institute of Health and Welfare, 2016).

(1) 사회경제적 지위(Socioeconomic position)

일반적으로 사회경제적으로 빈곤한 환경에서 생활하는 사람들은 질병이나 장애에 이완될 확률 및 사망률이 높고, 여러 가지 이유들로 인해서 더 많은 부와 혜택을 누리는 사람들에 비해서 수명이 짧다. 사회경제적 지위에는 대표적으로 교육, 직업, 소득 등의 지표들이 포함된다.

① 소득(Income)

소득과 부(wealth)는 사회경제적 지위에서 매우 중요한 역할을 하며, 건강에도 큰 영향을 미친다. 소득은 사회경제적 지위를 향상시키며, 더 높은 수입의 기회를 제공한다. 이로 인해 영양, 주거의 환경을 비롯해서 건강 관리를 위한 추가적인 옵션과 안정적인 직업적 선택의 기회를 제공하고, 다양한 상품과 서비스에 접근을 용이하게 하는 요소이다.

[표 8-1] 사회심리적 결정요인의 다양한 구성요소

Ottawa Charter	유럽 (Dahlgren and Whitehead)	Health Canada	세계보건기구 (WHO)	미국 질병관리본부 (CDC)
• 평화(Peace) • 주거지(Shelter) • 교육(Education) • 음식(Food) • 수입(Income) • 안정적 생태계 (Stable ecosystem) • 지속적인 자원 (Sustainable resources) • 사회적 정의 (Social justice) • 형평성(Equity)	• 농업과 식품생산 (Agriculture and food production) • 교육(Education) • 작업환경 (Work environment) • 실업 (Unemployment) • 물과 위생 (Water and Sanitation) • 건강관리서비스 (Health care services) • 주거(Housing)	• 수입과 사회적 지위(Income and social status) • 사회적 지지망 (Social support networks) • 교육(Education) • 고용과 작업환경 (Employment and working conditions) • 신체적 · 사회적 환경(Physical and social environments) • 건강한 아동발달 (Healthy child development) • 건강 서비스 (Health services) • 성별(Gender) • 문화(Culture)	• 사회적 격차 (Social gradient) • 스트레스(Stress) • 생애초기경험 (Early life) • 사회적 배제 (Social exclusion) • 직업(Work) • 실업 (Unemployment) • 사회적 지지 (Social support) • 중독(Addiction) • 음식(Food) • 이동(Transport)	• 사회경제적 지위 (Socio-economic Status) • 이동 (Transportation) • 주거(Housing) • 서비스에 접근 (Access to services) • 사회적 차별 (Discrimination by social grouping) • 사회적 혹은 환경적 스트레스 (Social or environmental stressors)

출처 : Raphel, 2011.

② **교육 성취도**(Educational attainment)

교육 성취도는 생애 전반에 걸쳐 더 나은 건강수준과 직결된다. 교육적 성취 수준이 높은 경우 고용의 기회를 더 많이 얻을 수 있고, 이것은 곧 안정적인 소득수준과도 연결된다. 또한 쾌적한 주거 환경에서의 생활이 가능하도록 하는 기반이 되며, 필요한 의료서비스를 선택할 수 있도록 하는 요소이다.

③ **고용 및 직업**(Employment and work)

직업은 사회적 지위와 밀접히 연관되어 있는 것으로, 직업이 있는 경우 안정적이고 높은 수입이 보장될 가능성이 높다. 실업자들은 심리적 스트레스로 인해 비슷한 나이대의 고용된 사람

들보다 높은 사망률을 나타내며, 더 많은 질병과 장애를 가지고 있다(Mathers & Schofield, 1998). 또한 고용된 형태에 따라서도 건강에 미치는 영향이 달라지는데, 반복적인 신체활동의 요구가 많은 직장에서 근무하는 경우 근골격계질환에 노출될 위험이 커지게 되고, 반면에 좌식 생활이나 앉아서 근무하는 시간이 많은 경우에는 심장질환과 당뇨병 같은 만성질환에 이환되거나 비만의 위험에 노출될 가능성이 높아지게 된다. 따라서 고용 상태와 직업은 경제적인 안정과, 사회적인 지위, 자존감, 사회적 관계망 및 신체적, 정신적 건강증진을 위한 다양한 문제에까지 영향을 미치는 요소이다.

(2) 생애초기 요인(Early life factor)

초기 아동 발달은 생애주기 전반에 걸쳐 다양한 영역에서 영향을 미친다. 학령기에 이르러서는 학업성취수준에 영향을 줄 수 있고, 성인기에 이르러서는 사회인으로서 성공적인 직업적, 개인적 성취를 이루어 내고, 중년기와 노년기에 걸쳐서 만성질환에 이환되는 가능성을 결정하는데 영향을 주는 요소이다(CSDH, 2008).

(3) 사회적 배제(Social exclusion)

소수민족이나 인종, 종교, 언어, 성적 취향, 장애, 난민들이 겪게 되는 차별 대우는 장기간의 스트레스와 불안을 야기한다. 이는 심리적 손상 및 전반적인 신체 건강에도 부정적인 영향을 미친다. 또한 사회적 배제로 인해 장애, 질병, 사회적 고립의 위험을 증가시키는 요소이다.

(4) 사회적 자본(Social capital)

사회적 자본은 그룹과 그룹, 사람과 사람, 그룹과 사람들 간의 연결을 말한다(OECD, 2001). 사회적인 관계망이나 친밀한 정도는 신체적, 정신적 행복감의 결정에 중요하고, 결국 낮은 사망률과 기대수명에까지 영향을 미치게 된다(Kawachi et al, 1997). 사회적 지지망이 낮은 경우에는 다양한 신체적 심리적 문제에 노출되었을 때 탄력회복성이 저하되어 문제를 극복하는데 필요한 대처 전략이 저하되는 경향을 보인다. 따라서 사회적인 관계망과 친밀도 등의 사회적 자본은 일차적으로는 심리적 건강을 유지할 수 있고, 그로 인해 신체적 건강 및 삶의 질에 영향을 주는 요소이다.

(5) 주거 및 근린환경(Housing and residential environment)

주거의 질과 건강의 관련성에 대한 연구에서는 더 안정적인 환경에서 거주하는 경우 더욱 건강한 경향이 있으며, 반면 불안정한 환경에 거주하는 경우 건강상의 다양한 문제점들이 나타난다고 지적하고 있다. 최근 노인관련 주거 시설은 낙상 방지를 위한 노력과 근린환경 내에서 병원, 약국, 주민센터 등의 사회적 접근과 건강유지를 위한 접근성을 용이하게 한다. 따라서 안전하고, 안심하며 살 수 있는 주거 및 근린환경은 건강에 영향을 미치는 요소이다.

2) 건강의 심리적 결정요인

건강의 심리적 결정요인은 대표적으로 생애전환기와 건강, 인지적 요소, 스트레스의 세 가지 요소로 구분할 수 있다(Popova, 2005).

(1) 생애전환기의 경험(Life transitions experience)

인간은 진학, 독립, 직업, 결혼, 임신과 출산, 직장이나 직업의 상실, 가족이나 배우자의 상실, 가까운 지인의 죽음 등의 다양한 생애전환기 경험을 겪으면서 건강 상 많은 문제에 직면하게 된다. 환경적 결핍이나 지나친 요구와 급속한 사회변화 등은 심리적인 문제를 야기한다. 특히 노년기에는 다양한 노화로 인한 변화들을 경험하는 시기이다. 이러한 과도기에 심리적인 안정감을 유지하는 것은 건강을 유지하는데 필요한 요소이다.

(2) 인지적 요소(Cognitive factors)

심리적 귀인(attribution)과 믿음, 건강상태에 관한 인식은 건강과 질병에 대한 경험과 관련되어 있다. 신체적인 문제를 호소하는 경우라도 어떤 경우에는 심리적 문제가 해결되면서 모든 신체 증상이 사라지는 경우가 있다. 예를 들면, 두통의 경우 대인 관계에서의 갈등이나 문제가 원인이 되고, 같은 상황에서도 상황의 원인을 스스로 통제할 수 없다고 생각하는 경우에는 신체화 증상을 나타내게 된다. 따라서 직면하는 상황에 대해서 내부적 통제소재(internal locus of control)를 가지거나 합리적인 인지적 사고를 가지는 것은 건강을 유지하는 것에 중요한 요소이다.

(3) 스트레스(Stress)와 대처(Coping) 전략

스트레스는 일반적으로 새로운 상황에 대응하는 유기체의 상태라고 정의된다. 생활 사건에 대한 평가는 개인의 대처 전략에 따라서 그 의미를 긍정적, 부정적, 중립적인 것으로 판단하기도 하고, 위협이나 도전으로 받아들이기도 한다. 심리적 갈등 해결을 위한 합리적이고 긍정적인 대처 전략은 스트레스를 극복하거나, 줄이고 완화하는 요소이다.

3) 사회심리적 결정요인에서 건강정보이해능력(Health literacy)의 대두

건강정보이해능력은 건강을 결정짓는 새로운 주요 요인으로 대두되고 있다(CSDH, 2008; DHHS, 2010). 건강정보이해능력은 '건강과 관련된 정보를 습득하고 이해 및 처리하는 것뿐 아니라 자신에게 맞는 건강추구행위를 할 수 있는 능력'이다. 올바른 건강정보를 수용하는 것에 그치지 않고, 지식이 실제 행동으로 이어지게끔 유도함으로써, 건강문제에 대한 의사결정의 독립성을 증진시킨다. 다른 연령층에 비해 노인은 낮은 건강정보이해능력을 보유하여, 자신의 건강상태에 대한 적절한 의료지식을 얻고 이해하는데 어려움이 있다. 따라서 건강정보이해능력은 노인건강의 사회심리적 결정요인의 핵심적 요소로서 작용한다.

4. 건강의 사회심리적 결정요인에 대한 통합적 모델

1) 개념적 통합모델

세계보건기구 산하 건강의 사회적 결정요인 위원회는 [그림 8-1]과 같이 사회심리적 요인을 포함하고 있는 다양한 건강 결정요인에 대한 개념적 통합모델을 제시하였다(CSDH, 2008). 개념적 통합모델에 따르면, 사회적・경제적・정치적 메커니즘이 소득, 교육, 직업, 성별에 기반한 사회경제적 분화를 야기하고 이는 직접적인 건강상태 결정요인(예 : 물질적, 심리적, 행동적 요소 등)에 영향을 준다.

사회적 결정요인은 구조적 결정요인(structural determinants)과 중간결정요인(intermediary)으로 구분되며, 구조적 결정요인은 다시 구조적 메커니즘(structural mechanisms)과 그에 따른 사회경제적 지위의 하부 요인으로 나뉜다. 첫째, 구조적 메커니즘이란 광범위하게 사회적 위계(social hierarchies)를 형성 및 강화하는 사회경제적 그리고 정치적 상황들을 의미하며, 노동 시장, 교육 시스템, 정치 기관과 다른 문화적 가치 등도 포함한다. 또한 사회경제적 지위를 결정하여 건강 수준의 차이를 만들어내는 핵심 요인이 된다. 둘째, 사회경제적 지위는 구조적 메커니즘에 따른 분화 결과로 발생하는 소득, 교육, 직업, 사회적 계층, 성별, 인종/민족성 등의 요소가 해당된다.

중간결정요인은 구조적 결정요인이 건강 결과에 영향을 주는 매개체의 역할을 하며, 물질적 상황, 행동 및 생물학적 요소, 심리사회적 요소와 보건의료체계의 4가지 요소를 포괄한다. 첫째, 물질적 상황은 주거, 근린 환경, 소비수준(예 : 건강한 음식이나 따뜻한 옷을 구입할 수 있는 경제적 도구) 등이 포함된다. 둘째, 행동 및 생물학적 요소는 영양, 신체적 활동, 흡연, 음주, 유전인자 등을 포함한다. 셋째, 심리사회적 요소에는 심리적 스트레스 유발인자, 생활환경이나 사회적 관계로 인한 스트레스, 사회적 지지, 대처 스타일 등이 해당된다. 마지막으로 보건의료체계는 보건의료서비스에 대한 접근성의 개인 간 격차를 야기시키며, 질병이 삶에 미치는 영향의 차이를 매개하는 주요 역할을 수행한다.

사회적 결속(social cohesion)과 사회적 자본은 구조적 결정요인과 중간결정요인의 교차점에서 두 요인을 연결하고 있다. 시민과 정부조직의 협력적 관계 구축 등 사회적 결속을 증대시키는 것은 보건의료서비스에 대한 시민들의 접근성과 참여를 촉진시켜서 건강에 긍정적인 영향을 줄 수 있다.

사회적 결정요인 위원회 통합모델은 생의학적 단일요인뿐만 아니라 거시적인 사회구조적 요인과 중간단계의 심리사회적 요인을 포괄하여 다차원적 측면에서 건강의 주요결정요인을 제시한다. 또한 각 요인이 어떻게 상호관계를 형성하는지 설명하고 있다. 따라서 국가 내 노인의 상이한 건강수준을 이해하고 개입전략을 수립하는 개념적 틀로서의 활용가치가 크다.

그림 8-1 건강의 결정요인에 대한 개념적 통합모델

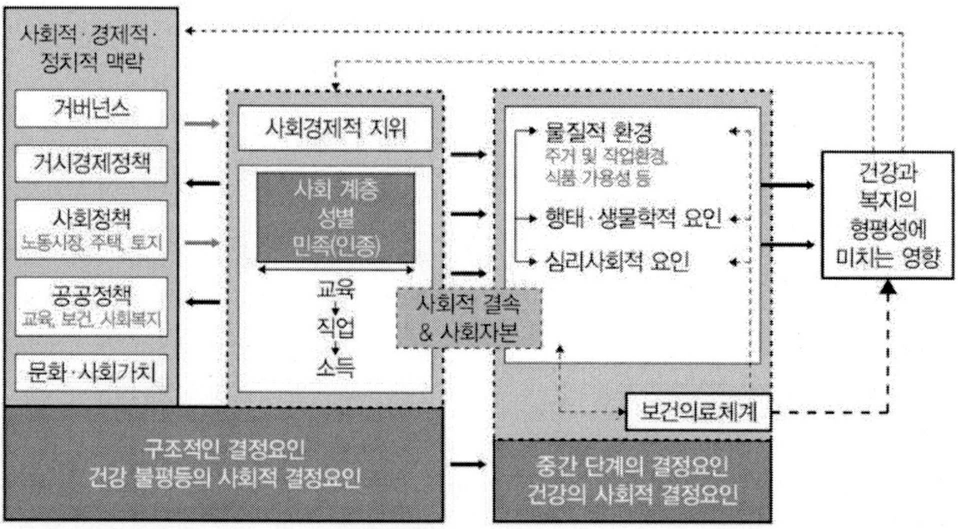

출처 : Solar and Irwin, 2010.

2) 정책적 모델

(1) 세계보건기구의 정책적 모델

세계보건기구는 건강의 사회적 결정요인의 개념적 통합모델을 정립하고, 건강에 영향을 미치는 요인에 대해서 규명하였다. 건강의 사회적 결정요인의 개념적 통합모델을 정립한 궁극적인 목적은 건강불평등을 줄이기 위한 중재와 건강결정요소의 공평한 재분배와 사회적 매커니즘을 다루기 위한 정책 구현에 있다(Solar & Irwin, 2007). 세계보건기구는 [그림 8-2]와 같이 정책결정자의 구조적 요인과 중개적 요인을 기반으로 정책적 접근을 위한 정책적 틀을 제시하였다.

정책적 틀의 주요 핵심 과제는 다음과 같다. 첫째, 건강의 사회적 결정요인의 성공적인 사례를 분석하여 다양한 수준의 자원과 관리역량 증진을 위한 특성화 프로그램을 마련하는데 용이하다. 둘째, 건강의 사회적 결정요인을 다루는 정책 구현에 적극적인 사회참여를 강화하며, 윤리적 합법성과 지속가능한 기반을 제공한다. 셋째, 건강의 사회적 결정요인 관련 정책의 효과성에 대한 엄격한 사회 및 정치적 방법론을 채택하여 세심한 분석을 진행하는 것이 가능하다.

그림 8-2 건강의 사회적 결정요인 불평등을 다루기 위한 정책적 틀(Framework)

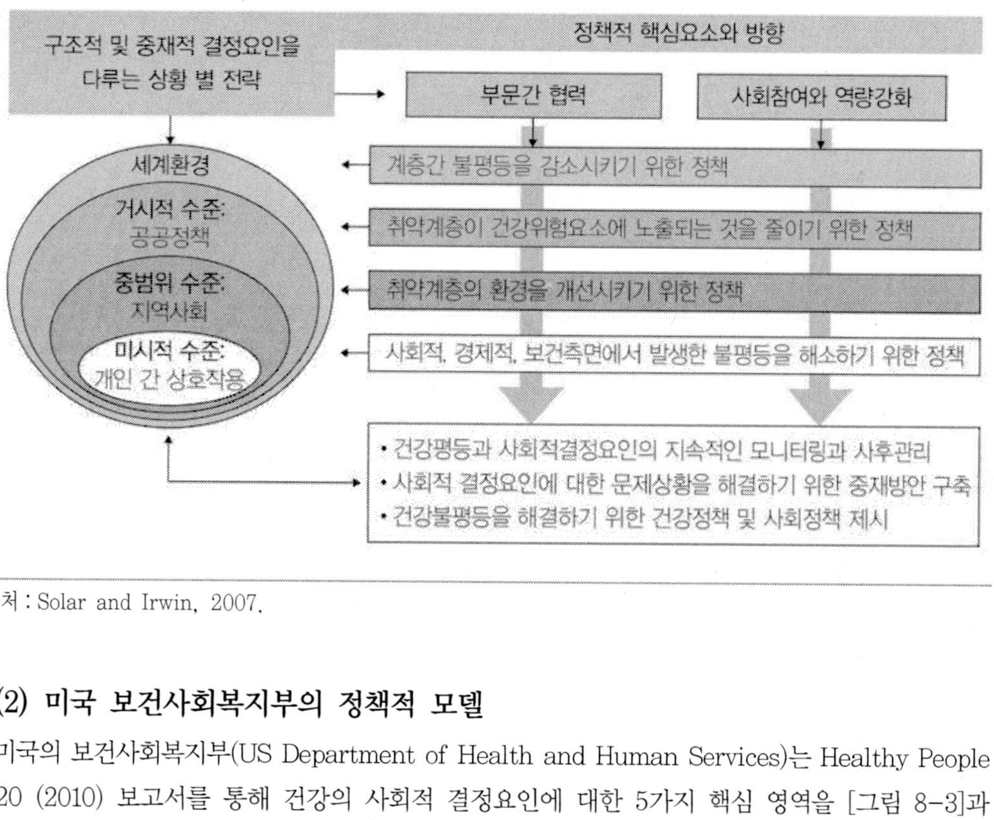

출처 : Solar and Irwin, 2007.

(2) 미국 보건사회복지부의 정책적 모델

미국의 보건사회복지부(US Department of Health and Human Services)는 Healthy People 2020 (2010) 보고서를 통해 건강의 사회적 결정요인에 대한 5가지 핵심 영역을 [그림 8-3]과 [표 8-2]와 같이 제시하였다. 각 핵심영역의 하위 요소는 건강의 사회적 결정요인에 대한 개입을, 국가나 지역사회 차원에서 실천적・정책적 초기목표 수립과 자원 마련을 위한 기준으로 활용될 수 있다.

그림 8-3 건강의 5가지 사회적 결정요인에 대한 다이어그램(Diagram)

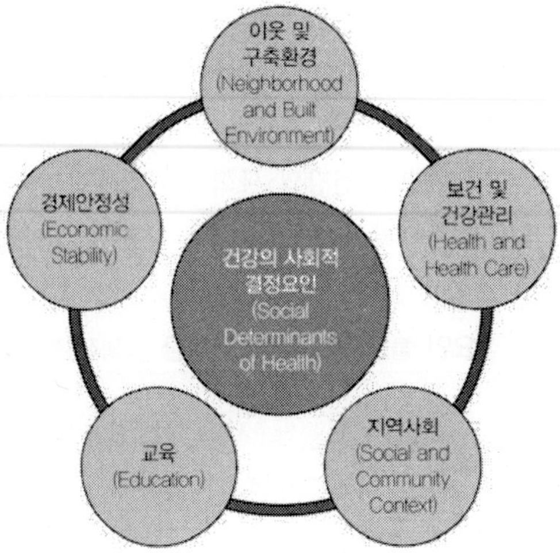

출처 : 미국 보건복지부(DHHS), 2010.

[표 8-2] SDOH 다이어그램의 핵심요인 및 세부요인

5가지 핵심 요인	경제안정성 (Economic Stability)	교육 (Education)	지역사회 (Social and Community Context)	보건 및 건강관리 (Health and Health Care)	이웃 및 구축환경 (Neighborhood and Built Environment)
세부 요인	• 빈곤 • 고용 • 식량부족 • 주택불안정	• 의무교육 졸업 • 고등교육 진학 • 문맹 • 유아교육개발	• 사회적 응집력 • 시민참여 • 차별 • 감금	• 건강관리의 접근 • 1차 진료의 접근성 • 건강교육	• 건강한 식생활 지원 • 주택의 질 • 범죄와 폭력 • 근린환경

출처 : 미국 보건복지부(DHHS), 2010.

(3) 유럽의 정책적 모델

Whitehead와 Dahlgren(1991)은 사회생태학적 관점을 기반으로 건강에 영향을 미치는 다양한 요인을 포괄할 수 있는 건강 결정요인 모델을 [그림 8-4]와 같이 제시하였다. [그림 8-5]는 기존의 모델에 건강의 사회적 결정요인이 개개인 및 가족의 건강과 상호작용하는 방식을 포함하여 확장된 모델을 나타낸다. Whitehead과 Dahlgren의 모델은 건강에 영향을 미치는 요인을 각각의 계층으로 나누어 기술하고 있다. 각 요인은 유전적 특성을 포함한 연령, 성명, 개인의 생활습관,

질병과 사회 및 지역사회 연결망, 주택서비스 및 시설에 대한 접근성, 사회경제적, 문화적, 환경적 특성을 다차원적으로 포함한다(Dahlgren & Whitehead, 1991). 특히 이 모델은 유럽뿐 아니라 다양한 국가에서 사용되고, 지역개발이나 사회적, 경제적 및 환경적 문제를 고려할 때 활용가치가 높은 것으로 평가된다.

그림 8-4 건강 결정요인 모델

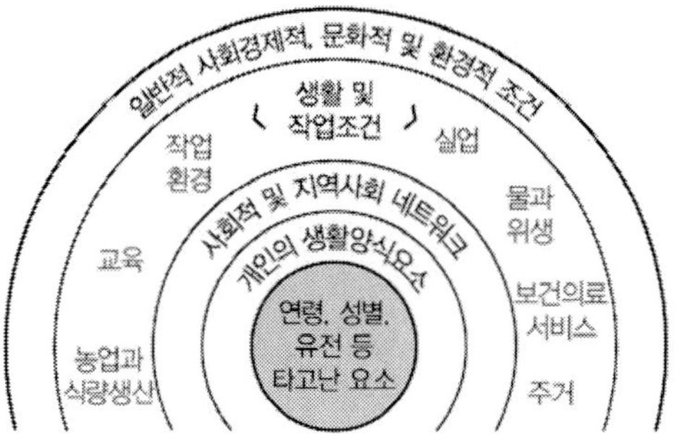

출처 : Dahlgren and Whitehead, 1991.

그림 8-5 확장된 건강의 사회적결정요인 모델

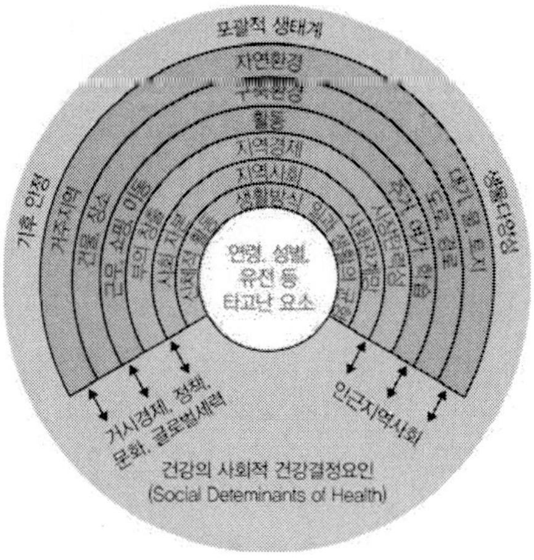

출처 : Barton and Grant, 2006.

5. 한국적 상황에서의 모델

한국은 급속한 고령화로 인해 노인 건강에 대한 관심이 증대되었다. 또한 건강에 영향을 주는 요인에 대한 선제적 개입의 필요성이 커지고 있다. 특히 노인은 노화과정을 겪으며 다양한 환경적 요인들로 인해서 건강문제가 자연스럽게 동반된다는 점에서 사회심리적 요인의 영향이 크다(최영희, 신윤희, 1991). 국내 연구에서는 노인의 건강에 영향을 주는 결정요인의 하위 영역으로 심리적 및 사회적 요소에 대해서 [표 8-3]과 같이 제시하고 있다. 그러나 아직 사회심리적 요소를 통합적으로 고려한 개념적 통합적 모델 및 사회적 요인과 심리적 요인을 건강의 주요 결정요인으로 살펴본 연구가 미비한 실정이다.

[표 8-3] 한국 노인 건강에 미치는 요인

저자	사회적 · 심리적 요인	연도
김영선 등	교육수준/소득수준/취업상태/사회적지지/사회적 연결망 정신건강정보이해능력	2017a 2017b
최은영 등	교육수준/경제수준/취업여부/거주지역/사회적 지지 건강정보이해능력	2017
김영선 등	교육수준/소득수준 건강정보이해능력	2016
김자영 · 한창근	사회적 관계망/교육수준/취업상태/소득수준	2015
이유진 · 김의준	의료시설 접근성/대중교통 접근성/교육수준/취업상태	2015
박영란 · 박경순 · 정은화	사회적 지지/사회적 부정성/교육수준/취업상태	2014
김봉균	사회적 관계/수급여부/사회서비스 이용/소득수준 자기존중감*	2014
김영태	사회적 관계망/교육수준/경제수준	2013
김동배 · 유병선	근린환경/사회적 관계	2013
김진현 · 원서진	사회적 지지/교육수준	2011
김기정 · 표갑수	사회적 지지/사회활동참여/종교활동참여/교육수준 자기효능감*/생활만족도*/노화로 인한 스트레스 요인*	2008
서현미 · 하양숙	대인관계영향/자기효능감	2004
김회자 등	사회적 지지/자기효능감*	2000
최은정	사회적 관계망/교육수준	2000
강은나 · 김혜진 · 김영선	여가활동유형/자녀 및 배우자와의 만남빈도	2017

* 심리적 결정요인으로 분류된 변수

한국 노인을 대상으로 건강의 심리사회적 결정요인을 분석한 연구는 다음과 같이 요약할 수 있다. 사회심리적 요인으로 교육 및 경제수준, 취업상태, 사회적 지지 및 사회참여활동과 접근성, 자기효능감[1]이 공통적으로 보고되었다. 일부 연구에서는 노화로 인한 스트레스[2](김기정과 표갑

1) 자기효능감(Self-efficacy) : 심리적 요소로, 캐나다의 심리학자 알버트 반두라(Albert Bandura)에 의해 소개된 개념이다. 자신이 어떤 일을 성공적으로 수행할 수 있다고 믿는 기대와 신념을 뜻하는 것으로 외적인 경험들에 대해서 개인이 어떻게 지각하는가에 대한 평가이다. 자기효능감은 자신을 둘러싼 환경 및 다양한 사건들에 대한 결과들을 결정하는데 영향력이 있기 때문에 사회심리적 관점에서 중요한 요소이다.

2) 스트레스(Stress) : 심리적 요소로, 인간이 심리적 혹은 신체적으로 감당하기 어려운 상황에 처했을 때 느끼는 불안과 위협의 감정을 말한다. 심리학자 라자루스(Lazarus)는 환경 및 상황적 상황에 대해서 자신이 어떻게 평가하는지에 따라서 좋은 자극이 될 수도 있고, 불안과 우울 등의 질병으로 이어질 수 있는 요소로 언급하였다.

수, 2008)가 제시되었다. 이는 노화에 대한 주관적 인식이 건강에 주요한 결정요인으로 작용한다는 국내외 연구(Levy, 2009; 최은영 등, 2017)와 일치하는 결과이다.

최근 세계보건기구에서는 건강정보이해능력을 사회 결정요인의 주요 요소로 제시하였다(CSDH, 2008). 건강정보이해능력은 인구통계학적 및 심리사회적 요인으로 인해 수준이 결정되고, 노인의 경우 다른 연령층에 비해서 교육수준과 사회경제적 지위나 소득수준이 낮아 타 연령층에 비해 건강정보이해능력이 낮은 특징을 보인다. 실제로 노인은 건강정보이해능력이 낮아서 전문화된 언어로 구성되어 있는 의학적 용어를 이해하는데 한계를 지니고, 이는 신체 및 정신적 건강문제로 이어진다(조성은 등, 2017). 국내에서도 최근 건강의 사회적 결정요인으로 건강정보이해능력을 살펴본 다양한 연구가 활발히 진행되고 있다. 연구에서는 노인은 건강정보이해능력이 낮을수록 심리적 및 신체적 건강이 나쁜 반면(김영선 등, 2014), 높은 수준의 건강정보이해능력은 건강정보 추구 및 암 예방 행위 등 건강증진행동에 영향을 미치는 것으로 나타났다(황혜남, 2016; Oh, Choi, Kim, in press). 한국 노인의 경우 특히 저소득, 농촌지역, 여성 노인 층에서 건강정보이해능력이 낮은 경향이 보고되었고(김영선 등, 2014), 이는 나아가 보건의료서비스 접근성을 제한하는 것으로 나타났다(김영선 등, 2016, 2017). 비슷한 맥락으로 정신건강정보이해능력(mental health literacy)은 심리적 우울감 및 정신건강 서비스 이용도에도 부정적인 영향을 미치는 것으로 나타났다(김영선 등, 2017). 또한 건강정보이해능력의 경우 사회적 지지라는 사회적 요인의 조절효과로 인해서 우울증상이 조절되는 것으로 나타났다(최은영 등, 2017).

6. 소결 및 정책적 제언

지금까지 살펴본 건강의 사회심리적 결정요인의 주요내용은 다음과 같이 정리될 수 있다.

첫째, 건강은 생의학적 단일인자뿐만 아니라 사회구조 및 심리적 요소 등의 복합적인 상호작용으로 결정된다. 건강의 사회적 결정요인이란, 개인의 일상생활 형성에 영향을 주는 사회적 구조와 경제적 시스템을 의미하며(WHO, 2015), 이것은 궁극적으로 건강상의 결과와 행동에 영향을 미친다. 건강의 심리적 결정요인이란, 건강, 질병 및 헬스 케어 전반에 걸쳐 영향을 주는 심리적·행동적 과정들로(Johnston, 1994), 생물학적·사회적 요인과의 복합적 상호작용을 통해 건강문제에 직결된다(조성은 등, 2017; Ogden, 2012; Choi et el., in press). 최근 세계적인 고령화 추세와 만성질환을 앓고 있는 고령인구가 증가함에 따라 노인 건강의 사회심리적 결정요인이 더욱 강조되고, 세계보건기구가 2003년 건강의 사회적 결정요인 위원회의 설립을 발표함으로써 그 중요성에 대한 인식이 증대되었다.

둘째, 노인의 건강에 영향을 미치는 사회적 결정요인으로는 사회경제적 지위와 어린시절 요인,

사회적 배제, 사회적 자본, 주거환경으로 구분된다. 사회적 결정요인의 변수로는 소득, 교육 성취도, 고용 및 직업이 해당되며 심리적 결정요인으로는 생애전환기의 경험과 인지적 요소 및 스트레스가 해당된다. 특히 소득수준과 사회경제적 위치는 생애주기의 관점에서 볼 때, 임신과 출산의 시기부터 노년기에 이르기까지 신체적, 심리적, 정신적 측면에 다양한 영향을 미친다. 이 때 대처능력은 건강한 삶을 유지할 수 있도록 조절해 주는 요소로 작용한다. 건강정보이해능력 또한 노인의 건강을 결정짓는 핵심역할을 하는 것으로 나타났으며, WHO의 '건강의 사회적 결정요인 위원회'에서도 건강정보이해능력의 중요성에 대해서 강조하였다. 이러한 맥락에서 고령화사회에서 건강정보이해능력을 강화시키는 것은 건강불평등 감소전략(European Commission, 2010; European Union, 2008)임과 동시에 노인에 대한 의료비 지출을 관리하기 위한 중요한 해결방안이 될 수 있다(Baker et al., 2007; DHHS, 2010).

셋째, 세계보건기구 산하 건강의 사회적 결정요인 위원회는 사회심리적 요인을 포함하여 건강의 다양한 결정요인에 대한 개념적 통합모델을 제시하였다(CSDH, 2008). 통합모델은 거시적인 성격의 사회구조적 요인과 중간단계의 생의학적 요인 및 심리사회적 요인을 건강의 주요결정요인으로 제시하고, 각 차원의 요인 간 상호관계에 대해서 기술하였다. 이로써 사회적·경제적·정치적 메커니즘이 건강상태 결정요인(예 : 물질적, 심리적, 행동적 요소 등)에 직접적인 영향을 준다는 점을 강조하였다. 건강의 사회적 결정요인 위원회에서 제시한 통합모델은 국가 내 노인의 상이한 건강수준을 이해하고 개입전략을 수립하는 개념적 틀로서 활용가치가 높다.

넷째, 건강의 사회적 결정요인을 반영하고 있는 대표적 정책적 모델로 총 3가지를 제시하였다. 먼저 세계보건기구에서 제시한 건강의 사회적 결정요인에 대한 불평등을 다루기 위한 정책적 틀은 건강불평등을 줄이려는 중재 및 건강결정요소의 공평한 재분배를 위해 개발되었다. 또한 건강의 사회적 결정요인을 다루는 정책구현을 위해 적극적인 사회참여를 강조하였다. 다음으로 미국 보건사회복지부의 정책적 모델은 사회적 결정요인을 5가지 영역으로 제시하고 있다. 건강의 사회적 결정요인 개입을 국가와 지역사회 차원에서 구현가능한 실천적·정책적 초기목표 수립과 자원마련의 기준으로 활용될 수 있을 것이다. 마지막으로 유럽의 정책적 모델은 이 사회생태학적 관점을 기반으로 제시한 모델로, 유럽뿐만 아니라 다양한 국가에서 정책적 틀로 활용되고 있고, 지역계획을 개발하거나 사회적, 경제적 및 환경적 문제를 고려할 때 활용가치가 높은 것으로 평가된다.

다섯째, 한국은 급격한 고령화가 진행되고 있어 노인 건강에 대한 관심이 높아지고 있다. 현재까지 진행된 국내연구결과에 따르면, 사회적 요인으로는 사회적 지지, 사회적 관계, 근린환경, 소득수준, 교육수준, 취업상태에 대한 것이 건강에 영향을 미치는 것으로 보고되었고, 심리적 요인으로는 자기효능감이 공통적인 요소로 보고되었다. 더불어 건강정보이해능력 및 정신건강정보이해능력이 건강을 결정짓는 중요한 요소로 부각되고 있다. 한국 노인의 경우 건강정보이해능력 수준은 매우 낮고, 특히 저소득, 농촌지역, 여성노인의 건강정보이해능력은 더 낮은 것으로 나타났다(김영선 등, 2014). 건강정보이해능력이 낮을수록 신체적 건강수준이 낮고, 건강관리를 위한 서비스 이용에도 제한적인 것으로 나타났다(김영선 등, 2016, 2017). 더 나아가 건강정보이해능력은 우울 등 정신건강과도 밀접한 연관을 맺고 있었는데, 이 경우 사회적 지지의 조절효과가 있어서, 사회적 지지가 높은 경우, 건강정보이해능력이 낮더라도 우울 증가 정도가 낮게 나타났다(최은영 등, 2017). 노인의 정신건강정보이해능력 수준은 더 낮은 경향을 보이며(김영선 등, 2017), 정신건강정보이해능력이 낮을수록 정신건강관련 의료서비스 이용도 매우 낮은 것으로 나타났다(김영선 등, 2017).

국내에서는 노인건강의 사회심리적 결정요인에 관해 다양한 연구가 진행되었지만, 한국형 사회심리적 결정요인의 개념적 통합모델의 부재로 연구결과가 산재적인 한계를 지니고 있다. 따라서 노인건강에 미치는 사회심리적 결정요인의 개념적 통합모델 구축이 시급하며, 건강정보이해능력을 모델의 핵심요소로 포함시킬 필요가 있다. 특히 건강정보이해능력은 미국 보건복지부(DHHS)에서 "건강정보이해능력 제고를 위한 7대 국가추진계획(National Action Plan to improve Health Literacy)"에 포함시키고 국가차원에서 노인의 건강증진을 위한 결정요소임을 강조하고 있다. 이것은 전세계에서 가장 빠른 속도로 고령사회로 진입하는 시점에 있는 우리나라에 미치는 시사점이 클 것으로 해석된다.

참고문헌

강은나, 김혜진, 김영선. 도시지역 1 인가구 중고령자의 여가활동유형과 우울수준. 보건사회연구 2017;37(2):184-215.

김영선, 박병현, 이희윤. 노인의 건강정보이해능력(Health Literacy)에 영향을 미치는 요인 분석: 앤더슨 행동모형 적용. 노인복지연구 2014;65:35-57.

조성은, 김수경, 이수림, 신혜리, 박설우, 김영선. 노쇠와 과부담의료비와의 관계: 건강정보이해능력 조절효과를 중심으로. 사회복지실천과 연구 2017;14(2):5-38.

조성은, 최은영, 오영삼, 김영선, 김성복. 연령집단에 따른 노인의 허약(Frailty) 예측요인 분석. 보건사회연구 2017;37(3):139-169.

최영희, 신윤희. 대도시, 중소도시, 농촌 노인의 건강상태에 관한 연구. J Korean Acad Nursing 1991;21(3):365-382.

최은영, 윤혜림, 이광혁, 신혜리, 박설우, 이희윤, 김영선. 노인의 건강정보이해능력과 정신건강의 관계: 사회적 지지의 조절효과를 중심으로. 노인복지연구 2017;72(3):251-282.

최은영, 조성은, 오영삼, 장희수, 김영선. 노년기 주관적 연령과 건강노화와의 관계: 연령집단별 분석. 보건사회연구 2017;37(1):181-215.

황혜남. 농촌 노인의 건강정보이해능력, 암지식 및 암예방행위. 종양간호학회지 2016;16(4): 234-241.

Australian Institute of Health and Welfare. Australia's health 2016. Canberra: AIHW; 2016.

Baker DW, Wolf MS, Feinglass J, Thompson JA, Gazmararian JA, Huang J. Health literacy and mortality among elderly persons. Arch Intern Med 2007;167(14): 1503-1509.

Barton H, Grant MA. Health map for the local human habitat. J R Soc Promot Health 2006;126(6):252-253.

Choi EY, Kim YS, Lee HY, Shin HR, Park S, Cho SE. The moderating effect of subjective age on the association between depressive symptoms and cognitive functioning in korean older adults. Aging Mental Health, in press.

CSDH (Commission on Social Determinants of Health). Closing the gap in a generation: health equity though action on the social determinants of health. Geneva: World Health Organization; 2008.

Dahlgren G, Whitehead M. Policies and strategies to promote social equity in health. Stockholm: Institute for Future Studies; 1991.

Engel GL. The need for a new medical model: a challenge for biomedicine. Science 1977;196(4286):129-136.

Johnston M. Current trends in health psychology. Psychologist 1994;7:114-118.

Kim YS, Khatiwoda P, Park BH, Lee HY. Health literacy and its link to healthcare service utilization among older adults in Korea. Soc Work Public Health 2016;31:467-473.

Kim YS, Lee HY, Lee MH, Park BH, Simms T. Mental health literacy in Korean older adults: a cross-sectional survey. J Psychiatr Ment Health Nursing 2017; 24(7):523-533.

Kim YS, Rhee TG, Lee, HY, Park BH, Sharratt ML. Mental health literacy as a mediator in use of mental health services among older Korean adults. Int Psychogeriatr 2017;29(2):269-279.

Levy B. Stereotype embodiment: a psychosocial approach to aging. Curr Dir Psychol Sci 2009;18(6):332-336.

Ogden J. Health psychology. A textbook (5th ed). Maidenhead, UK; 2012.

Oh YS, Choi EY, Kim YS. Predictors of smartphone uses for health information seeking in the Korean elderly. Social Work Public Health, in press.

Östlin P, Schrecker T, Sadana R, et al. Priorities for research on equity and health: towards an equity-focused health research agenda. PLoS Medicine 2011;8(11).

Popova S. Determinants of health. Health determinants in the scope of new public health. Germany: Sofia; 2005.

Raphel D. A discourse analysis of the social determinants of health. Crit Public Health 2011;21(2):221-236.

Solar O, Irwin A. A conceptual framework for action on the social determinants of health. Geneva: WHO Commission on Social Determinants of Health; 2007.

Solar O, Irwin A. A conceptual framework for action on the social determinants of health: Social Determinants of Health Discussion Paper 2. Geneva: WHO Press; 2010.

US Department of Health and Human Services. Healthy People 2020. 2010. http://www.healthypeople.gov/2020/topics-objectives/topic/social-determinants-of-health.

WHO. Constitution of the World Health Organization, Geneva. World Health Organization; 1989.

WHO. What are social determinants of health? Geneva. 2015. http://www.who.int/social_determinants/sdh_definition/en.

WHO-UNICEF. Declaration of Alma-Ata. Geneva. 1978. http://www.who.int/hpr/NPH/docs/declaration_almaata.pdf.

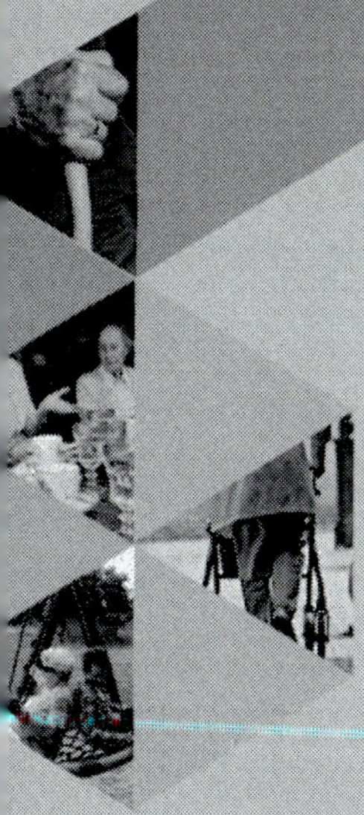

제 9 장

보건의료서비스

오 인 환

1. 건강의 결정요인(Determinants of Health)

다양한 요인들이 건강에 영향을 미칠 수 있다. 1974년 캐나다 정부에서 작성한 '캐나다 국민건강에 대한 새로운 시각(a new perspective on the health of Canadians)'에서는 건강의 장(Health field) 개념을 통해 건강에 영향을 미치는 다양한 요인들을 분류하고, 건강의 결정요인을 크게 생물학적 요인, 환경, 생활습관, 그리고 보건의료체계로 나누어 설명하였다. 그리고 보건의료체계에 관련된 활동으로 보건의료에 대한 접근성, 보건의료인력 교육, 보건의료서비스 질 향상 등을 제시하였다. 유럽에서 이뤄진 연구도 건강의 결정요인을 크게 사회경제적 요인과 건강행태, 물리적 환경, 건강증진 및 보건의료서비스로 나누고 있으며, 그 중 보건의료서비스의 항목으로 보건의료공급을 위한 자원과 지출, 인적 자원, 보건의료시설, 기술자원 등을 열거하였다. 한편, 미국의 군(county)별 건강순위를 파악하기 위한 연구에서는 건강에 영향을 미치는 요인을 크게 4가지, 즉 물리적 환경, 사회경제적 요인, 임상의료, 건강행태로 나누었다. 물리적 환경의 경우 공기와 물의 질과 주택 및 교통의 항목으로 나누었으며, 사회경제적 요인의 경우 교육수준과 고용, 소득, 가족 및 사회의 지지 등을 포함하는 한편, 임상의료의 경우에는 의료접근성과 의료의 질 항목을 포함하고 있다. 이 연구에서는 각 영역별로 가중치를 문헌고찰 및 통계분석 등을 통해 부과하였는데, 각 영역별 가중치는 건강행태의 경우 30%이고, 임상의료의 경우 20%, 사회경제적 요인의 경우 40%, 물리적 환경의 경우 10%로 평가하였다(표 9-1). 구체적으로는 의료접근성의 경우, 65세 미만 비보험자의 비율, 1차 진료의사의 비율, 치과의사의 비율, 정신보건요원의 비율로 평가하였으며, 의료의 질은 회피 가능한 입원, 당뇨 검진, 그리고 유방조영술을 받은 비율로 평가하였다.

[표 9-1] 건강의 결정요인 및 세부항목

결정요인	반영비율	세부항목	반영비율
건강행태	30%	흡연	10%
		음주 및 약물 복용	5%
		식이 및 운동	10%
		성적 활동	5%
임상의료	20%	의료의 접근성	10%
		의료의 질	10%
사회경제적 요소	40%	교육	10%
		고용	10%
		소득	10%
		가족 및 사회적 지지	5%
		지역사회 안전	5%
물리적 환경	10%	공기와 물의 질	5%
		주거 및 교통	5%

출처 : Remington PL et al., 2015. 저자가 재수정.

세계보건기구도 건강의 결정요인에 대한 논의를 유사한 방식으로 다루었다. 즉 건강의 결정요인의 범주에 사회 및 경제적 환경, 물리적 환경, 개인의 특성과 행동 등을 포함시키고 있으며, 그 외에도 사회적 지지망, 유전적 요소, 성별 등과 함께, 보건의료서비스를 제시하고 있다. 이 때 보건의료서비스는 건강에 영향을 미치는 질병을 예방하거나 치료하는 서비스에 대한 접근과 이용을 의미한다.

이렇듯 다양한 건강결정요인의 분류는 건강결정요인간의 관련성을 고려하게 한다. 건강결정요인들의 상호관계를 제시하는 예로는 Evans와 Stoddart가 제시한 모형(1990)을 예로 들 수 있다. Evans와 Stoddart의 모형은 질병에 대한 치료의 개념에서 건강의 장의 개념으로, 그리고 건강의 장의 개념에서 추가적인 요소를 고려한 모형으로, 건강의 장의 개념에서 제시된 바와 같이 개인의 행태와 환경, 그리고 보건의료가 질병에 영향을 미치지만, 동일한 질병이라도 개인의 반응은 다르고, 수행할 수 있는 기능 역시 다르며, 이에 따라 삶에 대한 만족의 정도 역시 다르게 된다. 한편 경제적 번영의 정도는 물리적, 사회적 환경뿐 아니라, 보건의료 및 삶의 만족의 정도에도 영향을 미친다.

그림 9-1 건강결정요인 모형

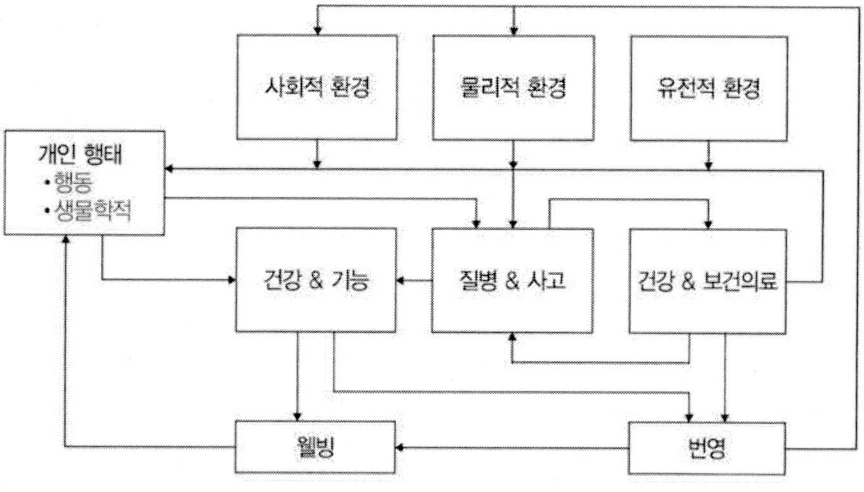

출처 : Evans GR, Stoddart GL, 1990. 정영호 외, 2006 재인용.

건강결정요인 간의 관계를 논의한 또 다른 예로는 Dahlgren과 Whitehead 등이 1991년에 제시한 건강의 사회적 모형을 예로 들 수 있는데, 이 모형에서는 건강에 영향을 미치는 요인을 크게 4가지 층위로 구분하고, 각각의 층위에 다른 중재를 적용할 수 있다. 즉 1층이 되는 개인의 행동 및 생활양식의 경우에는 생활습관을 교정하기 위한 중재를 도입하고, 2층의 사회적, 지역사회 지지망의 경우에는 사회적 지원을 확대하며, 3층의 보건의료서비스를 포함한 생활 및 직업 조건의 경우에는 이의 개선을 도모하며, 4층의 일반적 사회경제적, 문화적, 환경적 조건의 경우에는 경제정책이나 환경협약과 같은 중재를 통해 장기적인 구조 변화를 도모하게 된다.

우리나라에서 건강결정요인을 다룬 대표적인 예로는 국민건강증진종합계획이 있다. 국민건강증진종합계획은 국민건강증진법 4조에 따라, 국민건강증진의 기본목표 및 추진방향을 설정하고, 이의 추진방법을 규정하며, 필요한 인력과 재원의 조달방안 등을 제시하는 로드맵으로, 2016년에서 2020년까지는 4차 국민증진종합계획이 진행되고 있다. 4차 국민증진종합계획의 수립의 과정에서는 건강결정요인에 대한 검토가 이루어졌다. 해외 사례 및 국내의 기존 연구를 검토하여, 크

그림 9-2 건강의 사회적 요인

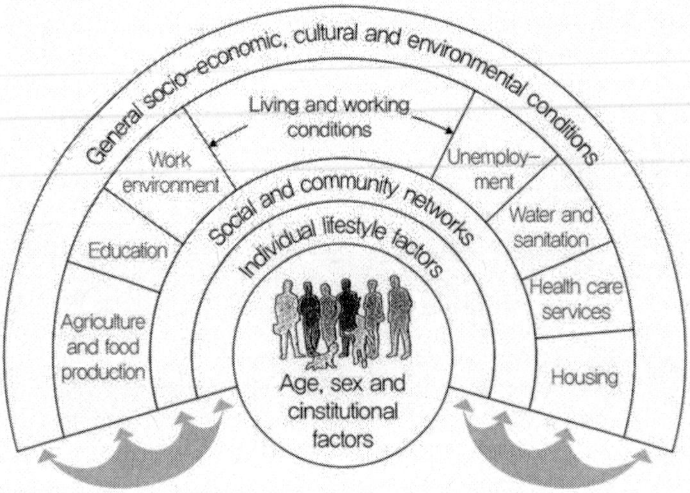

출처 : Dahlgren G, Whitehead M, 1991.

게 건강의 결정요인을 개인적 요인과 환경적 요인으로 나누었으며 개인적 요인은 다시 개인적 특성과 사회경제적 요인, 건강행동으로 나누었고, 환경적 요인은 보건의료서비스 제공환경과 사회적 환경, 물리적 환경으로 나누었다. 4차 국민건강증진종합계획에서 보건의료서비스 제공환경이 건강에 기여하는 정도는 10%로 평가되었다.

[표 9-2] 건강결정요인의 분류 및 건강기여정도

대분류	중분류	소분류	건강기여정도
개인적 요인	개인적 특성	생물의학적 요인	9-19%
		정서적 요인	
	사회경제적 특성	개인의 사회경제적 요인	40%
	건강행동	건강행태	22-51%
		보건의료이용	
환경적 요인	보건의료서비스 제공환경	건강증진	10%
		보건의료서비스	
	사회적 환경	사회적 환경 요인	2-20%
	물리적 환경	물리적 환경 요인	

출처 : 보건복지부, 건강증진개발원. 제4차 국민건강증진종합계획. 2015.

2. 건강의 결정요인으로서의 보건의료서비스

건강의 결정요인에 대한 논의는 질병으로 인해 필요가 발생하고 이로 인해 보건의료서비스를 이용하면 보건의료서비스에서 치료나 관리를 하는 단순한 모형에서, 질병에 대한 이해가 심화되면서 점차 질병 및 보건의료서비스에 영향을 미치는 다양한 요소를 고려하는 것으로 그 범위가 확대되어 왔다. 그 결과 상대적으로 건강에 보건의료서비스가 미치는 영향의 중요성은 감소되었으며, 건강행태나 사회적 경제적 환경, 또는 물리적 환경 등의 중요성이 강조되고 있다. 그럼에도 불구하고, 보건의료서비스는 여전히 건강의 결정요인으로서 건강에 영향을 미친다.

보건의료서비스가 건강에 영향을 미친다고 할 때, 주로 고려되는 것은 보건의료서비스에 대한 접근성(Access to health services)과 보건의료서비스의 질이다. 이 때 접근성은 최선의 결과를 산출하기 위해 보건의료서비스를 적절히 이용하는 것을 의미하며, 보험 등을 이용하여 보건의료를 이용하는 과정과 적절한 서비스를 제공받을 수 있는 장소에 접근하는 과정, 그리고 신뢰할 수 있는 의사를 찾는 3가지 과정을 거치게 된다. 이 과정에서 주된 장애물은 높은 비용, 문화적 차이, 보장의 부족, 이용가능한 서비스의 부족 등이다. 이러한 장애물로 인해, 미충족의료(unmet health needs)나, 적절한 치료를 받는데 지연, 예방적 서비스를 받지 못하는 것, 회피 가능한 입

그림 9-3 미국의 65세 이하 인종/민족별 보험가입 비율(2015)

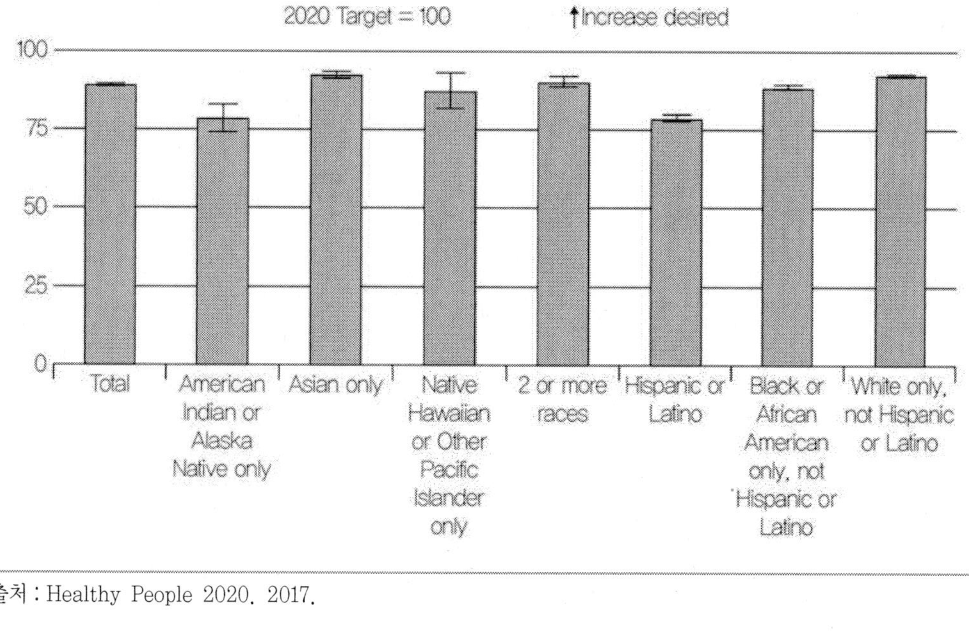

출처 : Healthy People 2020. 2017.

원의 발생, 경제적 부담 등이 일어나게 된다. 미국의 Healthy people 2020에서는 보건의료에 대한 접근성을 보장 범위의 측면 및 상용치료원 보유 및 예방적 서비스를 제공받고 있는지 여부, 그리고 적시에 의료를 제공받는지의 여부로 평가하고 있다. [그림 9-3]은 인종/민족별로 건강보험을 가진 집단의 비율을 나타내고 있다.

3. 보건의료접근성과 미충족의료

보건의료에 대한 접근성은 보건의료서비스의 주요 영역이다. 보건의료접근성을 평가함으로써, 보건의료서비스가 건강에 어떤 영향을 미치는지 파악할 수 있고, 개선 방향을 고려할 수 있다. 이는 보험가입자의 비율 등의 자료를 통해 평가할 수도 있지만, 가장 간단한 방법 중 하나는 설문을 통해 환자가 느끼는 의료접근성의 제한을 묻는 것이다.

[표 9-3] 우리나라 19세 이상 인구의 연간 미충족의료율(병의원)(2015)

구분	2015년도 분율(%)
전체	12.6
성별	
남성	9.7
여성	15.4
연령(세)	
19-29	13.8
30-39	15.5
40-49	10.1
50-59	11.7
60-69	11.1
70+	13.8
거주지역(표준화)	
동	12.4
읍면	14.5
소득수준(표준화)	
하	15.6
중하	12.3
중상	14.7
상	8.5

출처 : 보건복지부, 질병관리본부. 2016.

우리나라의 국민건강영양조사에서는 최근 1년 동안 병의원에 가고 싶었을 때 가지 못한 사람의 분율을 연간 미충족의료율로 규정하여 설문을 실시하고 있다(표 9-3). 19세 이상 성년을 기준으로 할 때, 여성인 경우에, 연령이 40대 미만이거나 70세 이상인 경우에 거주지역이 읍면인 경우에 그리고 소득수준이 상이 아닌 경우에 상대적으로 미충족의료율이 높게 나타났다. 한편 치과의 경우는 연간 미충족의료율이 훨씬 높게 나타나 전체 인구집단 중 32%가 미충족의료 경험이 있는 것으로 나타났다. 한편 치과의 경우에는 65세 이상의 연간 미충족의료율이 19-64세에 비해 오히려 낮게 나타났다.

한편, 국민건강영양조사에서는 미충족의료의 이유 역시 조사하고 있는데, 가장 이유로 높게 나타난 것은 시간이 없음이 가장 높고(4.8%), 증상이 가벼워서(2.8%)와 경제적 이유로(2.8%)가 그 다음 순위로 나타났다. 특기할 만한 것은 미충족의료율이 높게 나타난 19-29세 및 30-39세 집단의 경우 시간이 없어서 미충족의료가 발생했다는 비율이 7.5%, 7.9%로 높은 반면 70대 이상에

[표 9-4] 우리나라 19세 이상 인구의 사유별 연간 미충족의료율(병의원)(2015)

구분	미충족의료 이유		
	경제적인 이유로	시간이 없어서	증상이 가벼워서
	2015년도 분율(%)	2015년도 분율(%)	2015년도 분율(%)
전체	2.8	4.8	2.8
성별			
남성	1.9	4.9	1.7
여성	3.7	4.7	3.8
연령(세)			
19-29	2.4	7.5	2.7
30-39	2.2	7.9	2.5
40-49	2	3.8	2.3
50-59	2.4	4.1	3.3
60-69	3.4	2.2	3.1
70+	5.9	0.7	3.3
거주지역(표준화)			
동	2.6	5.1	2.8
읍면	2.7	5.6	2.3
소득수준(표준화)			
하	5.7	4.2	3
중하	2.1	5.3	2.5
중상	2.2	7.1	3.2
상	0.9	4.1	2.3

출처 : 보건복지부, 질병관리본부. 2016.

서는 이로 인한 미충족의료율은 0.7%로 매우 낮게 나타난 점이다. 반면, 경제적 이유로 미충족의료가 발생한 비율은 70대에서 5.9%로 가장 높게 나타난 반면, 그 이하 연령층에서는 상대적으로 낮게 나타났다. 한편 기준을 65세로 할 경우에도 19-64세의 경제적 이유로 인한 미충족의료 분율은 2.4%인 반면 65세 이상은 5.0%로 나타나 건강보험제도에도 불구하고 노인에게는 경제적 이유가 의료접근성에 대한 장애물임을 나타내고 있다(표 9-4). 한편 치과의 경우에는 경제적 이유로 인한 미충족의료 경험이 가장 높게 나타나 병원 이용과는 차이를 보였다.

4. 노인의 보건의료접근성과 미충족의료

보건의료접근성에 대한 장애 또는 촉진 요소를 파악함으로써, 이의 개선방안을 모색할 수 있고, 이는 더 나아가 건강의 개선을 초래할 수 있다.

우리나라의 노인들을 대상으로 보건의료접근성에 대한 관련요인을 분석한 연구가 상당수 존재한다. 이러한 연구들에서는 의료이용에 영향을 미치는 요인을 소인성 요인, 가능 요인, 필요 요인으로 나누어 설문으로 측정되는 미충족의료에 대한 영향요인을 파악하였다. 이러한 연구에서 소인성 요인은 성별, 나이, 교육수준과 같이 개인이 가진 인구사회학적 특성이 포함되며, 가능 요인이란 소득, 의료보험 형태와 같이 의료이용을 가능하게 하는 요인들을 의미하고, 필요 요인이란 만성질환 상태나 주관적 건강인식과 같은 건강상태를 나타낼 수 있는 지표들을 의미한다. 한 연구에선 남성 노인보다 여성 노인에서, 주관적 건강이 나쁜 경우에 그리고 관절염이 있는 경우에 미충족의료를 경험할 가능성이 높은 것으로 나타났고, 반대로 비고용상태인 경우, 뇌졸중이나 당뇨가 동반된 경우 그리고 삶의 질이 높은 경우에는 미충족의료 경험이 발생할 가능성이 낮은 것으로 나타났다. 한편 다른 연구에서는 연령이 상대적으로 낮은 65-70세 이하 노인에서, 경제활동을 하지 않는 경우에, 주관적 계층이 낮은 경우에 미충족의료를 경험할 확률이 높아지는 것으로 나타났다. 독거노인을 대상으로 미충족의료에 영향을 미치는 요인을 검토한 다른 연구에서는 여성인 경우, 전기 노인인 경우, 취업한 경우, 학력이 낮은 경우, 가구 소득이 낮은 경우, 자녀 관계 만족도가 낮은 경우, 우울증이 있는 경우 등이 미충족의료 경험과 관련이 높은 것으로 나타났다. 전체적인 연구결과의 경향은 성별 차이 즉 여성이 남성에 비해 상대적으로 미충족의료 경험률이 높은 것은 일관되나, 연령이나 취업의 경우는 연구마다 다르게 나타나는 것으로 나타났다. 한편 소득은 낮은 경우에 미충족의료 경험률이 높게 나타나는 반면, 주관적 건강수준이 좋은 경우에는 상대적으로 미충족의료 경험률이 낮게 나타나는 것으로 제시되었다. 이는 우리나라에서 전국민을 대상으로 건강보장을 시행하고 있고, 특히 노인을 대상으로는 의원급 외래를 이용하는 경우와 약국 이용시 본인부담금을 정액제로 시행하여 접근성을 향상시키기 위해 노력하고 있음에도 불구하고 미충족의료가 발생한다는 점에서 주목할 필요가 있다.

한편 경제적 요인으로 인한 미충족의료와 관련되는 요인으로는 전기노인의 경우 주관적 건강상태가 좋은 경우에 비해 보통인 경우에, 장애가 있는 경우에, 활동제한이 있는 경우에 미충족의료가 발생할 가능성이 높은 것으로 나타난 반면 후기노인의 경우, 교육수준이 고등학교 졸업에 비해 중학교 졸업 이하인 경우, 경제활동을 안 하는 경우에 미충족의료의 경험가능성이 높아지는 것으로 나타났다. 반면 시간이 없거나 증상이 가벼운 경우와 같이 경제적 요인이 아닌 요인으로 미충족의료를 경험하는 경우는 전기노인의 경우 장애가 없는 경우, 활동제한이 없는 경우 미충족의료가 더 높게 나타났으며, 후기노인의 경우에는 고등학교 졸업 이상의 학력인 경우, 경제활동을 하는 경우에 미충족의료의 경험 가능성이 더 높게 나타나 미충족의료의 발생원인에 따라 위험요인이 달라지는 것으로 나타났다.

노인을 대상으로 보건의료접근성에 대한 제한요소를 파악하는 연구는 다른 나라에서도 수행된 바 있다. 예를 들어 미국에서 이루어진 연구에서는 노인들을 대상으로 의료접근성에 대한 방해요인을 조사하였는데 전체 대상자 중 12.2%의 응답자가 의료이용에 있어 1개 이상의 방해요인을 느낀다고 응답하였으며, 주된 사유로는 '자신들의 걱정에 대해 의사의 응답이 부족하다고 느낌'(32.9%)을 선택하였으며 그 다음으로 의료비(22.3%), 이동의 문제(21.1%), 거리 안전(19.6%), 심각한 질환의 발견에 대한 두려움(18.1%), 필요하지 않은 검사에 대한 두려움(16.3%)으로 나타났다. 이 조사에서는 고령, 여성, 비백인, 낮은 소득, 메디케어 외 추가보험의 부재 등이 보건의료접근성을 낮추는 요인으로 나타났다. 특히 소득은 인종보다 의료접근성에 더 영향을 미치는 요인으로 나타났는데 연소득 $50,000 미만인 경우 의료이용에 더 어려움을 겪고 있었으며, 연소득 $12,000 미만의 경우에는 $50,000 이상인 경우보다 그 정도가 2.6배 상승하는 것으로 나타났다. 또한 85세 이상의 경우에는 1.4배, 여성의 경우에는 1.2배정도 더 의료이용에 어려움을 겪는 것으로 나타났다.

유사한 연구로, 일본에서 일부 지방자치단체에 거주하는 65세 이상의 노인을 대상으로 한 연구가 있다. 이 연구에서는 보건의료접근성을 정기적 의사/치과의사 치료원이 있는지, 건강검진을 받았는지 그리고 의료이용을 연기하거나 포기한 적이 있는지를 통해 확인하였다. 노인에서 의료이용을 연기하거나 포기하게 되는 주요 사유로는 의료비와 의료기관까지의 거리, 이동 등이 주로 지적되었다. 한편 저소득층 노인은 건강검진을 받지 않고, 의료이용을 연기하거나 포기한 비율이 상대적으로 높게 나타났다. 더 나아가 성별, 연령, 혼인상태 등의 인구학적 정보와 교육수준, 주관적 건강수준, 질환상태, 음주, 흡연 등의 건강 행동을 보정한 경우에도, 고소득층 노인에 비해 저소득층 노인의 경우 의료이용을 연기하거나 포기할 오즈비가 더 높게 나타났다. 반면에 중간소득층 노인의 경우에는 고소득층 노인과 차이가 없게 나타났다. 건강 보장이 이루어 지고 있는 일본에서도 소득수준이 의료접근성에 영향을 미치는 것으로 나타났다. 또한 65-69세 연령군에서는 비용이 의료이용 연기 및 포기의 주요 사유인 반면, 70세 이상에서는 그 비율이 급격히 감소하는데, 이는 65-59세 노인의 경우 의료비 30%를 본인이 부담하는 반면 70세 이상 노인의 경우 10%만을 부담하기 때문으로 설명되었으며, 경제적 사유가 보건의료접근성 제한에 중요한 사유라는 것을 재확인하였다.

독일의 연구에서는 경제적 요건 때문에 의료이용을 하지 못한 미충족수요가 있는지 파악하였다. 즉 지난 12개월 내에 보건의료를 이용할 필요를 느꼈으나, 가지 못한 경우가 있는가? 라는 질문에 '그렇다'라고 답한 경우로 정의하였으며, 보건의료는 병원, 치과, 처방 약품, 정신 관련 의료기관으로 나누어서 조사하였다. 교육, 소득, 직업으로 정의된 낮은 사회경제적 지위를 가진 남성 노인의 경우, 거주 지역, 도시 여부, 이민 상태, 건강보험의 종류의 영향을 통제하여도 병원, 치과의료, 약제처방, 정신 관련 보건의료와 관련된 모든 부분에서 높은 사회경제적 지위를 가진 노인에 비해 미충족의료 경험이 많은 것으로 나타났다. 여성 노인 집단에서는 약제처방에서만 낮은 사회경제적 위치를 가진 노인이 높은 사회경제적 위치를 가진 노인에 비해 미충족수요가 유의하게 높은 것으로 나타났다. 본 연구의 결과는 사회경제적으로 불리한 지위에 있는 집단의 경우 더 높은 수준의 의료 장벽을 경험할 가능성이 있음을 보여주며, 이에 대한 건강보험제도의 추가적 개선의 필요성을 제기하였다.

한편 개발도상국을 대상으로 보건의료접근성이 노인들의 건강에 영향을 미치는지를 파악한 사례도 있는데 예를 들어 중국에서 이루어진 연구는 보건의료에 대한 접근성이 있는지를 설문지로 파악한 후 현재 보건의료에 대한 접근성이 있을 경우, 접근성이 제한되는 경우에 비해 건강하게 생존할 가능성이 증가하는지를 분석하였으며, 분석 결과 다른 변수를 통제하여도 현재의 접근성이 노인이 건강하게 생존할 가능성을 증가시키는 것으로 나타났다. 특히 이 연구에서는 소아기에 보건의료접근성이 있었는지 역시 평가하였는데, 현재의 접근성과 소아기의 접근성 모두 건강하게 생존하는 데 동시에 영향을 미치는 것으로 나타났다.

연구결과들은 여성 노인인 경우, 소득수준이 낮은 경우, 주관적 삶의 질이 낮은 경우에는 미충족의료를 경험할 가능성이 높고, 보건의료접근성이 낮아지는 것을 나타내고 있다. 특히 접근성을 논의할 때 1차적으로는 건강보험으로 인한 보장이 우선순위가 되지만, 우리나라를 포함한 다양한 국가의 사례에서 살필 수 있듯이, 건강보험이 모든 계층에 적용된다 하여도 여전히 소득수준이나 다른 사회경제적 위치 낮은 경우에는 여전히 접근성의 제한을 겪는 것을 고려할 필요가 있다. 이는 건강보험이 있다고 하여도 일정 부분은 본인이 부담하는 것과 관련될 수 있다. 이러한 결과는 건강의 결정요인들간의 상호관계가 있음을 나타내며 보건의료서비스의 향상을 위해서도 소득과 같은 다른 건강결정요인이 개선될 필요가 있음을 시사한다.

한편, 보건의료접근성의 개선을 위해서 노인을 대상으로 추가적인 서비스를 개발하는 방안을 고려할 수 있다. 예를 들어 제공 장소의 문제로 인해 접근성이 감소하는 경우에는 재가의료를 제공하는 것이 대안이 될 수 있다. 보건소에서는 저소득층을 대상으로 방문건강관리사업을 시행하고 있는데, 이를 기반으로 재가의료를 더 강화할 수 있다면 전체적인 접근성, 특히 가장 건강상태가 좋지 않은 집단의 건강을 향상시킬 수 있을 것이다. 유사하게 건강검진 역시 노인에게 적절한 항목을 개발함으로써, 적절한 예방적 서비스를 제공할 수 있을 것이다.

보건의료접근성 차원에서 추가로 고려해야 할 것은 신뢰할 수 있는 의사를 찾는 과정의 문제이다. 즉 지속적인 진료를 받을 수 있는 일차 진료의사는 보건의료접근성을 개선시킬 수 있다. 이를 위해서는 노인의 복합만성질환을 담당할 수 있는 적절한 인력을 양성할 필요가 있다.

참고문헌

대한예방의학회. 예방의학과 공중보건학. 서울: 계축문화사; 2017.

문정화, 강민아. 독거노인의 미충족 의료와 영향요인. 보건사회연구 2016;36(2):480-510.

보건복지부, 건강증진개발원. 제4차 국민건강증진종합계획. 세종: 보건복지부; 2015.

보건복지부, 질병관리본부. 2015 국민건강통계. 세종: 보건복지부; 2016.

정의신, 박민정. 만성질환 노인의 미충족 의료에 미치는 요인 분석. 제3회 한국의료패널학술대회 연제집. 서울: 건강보험공단, 한국보건사회연구원; 2011.

황병덕, 최령. 노년기에 따른 미충족 의료 현황 및 관련 요인. Korean J Health Serv Manag 2015;9(1):81-93.

Ahn YH, Kim NH, Kim CB, Ham OK. Factors affecting unmet healthcare needs of older people in Korea. Int Nurs Rev 2013;60(4):510-519.

Dahlgren G, Whitehead M. Policies and strategies to promote social equity in health: Background document to WHO - Strategy paper for Europe. Stockholm: Institute for Futures Studies; 1991.

European Commission. The health status of the European Union — Narrowing the health gap. Luxembourg: Office for Official Publications of the European Communities; 2003.

Evans RG, Stoddart GL. Producing health, consuming health care. Soc Sci Med 1990;31(12):1347-1363. 정영호. 우리나라 국민의 건강결정요인 분석. 서울: 한국보건사회연구원; 2006에서 재인용.

Fitzpatrick AL, Powe NR, Cooper LS, Ives DG, Robbins JA. Barriers to health care access among the elderly and who perceives them. Am J Public Health 2004;94(10):1788-1794.

Gu D, Zhang Z, Zeng Y. Access to healthcare services makes a difference in healthy longevity among older Chinese adults. Soc Sci Med 2009;68(2):210–219.

Hoebel J, Rommel A, Schröder SL, Fuchs J, Nowossadeck E, Lampert T. Socioeconomic inequalities in health and perceived unmet needs for healthcare among the elderly in Germany. Int J Environ Res Public Health 2017;26:14(10).

Lalonde M. A new perspective on the health of Canadians: a working document. Ottawa: Minister of National Health and Welfare, Government of Canada; 1974.

Murata C, Yamada T, Chen CC, Ojima T, Hirai H, Kondo K. Barriers to health care among the elderly in Japan. Int J Environ Res Public Health 2010;7(4):1330–1334.

Office of Disease Prevention and Health Promotion. Healthy People. https://www.healthypeople.gov/2020/topics-objectives/topic/Access-to-Health-Services#2 2017년 11월 26일 접속.

Remington PL, Catlin BB, Gennuso KP. The County Health Rankings: rationale and methods. Popul Health Metr 2015;13:11.

World Health Organization. The determinants of health. http://www.who.int/hia/evidence/doh/en/. 2017년 11월 25일 접속.

제2편

노인을 위한 보건체계

AGING AND PUBLIC HEALTH

제 1 부

노인보건정책과 제도

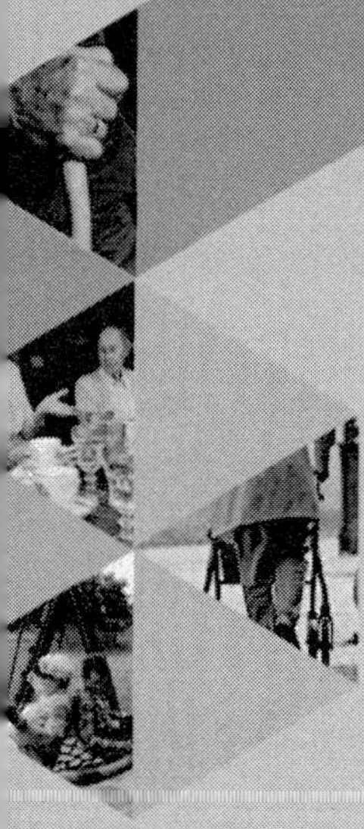

제 10 장

지역사회보건

장 숙 랑

노인보건은 지역사회 중심 노인보건의료정책의 기본적 목표와 전략 실행을 전제로 하지 않으면 달성할 수 없다. 이는 Aging in place를 가치로 하는 노인건강증진의 목표에도 부합한다. 사전 예방적 건강 프로그램은 지역사회 보건기관을 최전선으로 하고 있으며, 요양과 치료, 지역사회 서비스를 연계한 사례관리도 역시 지역사회를 기반으로 발전하고 있다. 급변하는 고령사회, 노인의 건강하고 행복한 삶을 위해서 국가와 지역사회가 각각 어떤 역할을 해야 할지 규정하는 작업이 필요하다.

노인은 건강실천 행위가 저조하고, 만성질환 유병이 높다. 골다공증, 치매, 낙상 등 각종 질병이나 사고의 위험인자로써 건강실천행위가 낮은 것이 문제이며(Minkler, 2005), 노인 10명 중 9명은 한 가지 이상의 만성질환을 가지고 있다. 또한 노인에게 흔히 발생하는 근골격계 질환 유병에도 불구하고 재활요구에 대한 대처는 미흡한 편이다. 노인의 의료 양상을 보면 사망 이전 1년간에 가장 높은 의료비를 지불하고 있으며, 이러한 현상은 일부 소득계층에 집중되어 있다. 노인진료비의 속성을 보면, 모든 노인들에게 골고루 지출이 배분되기 보다는 진료비 지출규모가 큰 상위 10%가 전체 노인진료비의 50%를 쓰고 있는 상황이다. 노인 보건사업은 기본방향은, 그동안 WHO 등에서 통용되고 주장되어 온 활기찬 노화를 바탕으로 하여, 생의 전반에 걸쳐서 건강과 복리를 보호하는 요소를 증가시키고, 주요 질환의 발생 원인과 관련된 위험요소를 줄일 수 있어야 할 것이다. 또한 건강증진, 질병예방 및 비용 효과적이고 공평하며 질적인 장기요양보호 대책을 강조하는 일차보건의료체계를 개발하여야 한다. 뿐만 아니라 교육, 주거 및 고용 등의 사회정책과 연계하여 연속적, 통합적인 시스템을 구축하여야 한다. 의료공급 체계의 개선으로 다양한 노인건강 관련 공공의료공급체계 확보도 필요할 것이다. 이 장에서는 지역사회 보건의 이해를 시작으로, 지역사회 노인보건사업 현황과 향후 과제로 내용을 구성하였다.

1. 지역사회 보건의 이해

1) 지역사회의 정의

지역사회는 '공통의(common)' 또는 친교(fellowship)'를 의미하는 라틴어의 'communite' 또는 'communis'로부터 기원하였다. 지역사회는 주민이 일상생활을 영위하는 사회적 단위로, 사회의 공동이익을 위하여 협조하고 노력하는 사회적 집단이라고 할 수 있다. WHO(1974)는 '지역사회란 지리적 경계 또는 공동 가치와 관심에 의해 구분되는 사회집단으로, 특정 사회구조 내에서 기능하며 규범, 가치, 사회제도를 창출하고 드러낸다'고 하였다(WHO, 2000). 지역사회는 지리적 영역, 사회적 상호작용, 공동의 유대감이라는 세 가지 요소를 가지며, 보건측면에서 보면 다음과 같은 특징이 있다.

① 공동 관심은 "모든 주민의 건강 유지 증진"이다.
② 주민들의 공동 관심인 건강을 보호하기 위해 각자의 행동을 통제하는 법과 규정을 인정한다.
③ 주민들의 건강증진을 위하여 함께 보조를 맞추고 협조한다.
④ 주민들의 공동관심사를 실현하기 위한 협조기관을 설치한다.

2) 지역사회 보건의 개념

보건은 모든 사람이 건강할 수 있는 여건을 보장하기 위한 사회적 욕구를 충족시키는 것이다. 질병예방과 수명연장을 넘어서 구성원 개개인이 고도의 안녕상태에 도달하는 것에 초점을 두고 있다. 지역사회 보건을 위해서는 인적 요소, 물적 요소, 구조적 요소가 갖추어 져야 한다. 인적요소는 지역사회주민과 보건 전문인이다. 보건 전문인은 주민의 건강요구에 맞는 서비스를 제공하는 사람이다. 물적 요소는 보건의료시설과 장비, 재원을 말한다. 구조적 요소는 인력, 시설, 장비, 재정적 요소가 잘 사용될 수 있도록 지역사회 조직의 구조가 현실에 맞게 마련되고 운영되어야 함을 말한다. 즉 지역사회 보건이란, 지역사회주민과 보건서비스 제공자 간 상호작용으로 포괄적 건강을 보존하는 데 목적을 둔 과학으로, 지역사회의 자립적 참여를 통해 건강서비스 제공자와 지역사회 주민 사이의 역동적 과정으로 일어난다. 지역사회보건은 지역사회주민과 지역사회를 최적의 생물학적, 정신적, 사회적, 영적 안녕상태로 이끄는 것이다.

3) 지역사회 보건의 특성

공중보건서비스는 공공성, 공공재화, 접근성, 포괄성, 지속성, 효율성의 특성을 갖는다. 주로 정부조직이나 공공 보건기관을 통해 서비스를 제공함으로써 목적을 달성한다(권영숙 외, 2010).

(1) 공공성과 공공재

지역사회 보건은 공공의료의 성격을 가진다. 정부조직망을 통해 일반 국민을 대상으로 예방 중심 보건사업을 제공한다. 국가, 지방자치단체, 공공 단체가 설립 운영하는 보건의료기관이 국민의 건강을 보호 증진하기 위해 행하는 모든 활동으로 규정하고 있다. 다수의 공중을 대상으로 하는 보건의료서비스, 개인의 편익보다는 사회적 편익을 지향하는 보건의료서비스를 강조한다. 지역사회 보건의 공공성은 민간의료가 미치지 못하는 분야뿐만 아니라 기본적인 보장이 필요한 영역에 역할을 발휘한다. 응급의료, 만성 노인성 질환 관리, 장기요양관리, 지역사회 장애인 보건, 중증 난치성 질환자 관리, 신종 감염병 관리, 비만, 환경보건, 각종 재난 및 테러 예방과 대책 등, 건강 위험요소로부터 주민의 건강을 보호하는 것 등이다.

(2) 공공재화

지역사회를 단위로 하는 지역사회공동의 재산, 즉, 공공재화(public goods)와 같다. 맑은 공기, 안전한 식수, 청정식품생산, 안전한 도로 유지, 감염병 예방 등은 모두 건강한 지역사회의 조건이며, 주민의 적극적인 호응과 참여, 협동으로만 가능한 공공재화이다.

(3) 접근성

지역주민에서 경제적, 지리적, 사회문화적 이유로 인하여 제한을 받아서는 안된다. 의료서비스 이용의 접근이 제한되지 않도록 해야 한다,

(4) 포괄성

공중보건의 예방, 치료, 재활 및 건강증진사업이 상호 조정되고 연속적으로 운영되어야 한다. 일차보건의료, 이차 및 삼차보건의료가 포괄적으로 제공되어야 할 것이다.

(5) 지속성

각 개인에게 제공되는 보건의료는 시간적, 지리적으로 상관을 갖고 적절하게 연계되어 지속성을 갖추어야 한다. 제도적으로 의뢰제도가 확립되어 각 기관간 이송이나 정보제공이 협력적으로

이루어져야 한다.

(6) 효율성

지역사회 노인보건서비스는 목적 달성에 투입되는 자원의 양을 최소화하거나, 일정한 자원의 투입으로 최대의 목적을 달성하는 경제원리가 적용되어 효율성을 높여야 한다. 노인보건에서 장기요양의 문제는 효율성과 관계가 깊다. 시설보다 지역사회재가 프로그램 상대적으로 효율적이라고 보는 견해가 우세하다.

4) 지역사회 사업의 속성과 노인보건에 주는 함의

(1) 사업의 초점은 개인보다 지역사회에 기반을 둔다.

지역사회 노인보건사업은 대상자가 전 지역 주민이며, 목표는 지역사회의 개인, 가족, 집단 등이 자기관리능력을 갖도록 한다. 지역사회보건사업을 노인 개인에게 제공할 경우에도 그 개인은 가족, 조직 및 지역사회와 관련성을 가지고 있음을 이해하고 접근한다(Bullock, McGraw, 2006).

(2) 사업은 지역사회의 요구에 따라 한다.

노인보건사업을 제공하는 보건의료 전문가와 서비스를 제공받는 지역주민이 공동으로 필요성을 가정하고 결정하여 시행한다. 요구에 따른 사업의 내용 또한 보건의료 전문가와 제공을 받는 주민이 함께 사업의 형평성을 고려하여 조정함으로써 지역사회 위주의 사업을 진행한다(Delgado, 2000).

(3) 사업내용은 전반적으로 보편적이다.

지역사회전문가는 주민의 접근방법이나 공중보건에 대해 지식을 갖춘 전문가이다. 지역사회보건사업은 대상자가 환자가 아닌 건강인을 포함하는 것으로 전 지역 주민이기 때문에 어느 한 분야에 대한 깊이 있고 전문적인 사업보다 노인건강과 관련된 여러 분야에 걸친 전반적인 내용을 제공한다.

(4) 과학적 근거에 의한 양질의 사업을 제공한다.

연구활동이나 이론에 근거한 사업을 기획하여 체계적인 운영과 관리를 하며 필요시에는 산학협동을 통해 양질의 사업을 제공하고 계속적인 평가로 발전시킨다.

(5) 건강중심의 통합적 접근이 필요

지역사회 노인보건 사업의 주 대상자는 노인 환자가 아닌 건강인을 포함한 모두, 전 세대이다. 건강의 필요성에 대한 인식이 환자에 비해 낮을 수도 있다. 통합적으로 보건학, 인지행동, 사회환경적 접근 등 다양한 전략을 사용해야 하며, 사업의 내용도 질병 중심이라기 보다 건강, 건강보다 안녕 중심의 사업을 통합적이고 포괄적으로 제공한다. 기관의 편의에 의해 집단적 처치나 일반화된 지식을 일괄적으로 적용하는 전략은 효과를 보기 어렵다.

(6) 사업은 여러 분야의 협력이 필요하다.

지역사회 노인보건사업은 포괄적이며 연속성이 있으며 사업의 주체도 정부, 지자체, 보건소 등 공공에서 주도하는 경우, 사립기관이나 단체 등 민간이 주도하는 경우로 다양하다. 따라서 기관간, 부서간, 다른 인력 간의 협력이 무엇보다 중요하다. 지역사회 노인보건은 전문가 혼자 해결하는 것이 아니라 의사, 영양사, 간호사, 물리치료사 등 타 인력과 협력하고, 다른 부서나 기관의 협력이 필요하기도 하며, 타기관과 의뢰, 연계, 조정, 협력의 역할이 더 중요해 질 경우도 있다 (Carrasquillo와 Chadiha, 2007).

(7) 사업은 비용효과성과 효율성을 고려한다.

노인과 가족의 건강에 대한 요구는 대상자의 특성, 시간, 장소, 상황에 따라 다양하며, 서비스의 종류 및 제공방법 또한 다양하다. 그러나 다양한 대상자의 요구를 일시에 해결할 수 없으므로 대상자와 서비스의 종류 및 방법 등을 비용 효율성을 고려하여 우선순위를 정하여 제공한다 (Kimble, Long, 1998).

(8) 주민의 생활권을 최대한 보장한다.

지역사회 노인보건의 수단과 방법 중 가장 대표적인 가정방문과 클리닉 사업을 적절하게 활용하여 일상생활에 기본을 둔 이용가능성, 접근성, 수용성을 높인다. 서비스 제공을 병원과 시설 중심에서 가장 편안한 환경인 가정이라는 지역사회로 옮겨주어 주민의 생활권을 최대한 보장해 준다(Laverack, 2001).

2. 지역보건의료사업 조직과 지역보건의료계획

1) 보건소

보건소의 업무는 1956년 보건소법 제정에서 시작하여, 1995년 지역보건법으로 개정 후 업무가 약 16개로 정리되었다(지역보건법 제11조)(표 10-1). 노인보건사업에는 세부적으로 노인장기요양시설에의 입소조치, 노인에 대한 건강진단 및 보건교육, 재가 노인복지사업을 하는 자에 대한 지원, 건강진단의 공고, 건강진단 기관의 지정 등을 포함한다. 노인보건사업 영역 외에도 대부분의 보건소 업무는 노인건강과 직간접적으로 연결되어 있다. 2013년부터 보건소 건강증진사업에 대한 국고보조방식은 개별사업단위에서 자율성을 제공한 포괄보조방식인 통합건강증진사업으로 전환되었다.

[표 10-1] 보건소의 업무(지역보건법 제11조)

① 보건소는 해당 지방자치단체의 관할 구역에서 다음 각 호의 기능 및 업무를 수행한다. 〈개정 2016.2.3〉
1. 건강 친화적인 지역사회 여건의 조성
2. 지역보건의료정책의 기획, 조사·연구 및 평가
3. 보건의료인 및 「보건의료기본법」 제3조제4호에 따른 보건의료기관 등에 대한 지도·관리·육성과 국민보건 향상을 위한 지도·관리
4. 보건의료 관련기관·단체, 학교, 직장 등과의 협력체계 구축
5. 지역주민의 건강증진 및 질병예방·관리를 위한 다음 각 목의 지역보건의료서비스의 제공
   가. 국민건강증진·구강건강·영양관리사업 및 보건교육
   나. 감염병의 예방 및 관리
   다. 모성과 영유아의 건강유지·증진
   라. 여성·노인·장애인 등 보건의료 취약계층의 건강유지·증진
   마. 정신건강증진 및 생명존중에 관한 사항
   바. 지역주민에 대한 진료, 건강검진 및 만성질환 등의 질병관리에 관한 사항
   사. 가정 및 사회복지시설 등을 방문하여 행하는 보건의료사업

② 제1항에 따른 보건소 기능 및 업무 등에 관하여 필요한 세부 사항은 대통령령으로 정한다.

2) 보건지소

보건지소는 1981년 『농어촌등보건의료를위한특별조치법』에 의해 공중보건의사를 보건지소장으로 배치하면서 시작되었다, 보건지소는 크게 진료업무, 예방업무, 행정업무로 구분되며, 공중보건의사, 공중보건치과의사, 간호사, 간호조무사, 치위생사 등이 참여하여 수행하고 있다. 업무는 주

로 보건소의 실제적인 보건사업 제공 기관으로 건강증진, 만성퇴행성질환관리와 노인건강사업에 이르기까지 다양한 사업을 수행한다. 도시화가 급속히 진행됨에 따라 특별시 및 광역시 등 도시 지역 보건소의 경우 하부 기관이 없어 취약계층에 대한 효과적인 보건의료서비스 제공에 장벽이 존재한다는 문제의식으로 2007년부터 지속적으로 도시보건지소 설치 사업을 하고 있다. 거동불편 노인, 저소득인구, 장애인 등 취약지역이나 건강취약계층을 대상으로 지역사회자원을 활용한 다양한 건강증진사업을 수행한다.

3) 보건진료소

보건진료소는 당초 인구 500인 이상 5,000인 미만의 의료취약지역을 기준으로 설치하였으나 1987년 이후 인구규모가 하향 조정되어 도서지역은 300인 이상, 육지지역은 500인 이상 지역에 설치할 수 있다. 여러 개의 리, 동을 관할 구역으로 하여 주민의 의료이용에 편리한 장소에 둔다. 보건진료소에는 보건진료 전담 공무원과 필요한 직원을 둘 수 있으며 보건진료소의 설치기준은 보건복지부령으로 정한다. 각 보건진료소마다 운영협의회를 두는데 운영협의회의 위원은 리동 단위에서 1-2명이 선출되며 그 중 1인인 운영협의회장은 군수의 승인을 얻어 무보수로 보건진료소 업무를 관리 운영한다. 또한 마을건강원을 둘 수 있다. 보건진료전담 공무원은 보건복지부장관이 정하는 환자 진료지침에 따라 의료행위 업무, 의료 외의 업무를 수행하며 진료, 진찰, 검사, 환자 이송 등의 서비스도 제공한다.

4) 지역보건의료계획

(1) 지역보건의료계획의 목적

지역실정에 맞는 보건의료사업에 대한 계획을 수립하여 지역주민의 건강에 대한 욕구에 부응하는 지역보건의료사업을 개발하는 것이다. 이를 통해 보건의료서비스와 보건의료 자원의 공급에 있어서 효율성을 증대시키고 지역주민의 건강향상을 도모하게 된다. 1995년 지방자치제가 본격적으로 실시됨에 따라 보건분야에서는 종전의 보건소법을 지역보건법으로 전면 개정하고 전국의 광역 및 지방자치단체들로 하여금 매 4년마다 지역실정에 맞는 지역보건의료계획서를 작성하도록 하였다. 또한 1년 단위의 연차별 시행계획을 수립하며 시행계획과 시행결과를 종합 진단하고 평가하여 지자체에 환류하는 체계를 갖추고 있다. 보건기관에게는 기획능력을 높여주고, 계획을 수립할 때 지역사회 전문가, 관련단체, 지역주민, 의회 등 여러 계층의 주민들의 의견을 반영함으로써 지방자치제의 목표에 맞는 보건행정을 전개할 수 있을 뿐만 아니라 보건의료에 대한 의식을 제고하고 주민의 건강증진에 이바지한다.

(2) 지역보건의료계획의 노인보건사업

제5기 지역보건의료계획의 개별 보건사업으로서의 노인보건사업을 살펴보면, 지역사회 노인에게 적합한 각종 건강증진 프로그램을 개발, 운영하여 노인의 건강향상을 위한 사업들로 구성되어 있다. 노인건강증진 프로그램, 치매예방관리, 치매상담센터 운영, 노인건강검진 등을 포함하고 있으나 지역사회에서 필요한 노인보건 전반을 포괄하기에는 여전히 부족함이 존재한다.

지역보건의료계획에 대한 사업 수행 실적은 각 사업에 대한 교육, 홍보 등을 질적, 양적으로 평가한다. 하지만 실질적 평가항목을 살펴보면 참여율, 등록대상자 등록건수, 사업 횟수 등에 그치고 있는 실정이다.

[표 10-2] 전국 지역보건의료계획(제5기)에서의 노인보건사업 목록

구분	개별 사업	사업 내용
치매	예방 및 인식 개선 사업	교육, 홍보, 치매 홍보 서포터즈 양성 및 운영
	조기검진사업	기초검사-선별검사-정밀검진-원인확진검진
	치매예방등록관리 사업	치매, 고위험군, 정상군으로 등록관리
	지역자원 강화 사업	치매관련 실태조사, 지역주민 및 치매지원 센터 이용자의 요구도, 만족도 조사, 치매지원센터 종사자 전문성 향상교육, 지역자원 간 연계체계 구축 및 운영, 치매 전문자원 봉사단 양성 및 운영
	정보시스템 구축	치매관리사업 홈페이지 운영, 치매 시설정보 온라인 DB 구축 및 운영, 치매 검진, 등록관리 온라인 DB 구축 및 운영, 치매 통합 상담 전화 운영
	저소득층 치매 원인확인 검사 및 치료비 지원	저소득층 치매 진단검사 및 치료비 지원
재가노인	재가노인 통합지원 시스템 구축	지역사회자원 개발 및 관리 : 노인 보건 복지활동 기관, 자원봉사단체 등 지역사회 내 활용가능 자원 실태조사
		보건, 의료, 복지 연계 및 의뢰체계 구축
		방문전문인력 지역담당제 구축(맞춤형 건강관리사업과 연계)
		재가노인의 가정간호서비스 및 의료비 지원
건강증진 사업	건강증진 프로그램	건강증진 프로그램 개발
		건강증진 프로그램 실시
	건강검진	노인건강검진 : 노인질환 중 유병률이 높은 항목 우선 선정 : 심전도, 안저검사, 복부초음파 등
		건강검진사업과의 연계

출처 : 장숙랑. 지역사회 어르신방문건강관리사업 개선방안. 중앙대학교 산학협력단, 서울특별시 복지건강실; 2015.

3. 지역사회 노인보건정책

1) 방문건강관리사업

현재 지역사회에서 이루어지는 노인보건사업 중 대표적인 것이 보건소의 방문건강관리사업이다. 방문건강관리사업은 보건소를 중심으로 보건간호사들이 가정방문을 하여 보건의료서비스를 제공하는 것이다(보건복지부, 2017). 1956년 보건소법이 제정되면서 방문보건사업이 시작되었고 2007년 보건복지부는 '찾아가는 보건소'라는 슬로건을 내걸고 맞춤형 방문건강관리사업을 시작하였다. 전국에 간호사, 물리치료사 등 2,000명 이상의 전문 인력을 충원하여 독거 노인 등 사회적 취약계층을 대상으로 건강관리서비스를 제공한다. 질병예방과 건강증진, 허약(노쇠)예방을 위한 전문적인 간호서비스와 종합적인 보건의료 이용 상담과 안내 등의 서비스를 제공해 왔고 방문건강관리 대상자의 대부분은 노인이다.

기초자치단체나 광역지자체 수준에서 방문건강관리사업을 기획, 시행하기도 하며, 경기도의 독거 노인 방문보건사업이나 서울시의 찾아가는 동주민센터사업 등이 그 예이다. 특히 서울시의 경우, 취약계층 노인에 한정하지 않고 사회복지사와 방문간호사가 함께 보편적인 노인주민에게 방문서비스를 제공함으로써, 분산되고 복잡한 서비스의 효율성과 통합성을 높이고 노인의 문제를 선제적으로 대응하는 것을 가능하게 하였다.

2) 치매관리사업

정부는 치매종합관리대책을 통해 치매위험요인 관리, 치매조기검진사업 확대 및 건강검진사업과의 연계 등을 통한 치매조기발견과 예방 강화, '국가치매등록관리 DB' 구축 및 저소득층 치매환자에 대한 치료관리비 지원 추진 등 종합적·체계적인 치매 치료·관리, 기존의 조직과 인력을 최대한 활용한 중앙-권역-지역별 단위의 전달체계 마련 및 치매 전문 인력양성 등 효과적 치매관리를 위한 인프라 구축, 노인장기요양보험 대상자 확대 및 치매가족지원사업 강화 등 치매환자와 그 가족의 부담 경감, 치매에 대한 올바른 정보제공 및 치매 서포터즈 구성 등 치매에 대한 오해와 부정적 인식 개선을 위한 홍보 강화 등을 주요 지역사회 노인보건사업으로 제시하였다. 국가 또는 지방자치단체는 치매 예방 및 치매 퇴치를 위하여 치매 연구 및 관련 사업을 실시하고, 시·군·구의 보건소에 치매예방 및 치매환자 관리를 위하여 치매상담센터를 설치하도록 법(치매관리법)에 명시하고 있다. 치매안심센터, 치매지원센터 및 치매상담센터는 지역사회 치매예방 및 관리사업에 대한 원활한 수행과 치매노인 등록에 따른 관리 및 이에 필요한 상담·지원 등의 서비스를 제공함으로써 치매노인이 보다 건강한 삶을 누릴 수 있도록 한다(보건복지부, 2015; 보건복지부 2017).

3) 가정간호사업

가정간호는 가정전문간호사가 진료담당의사나 한의사로부터 계속적인 치료가 필요하다고 인정하는 환자를 대상으로, 질병 중심 간호를 제공하는 제도이다. 보건복지부는 의료이용의 편의를 도모하고 의료비 부담을 절감할 수 있는 수요자 중심 보건의료제도 도입의 필요성과 장기입원이나 불필요한 입원으로 인한 의료자원 낭비를 감소하고 자원 활용의 효율성을 제고하기 위한 효율적인 입원대체서비스 도입 요구에 따라 가정간호제도를 실시하였다. 가정간호사업 대상자는 의료기관에서 입원진료 후 조기 퇴원한 환자와 과거 입원 경력이 있고, 재입원이 요구되는 외래 및 응급실 환자 중 다음에 해당되는 자로서 진료담당 의사 또는 한의사가 가정에서 계속적인 치료와 관리가 필요하다고 인정한 경우이다. 의료법 제33조에 의거 의료기관 외에서 행할 수 있는 의료행위의 범위에 가정간호가 포함되어 있고, 가정간호대상자, 업무의 범위, 담당인력 등 가정간호사업의 세부사항은 의료법 시행규칙에 명시되어 있다. 사업 내용으로는 질병 치료, 합병증 예방, 재활 제공으로 기본간호, 치료적 간호, 검사관련 업무, 투약 및 주사, 교육훈련, 상담, 의뢰 등이 있다.

4) 지역사회중심의 노인보건사업

시민단체 등에서 주도하고 있는 노인실명예방 및 개안수술도 지역사회 노인보건사업의 대표적인 사례 중 하나라고 할 수 있다. 안검진사업, 노인종합돌봄사업, 독거 노인을 위한 사업, 자살예방사업, 정신건강증진사업, 지역사회중심재활(Community-based rehabilitation)도 대부분의 대상을 노인으로 하고 있으며 주로 보건소를 중심으로 사업이 이루어지고 있다. 최근 주민참여형 건강증진사업의 일환으로 건강마을사업이나 건강생태계사업 등은 지역사회 노인을 위한, 노인에 의한 건강사업으로 진행하고자 많은 노력을 기울이고 있다.

4. 지역사회 노인보건의 과제

서비스 전달체계는 누구에게 무엇을 주는 일이 어떻게 이루어질 것인가를 결정하는 것이다. 지역사회 안에서 서비스 공급자들 사이에, 그리고 서비스 공급자와 소비자들 사이에 존재하는 조직의 배열을 지칭한다. 지역사회 노인건강증진 서비스의 목표와 전달체계 측면의 과제들을 정리하고자 한다.

1) 지역사회중심의 노인보건정책 마스터플랜

우선 각 지역사회가 주도적으로 노인보건정책 마스터플랜을 마련해야 한다. 건강노인, 기능저하 및 치매노인, 장기요양이 필요한 노인 등 건강수준별 정책의 목표와 정책과제를 설정하고 각각에 대한 사업 시행계획을 마련한다. 이런 작업은 기초자치단체와 광역지자체 수준에서 모두 이루어져야 할 것이다. 노화과정에 따른 건강과 기능 상태는 크게 네 가지 유형으로 나누어 볼 수 있는데, 건강한 노인, 허약 노인, 치매 노인, 임종 노인이다(표 10-3). 각 유형에 적합한 보건정책 목표 설정을 통해 어느 누구도 지역사회 노인보건에서 소외되지 않도록 전 노화과정을 아우르는 포괄적인 틀이 노인보건정책 마스터플랜이라 할 수 있다.

[표 10-3] 고령사회 보건정책의 목표

건강한 노인	허약(노쇠) 노인	치매 노인	임종 노인
허약과 장애의 예방 적극적 사회참여	환경 조정 기능상태 극대화	초과 병적상태 예방 장기요양 보호	소외 방지 선택 극대화 임종의 질

지역사회의 지방정부 관련 부처에서 진행하는 사업들을 서로 연계/통합하는 작업도 필요하다. 뿐만 아니라 중앙정부의 정책 및 사업과 대상자, 지원내용에 대한 사각지대를 면밀히 파악하고 종합적으로 판단하는 것이 필요하다. 노인 보건사업 기본방향은, 그동안 WHO 등에서 통용되고 주장되어 온 활기찬 노화를 바탕으로 하여, 생의 전반에 걸쳐서 건강과 복리를 보호하는 요소를 증가시키고, 주요 질환의 발생 원인과 관련된 위험요소를 줄일 수 있어야 할 것이다. 건강증진, 질병예방에 초점을 맞추고, 비용 효과적이고 공평하며 질적인 장기요양보호 대책을 강조하는 일차보건의료체계를 개발하여야 할 것이다.

보건소, 보건지소, 동주민센터, 노인복지관, 경로당, 민간단체 및 주민자치조직, 일차의료기관과 병원, 장기요양시설 등 지역사회 자원들의 역할 설정을 통한 효율적인 노인보건사업을 기획하는 작업도 필요하다. 역할 설정과 더불어 서비스의 조정, 지속성 또한 지역사회 노인에게 매우 중요하다. 지역사회 노인보건정책의 원칙은 생애과정적으로 접근하고, 모든 건강수준의 노인을 포괄하고, 지역사회 참여형으로 접근하여야 할 것이다. 노인보건사업 운영과 효율 측면에서 중요한 것은 지역사회 최전방에 배치된 전담 인력이다. 질적 서비스 제공을 위한 역량과 지역사회와의 유기적인 소통능력, 타분야와의 열린 업무협조 체계가 관건이 되며 이러한 역할을 하기 위한 적절한 권한이 부여되어야 한다. 노인 개인을 중심으로 한 개별 중재 사업에서 탈피하여 이웃효과, 사회적 지지, 사회자본 향상을 고려한 인구기반 건강결과에 주목하는 지역사회노인보건사업으로 발전이 필요하며, 그에 맞는 모니터링과 평가가 있어야 한다.

2) 건강불평등과 의료자원 지역편중의 개선

사회경제적 건강불평등이 심화되고 있다. 전반적인 사망률의 감소에도 불구하고 자치구 간, 그리고 동간 사망률의 격차는 점차 커지고 있다. 사회경제적 위치가 낮은(저학력, 저소득군) 계층에서 만성질환 유병률이 높고, 흡연, 음주, 비만 등의 건강행태가 전반적으로 나쁘며, 가계의료비 부담으로 필수의료 서비스를 이용하지 못하는 가구가 증가하고 있는 추세이다. 사회경제적 건강격차는 그 자체로 큰 문제가 될 뿐만 아니라 사회전체의 부담이 될 수 있다. 의료수요가 많은 복합적 건강문제를 가진 노인은 본인부담이 버거운 실정이며 경제적인 이유로 의료를 이용하지 못하거나 간병 등 의료이용에 따라 필수적으로 요구되는 외부 지지자원이 부족한 경우가 많아 공공성이 높은 안전망 병원이 확대되어야 한다. 복지서비스와의 연계를 통한 다양한 자원의 지지가 적절하게 마련되어야 한다. 의료 인력과 의료기관 및 상급 병원이 서울시는 다른 시도에 비해 양적으로 풍부하고 과밀하지만, 문제는 고가 의료장비와 같은 의료자원 공급에 사회경제적 분포 격차가 분명하다는 것이다. 따라서 건강격차 해소를 위해서는 출생부터 노년기까지 건강격차가 발생되지 않도록 평생건강관리를 목표로 하고, 격차가 개인간뿐만 아니라 지역간 발생하지 않도록 취약지역에 인력 및 예산을 우선 지원하도록 해야 한다. 건강관리와 격차해소를 위한 가장 적절한 지역단위를 찾아내어 지역적 특성에 맞는 목표설정, 주민밀착형, 주민참여형의 건강관리서비스를 형성해 나가야 할 것이다.

3) 지역보건에서 행정구역이 아닌 '생활권'과 협력

건강환경과 건강생태계를 조성하고 개인의 건강욕구에 대처할 수 있는 자원을 유지하도록 사회환경을 조성하는 것이 중요하다. 지역주민과 지역사회의 건강증진을 위해서 시민과 보건의료복지 자원들간 상호 협력적이고 지속가능한 관계망을 조성하는 것이 중요하다. 자원연계를 통한 지역보건전달체계를 구축하고, 협력을 통한 필수 보건의료서비스 전달체계 구축, 시민참여를 기반으로 한 거버넌스를 구축하기 위해서는 소생활권의 다양한 자원을 발굴하고 소통하며, 참여하고 협력을 유지, 증진하는 활동의 전 과정을 마을단위로 이루어 낼 수 있어야 한다(Yoo et al., 2009). 공공이 시민건강증진을 위해 선도적인 역할을 하기 위해서는 거버넌스 구축과 타분야와의 협력이 필수적이다. 공공보건의료기관과 민간 의료시설 및 민간 자원과 행정 및 복지와의 협력을 통해 지역사회 노인건강증진을 도모하는 것은 매우 중요한 정책 실현 수단이 된다(Zimmerman, 2000).

4) 지역보건기관과 자원 재정비 필요

보건소는 자치구의 건강문제를 모니터링하고 공공보건정책을 주체적으로 수립, 실행하는 핵심적인 보건사업 기관이다. 그러나 환경의 변화와 건강문제의 세분화 및 수요의 다양화, 의료의 전문화 등에 시의적절한 대응과 혁신을 이루어 내지 못하고 문제대응이 나열식이 되었으며, 사업 수행은 분절적으로 이루어졌다는 비판의 목소리가 있다. 노인보건사업은 건강 결정요인의 다차원, 다수준적 특성에 비추어 분절적으로 이루어지기 보다 통합적으로 관리하고 수행되어야 하며 이를 위해 지속적인 노력이 필요하다. 지역사회에서 자발적인 건강역량을 강화하고 효율적인 보건의료자원을 관리 운영하기 위해서는 지역사회 기반의 건강증진 역량을 향상시킬 수 있는 전략사업이 필요하다. 세밀 지역단위의 민관 협력 체계로 보건과 복지의 사각지대를 발굴-지원-해결을 도모하는 방안은 주민주도의 공동체와 생태계 조성이 가능한 방법 중 하나라고 할 수 있다. 보건의료자원의 중복을 최소화하고, 효율적인 방안을 모색하기 위해 보건의료 기관 간의 기능과 역할을 점검하고 기관별, 전문센터별 사업 수행과 서비스 제공을 공급자 입장이 아닌 수요자 입장에서 재조명한다. 자원의 중복이나 이용의 불편이 존재하지 않는지 모니터링하며, 사각지대와 분절이 존재하지 않도록 노력해야 한다. 효과적인 지역노인보건 사업 수행방안에 있어 시설, 장비, 인력, 예산 차원의 자원 현황을 세밀한 지역사회단위로 분석하고 재정비하여 통합적인 공급구조를 갖추는 것이 지역사회 노인보건 전달체계에서 고려해야 할 전략이다.

참고문헌

권영숙, 이명숙, 오진주 등. 원론 지역사회간호학. 서울: 신광출판사; 2010:127-639.

보건복지부. 2017 지역사회통합 건강증진사업 안내(방문건강관리분야). 서울: 보건복지부; 2017

보건복지부. 제2차 저출산·고령사회 기본계획 2011-2015. 각년도.

보건복지부. 치매국가책임제 추진계획 보도자료. 2017.9.15.

서울특별시. 제6기 지역보건의료계획. 서울특별시; 2015.

선우 덕. 노인건강사업 개선방안, 대한보건협회 보건학정합학술대회 발표집. 2017.4.7.

유승현. "지역사회건강증진을 위한 참여." 보건교육·건강증진학회지 2012;29(4):57-66.

이용주, 이주열, 송선우. 핵심건강지표와 서울시 보건소 건강증진사업 내용의 일치성 분석. 보건교육·건강증진학회지 2015;32(2):75-84.

장숙랑. 지역사회 어르신 방문건강관리사업 개선방안, 서울: 중앙대학교 산합협력단, 서울특별시 복지건강실; 2015.

Bullock K, McGraw SA. A community capacity-enhancement approach to breast and cervical cancer screening among older women of color. Health Soc Work 2006;31:16-25.

Carrasquillo O, Chadiha L. Development of community based partnerships in minority aging research. Ethn Dis 2007;17:S3-S5.

Delgado M. Community social work practice in an urban context: The potential of a capacity-enhancement practice. New York, NY: Oxford University Press; 2000:45-51.

Kimble CS, Long ME. Health promotion programs for older adults: a planning and management guide, Chicago: AHA; 1998:22-43.

Laverack G. An identification and interpretation of the organizational aspects of community empowerment. Community Dev J 2001;36(2):134-145.

Manton KG. Changing concepts of morbidity and mortality in the elderly population. Milbank Mem Fund Q Health Soc 1982;60:183-244.

Minkler M. Community organizing and community building for health. New Brunswick, NJ: Rutgers University Press; 2005:1-33.

Wang-Letzkus M, Washington G, Calvillo E, Anderson N. Using culturally competent community-based participatory research with older diabetic Chinese Americans: lessons learned. J Transcult Nurs 2012;23(3):255-261.

WHO. A conceptual frame work for action on the social determinants of health 2000;1-12.

Yoo S, Butler J, Elia T, Goodman R. The 6-step model for community empowerment: revisited in public housing communities for low-income senior citizens. Health Promot Pract 2009;10(2):262-275.

Zimmerman MA. Empowerment theory: psychological, organizational and community levels of analysis. In: Rappaport J, Seidman E (eds). Handbook of community psychology. New York: Academic/Plenum; 2000:43-63.

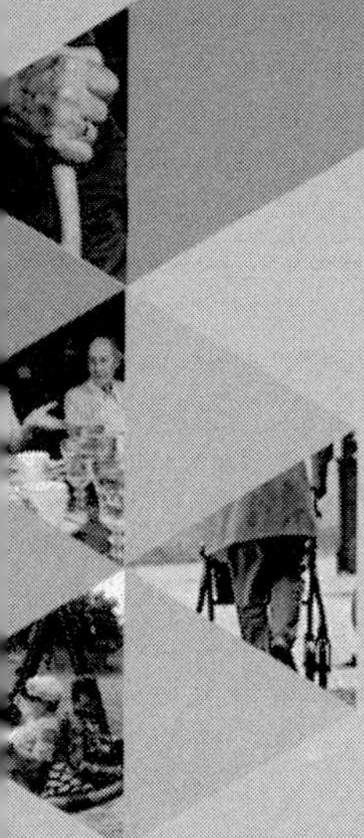

제 11 장

의료보장

서 영 준

1. 의료보장의 개념

의료보장제도는 사회보장제도의 하나로써 질병으로 인한 경제적 어려움을 완화하고 치료를 위한 의료비를 보장해주는 개념이다. 최근에는 암, 고혈압, 당뇨병 등 만성질환의 급증으로 질병구조가 변화되고, 국민들의 의료이용 양상도 변화함에 따라 질병의 치료뿐만 아니라 예방, 건강증진까지 포함하는 넓은 개념으로 확장되었다.

2. 의료보장제도의 역사

의료보장제도는 1883년에 독일이 전 세계에서 가장 먼저 시작했으며, 영국의 경우에는 1912년에 사회보험방식의 국민건강보험제도(NHI)를 실시했으나, 그 후 1948년에 조세를 통해 재원을 조달하는 국가보건서비스제도(NHS)로 전환하였다. 다른 나라들도 각국의 여건에 맞추어 국가보건서비스 방식(National Health Services)이나 사회보험(National Health Insurance) 방식 등 다양한 형태로 의료보장제도를 도입하였다.

미국의 경우 선진국 중 유일하게 전국민 대상 의료보장제도가 없는 나라로, 1935년 사회보장법 제정을 통해 노인과 장애인을 대상으로 한 의료보험인 메디케어(Medicare)와 저소득층을 위한 메디케이드(Medicaid)와 같은 공적 의료보장제도를 도입하였다. 나머지 다수의 계층은 민간보험을 통해 의료문제를 해결하고 있으나 높은 보험료와 진료비로 인한 부담이 커 사회적으로 문제가 되고 있는 실정이다.

3. 의료보장제도의 원칙

의료보장제도는 주로 현물급여(의료서비스)로 제공되므로 여타의 사회보장제도와는 다른 여러 가지 특성을 가진다. 다음은 의료보장제도를 운영하는데 필요한 원칙들이다(이규식, 2016).

1) 적용대상의 보편성 원칙(universal coverage)

한 국가에 거주하는 모든 사람은 의료보장의 혜택을 받아야 한다. 외국인이라 하더라도 그 나라에 취업하여 세금을 내면 의료보장의 혜택을 받도록 해야 한다.

2) 제공되는 서비스의 포괄성 원칙(comprehensive services)

환자에게 안전성과 유효성이 입증된 의료서비스는 최대한 보장되어야 한다. 그 과정에서 고가의 신의료기술이 무분별하게 도입되어 의료보험의 재정 건전성에 악영향을 미칠 수 있으므로 엄격한 임상적 효과성과 경제성 평가를 거쳐 적정 범위에서 도입되도록 조절해야 한다.

3) 제공되는 의료서비스 수준의 적정화 원칙(appropriate level of services)

의료보장제도를 통하여 제공되는 서비스는 과잉, 과소진료를 피하고 환자의 질병 중증도를 감안하여 최적의 진료서비스를 제공해야 한다. 질병치료와 직접 관련 없는 특별진료나 특실 등의 부가적인 서비스는 전액 본인부담으로 하여 질병치료 본연의 기능을 수행하는데 보험재정이 사용되도록 주의를 기울여야 한다.

4) 재정의 공정성(fairness of financing)과 운영의 효율성(efficiency)

의료보장제도의 운영에 필요한 재원은 공정한 기준에 따른 세금 또는 보험료의 부과에 의해 조달되어야 하며, 동시에 확보된 재원은 적정한 기준에 따른 진료비 지불제도에 의해 비효율적인 낭비를 막고 최소 비용으로 최대의 효과를 달성하도록 운영되어야 한다.

4. 의료보장제도의 유형

의료보장제도는 각 나라의 고유한 역사와 전통, 그리고 정치, 경제 및 사회문화적 배경을 기반으로 만들어지기 때문에 다양한 분류방식이 존재할 수 있지만, 일반적으로 경제협력개발기구(OECD)에서 의료보장제도의 유형을 분류하는 방식을 가장 많이 사용하고 있다.

OECD에서는 의료보장제도를 재원조달방식에 따라 ① 사회보험료를 주된 재원으로 하는 사회보험형태의 국민건강보험제도(National Health Insurance : NHI), ② 조세를 주된 재원으로 하는 국가보건서비스제도(National Health Service : NHS), ③ 민간보험료를 주된 재원으로 하는 민간의료보험제도(Private Health Insurance : PHI)로 구분하고 있다(전국대학보건학교육협의회, 2012).

1) 국가보건서비스 제도

국가보건서비스제도(National Health Service: NHS)는 조세방식에 의해 재원을 마련하여 모든 국민들에게 거의 무료로 의료서비스를 제공하는 방식이다. 일명 비버리지(Beveridge)형 제도 또는 조세형 제도라고도 하며, 대표적 국가로는 영국, 이탈리아, 스웨덴, 덴마크 등이 있다.

재원은 주로 중앙정부의 일반 재정으로 조달하지만, 스웨덴, 덴마크와 같은 국가에서는 지방정부의 재정으로 조달하며, 이 외에도 사회보험료와 기타 재원을 통해 일부 충당하기도 한다. 의료보장의 주된 재원을 중앙정부의 일반 재정으로 조달하는 국가를 NHS형 국가, 지방정부의 일반 재정에서 조달하는 국가를 RHS(Regional Health Service)형 국가로 세분하는데 스웨덴, 덴마크 등이 RHS형에 해당된다(이규식, 2016).

의료서비스의 공급은 병원의 경우 중앙과 지방정부의 소유 하에 두고 총액예산제를 통해 직접 서비스를 제공하고 있으며, 개업의는 월급제나 인두제 지불방식을 통해 정부의 통제 하에 의료서비스를 제공하도록 하고 있다.

NHS형 제도의 장점은 국가가 직접 보건의료 자원과 재원을 배분하고 관리하기 때문에 의료이용의 형평성을 높이는데 유리하며, 국민의료비와 관리운영비의 지출 수준이 NHI형 제도에 비해 상대적으로 낮은 것으로 평가된다. 반면, 낮은 본인부담수준으로 인해 의료이용 시 도덕적 해이(moral hazard)가 발생할 가능성이 높으며, 긴 대기기간, 관료화에 따른 운영의 비효율성, 의료의 질이 저하될 가능성 등이 단점으로 지적되고 있다.

2) 국민건강보험제도

국민건강보험제도(National Health Insurance, NHI)는 정부기관이 아닌 보험자가 사회보험료를 통해 재원을 조달하여 의료를 보장하는 방식이다. 독일의 수상이었던 비스마르크(Bismark)가 최초로 도입하여 '비스마르크 방식'이라고도 하며, 우리나라를 비롯하여 독일, 일본, 프랑스, 네덜란드 등이 이 제도를 채택하고 있다.

이 방식은 다수의 가입자들이 모여 보험료를 납부하고, 확률계산을 통해 가입자 전체로 위험을 분산시키는 보험의 원리를 기반으로 하고 있다. 다만 보험료의 부담 능력이 없는 사람들에 대해서는 공공부조 방식으로 의료를 보장해주는 보완책도 병행하고 있다.

의료서비스의 공급은 보험자가 계약한 의료기관을 통해 이루어지는 것이 일반적이며, 드물게는 보험자가 소유한 병원이나 고용 의사에 의해 직접 의료서비스를 제공하는 경우도 있다. 우리나라는 경기도 고양시에 보험자 직영병원인 국민건강보험공단 일산병원이 있다.

NHI 방식은 조세형 방식에 비해 의료공급자의 자율성이 상대적으로 크고, 의료서비스의 질적 수준이나 보험가입자의 만족도가 높은 장점이 있는 반면, 전체적인 의료비 부담과 본인부담률이 상대적으로 높은 점이 단점으로 지적된다.

3) 민간의료보험제도

민간의료보험제도(Private Health Insurance : PHI)는 국민들을 영리형 또는 비영리형 민간보험회사에 가입하도록 해서 각 개인의 필요와 능력에 따라 의료문제를 해결하게 하는 방식이다.

대표적인 국가는 미국이며, 노인과 장애인을 위한 메디케어(Medicare), 저소득층을 위한 메이케이드(Medicaid) 등 공적 의료보장제도가 존재하나, 나머지 대다수의 국민들은 HMO (Health Maintenance Organization), PPO (Preferred Provider Organization), Blue Cross, Blue Shield 및 상업보험회사에 가입하여 의료문제를 개인적으로 해결하고 있다. 민영의료보험회사의 보험료는 매우 높은 수준이어서 약 10%에 가까운 국민들이 의료보험이 없는 의료의 사각지대에 놓여있는 실정이다.

이 방식은 소비자의 선택권을 최대한으로 보장하고 양질의 고급의료를 누릴 수 있다는 장점에 비해, 개인의 소득수준에 따라 의료서비스의 혜택이 크게 달라져 사회계층간 의료이용의 불평등 현상을 심화시킬 뿐만 아니라 국민의료비의 지출 수준이 매우 높아지는 단점이 있다.

5. 진료비 산정 및 보수지불방식

의료기관이 제공한 의료서비스에 대해 국가, 보험자 또는 환자 본인이 지불하는 진료비 지불방식은 다음과 같이 일곱 가지로 나누어 설명할 수 있다(전국대학보건학교육협의회, 2012).

1) 진료행위별 수가제

진료행위별 수가제(fee-for-service)는 진료에 사용된 약제 또는 재료비는 별도로 산정하고, 의료인이 제공한 진료행위에 대해서는 개별적으로 일정한 값을 정해 지급하는 제도이다.

이 제도는 의료공급자가 많은 진료행위를 할수록 수입이 증가하기 때문에 과잉진료할 가능성이 높으며, 예방보다 치료에 치중하게 되어 국민의료비 증가의 요인이 된다. 그러나 한편으로 의료인의 전문성과 자율성이 보장되고, 첨단과학기술을 바탕으로 고급의료서비스의 개발을 촉진하게 되는 장점도 있다.

2) 인두제

인두제(capitation system)는 개별 의료인에게 등록된 주민 수에 일정 금액을 곱해서 의료인 측에 지급하는 것으로, 환자가 주치의 역할을 할 의사를 선택하여 등록을 마치면 의사는 진료서비스 이용 여부에 상관없이 등록된 환자 전체에 대한 일정 금액을 보험자로부터 받게 된다.

인두제는 보험자 측에서는 사전에 지출비용을 예상할 수 있어 제도 운영이 간편해지는 한편, 의료공급자는 일정 수입이 확보되어 안정적 기관운영이 가능해지며, 예방의료, 공중보건 등에 노력을 기울이게 되고, 가능한 적은 처방으로 환자들을 진료하게 되어 국민의료비가 감소되는 효과를 기대할 수 있다. 그러나 과소진료의 우려가 있고 적극적인 첨단 치료에 대한 경제적 인센티브가 없어 의학기술의 발달이 늦어질 수 있다.

3) 봉급제

봉급제(salary system)는 의료인들에게 각자의 근무경력, 기술수준, 근무하는 의료기관의 종별 및 직책에 따라 일정한 급료를 지급하는 방법이다.

봉급제 의사들은 행위별 수가제하의 의료인에 비해 과잉진료를 할 유인이 적어 국민의료비의 절감에는 도움이 되나, 관료화나 적당주의에 빠질 우려가 있고 의료의 질이 낮아질 가능성도 있다. 이를 보완하기 위해 개인별 성과급제를 도입하여 일정 수준 이상의 진료수입을 올리는 의사에게는 추가로 인센티브를 부여하기도 하나, 지나친 성과급제는 의사들로 하여금 과잉진료를 유발하는 부작용이 발생하기도 한다.

4) 포괄수가제

포괄수가제(case payment system)는 질병군(또는 환자군)별로 미리 책정된 일정액의 진료비를 지급하는 제도이다. 이 제도는 의사들로 하여금 불필요한 과잉진료를 억제하고 적정진료를 하도록 유도하는 기능이 있으나, 한편으로 과소진료의 부작용이 발생할 수도 있다. 질병군 분류에는 미국에서 개발된 DRGs (Diagnosis Related Groups)를 각 나라의 실정에 맞게 변형하여 사용하는 경우가 많다.

5) 총액계약제

총액계약제(global budget)는 보험자측과 의사협회나 병원협회 등의 의료공급자 단체가 연간 진료비를 총액으로 계약하는 것이다. 의료공급자 단체와 보험자의 협상에 의해 전체 예산의 크기가 결정되고, 전체 예산을 개별공급자에게 어떤 방식으로 배분할지는 공급자 단체가 책임지게 된다.

6) 일당진료비 지불방식

일당진료비 지불방식(payment per all inclusive day)은 일당진료비 액수를 보험자와 병원이 사전 협상하여 결정하는데, 매년 재협상이 가능하다. 이 제도 하에서 병원 측은 장기입원을 유도하려는 경향이 생기고, 서비스의 양을 줄이거나 저질의 약제를 사용할 우려가 있다. 우리나라에서는 노인요양병원에 이 제도가 적용되고 있다.

7) 합정예산 지불방식

합정예산 지불방식(payment by budget)은 보험자나 국가가 직접 운영하는 공공병원의 예산을 미리 설정하는 방식으로써, 병원은 제한된 예산을 가장 효율적으로 사용하기 위한 노력을 해야 한다. 그러나 한편으로는 병원이 법과 규정의 범위내에서 경직된 예산 운영을 할 우려도 있으므로, 성과에 따른 예산의 차등 배분이나 인센티브제를 병행할 필요가 있다.

6. 진료비 본인 일부부담제

의료보험제도는 의료공급자의 수익 증대를 위한 과잉진료 욕구나 소비자의 도덕적 해이로 인한 과잉수진이 발생할 가능성이 있다. 이로 인한 의료비의 증가는 보험재정의 안정을 위협하는 원인이 될 수 있으므로 진료비의 일부를 환자 본인이 부담하게 함으로써 불필요한 의료비용을 감소시켜 의료비의 증가를 억제할 필요가 있다. 아래는 진료비를 본인에게 일부 부담하게 하는 방식을 열거한 것이다(전국대학보건학교육협의회, 2012)

1) 정률부담제

보험자가 진료비의 일정비율만 지불하고 나머지 부분은 환자가 부담하는 방식이다.

2) 정액부담제

의료서비스 이용 건당 미리 정해진 일정액만 환자가 부담하고 나머지는 보험자가 지불하는 방법이다.

3) 정액수혜제

의료서비스 건당 일정액만 보험자가 부담하고 나머지는 환자가 모두 지불하는 방식으로 정액부담제보다 환자의 부담이 더 큰 방식이다.

4) 일정금액 공제제

의료비가 일정 수준에 이르기 전에는 모두 환자 본인 부담으로 공제하고, 일정 수준을 넘어서는 부분에서부터 보험급여가 시작되는 방식이다. 공제액은 개인 또는 세대 단위로 적용할 수 있고, 소득역진성을 방지하기 위해 소득수준별로 공제액을 차등 적용할 수 있다.

5) 급여상한제

의료보험에서 지급하는 보험급여의 상한액을 정하여 그 이상을 초과하는 비용에 대해서는 전액 또는 상당액을 본인이 부담하게 하여 의료서비스의 이용을 억제하는 방식이다.

6) 급여제한제

일상생활에 지장이 없는 가벼운 신체적 장애나, 의학적 필요성이 인정되지 않는 고급 의료를 이용하는 경우에는 보험급여를 제한하는 방법이다.

7. 우리나라의 의료보장제도

우리나라에서 시행하고 있는 의료보장제도는 보건복지부가 관장하는 건강보험, 장기요양보험, 의료급여제도, 고용노동부가 관장하는 산업재해보상보험, 기획재정부와 국토해양부가 관장하는 자동차보험 등이 있다. 본 장에서는 보건복지부가 관장하는 국민건강보험제도를 중심으로 역사와 운영방식을 살펴보기로 한다.

1) 건강보험의 목적

국민건강보험법에서는 건강보험의 목적을 '국민의 질병, 부상에 대한 예방, 진단, 치료, 재활과 출산, 사망 및 건강증진에 대하여 보험급여를 실시함으로써 국민보건 향상 및 사회보장 증진에 기여함을 목적으로 한다'고 규정하고 있다(국민건강보험법 제1조).

2) 건강보험과 민간보험의 차이점

우리나라는 강제형 사회보험방식으로 건강보험을 운영하고 있으며 민간보험과의 차이점을 살펴보면 [표 11-1]과 같다.

[표 11-1] 사회보험과 민간보험의 비교

구분	사회보험	민간보험
제도의 목적	기본적 수준 보장	개인적 필요에 따른 보장
보험가입방식	강제가입	임의가입
부양성	국가 또는 사회 부양	없음
독점/경쟁	정부 및 공공기관 독점	자유경쟁
적용대상	질병, 부상, 분만, 산재, 노령, 실업, 폐질 등	발생위험률을 알 수 있는 모든 위험
수급권	법적 수급권	계약적 수급권
재원부담	능력비례 부담	능력무관(동액부담)
보험료 부담방식	주로 정률제	주로 정액제
보험급여	균등급여	차등급여(기여비례 보상)
보험급여의 종류	현물급여, 현금급여	현금지급원칙
보험자의 위험선택	할 수 없음	할 수 있음
성격	집단보험	개별보험

출처 : 문옥륜 등. 건강보장론. 서울: 신광출판사; 2004.

3) 우리나라 건강보험의 역사

1977년 첫 공적 의료보험인 직장의료보험이 실시된 이후 12년 만인 1988년에 전국민을 대상으로 하는 의료보장제도가 정착된 것은 세계에서 유례를 찾을 수 없는 성공적인 사례로 평가받고 있다. 이에 따라 적용대상도 빠르게 확대되었는데 1977년 7월 당시 의료보험의 적용대상자는 320만명으로 전국민의 8.8%에 불과하였으나, 1990년에는 저소득층을 위한 의료급여 대상자를 제외하고도 4,018만명으로 늘어나 전체 인구의 93.7%로 확대되었고, 2000년 건강보험 통합 이후에는 96~97% 수준을 유지하여 사실상의 전국민 의료보장이 되고 있다(표 11-2).

[표 11-2] 건강보험 적용인구 현황 (단위 : 천 명, %)

구 분		1977년	1990년	1995년	2000년	2005년	2010년	2015년	2016년
의료보장		5,296	44,110	45,429	47,466	49,154	50,581	52,034	52,273
건강보험		3,200	40,180	44,016	45,896	47,392	48,907	50,490	50,763
직장	적용인구	3,140	20,759	21,559	22,404	27,233	32,384	36,225	36,675
	부양률(명)	1.65	2.19	2.01	2.08	1.79	1.54	1.30	1.24
지역	가입자	–	19,421	22,457	23,492	20,159	15,523	14,265	14,089
	부양률(명)	–	2.46	2.11	1.86	1.40	1.19	1.01	0.99
의료급여		2,095	3,930	1,413	1,570	1,762	1,674	1,544	1,509
사업장(개소)		7,523	122,923	169,825	222,859	617,234	1,004,557	1,465,354	1,573,176

주 : 1977~1980년 건강보험 합계에는 임의지역 가입자가 포함되어 있음
출처 : 국민건강보험공단. 2016 건강보험 통계연보; 2017.

4) 국민건강보험의 원칙

우리나라의 국민건강보험은 아래와 같은 다섯 가지 원칙을 바탕으로 운영되고 있다(전국대학보건학교육협의회, 2012)

(1) 강제적용

일정한 법적 요건이 충족되면 본인의 의사에 관계없이 법률에 의해 강제로 가입된다.

(2) 단기보험

한 회계년도를 기준으로 수입과 지출을 예정하여 보험료를 계산하며, 지급조건과 지급액도 보험료 납입기간과 상관이 없고 지급기간이 단기이다.

(3) 부담능력에 따른 보험료 차등 부담

보험료는 소득수준 등 개인의 경제적 부담 능력에 따라 차등 부담한다.

(4) 보험급여의 균등한 수혜

개인이 부담한 보험료 수준에 관계없이 의료서비스 필요여부에 따라 관계법령에 의해 균등하게 보험급여를 받는다.

(5) 보험료 부담 · 징수의 강제성

피보험자는 보험료 납부의 의무가 있으며, 보험자, 즉 국민건강보험공단은 보험료를 강제로 징수할 권한을 가진다.

5) 관리운영 구조 및 기관

국민건강보험은 보험가입자인 국민, 의료공급자인 요양기관, 보험자인 국민건강보험공단과 건강보험심사평가원, 그리고 보험정책 수립 및 관리감독기관인 보건복지부에 의해 운영되고 있다. 의료수요자인 국민은 국민건강보험의 의무가입대상자(의료급여대상자 제외)로 국민건강보험공단에 보험료를 납부하고 보험급여를 제공받는다. 의료공급자인 요양기관은 가입자에게 의료서비스를 제공하고 요양급여비용을 건강보험심사평가원에 청구하여, 국민건강보험공단으로부터 요양급여비용을 지급받는다.

그림 11-1 국민건강보험 관리운영구조

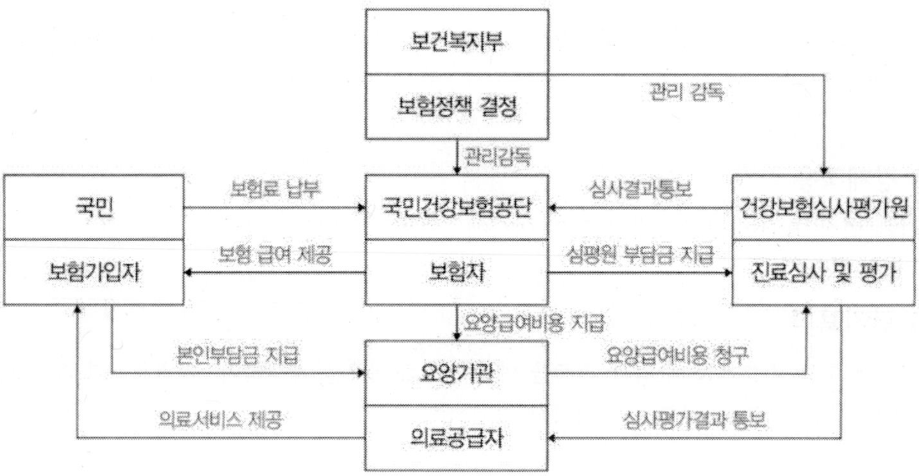

그리고 보험자인 국민건강보험공단은 가입자 자격관리, 보험료의 부과・징수, 보험 급여비용의 지급, 예방 및 건강검진 등의 업무를 수행하며, 심사기구인 건강보험심사평가원은 요양기관이 청구한 요양급여비용을 심사하고 요양급여의 적정성을 평가하는 역할을 담당하고 있다. 보건복지부는 정부의 주무부처로 국민건강보험사업을 주관하며 건강보험관련 정책을 결정하고 건강보험 업무전반을 관리 감독하고 있다.

6) 운영 현황

(1) 적용체계

사회보험방식에 의해 운영되고 있는 우리나라 건강보험은 1인 이상 사업장에 근무하는 직장가입자와 비임금소득자를 대상으로 한 지역가입자로 나뉜다.

(2) 재원

국민건강보험의 운영 재원은 가입자 및 사용자로부터 징수한 보험료와 국고 및 건강증진기금 등 정부지원금으로 구성된다.

(3) 급여의 종류

건강보험에서 보험급여의 종류는 보는 시각에 따라 다르게 분류된다. 가장 보편적으로는 급여의 기능에 따른 분류가 있다. 그 외에도 급여의 형태가 현금이냐 의료서비스냐에 따라 구분하는 경우와 건강보험법에 규정된 급여인지 여부에 따른 분류가 있다. 이를 정리하면 다음과 같다(이규식, 2016).

① 기능에 따른 건강보험급여
- ㉠ 상병수당 : 현금급여
- ㉡ 의료급여 : 요양급여(분만급여 포함) – 서비스급여
  요양비(분만비 포함) – 현금급여
  건강검진 – 서비스급여
  본인부담액 보상금 – 현금급여
- ㉢ 장제급여 : 장제비 – 현금급여

② 형태에 따른 건강보험급여
- ㉠ 현금급여 : 상병수당, 요양비, 본인부담액 보상금, 장제비

㉡ 서비스급여 : 요양급여(약제급여 및 분만급여 포함), 건강검진

③ 법규에 따른 건강보험급여

㉠ 법정급여 : 요양급여(약제급여 포함), 요양비, 본인부담액 보상금, 건강검진, 장애인에 대한 특례(보장구 급여)

㉡ 부가급여 : 장제비, 상병수당

7) 건강보험의 수가결정

진료수가란 국민건강보험공단(이하 보험공단)이 의료서비스 제공자에게 보험에서 인정한 서비스를 제공했을 때 그 대가로 지급하는 비용이다. 진료수가는 보험공단이 지급하는 급여비와 환자 본인부담금의 합계로 구성되는데, 현재의 진료수가는 아래 [표 11-3]에서 제시한 것과 같이 진료 행위별 상대가치점수와 환산지수라는 두 요소에 의료기관 종별가산율을 곱하여 산출한다.

[표 11-3] 건강보험수가의 결정 기준

◇ 진료수가 = 상대가치점수(점) × 환산지수(원/점) × (1 + 종별가산율(%))

- **상대가치점수** : 의료행위에 대한 상대적 가치를 점수로 표시한 것으로, 요양급여에 드는 업무량, 자원의 양, 위험도를 감안하여 결정
- **환산지수** : 상대가치점수당 단가로서, 요양기관 유형별 계약에 의해 결정
  * 요양기관 유형: 병원, 의원, 치과, 한방, 약국, 보건기관, 조산원
  * 2017년 요양기관 유형별 환산지수
  : 병원 72.3, 의원 79.0, 치과 80.9, 한방 80.0, 약국 80.1, 보건기관 77.1, 조산원 121.4
- **종별가산율** : 상급종합병원 30%, 종합병원 25%, 병원 20%, 의원 15%

8. 의료급여

1) 제도 개요

의료급여제도란 국민보건의 향상과 사회복지의 증진을 위해 생활이 어려운 자에게 무료 또는 저렴하게 의료급여를 실시하는 제도이다. 구체적으로 의료수급권자의 질병 · 부상 · 출산 등에 대한 진찰 · 검사, 약제 · 치료 재료의 지급, 처치 · 수술과 그 밖의 치료, 예방, 재활, 입원, 간호, 이송과 기타 의료목적의 달성을 위한 조치를 그 내용으로 한다(의료급여법 제7조 제1항).

2) 운영 현황

(1) 대상자

① **1종 수급권자** : 국민기초생활보장수급권자 중 근로 무능력 세대, 타법 적용자

② **2종 수급권자** : 국민기초생활보장수급권자(근로 능력 세대)

(2) 재원 : 의료급여기금(국고보조금, 지방자치단체의 출연금으로 구성)

① **광역시** : 국고 80%, 지방비 20% 부담

② **서울특별시** : 국고 50%, 지방비 50% 부담

③ **도** : 도 14~16%, 시 6%, 군 4% 부담

(3) 각 시・도는 월별 예탁금을 국민건강보험공단에 예탁하고 공단은 심사평가원의 심사결과에 따라 의료급여 비용을 지급한다.

9. 건강보험의 향후 과제

이상과 같은 건강보험의 역사와 성과를 바탕으로 향후 저출산, 고령화 시대에도 건강보험이 지속가능하기 위해 대비해야 할 과제들을 정리하면 다음과 같다(보건복지부, 2017).

1) 저출산 고령화 대비 재정적 지속 가능성 확보

현재와 같은 세계 최고 수준의 저출산, 고령화 속도가 계속될 경우 우리나라 건강보험의 재정은 심각한 위기를 맞을 것으로 예측되고 있다. 국민의 안전한 생활에 필수적인 건강보험, 고용보험, 산재보험, 연금보험 등의 4대 보험제도는 현재와 같은 저출산 고령화를 예측하지 못한 채 설계되어 그 충격에 취약한 상태이며, 특히 건강보험과 장기요양보험은 다른 사회보험에 비하여 더욱 저출산, 고령화의 충격에 취약하다.

현재 우리나라의 노인진료비는 2005년 6.1조원에서 2015년 22.2조원으로 약 3.7배가 되었고, 전체 건강보험 진료비에서 차지하는 비중도 2005년 24.4%에서 2015년 37.8%로 높아졌다(표 11-4). 이처럼 노인진료비의 빠른 증가에 급속한 노인인구의 증가가 추가되면 건강보험의 재정은 더욱 악화될 것으로 예상된다. 이에 대한 대비책을 다음의 네 가지로 요약할 수 있다.

[표 11-4] 노인인구와 의료비 비율 (단위 : %)

구분	1999	2000	2003	2005	2007	2009	2011	2015
노인인구비율	6.3	6.6	7.5	8.3	9.2	9.9	10.5	12.3
노인의료비 비율	17.0	17.5	21.2	24.4	28.2	31.4	34.4	37.8

주 : 노인인구비율은 연도말 기준임.
출처 : 국민건강보험공단. 건강보험통계연보. 1999-2016.

첫째, 현재 세계 최고수준의 저출산 상태를 극복하기 위한 획기적인 대책이 필요하다. 구체적으로 청년 일자리 창출, 젊은 부부가 경제적, 사회적 부담없이 결혼, 출산, 육아가 가능하도록 지원하는 사회문화적 환경 조성, 법적 결혼에 한해서만 주어지는 각종 제도적 혜택을 모든 동거자들에게도 부여하는 결혼제도의 획기적인 개선 등이 적극 검토되어야 할 것이다.

둘째, 2015년 현재 우리 국민의 기대수명은 82세이나 건강수명은 73세인데, 이는 평균적으로 약 9년 동안 건강하지 않은 노년을 보내고 있음을 의미하며 건강보험의 재정에도 악영향을 미치게 된다. 따라서 건강수명을 더욱 늘리기 위해서는 예방, 건강증진 사업의 확대가 필요한데, 구체적으로 건강검진의 내실화, 개인 맞춤형 건강정보 제공, 노인운동교실의 활성화, 노인 대상 만성질환관리사업의 내실화 등을 적극 추진할 필요가 있다.

셋째, 새로운 재정확충방안을 마련하여야 한다. 현재 국민건강보험과 장기요양보험의 주요 재원은 보험료와 정부지원금, 담배세로 구성되어 있는데, 향후 보험료의 지속적인 인상, 정부지원금의 확대, 술, 담배 등 건강위해요인에 대한 부담금 인상 등 다양한 재원 창출방안이 검토되어야 할 것이다.

넷째, 현재 1년 단위로 수입과 지출이 결정되는 단기보험 방식을 보완하여 다년간의 재정수지 추계를 바탕으로 미래의 지출을 예측하고 그에 따른 적립금을 비축하는 등 중장기적인 보험재정 운용방안을 설계해 나가야 할 것이다.

2) 보장성 강화 및 비급여 관리체계 구축

OECD 국가들의 평균 건강보장률은 80% 수준인데 비해 우리나라는 아직 63% 내외 수준에 머물고 있어 국민들이 부담해야 할 의료비는 선진국에 비해 아직 높은 수준이다. 이에 정부에서는 보장성 강화를 위해 꾸준히 노력해 오고 있으나 한편으로 비급여 서비스도 지속적으로 늘어나 보장률은 정체 상태에 머물러 있는 실정이다. 그 원인은 크게 두 가지로 나누어 볼 수 있는데, 하나는 OECD 국가들에 비해 상대적으로 보험료율이 낮아 보장률 확대를 위한 재원 마련에 어려움이 있고, 또 하나는 비급여 서비스가 계속 늘어나고 있다는 점이다. 따라서 향후 건강보험의 보장성 강화를 위해 적절한 수준으로의 보험료 인상과 비급여의 합리적 관리가 병행되어야 할 것이다.

현재 추진 중이거나 향후 추진되어야 할 비급여 관리방안으로는 적정부담 적정급여, 비급여 진료비용 공개, 비급여 진료의 표준화 및 급여화, 비급여 진료비 분석, 급여 및 심사기준의 정비, 모든 비급여를 포함한 포괄수가제의 실시, 선별급여 방식에 의한 급여화 등이 논의되고 있다.

3) 건강수명 향상을 위한 예방 및 건강증진사업 확대

앞서 언급한 바와 같이 우리 국민의 기대여명은 82세이나 건강수명은 73세로 많은 국민이 질병 없는 건강한 노후를 보내지 못하고 있는 실정이다. 이는 우리나라 국민의 의료이용률이 OECD 평균을 크게 웃돌고 있는 데서도 알 수 있다(표 11-5).

[표 11-5] 국민 1인당 의료기관 평균 방문일수 현황 (단위 : 일)

구 분	1977년	1980년	1990년	2000년	2010년	2016년
입내원일수	0.8	4.9	8.2	11.6	18.6	20.2
입 원	0.1	0.4	0.6	0.9	2.1	2.8
외 래	0.7	4.6	7.3	10.8	16.4	17.4

주 : 입내원일수는 입원일수와 외래방문일수를 합산(약국 제외).
출처 : 국민건강보험공단. 2016 건강보험 통계연보. 2017.

건강은 질병이 발생한 후 치료하는 것보다 평소의 예방 및 관리가 더욱 중요하다는 것은 이미 잘 알려진 사실이기에 정부는 국민건강증진종합계획을 통해 전 국민의 건강한 생활습관 향상과 고혈압, 당뇨 등 만성질환 관리를 위한 다양한 정책들을 시행하고 있다. 국민건강보험공단이 주관하고 있는 대표적인 건강증진사업으로는 매년 약 1조원 이상의 예산을 들여 운영하는 국가건강검진사업이 있는데, 이 사업을 통해 암 및 만성질환의 조기발견치료, 관리 등으로 사망률 감소 및 생존률 향상의 효과를 거두고 있다.

질병의 조기발견 및 관리보다 더욱 중요한 것은 사전 예방인데, 이를 위해 근거중심의 건강정보 제공, 수요자 중심의 건강관리 인센티브제 도입, 지역 건강관리사업과 연계한 통합 마일리지제도 개발과 취약계층에 대한 지원사업 강화, 지역 건강증진센터의 확대 및 역할 재정립 등이 필요하다.

4) 빅데이터를 활용한 맞춤형 건강관리서비스 개발

국민건강보험공단은 보유하고 있는 건강보험자격 및 보험료, 건강검진, 노인장기요양, 진료비 실태조사 정보 등 전 국민의 사회경제적 정보와 건강상태에 관한 정보를 보유하고 있으며, 건강보험심사평가원은 진료정보, 의약품정보, 치료재료정보, 의료자원정보, 의료의 질 평가정보, 비급여정보 등 환자치료 및 진료비 상환과 관련된 광범위한 정보를 보유하고 있다. 이런 빅데이터 정보들을 상호 연계, 융합하여 맞춤형 건강관리서비스를 제공할 뿐만 아니라 최신 인공지능 기술과 융합하여 질병예측시스템 개발, 혁신적 보건의료산업 지원 등에 활용하는 국가 차원의 전략이 필요하다.

5) 비용과 질의 통합관리를 위한 가치기반 심사평가 체계 구축

그 동안의 건강보험정책이 재정의 안정적 운용을 위한 비용통제와 질 향상 유인 정책의 두 축이었다면 이제는 비용과 질 관리 기전의 적절한 융합을 통해 건강보험체계의 효율성과 효과성을 높일 수 있는 가치기반 지불제도(Value-based payment system)가 새로운 패러다임으로 자리잡고 있다. 가치기반의 비용과 질 관리는 의료공급자가 제공한 개별 의료서비스에 대한 보상과 환자에게 제공되는 의료서비스의 적정성과 그 결과를 연계하여 평가하고 보상함으로서 의료서비스에 대한 책임을 보험자와 공급자가 공유하는 형태이다. 따라서 현재 구분되어 운영되고 있는 의료비용의 심사와 평가체계를 우리 현실에 적용가능한 통합모형으로 개발하고 발전시켜 나갈 필요가 있다.

참고문헌

국민건강보험공단. 건강보험 통계연보, 1999-2016.
문옥륜 등. 건강보장론. 신광출판사; 2004.
보건복지부, 건강보험공단, 건강보험심사평가원. 건강보험 40년사. 2017.
이규식. 의료보장론: 이론과 세계 동향. 서울: 계축문화사; 2016.
전국대학보건관리학교육협의회. 보건교육사를 위한 보건학, 제3판. 2012.

제 12 장

장기요양

선 우 덕

1. 장기요양제도의 개관

장기요양서비스(long-term care service)는 인구고령화와 함께 크게 요구되고 있는데, 이미 인구고령화가 심화되어 있는 선진국가는 물론이고, 개발도상국가에서도 점진적인 평균수명의 연장에 따라 장기요양욕구가 현재화되고 있다. 특히, 질병발생의 양상이 급성기 질환에서 만성질환으로 바뀌어가고 있고, 그로 인하여 일상생활의 장애노인이 증가하고 있기 때문에 장기요양문제는 선, 후진국가를 불문하고 사회정책의 중심이 되어 있거나, 또는 되어가고 있다.

먼저, 장기요양에 대한 개념을 정리해 보면, 그 대상자는 일정기간 이상 신체적 또는 인지적 장애로 일상생활을 타인에 의해 의존하여 살아가는 자이다(선우덕 등, 2015; Evashwick, 1996). 다시 말하면, 급성적인 질환이나 사고로 인하여 발생된 단기간 기능장애 때문에 타인의 도움을 필요로 할 때에는 장기요양제도의 수급대상이 되지 못하고, 장기요양이 필요한 상태가 질병이든, 사고나 노쇠로 의해 발생되었든 간에 일상적으로 반복되는 생활기능에 장기간 장애가 있어야 한다. 일반적으로 그러한 생활기능이라 함은 걷기, 옷 갈아입기, 식사하기, 화장실 이용하기 등과 같은 기본적인 일상생활동작(basic activities of daily living)이나 청소하기, 세탁하기, 식사준비하기 등과 같은 도구적 일상생활동작(instrumental activities of daily living)을 말한다.

따라서, 이들에게 필요한 서비스는 일상생활동작을 지원하는 사회서비스뿐만 아니라 보건의료, 주거지원 등도 포함하고 있고(Binstock, 1998; OECD, 2005), 복지시설이나 집에서 이용할 수 있다. 대체적으로 각종 서비스를 제공하는 방식에는 현물(in-kind)이나 현금(cash)의 형태가 있는데, 국가마다 차이가 있다. 그러한 서비스에 소요되는 비용은 조세, 사회보험료, 민영보험료 등으로 조성된 자금으로 충당하고 있는데, 대부분의 국가에서는 조세에 의한 자금으로 충당하고 있고, 네덜란드, 독일, 일본, 한국 등 몇 개국만이 사회보험료를 중심으로 자금을 조달하고 있다.

한편, 장기요양서비스를 제공하는 공급자가 필요한데, 이는 시설과 인력으로 구분할 수 있다. 시설에는 24시간 돌봄이 가능한 입소시설과 집에서 거주하면서 서비스를 이용하는 자를 위한 재가서비스기관이 있는데, 대표적으로 전자에는 노인요양시설(nursing home), 후자에는 주간보호센터(adult day care center), 홈헬프서비스센터(home-help service center), 방문간호센터 등이 있다. 그리고, 인력에는 전문적인 돌봄종사자인 케어워커(care worker), 간호사, 사회복지사 등이 있다. 이와 관련하여 선진국가들의 동향을 살펴보면, 입소시설의 유형이 요양시설에서부터 의료주택이나 고령자주택에 이르기까지 다양해지고 있으며, 핵심적인 돌봄종사자에 해당하는 케어워커의 전문성을 유지하기 위해 교육시간을 확대시키고 있다. 또한, 한편에서는 부족한 전문적인 케어종사자를 대체하기 위해 가족원 등, 비공식 돌봄자(informal carer)를 육성, 지원하는 방식을 개발, 활용하고 있다.

이상과 같이 장기요양제도를 위한 소요비용이 인구고령화의 심화로 인한 대상자의 증가, 양질의 서비스 향상, 인력의 전문성 강화 등 환경변화로 재정지출이 급증하고 있는 반면에 저성장의 경제상황과 그로 인한 재정수입이 저하되어 있어서 재정의 압박을 받고 있는 것이 사실이다. 그래서 각국에서는 장기요양제도를 안정적으로 유지하기 위해 비용효율적인 서비스를 개발하거나, 이용자의 비용부담을 증가시키는 방향으로 조정하여 재정지출을 적정화시키려고 노력하고 있다.

2. 노인장기요양보험제도의 구성

현행 우리나라의 장기요양보장제도는 기능상태의 장애수준 및 연령을 기준으로 노인장기요양보험제도, 장애인활동지원제도 및 노인돌봄종합서비스제도로 구성되어 있다. 우선, 노인장기요양보험제도를 기준으로 설명하면, 이 제도는 원칙적으로 65세 이상인 자를 대상으로 하되, 기능장애의 정도가 일정수준 이상이어야 하는데, 그 이하인 경우에는 소득수준을 감안하여 노인돌봄종합서비스를 받을 수 있다. 그리고, 65세 미만의 장애인은 장애 정도를 고려하여 별도의 장애인활동지원 서비스를 받을 수 있다. 다음은 노인장기요양보험제도를 중심으로 현행체계를 설명하고자 한다.

1) 피보험자와 보험자

노인장기요양보험제도는 전국민을 가입자로 하고 있으며, 건강보험제도에 가입되어 있으면 자동적으로 장기요양보험제도에 가입하게 된다. 다만 건강보험제도와 동일하게 피보험자와 피부양자로 구분되어 있고, 보험료를 부담하는 피보험자도 65세미만인 자는 법정장애인의 인정여부에 따라서 장기요양보험료의 부담 정도가 달라진다. 기본적으로 사회보험제도에서는 보험료를 부담하는 조건으로 보험급여를 제공하게 되어 있는데, 노인장기요양보험제도에서는 65세미만인 가입자에 한해서 보험료를 부담한다고 하더라도 노인성질환이 없으면 보험급여를 받지 못한다.

보험자는 건강보험제도의 단일 보험자인 국민건강보험공단으로 되어 있고, 전국 시군구에 설치되어 있는 공단지사에서 장기요양보험제도의 업무를 담당하고 있다. 공단지사는 전국의 6개 본부 산하에 178개가 설치되어 있다.

2) 보험급여

보험급여는 현물 및 서비스로 급여하는 것을 원칙으로 하고 있지만, 예외적으로 현금을 지급할 수 있다. 전자의 경우에는 시설급여와 재가급여로 구분되는데, 시설급여는 노인요양시설과 노인요양공동생활가정시설에 입소한 수급자에게 지급하고, 재가급여는 일반가정에서 생활하면서 필요한 급여를 제공하는 것으로 이에는 방문요양, 방문목욕, 방문간호, 주야간보호, 단기보호 및 복지용구대여 등이 있다. 후자의 현금급여는 법적으로 가족요양비, 특별요양비 및 요양병원간병비가 있지만, 가족요양비만 지급되고 있고, 이는 장기요양서비스를 이용할 수 없는 도서벽지에 거주하는 수급자를 대상으로 하고 있다. 2016년도에 지급된 가족요양비의 총액은 162백만원으로 전체 보험급여액의 0.02%이다.

보험급여를 받기 위해서는 우선적으로 장기요양급여대상자로 인정을 받아야 한다. 65세 이상 가입자는 공단의 각 지사에 장기요양 인정신청서와 의사소견서를 첨부하여 신청하도록 하고 있는데, 65세 미만자는 법에서 정한 노인성질환에 해당하는 질병을 가지고 있어야만 신청할 수 있다.

[표 12-1] 노인성질환의 종류

구분	질병명
양의	알츠하이머병에서의 치매, 혈관성 치매, 달리 분류된 기타 질환에서의 치매, 상세불명의 치매, 알츠하이머병, 거미막하출혈, 뇌내출혈, 기타 비외상성 머리내출혈, 뇌경색증, 출혈 또는 경색증으로 명시되지 않은 뇌졸중, 대뇌경색증을 유발하지 않는 뇌전동맥의 폐쇄 및 협착, 대뇌경색증을 유발하지 않는 대뇌동맥의 폐쇄 및 협착, 기타뇌혈관질환, 달리 분류된 질환에서의 뇌혈관장애, 뇌혈관질환의 후유증, 파킨슨병, 속발성 파킨슨병, 달리 분류된 질환에서의 파킨슨병, 기저핵의 기타 퇴행성질환
한의	매병·노망, 졸중풍, 중풍후유증, 진전1, 진전2

2016년말 현재, 65세 미만의 인정자수는 27,147명으로 전체의 5.2%이다.

장기요양 인정절차는 인정신청 → 장기요양필요상태의 정도를 위한 방문조사 → PC 의한 1차 판정 → 1차판정결과와 의사소견서 등을 활용한 장기요양등급판정위원회에서의 최종판정의 순으로 이루어지고 있다. 여기에서 장기요양필요상태의 정도를 파악하기 위해 신청기능, 인지기능 및 행동변화, 간호처치 및 재활영역에 해당하는 65개의 항목을 활용하고 있고, 이를 바탕으로 장기요양인정점수를 산정하고, 최종적으로 5개의 장기요양등급이 결정된다. 단, 5등급은 신체기능의 장애수준은 낮지만, 경증의 치매질환으로 돌봄이 필요한 자만을 위한 등급이다. 이러한 등급체계는 2014년 7월부터 변경된 것으로 그 이전에는 3개의 등급으로 구분되어 있었다. 2016년말 기준으로 장기요양인정자수는 519,850명으로 전체노인의 7.5%에 해당한다.

[표 12-2] 장기요양등급의 구분

등급	기능상태	장기요양인정점수
1등급	일상생활에서 전적으로 다른 사람의 도움이 필요한 상태	95점 이상
2등급	일상생활에서 상당부분 다른 사람의 도움이 필요한 상태	75~95점 미만
3등급	일상생활에서 부분적으로 다른 사람의 도움이 필요한 상태	60~75점 미만
4등급	일상생활에서 일정부분 다른 사람의 도움이 필요한 상태	51~60점 미만
5등급	치매환자	45~51점 미만

주 : 2018년도부터는 45점 미만으로 인지기능이 저하된 자에게 인지지원등급을 부여할 예정임.

장기요양 인정등급에 따라서 보험급여의 내용이 달라지는데, 시설급여는 원칙적으로 1등급 및 2등급자, 그리고 3~5등급자 중에서 치매질환자 등이 받을 수 있고, 그 이외는 재가급여만 받을 수 있다. 그리고 장기요양수급자가 서비스를 이용할 때에는 총비용의 일정부분을 수급자 본인이 부담하고 나머지 부분은 보험급여로 지급되고 있다. 즉, 일반소득자의 경우, 시설급여 수급자는 총비용의 20%, 재가급여 수급자는 총비용의 15%를 부담하는데, 국민기초생활보장제도의 수급권자는 본인부담이 없고, 저소득계층은 일반소득자의 절반을 부담하도록 하고 있다. 또한, 보험급여에는 월 지급상한액이 설정되어 있고, 상한액을 초과하면 그 전액을 수급자가 부담하여야 하는데, 보험급여에는 요양시설내 상급침실사용료와 식재료비를 포함하고 있지 않기 때문에 그러한 비용도 수급자가 부담하여야 한다. 2016년 현재, 소득수준별 인정자수를 보면, 일반소득자는 336,070명(전체의 64.7%), 저소득대상자(경감대상자)는 94,630명(전체의 28.2%), 의료급여수급자는 6,266명(전체의 1.2%), 기초수급자는 82,884명(전체의 15.9%)이다.

[표 12-3] 장기요양 보험급여의 월 지급한도액

구분	1등급	2등급	3등급	4등급	5등급
시설급여	소득수준에 따라서 총비용의 80%, 90% 및 100%				
재가급여	1,252,000원	1,103,400원	1,043,700원	985,200원	843,200원

주 : 재가급여에는 복지용구대여급여가 제외됨.

여기에서 장기요양서비스의 총비용(장기요양서비스수가)은 장기요양기관의 경영수지상태, 물가인상률 등의 경제지표 등을 고려하여 보험급여의 유형에 따라서 장기요양등급별 일당 정액 및 방문 건당 정액으로 정해지고, 매년 장기요양위원회에서 심의한 후 고시된다. 현금급여인 가족요양비는 장기요양 인정등급과 관계없이 월 15만원을 지급하고 있다. 여기에서 치매질환 수급자를 위한 별도의 시설에 대해 적용되는 총비용의 산정액은 일반시설에 비해서 높게 책정되어 있는데, 노인요양시설(치매전담형)은 요양등급에 따라서 일당 56,350~67,900원, 치매노인요양공동생활가정은 요양등급에 따라서 56,140~60,890원, 치매주야간보호시설은 요양등급과 이용시간을 기준으로 28,410~66,740원이다. 다만, 치매주야간보호시설에 대해 1등급자는 시설 이용이 불가능하다는 전제하에 수가(총비용)는 설정되어 있지 않다.

[표 12-4] 장기요양 보험급여의 유형별 총비용 산정 기준액(2017년 기준, 장기요양서비스수가)

구분	1등급	2등급	3등급	4등급	5등급
시설급여(원)					
요양시설	일당 59,330	일당 55,060	일당 50,770		
요양공동생활가정	일당 52,940	일당 49,120	일당 45,280		
재가급여(원)					
방문요양(이용시간당)	11,810~45,090	11,810~45,090	11,810~45,090	11,810~45,090	11,810~45,090
방문목욕(건당)	40,840~72,540	40,840~72,540	40,840~72,540	40,840~72,540	40,840~72,540
방문간호(이용시간당)	33,640~50,770	33,640~50,770	33,640~50,770	33,640~50,770	33,640~50,770
주야간보호(이용시간당)	29,080~57,280	26,920~53,070	24,850~49,030	23,720~47,890	22,590~46,750
단기보호(일당)	48,220	44,670	41,250	40,160	39,070

3) 재원조달

노인장기요양보험제도의 재정은 가입자의 보험료, 국가지원금 및 이용자본인부담금으로 조달되고 있다. 장기요양보험료는 가입자의 건강보험료를 기준으로 장기요양보험료율을 곱해서 책정되는데, 2017년 현재 장기요양보험료율은 6.55%(단, 2018년도에는 7.38%로 인상됨)이고, 노사가 공동으로 절반씩 부담하고 있다. 국가는 매년 예산범위 안에서 당해연도 장기요양보험료 예상수입액의 20%를 지원하는 것으로 되어 있고, 이용자본인부담비율은 이미 앞에서 설명한 바와 같다.

4) 장기요양시설 및 종사자 기준

장기요양서비스를 제공하는 시설에는 우선 입소시설로 노인요양시설과 노인요양공동생활가정이 있는데, 전자는 입소인원이 10인 이상이고, 후자는 5~9인 이하로 설정된 시설이다. 그리고 재가서비스시설에는 보험급여의 유형별로 설치되어 있다. 이와 같은 장기요양서비스기관은 설립주체가 영리단체이든, 비영리단체이든 관계가 없으며 법에 명시되어 있는 시설설치기준만 갖춘다면 누구든지 설치할 수 있다. 2016년말 현재, 시설설립주체별 현황을 보면, 입소시설의 경우, 지자체시설이 105개소, 법인시설이 1,407개소, 개인시설이 3,660개소, 기타가 15개소이고, 재가서비스기관은 지자체기관이 108개소, 법인기관이 2,297개소, 개인기관이 11,741개소, 기타가 65개소이다.

장기요양서비스기관의 설치기준은 아래 표와 같다. 먼저, 시설장은 사회복지사 자격증을 소지하거나 의료인(의사 및 간호사)이어야 한다. 시설을 설치하고자 하는 자는 시설설치기준을 갖추고 시군구에 신고를 하면 허가를 받을 수 있고, 허가받은 시설은 자동적으로 장기요양급여기관으로 지정을 받게 된다. 2016년말 현재, 노인요양시설은 3,137개소(정원 150,395명), 노인요양공동생활가정은 2,050개소(정원 17,961명), 방문요양기관은 11,072개소, 방문목욕기관은 8,957개소, 방문간호기관은 598개소, 주야간보호기관은 2,410개소(정원 52,666명), 단기보호기관은 267개소(정원 2,551명), 복지용구대여기관은 1,823개소가 설치되어 있다.

장기요양서비스는 시설설치기준에 명시되어 있는 종사자에 의해 제공되는데, 각 종사자는 필요한 자격증을 취득하여야 한다. 그 중에서 요양보호사는 기본적으로 요양보호사교육기관에서 240

[표 12-5] 재가서비스기관의 인력배치기준

유형	기준
방문요양기관	시설장 1인, 사회복지사 1인(수급자 15명 이상일 경우), 요양보호사 15명 이상
방문목욕기관	시설장 1인, 요양보호사 2명 이상
방문간호기관	시설장 1인, 간호(조무)사 1인 이상, 치과위생사 1인 이상(구강서비스 제공시)
주야간보호기관	• 이용자 10명 이상 기관 : 시설장 1인, 사회복지사 1인 이상, 간호 또는 재활인력 1인 이상, 요양보호사는 이용자 7명당 1인, 사무원 1명(이용자 25인 이상일 때), 조리원 1인, 보조원 1인 • 이용자 10명 미만 기관 : 시설장 1인, 간호 또는 재활인력 1인 이상, 요양보호사는 이용자 7명당 1인, 조리원 1인
단기보호기관	• 이용자 10명 이상 기관 : 시설장 1인, 사회복지사 1인 이상, 간호인력은 이용자 25명당 1인, 재활인력은 1인(이용자 30명 이상일 때), 요양보호사는 이용자 4명당 1인, 조리원 1인 • 이용자 10명 미만 기관 : 시설장 1인, 간호인력 1인, 요양보호사는 이용자 4명당 1인, 조리원 1인

시간의 교육을 받고 국가자격시험에 합격을 하여야만 자격증을 취득할 수 있다. 국가자격시험은 한국보건의료인국가시험원에서 1년에 3회 실시하고 있다. 다만, 기존의 국가자격증을 소지하고 있는 사회복지사, 간호사, 간호조무사, 물리치료사 또는 작업치료사 등은 교육시간을 경감받을 수 있도록 하고 있다. 2016년말 현재 요양보호사자격증 소지자수는 1,413,731명이고, 취업 등록자수는 313,013명으로 전체 자격증소지자수의 22.1%이다. 2016년도 요양보호사 국가자격시험의 평균합격률은 83.8%이다.

[표 12-6] 입소시설의 인력배치기준

입소자 규모	노인요양시설	노인요양공동생활가정
입소자 5~9인	(해당없음)	• 시설장, 사무국장, 사회복지사 중에 1인 • 간호사 또는 간호조무사, 물리(작업)치료사 중에 1인 • 요양보호사는 입소자 3명당 1인(단, 치매전담형은 2명당 1인) • 그 이외의 사무원, 영양사, 조리원, 위생원, 관리인은 필요시에만 고용
입소자 10~30인 미만	• 시설장 • 사무국장, 사회복지사 중에 1인 • 의사 또는 촉탁의사 • 물리(작업)치료사는 필요시 고용 • 요양보호사는 입소자 2.5명당 1인 • 사무원과 영양사는 필요시 고용 • 조리원 1인 • 위생원 및 관리인은 필요시 고용	(해당없음)
입소자 30인 이상	• 시설장 • 사무국장(입소자 50명 이상일 경우) • 사회복지사* • 의사 또는 촉탁의 • 간호사 또는 간호조무사는 입소자 25명당 1인 • 물리(작업)치료사* • 요양보호사는 입소자 2.5명당 1인 • 사무원(입소자 50명 이상일 경우) • 영양사(1회 급식인원이 50명 이상일 때) • 조리원은 입소자 25명당 1인 • 위생원* • 관리인(입소자 50명 이상일 때)	(해당없음)

주 : *는 입소자의 수가 일정규모 이상일 때 추가로 증원하여 배치되어야 하는 직원임.
출처 : 노인복지법 시행규칙.

3. 노인장기요양보험제도의 운영실적과 문제점

노인장기요양보험제도가 도입된 2008년 7월 이후 8년간의 운영실적을 평가해 보고, 그 문제점을 파악하고자 한다.

1) 적용범위부문

제도가 도입된 이후 지속적으로 장기요양 인정점수를 하향 조정해 옴으로써 장기요양인정자수가 대폭적으로 증가하게 되었다. 제도초기에는 최소한 인정점수가 55점 이상이어야 했지만, 2012년 7월부터는 53점, 2013년 7월부터는 51점으로 각각 하향되었으며, 2014년 7월부터는 치매질환을 지니고 있는 자는 장기요양서비스를 받아야 한다는 치매대책을 추진하는 정부의 정책담당자에 의해 45~51점 미만인 경증의 치매질환자를 대상으로 한 특별등급이 신설하게 되었다. 이로써 제도초기인 2008년에 장기요양인정자수가 214,480명(전체노인의 4.2%)이던 것이 2016년말에는 519,850명(전체노인의 7.5%)으로 142%나 증가하였다. 특히, 이 중에서 1~2등급자는 115,783명에서 115,251명으로 거의 변함이 없지만, 3~5등급자는 98,697명에서 404,599명으로 대폭 늘어났다.

[표 12-7] 장기요양 인정자수의 증가추이(명, %)

<table>
<tr><th>인정자수</th><th>2008</th><th>2016</th><th>(2016/2008)</th></tr>
<tr><td>1등급</td><td>57,396 (26.8)</td><td>40,917 (7.9)</td><td>0.71</td></tr>
<tr><td>2등급</td><td>58,387 (27.2)</td><td>74,334 (14.3)</td><td>1.27</td></tr>
<tr><td>3등급</td><td>98,697 (46.0)</td><td>185,800 (35.7)</td><td rowspan="3">4.10</td></tr>
<tr><td>4등급</td><td>-</td><td>188,888 (36.3)</td></tr>
<tr><td>5등급</td><td>-</td><td>29,911 (5.8)</td></tr>
<tr><td>합계</td><td>214,480 (100.0)</td><td>519,850 (100.0)</td><td>2.42</td></tr>
</table>

출처 : 국민건강보험공단, 노인장기요양보험통계연보, 2008, 2016.

이와 같이 현행 노인장기요양보험제도는 중증의 생활기능장애를 지닌 1~2등급자를 중점적으로 사회가 지원한다기 보다는 3~5등급에 해당하는 경증의 생활기능장애노인을 지원하고 있다고 볼 수 있다. 다시 말하면, 장기요양서비스의 내용이 신체수발(self-care)활동과 가사지원(domestic support)활동으로 대별되는데, 전자는 중증의 생활기능장애노인, 후자는 경증의 생활기능장애노인에게서 높게 요구되는 활동이기 때문에 현행제도의 재정은 주로 가사지원활동에 소요되는 비용을 부담하는데 사용되고 있다고 할 수 있다. 참고로 독일은 2017년부터 등급체계를 전면 개편하여 적용하고 있으며, 일본은 재정의 악화로 경증에 해당하는 노인을 장기요양보험제도에서 분리하여 지방자치단체에서 관리하는 체제로 전환하고 있다.

2) 장기요양서비스 이용지원부문

장기요양서비스도 의료서비스와 마찬가지로 강도의 차이는 있을지라도 수요자와 공급자간 정보의 비대칭으로 소비자의 무지(consumer's ignorance)가 작동하고 있기 때문에 소비자의 이익을 대변해주기 위해서라도 장기요양서비스를 적절하게 이용할 수 있도록 지원하여야 한다. 장기요양부문에서는 그러한 역할을 수행하는 자를 케어 매니저라고 부르고 있는데, 방법상의 차이는 있더라도 대부분의 국가에서는 케어 매니지먼트체계를 갖추고 있거나, 현장에서 케어 매니지먼트가 작동하고 있다. 다만, 우리나라의 경우에는 보험자(국민건강보험공단)가 장기요양 인정자를 대상으로 표준장기요양이용계획서를 작성하여 장기요양서비스를 이용하는데 필요한 정보를 제공하는데 그치고 있다. 따라서, 실제적으로 서비스를 이용할 때에는 공급자인 장기요양기관에 전적으로 의존하고 있는 상태이고, 장기요양기관에서도 필요한 서비스를 계획하고 제공한다기 보다는 최대한의 이익창출을 위한 서비스계획을 수립하고 제공하고 있는 현실이다.

일본은 2000년도에 장기요양보험제도를 도입하면서 이용자의 서비스 욕구사정에서부터 서비스계획 및 모니터링에 이르기까지 이용자를 지원하고 관리할 수 있는 케어매니지먼트체계를 구축하였고, 이에 따라 케어매니저를 양성, 배치해 놓고 있다. 이들이 인정조사에 참여하기도 하고, 서비스계획을 수립하기 위하여 인정자를 대상으로 욕구평가를 다시 수행하고 있다. 그리고 영국, 네덜란드, 독일 등과 같은 유럽국가에서는 케어매니저의 역할을 지방정부 공무원이 수행하거나, 일본과 같은 별도의 케어매니지먼트체계는 아니더라도 서비스를 제공하는 간호 및 요양서비스를 통합적으로 제공하는 장기요양기관내 근무하는 종사자가 그 역할을 수행하고 있다. 다시 말하면, 재가서비스기관내 간호사, 또는 전문케어인력이 서비스에 대한 욕구사정을 실시하고, 이를 바탕으로 서비스계획을 수립하여 간호사 또는 전문케어인력으로 하여금 계획된 서비스를 직접 제공하도록 하고, 그 결과를 자체적으로 평가하여 이용자를 관리하고 있다. 그러한 일련의 과정을 통해서 유럽국가에서는 적절한 서비스를 필요한 만큼 지원하고 있기 때문에 비용효율적인 제도를 운영하고 있다고 볼 수 있는 반면에 우리나라의 경우에는 장기요양서비스 자체가 분절적이고 연계되지 못하는 단점 때문에 케어매니지먼트가 거의 작동하고 있지 못한 실정이다.

3) 장기요양급여부문

장기요양급여방식에는 현물급여, 서비스급여 및 현금급여로 구분되고 있는데, 우리나라는 3가지 방식을 모두 채택하고 있다. 다만, 현금급여는 극히 일부에게만 주어지기 때문에 보편적인 지급방식이 아니고 현물급여에 해당하는 복지용구대여도 이용자나 급여지출측면에서 보아도 보편적이지 않다. 결국, 현재에는 서비스급여를 중심으로 지급하고 있는데, 크게 시설급여와 재가급여로 구분하여 볼 때, 2016년말 현재 시설급여의 비중은 51.0%, 재가급여의 비중은 48.7%로 시설급여비중이 더 높은 실정이다. 그리고 가족요양비지출은 전체 보험급여지출의 0.03% 수준이다. 한편, 재가급여만을 살펴볼 때, 방문요양급여비중이 월등하게 높아서 전체 재가급여지출액의 3/4을 차지하고 있고, 그 동안 주야간보호서비스를 확대시켜온 결과, 그 비중이 16.6%로 제도초기보다 상당하게 높아졌다. 여기에서 이용자의 비용부담수준을 살펴보면, 국민건강보험공단산하의 요양원(2016년, 4인실 기준)을 사례로 할 때, 1등급은 총비용의 34.9%, 2등급은 총비용의 36.1%, 3등급 이하는 총비용의 37.4%를 부담하는 것으로 되어 있고, 만약에 1인실을 이용할 경우에는 등급에 따라서 61.2~68.2%, 2인실을 이용할 경우에는 52.4~57.9%를 부담하여야 하는 것으로 계산된다.

[표 12-8] 장기요양급여유형별 지출 증가추이(백만원, %)

구분	2009	2016	(2016/2008)
시설급여지출	754,498 (43.2)	2,253,686 (51.0)	2.99
재가급여지출	985,020 (56.4)	2,153,769 (48.7)	2.19
가족요양비	1,656 (0.1)	1,290 (0.0)	0.78
기타급여지출	5,558 (0.3)	11,624 (0.3)	2.09
합계	1,746,732 (100.0)	4,420,371 (100.0)	2.53

출처 : 국민건강보험공단. 노인장기요양보험통계연보. 2008, 2016.

[표 12-9] 재가장기요양급여 유형별 지출 증가추이(억원, %)

구분	2009	2016	(2016/2008)
방문요양급여	7,334 (74.4)	16,076 (73.8)	2.19
방문목욕급여	406 (4.1)	754 (3.5)	1.86
방문간호급여	62 (0.6)	96 (0.4)	1.55
주야간보호급여	618 (6.3)	3,608 (16.6)	5.84
단기보호급여	843 (8.6)	136 (0.6)	0.16
복지용구대여급여	592 (6.0)	1,125 (5.2)	1.90
합계	9,856 (100.0)	21,795 (100.0)	2.21

출처 : 국민건강보험공단. 노인장기요양보험통계연보. 2008, 2016.

전반적으로 수급자 1인당 보험급여지출의 현황을 살펴보면, 다음과 같다. 먼저, 보험급여율은 88% 수준을 유지하고 있는 것으로 나타났고, 수급자 1인당 월 지출액도 제도 초기이후 지속적으로 늘어나고 있는데, 이는 서비스단가의 인상과 함께 수급자의 서비스이용률 상승 등에 영향을 받았기 때문이다. 특히 수급자 1인당 급여제공일수를 보면, 제도초기에 비해 21%나 증가하여 장기요양보험제도에 대한 인식 증가와 함께 공급자의 수요유발행위도 발생하였을 것으로 보인다.

[표 12-10] 수급자 1인당 보험급여지출액 추이

구분	2009	2016	(2016/2008)
보험급여율(%)	88.1	88.3	1.00
수급자 1인당 급여제공일수(일)	175.5	211.5	1.21
수급자 1인당 월 총급여지출액(원)	952,163	1,067,761	1.12
수급자 1인당 월 보험자부담지출액(원)	838,912	942,415	1.12

출처 : 국민건강보험공단. 노인장기요양보험통계연보. 2008, 2016.

4) 장기요양서비스 비용지불부문

장기요양기관은 총비용 중에서 이용자의 본인부담금을 제외한 금액을 보험자에 청구하여 지불받게 되는데, 각 보험급여 유형별로 총비용이 사전적으로 설정되어 있다. 앞에서 언급한 바 있듯이 노인요양시설, 노인요양공동생활가정 및 단기보호급여는 등급별로 금액이 책정되어 있고, 방문요양과 방문간호급여는 이용시간마다, 방문목욕급여는 목욕전용차량의 이용여부에 따라서 1회당, 주야간보호급여는 등급과 이용시간을 기준으로 각각 금액이 책정되어 있다. 다시 말하면, 입소시설을 이용할 경우에는 등급이 높을수록 더 많은 급여를 받을 수 있고, 재가서비스는 이용시간이 많을수록 더 많은 급여를 받을 수 있다.

그러나, 시설을 운영하는 입장에서는 등급별, 또는 이용시간당 총비용(장기요양서비스수가)이 일정하게 비례적으로 높아지는 것이 아니라 그 증가율이 점차적으로 떨어지도록 설계되어 있다. 방문요양급여를 사례로 살펴보면, 그림에서 볼 수 있듯이 1회에 방문하여 2시간 30분까지 서비스를 제공할 때에는 이용시간에 따라 비례적으로 지불금액이 높아지지만, 그 이상의 시간을 이용할 때에는 그 이전에 비해 시간당 단위비용이 크게 줄어드는 것으로 되어 있다. 이와 같은 구조는 일정시간 이상으로 장시간 집에서 서비스를 받게 하는 것보다 주야간보호센터에서 보호받는 것이 수급자의 삶의 질이나 비용효율적인 측면에서 유리하기 때문에 만들어진 것이다.

그림 12-1 방문요양급여의 이용시간당 지불단가

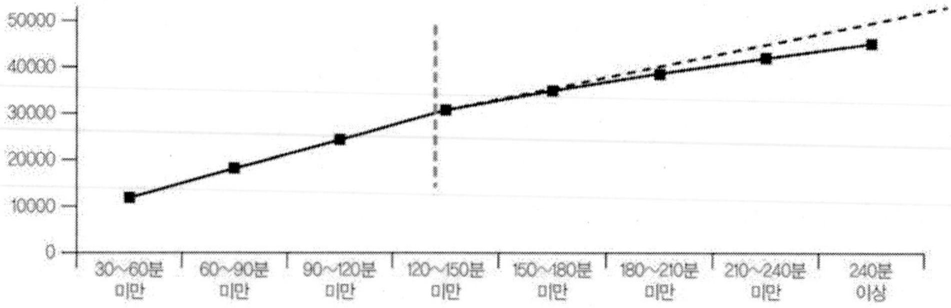

5) 재정부문

장기요양보험 재정의 수지를 보면 제도 도입이후 2016년까지 당기흑자로 운영하여 왔다. 이로 인하여 누적적립금도 늘어나 2016년말 현재 1조 7,038억원이 쌓여 있는데, 2011년도부터 지속적으로 수지균형이 악화하고 있으며, 급여지출의 확대 등에 의해 머지않아 적립금이 소진될 것으로 보인다. 지금까지 누적적립금이 쌓여지게 된 배경에는 급여지출보다는 보험료수입이 예상보다 높았기 때문이다. 다시 말하면 장기요양보험료율이 인상되지 않고 유지된다고 하더라도 건강보험료율이 지속적으로 인상되었기 때문에 자동적으로 장기요양보험료액이 증가할 수 밖에 없었다.

6) 장기요양서비스의 질 관리부문

장기요양서비스의 품질은 대체적으로 시설의 환경과 종사자의 숙련도에 의해 크게 영향을 받고 있다. 시설의 환경은 실내환경과 실외환경으로 구분하여 볼 수 있는데, 입소시설에 해당하는 노인요양시설 및 노인요양공동생활가정은 설치장소의 주변환경이 중요하고, 시설의 규모에 따라서 실내환경이 달라지게 된다. 일반적으로 노인요양시설이나 노인요양공동생활가정시설은 일반주택과 같이 단독건물로 설치되는 경향이 있는데, 우리나라의 경우에는 일반아파트나 주상복합건물 등이 보편화되어 있어서 장기요양시설도 단독건물이 아닌 그러한 집합건물이나 복합건물에 설치되는 경향이 높은 실정이다. 이러한 건물들의 특징은 장애를 지닌 고령자가 생활하기에 적합한 건물로 건축된 것이 아니기 때문에 단독건물에 비해 상대적으로 실외환경이나 실내환경이 양호하다고 볼 수는 없다.

보험자(국민건강보험공단)는 2009년도부터 2년마다 장기요양시설에 대해 급여평가를 통해서 장기요양서비스의 질을 향상시키고자 하였다. 그러다가 2017년도부터는 절대평가로 하되, 3년마다 급여평가를 실시하는 것으로 변경하였고, 평가방식도 정기평가와 수시(재)평가로 나누어서 실시하는 것으로 하였다. 그 동안 최근까지 실시한 장기요양기관 평가의 실태를 살펴보면, 시설급여기관의 경우, 2009년도 1차 평가에서는 1,194개소, 최근의 4차 평가(2015년)에서는 3,623개소의 기관이 평가를 받았으며, 재가급여기관의 경우, 2010년도 1차 평가에서는 5,794개소, 최근의 3차 평가(2014년)에서는 8,150개소의 기관이 평가를 받았다. 그리고 평가지표는 급여유형마다 차이가 있는데, 시설급여를 사례로 보면, 각각 기관운영부문 22개, 환경 및 안전부문 19개, 권리 및 책임부문 10개, 급여제공과정부문 31개, 급여제공결과부문 6개 문항으로 전체 88개로 구성되어 있다.

[표 12-11] 장기요양기관 평가 실태(개소, 점)

평가연도	대상기관	실시기관	실시율(%)	평균점수
시설급여				
2009	1,227	1,194	97.3	76.9
2011	3,348	3,195	95.4	75.8
2013	3,900	3,664	93.9	70.5
2015	3,988	3,623	90.8	73.8
재가급여				
2010	6,057	5,794	95.7	81.2
2012	10,083	9,186	91.1	72.2
2014	10,035	8,150	81.2	71.5

출처 : 국민건강보험공단, 2015년도 장기요양기관 평가결과, 2016.4.

7) 장기요양시설 및 인력부문

장기요양시설에는 시설급여기관과 재가급여기관으로 구분되는데, 먼저, 시설급여기관(기관평가 대상기관 기준)에 대해 살펴보면 다음과 같다. 즉, 전체 3,988개 시설 중에서 30인 이상은 1,287개소, 10~29인 이하 시설은 1,033개소, 9인 이하는 1,668개소로 나타나고 있는데, 이 중에서 30인 미만의 소규모시설은 전체의 67.7%로 거의 2/3 이상을 차지하고 있어 영세성을 면치 못하고 있다. 이러한 배경 때문에 노인요양시설의 1개소당 평균 입소정원이 2016년말 현재 47.9명으로 2008년도의 48.0%와 거의 변함이 없다.

지난 8년간의 추이를 살펴보면, 시설급여의 경우, 노인요양시설은 2.27배 증가한 반면에 노인요양공동생활가정은 6.39배나 증가하였다. 노인요양공동생활가정의 시설수 증가가 노인요양시설보다도 높은 것은 소규모이어서 손쉽게 설치할 수 있기 때문인데, 전체 병상수에서 차지하는 비중은 10.7%에 불과하다. 재가급여의 경우, 전체 25,127개소 중에서 방문요양기관이 11,072개소로 전체의 44.1%를 차지하고 그 다음으로 방문목욕기관이 8,967개소로 전체의 35.7%이다. 한편, 설립주체별 시설의 현황을 살펴보면, 모든 급여유형별 시설에서 개인영리시설의 비중이 가장 높게 나타나고 있는데, 각각 노인요양시설은 58.5%, 노인요양공동생활가정은 89.0%, 방문요양기관은 85.6%, 방문목욕기관은 87.1%, 방문간호기관은 82.3%, 주야간보호기관은 60.4%, 단기보호기관은 76.8%, 복지용구대여기관은 86.0%이다. 특히, 법인비중이 높은 시설은 노인요양시설(38.3%)과 주야간보호기관(35.3%)인데, 그 비중은 전체의 1/3 수준이다.

[표 12-12] 장기요양기관의 증가추이

구분	2008	2016	2016/2008
시설급여	1,700 (68,978)	5,187 (168,356)	3.05 (2.44)
노인요양공동생활가정	321 (2,754)	2,050 (17,961)	6.39 (6.52)
노인요양시설	1,379 (66,224)	3,137 (150,395)	2.27 (2.27)
재가급여	9,961	25,127	2.52
방문요양	4,206	11,072	2.63
방문목욕	2,959	8,957	3.03
방문간호	592	598	1.01
주야간보호	790	2,410	3.05
단기보호	694	267	0.38
복지용구대여	720	1,823	2.53

주 : ( )은 병상수임.
출처 : 국민건강보험공단. 노인장기요양보험통계연보. 2008, 2016.

[표 12-13] 설립주체별 장기요양기관의 현황(2016)

	지자체	법인	개인	기타	합계
시설급여	105	1,407	3,660	15	5,187
노인요양공동생활가정	11	207	1,825	7	2,050
노인요양시설	94	1,200	1,835	8	3,137
재가급여	108	2,297	11,741	65	25,127
방문요양	33	1,510	9,477	52	11,072
방문목욕	19	1,095	7,805	38	8,957
방문간호	4	96	492	6	598
주야간보호	93	851	1,456	10	2,410
단기보호	5	56	205	1	267
복지용구대여	1	248	1,568	6	1,823

출처 : 국민건강보험공단. 노인장기요양보험통계연보. 2016.

마지막으로, 주요 장기요양인력의 현황을 살펴보면, 다음과 같다. 2016년말 현재 장기요양기관에 종사하고 있는 인력을 기준으로 사회복지사는 14,682명, 의사(촉탁의 포함)는 1,683명, 간호사는 2,675명, 간호조무사는 9,080명, 치과위생사는 5명, 물리치료사 또는 작업치료사는 1,974명, 요양보호사는 313,013명, 영양사는 1,130명으로 나타나고 있다. 장기요양기관에는 의사 및 간호사와 같은 의료인력의 비중이 낮은 반면에 사회복지사, 간호조무사 및 요양보호사의 비중이 높기 때문에 의료서비스의 제공이 상당히 열악하다는 것을 알 수 있다.

4. 노인장기요양보험제도의 개선과제

노인장기요양보험제도가 도입된 이후 운영성과를 보면 거시적으로는 가족 및 이용자의 장기요양비용 부담이 경감되었다는 점, 요양보호사를 비롯하여 장기요양인력이 증가하여 신규제도 도입에 따른 고용창출이 이루어졌다는 점, 가족의 사회적 활동이 늘어나 경제적 비용 이외에 사회적 부담도 축소되었다는 점이 거론되어 왔었고, 미시적으로는 장기요양서비스를 이용하는 노인 등이 크게 늘어나 수발리스크가 사회화되었다는 점을 들 수 있다. 이러한 관점에서만 보면 제도도입의 효과는 상당히 긍정적인 것은 틀림이 없다. 그러나, 제도의 운영에 있어서 비용지출이 효율적으로 이루어지고 있는가, 또는 이용자간 서비스이용의 공평성은 유지되고 있는가 등에 대해서는 개선되어야 할 점이 여전히 남아 있기 때문에 이를 바탕으로 추진하여야 할 개선과제를 제시해 보고자 한다.

첫째, 장기요양서비스를 이용할 수 있는 대상자에 대한 적정범위를 설정하여야 한다. 제도 도입초기에는 일정수준 이상의 신체적 기능장애를 가져야만 서비스를 이용할 수 있었지만, 그 기능장애수준이 중증상태에서 경증상태로 대폭적으로 완화되었고, 2014년 7월부터는 신체기능장애는 상당히 낮지만, 치매로 인한 인지적 기능장애가 조금이라도 나타나고 있는 가입자까지 확대되었다. 그렇지만, 치매를 제외한 노인성질환자에 대해서는 신체적 기능장애의 수준이 일정부분 존재하여야 하고, 특히, 노인성질환은 아니지만 연령구분과 관계없이 질병의 진행단계를 고려한 말기암환자에 대한 요양서비스는 인정하고 있지 못한 실정이다. 따라서, 치매를 비롯한 노인성질환에 대한 적용범위의 적정성에 대해 재검토해 보아야 할 것이다.

둘째, 장기요양서비스의 전달체계를 효율적으로 재구축하여야 한다. 먼저, 경증의 기능장애자를 중심으로 한 장기요양대상자의 적용범위 확대는 급여내용의 왜곡을 초래할 우려가 있다. 경증의 기능장애자는 신체수발(self-care)보다는 가사지원욕구가 훨씬 더 높기 때문에 장기요양보험제도가 자칫 집안청소나 빨래 및 식사준비를 수행하는데 필요한 비용을 덜어주기 위해 만들어진 것으로 운영될 가능성이 크다. 그리고 현행 급여체계는 일본방식을 모방하였기 때문에 다양하고 분절적인 상태이다. 방문요양, 방문목욕 및 방문간호서비스는 각각 제공기관을 거쳐야만 하고, 이용자의 서비스욕구를 제대로 파악하여 연계해 줄 수 있는 전문인력도 부재하여 필요한 서비스를 충분하게 이용할 수도 없는 상태이다. 따라서, 방문재가급여서비스의 통합화가 필요하고, 특히, 1회 방문에 90분 이상의 서비스제공에 대해서는 기준을 마련하여 통제하되, 장기요양대상자의 상태에 따라 1일 2~3회 방문서비스를 보편화하여야 할 것이다.

셋째, 장기요양서비스비용의 지불가격을 효율적으로 조정하여야 할 것이다. 소위 장기요양서비스수가라 부르는 단위가격(unit cost)은 장기요양기관 운영에 소요되는 수가산정 원가에 기초를 두되, 경영수지상태 등을 고려하여야 한다. 특히, 재정지출의 효율성을 극대화시키기 위해서는 이용자 1인당 평균비용이 가장 적게 드는 표준모형을 설정해 놓고 수가를 산정하여야 하는 것은 물론이고, 표준모형을 벗어난 시설에 대한 수가방식도 아울러 고려하여야 할 것이다. 또한, 장기요양서비스수가의 조정시기도 재검토하여야 하는데, 현행 방식은 매년 장기요양서비스수가를 조정하는 것으로 되어 있다. 일본이 3년마다 서비스수가를 조정하거나 독일이 3년마다 급여수준을 조정하는 것과는 다른 방식이다. 따라서, 장기요양서비스 비용지불수가는 시설의 표준모형, 표준수가 및 가산/감산수가, 표준모형시설의 경영상태 및 경영수익률 등을 고려하되, 일본이나 독일의 사례를 참고하여 3년마다의 주기적 조정방식도 고려하여야 할 것이다.

넷째, 장기요양시설 및 인력의 인프라에 대한 운영방식을 개선하여야 한다. 앞에서 서술한 바 있듯이 비용효율적이지 못한 규모의 시설들이 대부분이 소규모이기 때문에 비용손실이 상당히 크다. 이는 경제학에서 거론되고 있는 규모의 경제성(economy of scale)이나 범위의 경제성(economy of scope)이 결여되어 있는 시설이 대부분이라서 이들 시설들의 안정적인 경영을 지원하기 위해서는 적정수준 이상의 비용지불이 뒤따라야 한다. 보험재정은 제한적이기 때문에 고비용의 제도운영을 피하여야 하고, 이를 위해서는 규모의 적정성을 유지할 수 있는 시설들로 재편하여야 하고, 소규모이지만 다양한 서비스를 제공할 수 있는 시설들로 재편하여야 할 것이다.

참고문헌

국민건강보험공단. 2014년 노인장기요양통계연보. 2008-2016.

선우덕, 강은나, 황주희 등. 노인장기요양보험의 운영성과평가 및 제도 모형 재설계방안. 연구보고서 2016-17. 세종: 한국보건사회연구원; 2016.

선우덕, 강은나, 이윤경, 김지미, 최인덕, 양찬미. 노인돌봄(케어)서비스의 제공주체간 역할정립과 연계체계 구축. 연구보고서 2015-21-07. 세종: 한국보건사회연구원; 2015.

정경희, 오영희, 강은나 등. 2014년도 노인실태조사. 보건복지부, 한국보건사회연구원; 2014.

최인덕, 이호용. 노인장기요양보험 대상자 확대에 따른 재정추계 분석. 한국노년학 2011;31(4): 1047-1065.

Binstock RH. The financing and organization of long term care. In: Walker LC, Bradley EH, Wetle T (eds). Public and private responsibilities in long-term care: finding the balance. Johns Hopkins University Press; 1998.

Evashwick C. The continuum of long-term care: an integrated systems approach. Delmar Publisher; 1996.

OECD. Long-term care for older people. Paris: OECD; 2005.

AGING AND PUBLIC HEALTH

제2부

노인의 건강관리

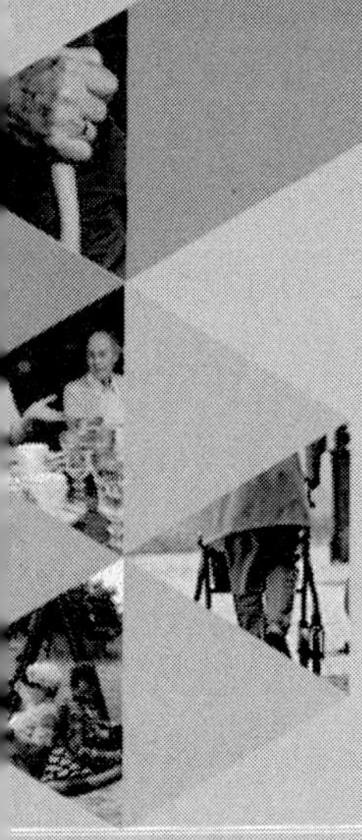

제 13 장

건강증진

이 지 은 · 조 비 룡

'초고령사회'를 눈앞에 두고 있는 지금의 고민은 오래 사는 것 못지 않게, 젊음을 유지한 채로 건강을 잘 유지할 수 있느냐이다. 여기서 일컫는 '건강'은 신체적인 건강 이외에도 정신적, 사회적 건강을 모두 포함하여, 사회적인 역할을 수행해내며, 보람을 갖고 행복하게 주위 사람들과 더불어 사는 것을 이야기 한다. 이에 따라 의학적 초점을 질병의 치료만이 아닌 건강의 유지와 악화 예방에 두는 '건강증진'의 관점은 특히 노인보건에서 점점 더 중요해지고 있다. 노인에서의 건강증진은 '성공노화'의 개념과 맞물려 있으며, 특히 건강검진과 예방접종이 노인 건강증진에 있어 중요한 의료적 도구이다.

1. 건강증진

1) 건강증진의 개념

세계보건기구에서는 건강증진을 다음과 같이 정의하고 있다. 건강증진은 사람들이 자신의 건강에 대한 통제력을 높이게 하는 것이며, 이는 치료 행위뿐 아니라, 질병의 근본 원인을 해결하고 예방함으로써 개인의 건강과 삶의 질을 향상시키기 위한 사회 및 환경 중재를 포함한다. 이와 같은 건강증진은 세가지 요소에서 접근할 수 있는데, 첫째, 정책의 측면에서 모든 정부 부처의 정책 입안자가 건강증진을 정책의 중심으로 삼고 그들이 취하는 모든 의사결정에 있어 그 결정이 건강에 미치는 영향을 고려해야 한다. 둘째, 건강정보이해능력(health literacy)을 향상시켜야 한다. 사람들이 자신이 먹는 음식과 필요한 건강 관리 서비스에 있어 적절한 선택을 할 수 있도록, 이를 위한 지식과 정보를 습득하게 해야 한다. 셋째, 건강도시를 구축해야 한다. 도시는 건강증진에 중요한 역할을 한다. 지방자치체 수준에서 적극적으로 건강도시 계획을 세우고 세부 조치를 시행해야 한다.

2) 고령친화도시

세계적 빠른 고령화와 더불어 이와 같은 건강증진, 건강도시의 맥락에서, 세계보건기구는 고령친화도시의 개념을 제시하고 2007년 이에 대한 가이드를 발표하였다. 이에 따르면, 고령친화도시는 정책, 서비스, 환경 및 구조 면에서 노인들의 성공적 노화를 지원하는 도시를 말한다. 이를 위해 도시는 노인 개개인이 가진 능력을 인정하고 그들의 결정과 생활방식을 존중하며, 노화에 따른 여러 문제에 대처할 수 있어야 한다. 이러한 고령친화도시의 구축을 위해 세계보건기구의 가이드는 8대 구성요소 및 각각의 세부 점검항목을 제시하였다. 8대 구성요소는 ① 외부환경 및 시설, ② 교통 수단 편의성, ③ 주거 환경 안정성, ④ 인적 자원의 활용, ⑤ 여가 및 사회활동, ⑥ 존중 및 사회통합, ⑦ 의사소통 및 정보, ⑧ 여가 및 사회활동이며, 고령친화도시를 지향하는 도시는 그 도시의 자원과 사정에 따라 구성요소와 점검항목을 수정하여 적용할 수 있다.

2. 성공노화

성공노화의 가장 대표적인 정의는 1997년 Rowe와 Kahn이 제시한 개념이다. 이에 따르면 성공노화가 되기 위해서는 질병과 이로 인한 장해의 발생 가능성이 낮아야 하고, 인지기능과 신체기능이 높게 유지되며, 자신의 삶을 주도적으로 이끌어야 한다(그림 13-1).

1) 고전적인 성공노화 개념

이후 성공노화의 개념은 아래와 같이 확장되었다. [그림 13-2]에서 보다시피 성공노화가 되기 위해서는 신체적, 사회적, 정신-인지적인 기능이 잘 유지되어 적절한 기능을 할 수 있어야 하고 이와 함께 행복감을 느낄 수 있어야 한다는 것이다. 이러한 개념에 의하면 신체, 사회, 정신-인

그림 13-1 성공노화의 정의(Rowe and Kahn, 1997)

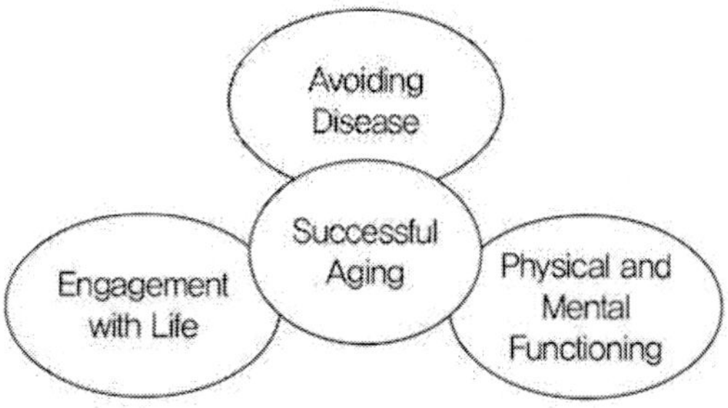

지의 3대 기능을 측정하여 모두 일정한 수치 이상이 되어야 성공노화라고 말할 수 있다. 이런 기준을 엄격하게 적용하였을 경우는 기준에 따라 차이가 나지만, 전체 노인의 약 10% 정도만이 성공노화의 범주에 들어갈 수 있다. 이 개념의 가장 큰 문제는 너무 기준이 엄격하여 노인들의 소수만 '성공노화' 기준에 들어가기 때문에 나머지 대부분의 노인들을 '실패자로 만드는 경향이 있다는 사실과 용어가 너무 선정적이어서 성공 아니면 실패로 양분하는 경향이 있다는 것이다.

그림 13-2 고전적 또는 양적(Quantitative) 성공노화의 개념

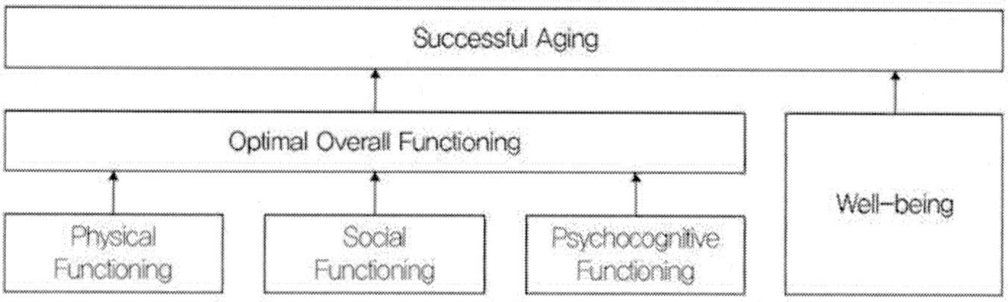

2) 일반 노인들이 생각하는 성공노화의 개념

한편, 일반 노인들을 대상으로 설문조사한 연구에서는 절반 이상이 자신의 노화를 성공적이라고 답하였다. 즉, 대부분의 노인들은 신체적 건강과 정신-인지적인 기능을 따로 구분하지 않으며, 이 기능의 정도 또한 사회적인 생활 또는 기능을 가능하게 해 주느냐, 아니냐에 따라 구분하는 경향이 있다는 것이다. 그리고, 이러한 기준 또한 절대적이라기보다는 자신이 정한 상대적 개념에 입각하여 있었다.

그림 13-3 질적(Qualitative) 또는 노인들이 말하는 성공노화의 개념

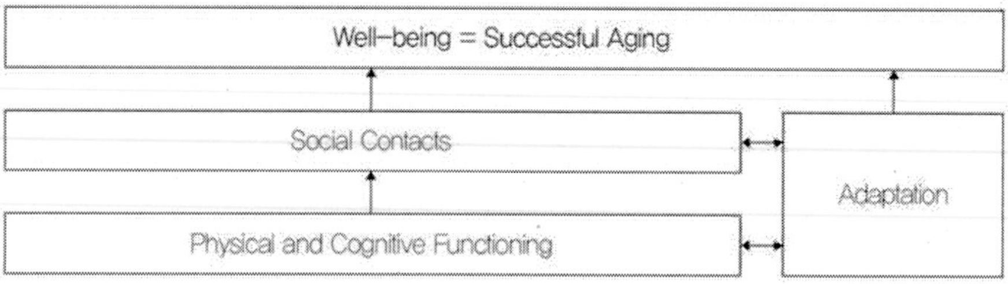

의료계에서는 전통적으로 신체적 기능을 성공노화의 기준으로 가장 중요시하여 왔다. 신체적 기능을 가능한 잘 유지하는 것은 매우 중요한 노력이지만, 나이에 따른 신체적 기능 저하를 실패로 받아들이는 견해를 유지하게 되면, 기능의 보존 여부에 관계없이 삶의 만족도를 떨어뜨리게 된다. 즉, 객관적인 기능의 정도를 높이는데 많은 노력을 기울이어야 하겠지만, 노화에 따른 기능 저하를 자연스럽게 받아들이고, 사회적으로도 수용할 수 있도록 하는 노력이 필요하다 하겠다.

3. 노인 건강검진

1) 노인 건강검진의 개념과 원칙

건강검진은 노인 건강증진에서 중요한 요소이며, 노인성 질병에 대한 일, 이차 예방이 기본적으로 포함되어야 하는 한편, 이미 존재하는 질병의 관리와 합병증을 예방하는 측면 또한 고려되어야 한다. 나아가서, 노인 건강검진은 수명연장뿐만 아니라 독립적 생활을 위한 신체, 정신, 사회적 기능에 대한 평가들도 함께 고려되어야 한다. 즉, 노년기에서는 특정 질병의 조기진단 및 관리와 더불어, 기능장애의 발생 위험을 조기 확인하여 예방하는 것이 중요하므로 노인 건강검진에서는 이러한 항목들이 포함될 필요가 있다.

2) 노인 건강검진의 특수성

노인 건강검진은 기존 건강검진에 비하여 노인의 특수성을 고려해야 한다. 먼저, 노인 집단만을 대상으로 한 연구가 많지 않기 때문에 객관적인 근거 자료가 부족하여 일반 인구집단을 대상으로 한 연구결과를 바탕으로 적용해야 하는 경우가 많다. 또한 노인의 경우 건강상태의 개인차가 크기 때문에 개별적 접근이 필요하고 개인의 철학적, 문화적 배경에 따라서 노년기 선별검사

에 대한 주관적 인식이 다름을 고려해야 한다. 즉, 잔여 기대수명과 기능상태에 개인별 차이가 크기 때문에 선별검사의 부담 및 치료로 인한 기능 악화 가능성이 개인별로 달라진다. 따라서 노인 건강검진은 건강상태에 대한 객관적 자료와 주관적 인식을 함께 고려하여 환자와 상의하여 결정하는 측면이 많다.

3) 암 검진

암은 우리나라에서 가장 흔한 사망 원인이며, 대부분의 암종은 연령이 증가할수록 유병률과 사망률이 증가한다. 따라서 노인에서 특히 암 검진이 중요하나, 한편으로는 암 검진의 과정과 위양성에 의한 위해를 검진의 효과와 비교하여야 한다. 본고에서는 2015년 개정된 국립암센터 7대암 검진 권고안을 바탕으로 각 암종의 검진방법과 종료시점을 제시하고자 한다.

(1) 위암

우리나라에서는 위암의 조기검진을 통하여 발생률 및 사망률을 줄이기 위하여 1999년부터 국가에서 2년마다 40세 이상의 전 국민을 대상으로 위장조영촬영 또는 위내시경을 이용한 위암 검진을 시행하고 있다. 권고안 역시 2년 간격으로 위장조영검사 또는 위내시경을 제안하고 있다. 위암 검진의 시작과 종결연령을 결정할 수 있는 근거는 많지 않아, 연령군별 암발생률 등 역학적 요인과 국내에서 실시된 대규모 코호트 내 환자대조군 연구결과 요인들을 고려하여 시작 연령은 40세로, 종결연령은 사망률 감소가 확인되는 최고연령인 74세로 제시하고 있다. 75세부터 84세까지 검진을 시행하는 것은 이득과 위해의 크기를 비교평가할 만한 근거가 불충분하며 검진군에서 대조군보다 사망률이 증가하는 85세 이상에서는 권고하지 않고 있다. 그러나 이러한 종결연령의 기준은 특히 노인에서 개인의 기대수명에 따라 개별화되어야 한다. 한편, 장상피화생, 위축성 위염, 헬리코박터균 감염 등이 동반되어 있는 경우에는 위암 발생의 위험이 증가하므로 검진 간격을 단축하는 것을 고려할 수도 있다.

(2) 대장암

대장암 선별검사로서 대장내시경의 이득과 위해를 비교했을 때, 대장내시경은 대장암 사망률과 발생률을 유의하게 감소시켰지만, 대장내시경의 위해 중 중대한 합병증의 발생률이 0–0.47%, 사망의 발생률이 0–0.06%, 5년 간격 시행 시 중간암 발생의 위험은 4.6–5.4%였다. 따라서 선별검사로서의 대장내시경의 이득과 위해의 비교 결과 이득의 크기가 작다고 평가된다.

대장암 선별검사로서 분별잠혈검사는, 대장암 사망률을 유의하게 감소시켰고, 기존 지침을 검토하였을 때 USPSTF (United States Preventive Service Task Force)와 ACS (American Cancer Society) 가이드라인에서는 1년 주기로 분변잠혈검사를 권고하고 있었고, EU (European)

가이드라인은 1-2년 간격으로 분변잠혈검사를 권고하고 있었다. 시작/종료 시점에 있어서는 국내 연령대별 대장암 발생률을 고려하여 45-80세에 권고되고 81세 이상 연령대에 대해서는 선별검사의 이득과 위해의 크기를 비교평가할만한 근거가 불충분한 것으로 보인다. 이를 바탕으로 국내에서는 45세-80세 무증상 성인을 대상으로 1년 또는 2년마다 분변잠혈검사를 기본적인 대장암 선별검사로 권고하고 있다. 그러나 대장내시경 역시 개인별 위험도에 대한 임상적 판단과 수검자의 선호도를 고려하여 선택적으로 시행할 수 있다.

(3) 간암

간암 검진은 검진의 대상이 되는 고위험군에 대한 정의가 비교적 명확하기 때문에 무증상 일반 성인을 대상으로 하는 다른 암종에 비해 검진의 비용 대비 효과가 높을 것으로 기대할 수 있다. 간암 발생의 고위험군은 만성 B형 간염, 만성 C형 간염, 간경화증의 세 가지 질환이 대표적으로 잘 알려져 있다. 간경화증 환자는 간암 발생 위험이 가장 크므로 연령에 관계없이 간경화증 진단 시점부터 검진을 받는 것을 권고하고 있고, 만성 B형 간염 또는 C형 간염 환자에서는 국내 간암 발생 역학을 통해 볼 때 간암 발생이 급격하게 증가하기 시작하는 40세 이상부터 검진을 권고한다. 검진의 주기는 국내에서는 현재 6개월-12개월 간격으로 간 초음파 검사와 혈청 알파태아단백 검사를 병행할 것을 권고하고 있다. 종료시점에 대한 언급은 없으며 이는 간암 검진의 효과에 비해 고령으로 인한 검진의 잠재적인 위해가 작기 때문이다.

(4) 유방암

유방촬영술을 이용한 유방암 검진의 효과에 대해 메타분석 하였을 때 유방암 사망률에 대한 상대위험도는 0.81(95% 신뢰구간 = 0.73 - 0.91)이었으며, 검진군이 대조군보다 유방암 사망률이 유의하게 낮았다. 그러나 70세 이상 여성에서 유방촬영술을 이용한 유방암 검진이 유방암 사망률을 낮추는가에 대한 근거수준은 낮았고, 유방초음파검사 또는 임상유방진찰을 추가했을 때 효과에 대한 근거는 불충분했다. 이를 바탕으로 40-69세 무증상 여성을 대상으로 유방촬영술을 이용한 유방암 검진을 2년마다 시행할 것을 권고하고 70세 이상에서 유방암 검진은 개인별 위험도에 대한 임상적 판단과 수검자의 선호도를 고려하여 선택적으로 시행할 것을 권고한다. 유방초음파검사를 단독 또는 유방촬영술과 병행하여 시행하는 것을 권고하거나 반대할만한 근거는 불충분하다고 평가된다.

(5) 자궁경부암

자궁경부세포검사의 경우 역사가 오래된 검진방법으로 많은 역학자료 등에서 검진의 효과가 입증된 바 있다. 또한 질출혈, 통증, 감염, 분비물 등의 부작용이 나타날 수 있으나 충분히 관리 가능한 수준으로 알려져 있어 자궁경부세포검사의 위양성에 따른 위해는 크지 않은 것으로 판단된다. 따라서 자궁경부세포검사는 검진의 이득이 손해에 비해 크다. 액상세포도말검사는 자궁경부세포검사와 원리가 같아 자궁경부세포검사의 효과에 대한 근거 수준과 동일하다고 기대된다.

시작/종료 연령 및 검진 주기는 관련된 근거들이 많지 않다. 기존 2002년 5대암 국가암검진 권고안에서 시작연령을 만 20세로 정한 이후 자궁경부암 발생률이 감소하고 있다. 종결연령은 국내의 경우 다른 국가와 달리 연령이 증가할수록 자궁경부암 발생률과 사망률이 증가하는 경향을 보이고 국내 여성들의 기대여명이 긴 측면을 반영하여 74세에 검진을 종결하는 것으로 권고하고 있다. 그러나 자궁경부암의 발생은 인유두종바이러스에 감염된 후 대략 15-25년 정도 걸리는 것으로 알려져 있어, 종료 대상은 74세 이전 10년 간 최소 3회 이상 규칙적으로 자궁경부암 선별검사를 시행받았고, 지속적으로 음성 판정을 받았으며, 20년 이내 중등도 이상의 자궁경부 이형성증을 진단받지 않은 여성으로 한정된다.

이를 종합하여 자궁경부암 검진은, 만 20세 이상의 무증상 여성을 대상으로 자궁경부세포도말검사 또는 액상세포도말검사를 3년 간격으로 시행할 것을 권고한다. 인유두종바이러스 검사를 동시에 시행하는 것은 개인별 위험도에 대한 임상적 판단과 수검자의 선호도를 고려하여 선택적으로 시행한다. 최근 10년 이내에 자궁경부암 검진에서 연속 3번 이상 음성으로 확인된 경우 75세 이상에서 자궁경부암 선별검사를 권고하지 않는다.

(6) 폐암

최근 미국에서 대규모 무작위배정 비교임상시험(National Lung Screening Trial, NLST)을 통해 30갑년(pack-year) 이상 흡연자를 대상으로 저선량 흉부CT를 이용한 폐암 검진을 하는 경우 흉부X선을 이용하였던 대조군과 비교하여 폐암 관련 사망률을 약 20% 낮출 수 있다는 연구결과가 발표되면서 폐암 검진의 중요성이 대두되고 있다. 우리나라의 기대수명이 미국과 유사하다는 점을 고려하였을 때, 폐암의 조기 발견에 따른 생존율 증가로 인한 효과는 우리나라에서도 미국과 유사할 것으로 기대된다. 이러한 점들과 2012년 이후 개발된 폐암선별검사에 대한 기존 임상진료지침들을 종합하여 우리나라에서도 30갑년 이상의 흡연력이 있는(금연 후 15년이 경과한 과거 흡연자는 제외) 55-74세인 고위험군을 대상으로 저선량 흉부CT를 이용한 폐암선별검사를 매년 시행할 것을 권고한다.

(7) 갑상선암

갑상선암은 우리나라에서 암발생률 1위인 암종이고 발생률이 증가하는 추세이나, 아직까지 연령표준화사망률에는 큰 변화가 없으며, 갑상선암의 10년 상대생존율은 99.2%로 매우 높다. 이러한 갑상선암의 증가는 실제적인 암 발생 증가보다는 진단기술의 발달과 갑상선암 검진의 보편화로 인한 발견의 증가가 주된 원인으로 제기되고 있다. 그러나 무증상의 일반 성인을 대상으로 갑상선암 검진의 효과를 평가한 연구는 매우 적었고 연구의 질이 낮았다. 또한 기존 연구에서 검진군이 비검진군에 비해 1 cm 미만의 갑상선암 발견 상대 위험은 높았으나, 림프절 침범 여부, 원격 전이 여부 등의 질환의 중증도는 유의한 차이를 보이지 않았다. 이에 따라 무증상 성인에서 초음파를 이용한 갑상선암 검진은 권고하거나 반대할 만한 의과학적 근거가 불충분하여 일상적 선별검사로는 권고하지 않는다. 다만 갑상선암 검진을 원하는 경우 검진의 이득과 위해에 대해 적절한 정보를 제공한 후 검진을 실시할 수 있다.

4) 암 이외의 질환 검진과 신체기능 및 건강 생활습관 평가

2008년 노인실태조사에 따르면 암을 제외한 노인에서 흔한 만성질환은 고혈압(47.0%), 관절염(29.8%), 요통 및 좌골신경통(18.9%), 당뇨병(16.3%), 골다공증(13.8%), 심혈관질환(8.1%), 백내장(6.8%), 뇌혈관질환(6.7%), 만성폐쇄성폐질환/천식(5.6%/3.4%), 고지혈증(4.6%), 전립선비대증(3.4%), 빈혈(2.7%), 골절(2.3%), 갑상선질환(2.2%), 요실금(1.9%) 등으로 확인되었다. 2009년 발표된 노인건강검진 표준 권고안에서는 유병률과 검진 타당성을 고려하여 고혈압, 고지혈증, 골다공증(여성), 비만, 요실금, 우울증, 치매, 구강질환을 정기검진 권고안으로 제안하고 있고 그 내용은 [표 13-1]과 같다. 당뇨, 폐결핵, 빈혈에 대해서는 근거가 충분하지는 않지만 노년기 유병률, 발병률, 건강 영향을 고려할 때 포함시킬 수 있다.

[표 13-1] 노년기 만성질환 검진

항목	권고내용	방법	주기
기본 항목			
고혈압	고혈압을 선별하기 위하여 수은혈압계나 보정된 전자혈압계로 혈압측정을 권고한다.	혈압측정	매년
고지혈증	심혈관계 증상이나 질환이 없는 남자 35세, 여자 45세 이상은 총콜레스테롤, HDL 콜레스테롤, 중성지방을 측정한다.	TC, HDL-C, TG	2년(85세까지)
골다공증	무증상 노인 여성에서 DEXA를 이용한 골다공증 선별검사를 실시한다.	골밀도 검사	2년
비만	모든 무증상 노인에서 신장과 체중을 측정하여 체질량지수를 평가한다. 모든 무증상 노인에서 허리둘레를 측정한다.	체질량 지수, 허리둘레	매년
요실금	65세 이상의 노인에게 요실금에 대한 선별검사를 실시할 것을 권고한다. 간략한 형태의 설문으로 매년, 혹은 매 2년 간격으로 실시할 것을 권고한다.	* 설문(1개 질문)	매년

항목	권고내용	방법	주기
우울증	노년기에는 1-2년마다 우울증 선별검사를 시행할 것을 강력히 권고한다. 선별도구로는 적용시간이 짧고 민감도가 높은 GDS-5 및 자살에 대한 설문을 고려한다.	†설문 (GDS-5/15)	매년
치매	환자 또는 보호자가 인지기능 저하를 호소하는 경우 추적 관리가 가능하다면 치매에 대한 선별검사를 1-2년마다 권고한다.	‡문진(기존설문 +MIS-K)	매년
구강질환	성인 연령층과 같이 노인을 대상으로 정기건강 검진시 구강질환 및 구강건강상태에 대한 평가와 상담이 필요하다.	§설문과 치과 진찰	매년
추가 고려 항목			
당뇨	모든 무증상 노인에서 당뇨병에 대한 선별검사를 권고할 근거는 부족하다. 그러나 현실적으로 무증상 40세 이상 성인에서 당뇨병에 대하여 공복혈당 검사가 고려되는 경우, 연령에 따른 유병률의 증가와 노년기 유병률을 고려할 때 무증상 노인에서 당뇨병의 선별검사는 우선적으로 고려되어야 한다.	공복혈당	2년
빈혈	무증상 노인에서 빈혈의 선별검사를 추천하거나 반대할 근거는 부족하다. 그러나 무증상 40세 이상 성인에서 빈혈에 대하여 혈색소 검사가 시행되고 있는 경우, 연령에 따른 유병률의 증가를 고려하여 무증상 노인에서는 혈색소 검사를 통한 빈혈의 선별검사는 우선적으로 고려되어야 한다.	혈색소	매년
폐결핵	흉부방사선 촬영의 선별검사로서의 효능에 대한 근거가 불충분 하나(I) 우리나라 노인의 결핵 유병률과 사망률이 높고 또한 연령에 따라 증가하며 효과적인 치료법이 있는 점을 감안하면 모든 무증상 노인에서 흉부방사선 촬영을 통한 폐결핵 선별검사를 시행할 것을 추천한다.	흉부 x-ray	2년

* 요실금 : 배뇨장애에 관한 질문입니다. 소변을 보는데 장애가 있거나 소변을 지리는 경우가 자주 있습니까? (밤에 소변이 마려워 3회 이상 깬다, 소변이 너무 급하다, 배뇨 후에도 시원치 않다 등) 예/아니오.
† 우울증 : 축약형 노인우울척도(GDS 5/15 = Hoyl GDS-5) ⇒ 평가 : 2/5점 이상이면 우울증 가능성.
‡ 치매 : 생애전환기 설문이용(4/5점 이상이면 MIS-K 평가), MIS-K(한국판 기억력평가척도, 의사가 직접 시행).
§ 구강건강 : 생애전환기 설문을 그대로 활용함.

질병의 조기진단 이외에도 노년기의 건강생활을 위해서는 기능 저하 및 노쇠 예방을 하는 것이 필요하다. 따라서 기능상태 및 건강행위와 예방 요법에 대한 평가가 이루어져야 한다. 이와 관련한 항목으로는 시력상태, 청력상태, 낙상위험의 평가, 영양평가, 운동 및 신체활동량, 금연, 절주, 약물복용, 예방접종의 건강행위 평가에 대하여 정기적인 선별검사를 제안하고 있고 그 내용은 [표 13-2]와 같다.

[표 13-2] 노년기 기능 및 건강행위 평가 검진

항목	권고내용	방법	주기
기능 평가			
시력상태	노인에서 시력표를 이용한 정기적인 시력검사는 권고한다.	시력검사	매년
청력상태	노인에게 주기적으로 청력에 대해 질문하여, 보청기가 필요한지 상담하는 것을 권고한다.	순음청력검사 또는 손가락비비기 검사	매년
낙상위험	지역사회 거주 노인들에게 전반적인 낙상위험요인을 고려한 포괄적 낙상위험평가를 정기적으로 시행할 것을 권고한다. 그 중에서도 근력, 보행, 균형 등과 같은 운동능력평가는 단독평가로도 낙상위험요인 평가에 도움이 된다.	* 설문과 보행 균형검사	매년
건강행위 평가			
영양평가	심혈관계 질환 위험요인이 있거나, 독거노인, 시설수용자 등 영양결핍의 고위험군에 대해서는 매년 혹은 매 2년 간격으로 영양평가 및 영양상담을 강력히 권고한다.	† 설문(의도하지 않은 체중감소)	매년
운동 및 신체활동	충분한 신체활동 여부에 대해 간략한 설문지로 선별하고 교육할 것을 추천한다.	‡ 설문	매년
금연	65세 이상의 노인에게 흡연에 대한 선별검사 및 흡연자에 대한 금연상담을 실시할 것을 권고한다. 선별검사는 간략한 형태의 설문으로 매년, 혹은 매 2년 간격으로 실시할 것을 권고한다.	‡ 설문	매년
절주	65세 이상의 노인에게 음주에 대한 선별검사 및 문제 음주에 대한 절주상담을 실시할 것을 권고한다. 선별검사는 간략한 형태의 설문으로 매년, 혹은 매 2년 간격으로 실시할 것을 권고한다.	‡ 설문	매년
약물복용	노인에서 약물복용에 대한 상담과 중재는 낙상의 위험을 줄이기 위해 평가하여야 한다.	§ 설문	매년
예방접종	무증상 노인에게 매년 인플루엔자 백신과 1회의 폐렴구균 백신 접종을 권고한다.	** 설문	매년

* 낙상(다음 세 가지 중 2가지 이상에 문제가 있으면 낙상위험 있음) : 지난 6개월간 2회 이상 넘어지거나, 넘어질까봐 두려움이 있습니까?, 약물복용 설문, 진찰 : Timed Up & Go test 시행 ⇒ 20초 이상 소요시 이상으로 판정.

† 영양상태 : 6개월 전에 비하여 뜻하지 않게 체중이 5%(2-4kg) 정도 줄었습니까?(또는 평소에 입던 옷이 헐렁해 질 정도로 체중이 줄었습니까?)

‡ 흡연, 음주, 운동 및 신체활동 : 생애전환기 설문을 그대로 활용함 ; 흡연 : 흡연경력, 금연 및 현재흡연 여부 및 흡연량, 음주 : 음주횟수 및 음주량, 신체활동(운동) : 격렬, 중간, 경도의 신체활동(운동)여부와 횟수.

§ 약물복용 : 지난 한달간 매일 영양제를 제외하고 5가지 이상의 약을 지속적으로 복용하고 있습니까?

** 예방접종 : 매년 독감 예방접종을 받으셨습니까? 최근 5년 이내에 폐렴 예방접종을 받으셨습니까?

4. 노인 예방접종

노년기에는 노화에 따라 수반되는 면역계의 노화뿐만 아니라 여러 동반 질환에 의한 인체 저항력 감소로 감염병에 취약한 상태에 있다. 따라서 노인에서의 예방접종은 감염병의 발병, 합병증 발생 및 사망을 예방하는 매우 효과적인 수단이다. 그러나 현재까지 국내에서 노인 예방접종은 독감을 제외하고는 소아 예방접종에서와 같은 높은 접종률이 달성되지 못한 상태로, 노인 예방접종에 대해 의료인의 적극적인 자세가 필요하다. 노인에서의 예방접종은 기본적 접종으로 독감, 폐렴사슬알균, 대상포진, 파상풍이 권고된다.

1) 독감

독감은 노인의 기능을 저하시키고 사망을 증가시키는 주요한 위험이다. 독감 예방접종은 지역사회 거주 노인에서 독감 예방에 효과적이다. 그간 국내에서 사용해온 불활성화 사백신은 유행 바이러스와 항원이 일치할 경우 65세 미만 성인에서 70-90% 정도의 예방효과를 보인다. 노인에 대한 예방효과는 이보다는 적어 60세 이상 지역사회 거주 노인에 대해 58%의 독감 예방효과가 있었고 요양원 거주 노인에서는 20-40%의 급성호흡기질환 예방효과를 보였다. 우리나라의 경우 독감은 주로 10월부터 다음해 4월까지 유행한다. 따라서 백신은 독감 유행 전인 9월에서 12월까지 접종하도록 권장하고 있다. 보통 백신은 접종 후 2~3주 후에 면역력이 생긴다. 불활성화 백신과 약독화 생백신이 있으며 50세 이상에서는 생백신은 권유되지 않는다. 예방접종의 금기는 불활성화 백신의 경우 독감 백신 접종 후 심한 과민반응을 보인 자, 계란에 심한 과민반응을 보인 자(단, 병력상 계란을 먹고 심한 과민반응이 없었다면 금기대상이 아님), 백신 접종 후 6주 이내에 길랑-바레 증후군이나 신경 이상이 생긴 자이다.

WHO는 2013-2014 절기부터 두 가지 계통의 B형 독감 바이러스주를 포함하는 4가 백신 접종을 권장하기 시작했다. 우리나라에서도 2015년 이후 4가 독감 백신이 도입되어 접종되고 있다. 해마다 3-4월에 B형 독감 유행이 반복되고 있어 4가 백신 사용이 권장된다.

2) 폐렴사슬알균

침습성 폐렴사슬알균 감염증은 5세 미만에서 많이 발생하고 이후에는 감소하였다가 다시 50세 이상에서 증가하기 시작하는 U자 모양을 보이는 것으로 알려져 있다. 우리나라의 경우, 18세 이상 성인을 대상으로 시행된 최근 연구결과 1,000명의 입원 환자당 0.36명의 침습성 폐렴사슬알균 감염증 환자가 있었으며, 치명률은 약 30% 정도로 보고되고 나이가 증가할수록 환자수가 많아지고 치명률이 높아졌으며 64.9%가 기저질환을 가지고 있었다. 미국 예방접종자문위원회

(Advisory Committee on Immunization Practice ; ACIP)는 2014년 폐렴사슬알균 백신 접종 권고 개정안에서 모든 65세 이상 고령자에게 PCV13과 PPSV23을 순차적으로 접종하도록 권고를 강화하였다. 그러나 국내에서는 65세 이상 고령자에서 PCV13의 비용-효과를 평가한 자료가 없는 상황으로, 모든 65세 이상 고령자에게 일률적으로 PCV13과 PPSV23의 순차적 접종을 권고할 만한 근거는 아직 부족하다. 이에 대한감염학회에서는 2014년 성인예방접종 개정안에서 아래와 같이 건강한 고령자에게는 PCV13 또는 PPSV23을 접종하고, 고령자이면서 만성질환을 가졌을 경우 PCV13과 PPSV23을 순차적으로 모두 맞을 것을 권고하고 있다. 한편 PCV13과 PPSV23을 모두 투여하는 경우, PCV13을 먼저 투여하면 면역 증강 현상(booster effect)이 나타나고, PPSV23을 먼저 투여하는 경우 면역 저하 현상(hypo-responsiveness)이 발생한다는 사실이 보고되어 두 가지 백신을 모두 접종해야 하는 경우 PCV13을 먼저 접종하는 것이 유리할 수 있다. 이를 정리하면 아래와 같다.

(1) **건강한 65세 이상의 고령자** : PCV13 또는 PPSV23을 접종한다.

(2) **65세 이상 만성질환자**(만성 심혈관 질환, 만성 폐질환, 당뇨병, 알코올 중독, 만성 간질환)

① **과거에 어떤 종류의 폐렴사슬알균 백신도 접종한 적이 없는 65세 이상 만성질환자** : PCV13을 먼저 접종하고 6-12개월이 지난 후에 PPSV23을 접종한다. PCV13 접종과 PPSV23의 동시접종은 피해야 하며 최소 8주 이상 간격을 두어야 한다.

② **과거에 PCV13을 접종받은 65세 이상 만성질환자** : PCV13의 재접종은 필요하지 않으며 PPSV23으로 1회에 한하여 추가 접종한다.

③ **과거에 PCV13을 접종받지 않았으나 PPSV23을 접종 받은 65세 이상 만성질환자**

㉠ 65세 이전에 PPSV23을 접종받은 경우 : PCV13은 과거 PPSV23 접종으로부터 1년이상 간격을 두고 접종해야 한다. PPSV23을 1회에 한하여 재접종하며 과거 PPSV23 접종으로부터 5년 이상, PCV13 접종으로부터 6-12개월(최소 8주 이상) 간격을 두고 재접종해야 한다.

㉡ 65세 이후에 PPSV23을 접종받은 경우 : 과거 PPSV23 접종으로부터 1년 이상 간격을 두고 PCV13을 접종한다.

3) 대상포진

대상포진감염 후 60대는 40%, 70세 이후에는 75%에서 포진 후 신경통(postherpetic neuralgia)이 생기고 노인에서는 통증 조절에 어려움이 있으므로 대상포진에 대한 예방접종이 권장되고 있다. 대상포진 예방접종의 효과에 있어 2005년 60세 이상 노인을 대상으로 한 Shingles Prevention Study에서는 대상포진의 발병을 51.3%, 포진 후 신경통을 66.5% 낮추는 효과를 보여주었다. 50-59세 성인의 경우는 2012년 ZEST Study 결과, 대상포진의 발병을 69.8% 감소시키는 결과를 보여주었다. 그러나 ZEST Study에서는 포진 후 신경통의 발생 건수가 많지 않아 이를 예방하는 효과에 대해서는 평가하지 못하였다. 또한 낮은 접종 연령의 고려에 있어 대상포진 백신의 장기면역원성 및 재접종과 관련된 논란이 남아 있는 상태이다. 따라서 대한감염학회에서는 50-59세 성인에 대한 대상포진 백신 접종 여부는 개별 피접종자의 상태에 따라 이득-손실을 면밀히 감안하여 접종 여부를 결정할 것을 권고하였다. 결론적으로, 60세 이상 성인은 금기사항이 없는 한 대상포진 백신의 접종을 권고하며 50-59세 성인은 개별 피접종자의 상태에 따라 대상포진 백신의 접종 여부를 결정한다.

4) 피상풍 – 디프테리아

파상풍은 최근 주말농장, 등산 등 여가활동을 즐기는 성인들이 많기 때문에 그 중요도가 더해지는 백신이다. 성인용 파상풍백신으로 디프테리아 톡소이드와 혼합된 Td, 디프테리아 톡소이드와 백일해 항원이 들어있는 Tdap의 두 종류가 있고, Td는 2004년부터, Tdap은 2009년부터 국내에서 사용되고 있다. 국내 혈청역학 자료에 근거하여, 만 40세 이상이며 최근 10년 내 파상풍 관련 백신을 접종받은 적이 없는 성인은 첫 해에는 0, 1, 6개월 간격으로 접종하고(처음 1회 Tdap, 이후 Td, 그러나 Tdap은 65세 이하에서만 사용), 이후 10년마다 Td 1회를 권고한다. 금기는 아나필락시스와 같은 심한 알레르기 반응이 있었던 경우와 이전 접종 7일내에 원인을 알 수 없는 급성 뇌증이 있었던 사람이다.

참고문헌

간암 검진 권고안 개정위원회. 간암 검진 권고안. 서울: 국립암센터; 2015.

갑상선암 검진 권고안 개정위원회. 갑상선암 검진 권고안. 서울: 국립암센터; 2015.

대장암 검진 권고안 개정위원회. 대장암 검진 권고안. 서울: 국립암센터; 2015.

대한감염학회 성인예방접종위원회. 2014년 대한감염학회 권장 성인예방접종 개정안. 서울: 대한감염학회; 2014.

위암 검진 권고안 개정위원회. 위암 검진 권고안. 서울: 국립암센터; 2015.

유방암 검진 권고안 개정위원회. 유방암 검진 권고안. 서울: 국립암센터; 2015.

유선미. 성인예방접종의 최신 권고안. 가정의학회지 2010;31(5):345-354.

윤종률 등. 노인 건강검진 표준 권고안 연구. 서울: 보건복지가족부; 2009.

자궁경부암 검진 권고안 개정위원회. 자궁경부암 검진 권고안. 서울: 국립암센터; 2015.

정희진. 우리나라 성인에서 필요한 예방접종. 대한의사협회지 2011;54(12):1289-1296.

질병관리본부 예방접종전문위원회 성인분과위원회. 성인 예방접종 가이드. 서울: 질병관리본부; 2012.

폐암 검진 권고안 개정위원회. 폐암 검진 권고안. 서울: 국립암센터; 2015.

Kim SH, Park SH. A meta-analysis of the correlates of successful aging in older adults. Res Aging 2017;39(5):657-677.

Rowe JW, Kahn RL. Successful aging. Gerontologist 1997;37(4):433-440.

Strawbridge WJ, Wallhagen ML, Cohen RD. Successful aging and well-being: self-rated compared with Rowe and Kahn. Gerontologist 2002;42(6):727-733.

World Health Organization. Global age-friendly cities: a guide. Geneva: World Health Organization; 2007.

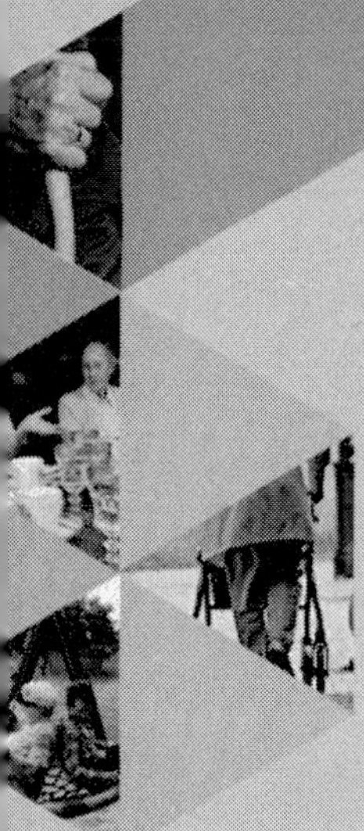

제 14 장

운 동

박 현 태

노인들에게 있어 규칙적인 운동을 포함한 신체활동은 심혈관질환 위험을 감소시키며, 연령에 상관없이 신체활동을 시작하는 것은 건강증진에 효과적이라고 알려져 있다. 또한 이러한 규칙적인 신체활동은 혈압, 콜레스테롤 또는 혈당조절에 있어서 긍정적인 영향을 미치며 사망률 또한 감소시킨다고 밝혀져 왔다. 그러나 아직까지도 노인들의 신체활동 지침 및 프로그램 개요, 구성에 대해서는 인식이 부족한 상태이다. 이 장에서는 노인 신체활동 및 운동프로그램의 설계, 운동프로그램의 요소에 대해 알아보고자 한다.

1. 노인건강증진을 위한 신체활동의 중요성

신체활동은 운동, 스포츠 및 레저활동, 이동 등을 포함하는 넓은 의미의 개념(그림 14-1)으로 대상에게 맞는 적절한 강도(중강도 및 고강도)의 신체활동은 건강증진에 유익한 효과를 가져다 준다고 알려져 있다. '골격근을 사용하여 우리 몸에서 에너지소비를 발생시키는 모든 움직임'으로 정의되며, 세계적으로 매년 320만 명이 신체활동 부족으로 사망하고 있으며, 이는 흡연, 음주 등에 이어 4번째로 높은 수준이다. 우리나라의 경우 노인의 신체활동은 2005년부터 지속적으로 감소 추세이며, 생애주기 중 노년기는 신체활동이 가장 감소하는 시기이다. 특히 중강도 신체활동 실천율의 경우 지속적으로 감소하여, 노인인구 중 약 4.5%만이 권장수준 이상의 신체활동 수준을 가지고 있으며, 중강도 신체활동 실천율은 2005년에서 2013년 사이 9.4%p 감소하였다.

그림 14-1 신체활동의 개념

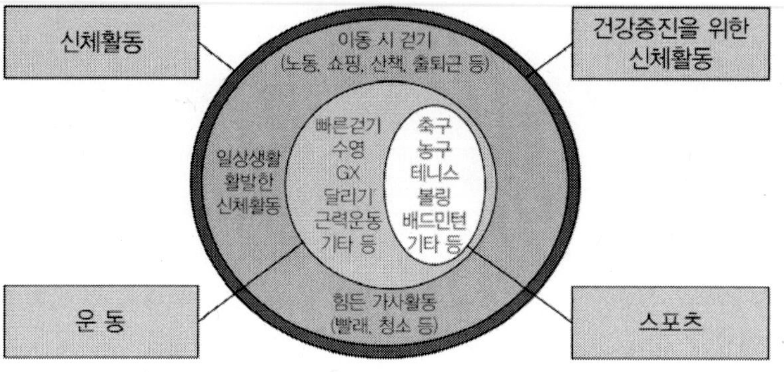

출처 : Chalres B Corbin, Concept of Physical Fitness, 2012

운동을 포함한 신체활동은 질병의 보호요인이며, 적극적인 운동중재는 사망률 감소뿐 아니라 생활습관병 및 관련 위험인자의 개선을 가능하게 한다(McArdle 등, 1996)(표 14-1). 노인은 연령의 증가에 따라 활동적이지 않은 생활습관으로 인해 운동생리학적 기능저하가 나타나며, 특히 심폐지구력에 해당하는 최대산소 섭취량, 최대심박출량, 1회심박출량과 함께, 근력, 근량과 같은 근기능의 저하의 주된 요인은 연령증가와 신체활동 부족과 관련이 높다. 하지만 이러한 신체기능은 적극적 운동참여로 개선이 가능하다. 한편 최대심박수, 근섬유수, 신경전달속도는 연령증가에 따라 저하하지만 활동과 운동에 의해서는 상대적으로 영향을 받지 않는 것으로 보고되어 있다(Pu 등, 1999)(표 14-2). 이러한 근거에서, 노인의 질병예방 및 신체기능의 유지와 건강증진을 위해 운동참여는 유익하며, 노년기에 높은 건강수명을 보장할 수 있는 유익한 수단으로 생각해볼 수 있다.

2. 노인의 신체활동 권고지침

규칙적인 신체활동으로 보내는 시간은 연령이 증가할수록 감소되며, 이러한 감소는 65세 이후에는 좌업 생활의 증가와 더불어 급격하게 감소하는 경향으로 바뀌게 된다. 골격근에 의한 몸의

[표 14-1] 운동과 질병과의 관계

질병	신체활동에 의한 변화
전반적 사망률 (all-cause mortality)	↓↓↓
관동맥질환	↓↓↓
고혈압	↓↓
비만	↓↓
뇌혈관장애	↓
말초혈관장애	→
암	
결장	↓↓
직장	→
위	→
유방	↓
전립선	↓
폐	↓
췌장	→
인슐린비의존성 당뇨병	↓↓
골관절증	→
골다공증	↓↓

[표 14-2] 인체생리학적 변화와 연령증가, 활동성, 운동과의 관계

신체기능	연령증가	활동성저하	운동실시
호흡순환기능			
최대산소섭취량	↓	↓	↑
최대심박수	↓	↔	↔
1회 심박출량	↓	↓	↑
근기능			
근력	↓	↓	↑
근섬유수	↓	↔	↔
근량	↓	↓	↑
신경기능			
신경전달속도		↔	↔

움직임 즉, 신체활동은 셀 수 없을 정도의 많은 건강상의 이점을 얻을 수 있음에도 불구하고 미국인의 경우 75세 이상 노인 중 3분의 1 이상이 신체활동에 참여하고 있지 않으며, 우리나라의 경우는 2012년 국민체력실태조사에 따르면 70세 이상 노인들의 50% 이상이 규칙적인 신체활동에 참여하지 않는다고 보고하였다. 우선 노인들을 위한 운동의 종류와 규칙적인 신체활동의 지침에는 어떠한 것들이 있는지, 각 주요기관들의 가이드라인을 살펴보고자 한다.

1) 운동의 종류와 효과

노인 운동의 실시에 있어서는 개인의 질환 및 건강상태, 체력 등을 고려하여 개인에게 적절한 운동의 내용과 방법, 시간, 강도, 빈도를 선택하여야 한다. 일반적인 노인의 운동수행의 종류에 따라 이러한 방법을 알아보고자 한다.

(1) 유산소성 운동

노인에게 있어 빠른 걷기, 조깅 등과 같은 유산소성 운동을 통한 중재는 최대산소섭취량을 약 10–20% 향상시키어 심폐지구력의 개선에 도움이 된다(표 14–3). 또한 이러한 효과는 연령에 따라 큰 차이가 없으며, 노인이거나 성인이거나 유사한 개선효과를 나타낸다(Kohrt 등, 1991). 여러 선행연구의 운동내용을 살펴보면, 운동중재기간은 대략 12–52주간으로 큰 차이가 있으나, 결과에는 큰 차이가 나타나지 않는다. 운동빈도는 주 3회, 1회 약 40분 정도의 중재방법이 많은 것으로 나타난다. 운동강도는 여유 심박수[(운동시심박수 – 안정시심박수)/(최대심박수 – 안정시심박수)×100]의 약 70% 정도의 처방이 많은 것으로 나타난다. 이러한 강도에 비하여 여유 심박수 45% 정도의 낮은 강도의 운동중재는 최대산소섭취량의 개선효과가 상대적으로 낮은 것으로 나타났다. 더불어 에어로빅 댄스 등과 같은 유선소성운동은 최대산소섭취량 이외의 근력, 보행기능의 개선을 보고한 연구결과도 있다. 노인에게 있어 유산소성 운동중재는 심폐지구력의 개선에는 효과적이라고 생각되지만, 노쇠노인과 같은 장애를 가진 노인에 대한 중재효과는 아직 명확히 밝혀져 있지 않다.

노쇠노인과 같이 장애를 가진 노인을 대상으로 한 운동중재에 있어 가장 중요한 점은 적절한 운동강도의 설정에 있다. 노쇠노인은 대체로 운동탄력성이 낮으며, 운동중재시의 위험이 높은 점

[표 14–3] 연령에 따른 운동강도 설정

운동강도 설정 : 여유심박수의 백분율(percent of heart rate reserve the Karvonen fomular)

$$운동강도(\%) = \frac{(운동시\ 심박수 - 안정시\ 심박수)}{(최대심박수 - 안정시\ 심박수)} \times 100$$

운동강도 40%		연령					
		65	70	75	80	75	90
안정시 심박수 (박/분)	60	101	99	98	96	95	94
	70	107	105	104	102	101	100
	80	113	111	110	108	107	106
운동강도 60%		**연령**					
		65	70	75	80	75	90
안정시 심박수 (박/분)	60	121	119	117	115	113	110
	70	125	123	121	119	117	114
	80	129	127	125	123	121	118
운동강도 80%		**연령**					
		65	70	75	80	75	90
안정시 심박수 (박/분)	60	141	138	136	133	130	127
	70	143	140	138	135	132	129
	80	145	142	140	137	134	131

등으로 운동강도를 높이는 것이 쉽지 않다. 낮은 강도로 설정하여 운동을 할 경우 개선효과는 상대적으로 낮게 나타난다. 따라서 시작시에는 상대적으로 연령을 고려하여 낮은 강도인 40-60% 수준으로 시작하여 단계적으로 50-85% 수준까지 단계적으로 강화하는 것이 요구된다(표 14-3, 14-4).

[표 14-4] 유산소 운동을 처방할 때의 주의사항

운동내용
보행훈련(옥외보행, 계단오르기), 사이클링, 에어로빅댄스

운동강도에 관해
1. 사고를 예방하고 장기간의 참여를 유도하기 위해서 저강도(예비심박수의 40~60%)부터 시작한다.
2. 운동에 익숙해지면서부터 예비심박수의 50~85% 범위에서 점진적으로 강도를 증대하여 수행
3. 고강도의 운동을 장기간 수행하면 높은 효과를 얻을 수 있지만, 사고의 빈도가 증가하고 참여도가 저하하기에 전문가의 감시하에 수행하는 것을 권장한다.

지속시간에 대해
20~30분간 연속으로 수행하는 것이 바람직하나, 연속해서 수행하는 것이 힘들 경우에는 몇 회에 나눠서 실시하는 것을 권장한다.

빈도에 대하여
1. 주 운동의 대부분은 중강도 운동을 수행하도록 한다.
2. 최저 주 3회는 활발한 운동을 수행하도록 한다.

(2) 근력운동

노인 근력운동중재의 대부분의 연구는 근력강화에 대한 긍정적 결과를 보고하고 있으며, 그 변화폭은 연구에 따라 달리 나타나지만 10-60% 정도 긍정적 개선을 나타낸다. 중재기간 또한 연구에 따라 다르지만 10주간의 단기적 트레이닝에서부터 52주간의 장기간으로 나타나며, 운동강도는 1회 반복 운동이 가능한 최대 부하량(1RM; one-repetition maximum)의 80% 정도의 다소 높은 강도의 중재 방법이 비교적 많이 사용되고 있다. 이러한 높은 부하의 중재방법의 경우 약 20-65%의 높은 개선효과가 나타난다. 또한 장애를 가진 시설 입소노인을 대상으로 1RM의 80%의 고강도 운동을 10주간 실시한 경우, 113%의 근력향상 효과를 나타낸 연구결과도 있다(Fiatarone 등, 1994). 이러한 연구결과는 지역 거주하는 건강한 노인에 비하여, 근력 퇴행을 가진 시설 입소자와 같은 노쇠노인의 경우가 보다 높은 운동중재효과가 있을 수 있다는 것을 시사한다. 한편 본인의 체중 혹은 세라 밴드를 사용한 가정에서의 저-중강도 근력강화 운동의 경우 0-20% 전후의 근력향상이 나타나, 중재효과 면에서 생각해볼 때 낮은 강도의 근력운동은 고강도트레이닝에 비

하여 그 효과는 떨어진다. 하지만 노쇠노인의 경우 급속한 고강도운동은 사고위험을 동반하기에, 운동 시작시에는 체중을 이용한 간단한 훈련, 1RM의 20-30%정도의 낮은 강도의 트레이닝으로 시작하여, 단계적으로 60-80%까지 상대적으로 높은 강도의 운동수행이 개선효과를 증대할 수 있는 운동방법으로 알려져 있다. 또한 세라 밴드와 같은 도구를 이용하는 것 또한 그 효과를 증대할 수 있는 방법으로 생각된다(표 14-5). 아래의 [표 14-6]에는 미국국립노화연구원의 운동가이드라인 중 신체나 도구를 이용하여 간단히 수행할 수 있는 근력운동의 일부를 발췌하여 설명한다.

[표 14-5] 근력강화 운동을 처방할 때의 주의사항

운동내용
자기체중을 이용한 근력운동 및 도구(세라밴드, 덤벨, 머신)를 이용한 근력운동

운동강도에 관해
1. 관절 등이 운동에 적응하기까지의 8주간은 최소한의 강도에서 운동을 수행한다.
2. 운동에 익숙해지면서부터 10~15회의 반복운동으로 "조금 힘들다"라고 느껴질 정도의 강도에서 수행한다.
3. 운동량을 증가시킬때는 먼저 반복횟수를 증가시킨 다음에 강도를 높인다.

지속시간에 대해
1회의 운동시간을 60분 이하로 한다.

빈도에 대하여
적어도 주2회는 실시하고, 48시간 이상 휴식을 취한다.

그외 기타
1. 대근육 중심으로 실시하되 다양한 근육군을 폭넓게 단련시킬 수 있도록 다양한 운동종목을 설정한다.
2. 운동중에는 평상시의 호흡을 지속한다.
3. 통증이 없는 범위에서 운동을 수행한다.
4. 관절염 등의 염증증상이 있을 경우 트레이닝을 실시하지 않는다.

[표 14-6] 근력운동

팔들기	
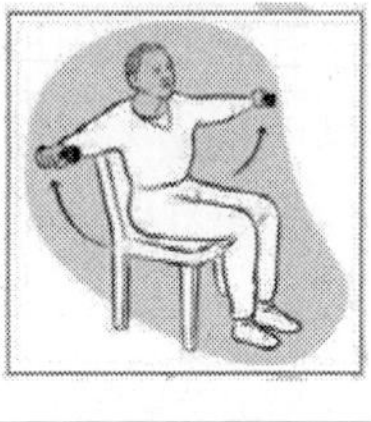	1. 팔걸이 없는 의자 등받이에 등을 대고 앉는다. 2. 손바닥이 아래를 향하도록 아령을 잡는다. 3. 양손을 어깨 높이까지 올린다. 4. 1초간 유지한다. 5. 천천히 팔을 내린다. 6. 8-15회 반복한다. 7. 휴식 후 다시 8-15회 반복한다.

의자에서 일어나기 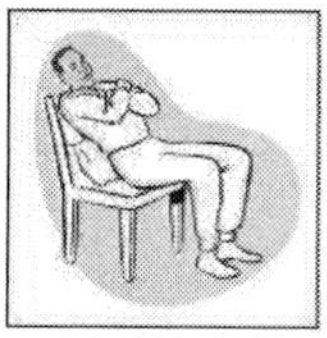 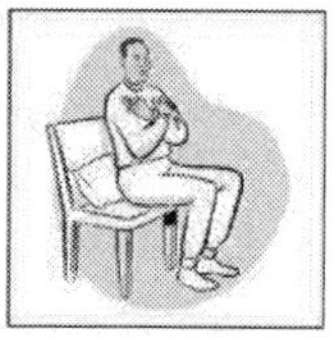 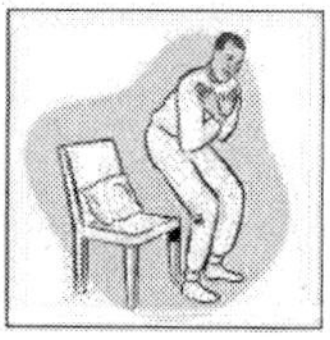	1. 의자에 베개를 놓는다. 2. 의자 앞쪽으로 앉아, 무릎을 구부리고, 발을 가지런히 한다. 3. 의자 뒤에 반쯤 기대어 있는다. 4. 운동하는 동안 등과 어깨를 곧게 유지하도록 한다. 5. 가능하면 손을 사용하지 않으며, 천천히 바로 앉는다. 6. 가능하면 손을 사용하지 않으며, 천천히 일어난다. 7. 다시 천천히 앉는다. 8. 8-15회 반복한다. 9. 휴식 후 다시 8-15회 반복한다.
상박 근육 강화 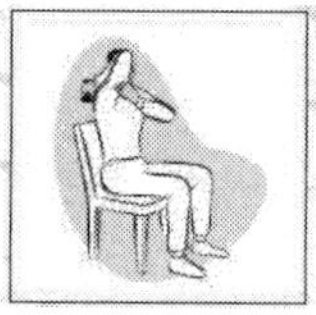 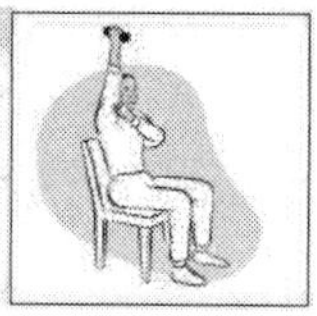	1. 팔걸이가 없는 의자 등받이에 등을 대고 앉는다. 2. 발을 가지런히 한다. 3. 손바닥을 몸쪽으로 하여 아령을 잡는다. 4. 가슴쪽으로 아령을 구부린다(들면서 어깨쪽으로 손바닥을 돌린다). 5. 1초간 유지한다. 6. 다른쪽 팔로 반복한다. 7. 각각의 팔을 번갈아서 8-15회 반복한다. 8. 휴식 후 다시 8-15회 반복한다.
팔이 펴지지 않는 경우 대안운동 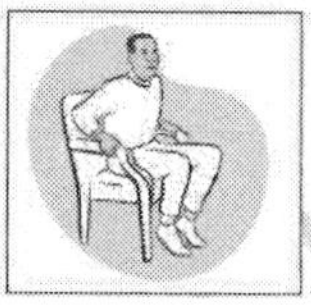 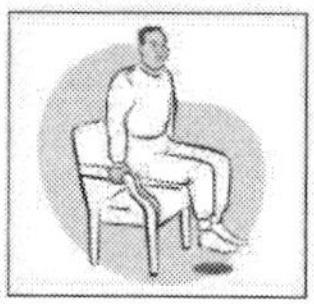	1. 팔걸이가 있는 의자에 앉는다. 2. 앞쪽에 걸터앉고, 등과 어깨를 곧게 유지한다. 3. 몸 옆, 또는 약간 앞쪽의 팔걸이 부분을 잡는다. 4. 뒷꿈치를 들고 발의 앞꿈치로 무게를 지탱한다. 5. 다리가 아닌 팔로 천천히 몸을 올린다. 6. 천천히 몸을 내려놓는다. 7. 8-15회 반복한다. 8. 휴식 후 다시 8-15회 반복한다.
무릎 구부리기 운동 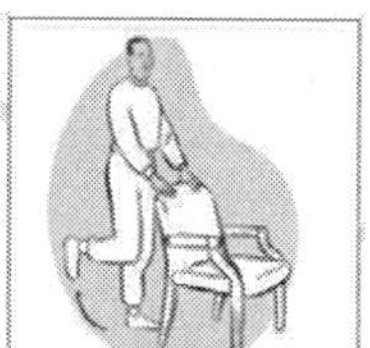	1. 균형유지를 위해 의자 또는 테이블 등을 잡고 선다. 2. 천천히 무릎을 최대한 구부린다. 3. 1초간 유지한다. 4. 천천히 무릎을 내린다. 5. 다른쪽 다리를 반복한다. 6. 각각 다리에 8-15회씩 반복한다. 7. 휴식 후 8-15회씩 반복한다.
허벅지 구부리기 운동 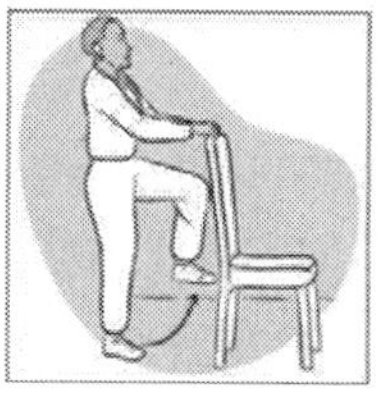	1. 균형유지를 위해 의자 또는 테이블 등을 잡고 선다. 2. 가슴쪽으로 무릎을 구부린다. 3. 1초간 유지한다. 4. 무릎을 내린다. 5. 다른쪽 다리를 반복한다. 6. 각각 다리에 8-15회씩 반복한다. 7. 휴식 후 8-15회씩 반복한다.

어깨운동 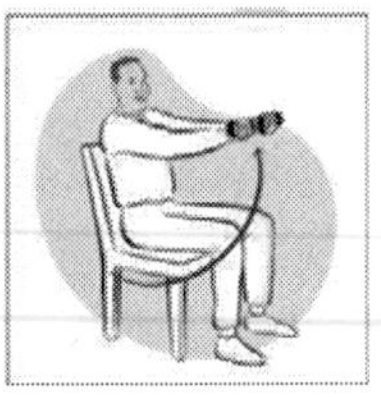	1. 팔걸이가 없는 의자 등받이에 등을 대고 앉는다. 2. 발을 가지런히 한다. 3. 아령을 양손에 잡고, 손바닥을 몸쪽으로 향한다. 4. 천천히 몸앞쪽으로 팔을 어깨높이까지 올린다. 5. 올리면서 손바닥이 위쪽을 향하도록 손목을 돌린다. 6. 1초간 유지한다. 7. 천천히 팔을 내린다. 8. 8-15회씩 반복한다. 9. 휴식 후 8-15회씩 반복한다.
무릎펴기 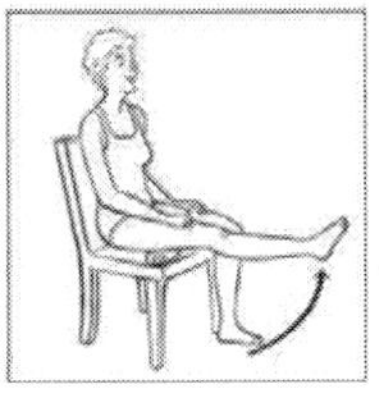	1. 의자에 편한 자세로 앉고, 필요시에 수건을 말아서 무릎 밑 부분에 놓는다. 2. 천천히 무릎을 펴서 다리를 최대한 곧게 뻗는다. 3. 발가락이 머리쪽을 향하도록 발을 구부린다. 4. 1-2초간 유지한다. 5. 천천히 다리를 내린다. 6. 다른쪽 다리를 반복한다. 7. 각각 다리에 8-15회씩 반복한다. 8. 휴식 후 8-15회씩 반복한다.
다리 뒤로 올리기 운동 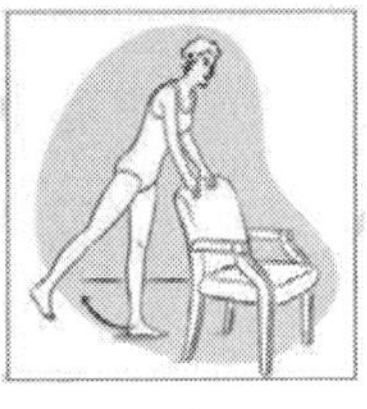	1. 의자 또는 테이블에서 30-40cm떨어져서 선다. 2. 몸을 약 45도 가량 앞으로 구부린다. 3. 천천히 다리를 구부리지 않으며, 뒤로 곧게 든다. 4. 1-2초간 유지한다. 5. 천천히 다리를 내린다. 6. 다른쪽 다리를 반복한다. 7. 각각 다리에 8-15회씩 반복한다. 8. 휴식 후 8-15회씩 반복한다.
다리 옆으로 벌리기 운동 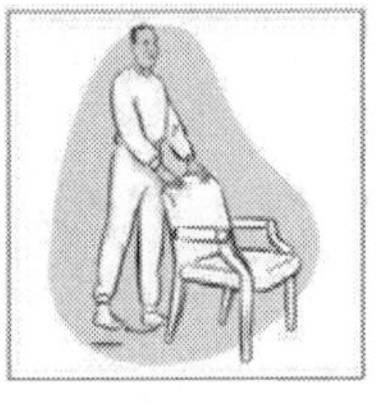	1. 의자 또는 테이블을 잡고 선다. 2. 천천히 다리를 구부리지 않으며, 옆으로 약 30cm 정도 곧게 든다(이때, 발가락이 밖으로 향하지 않고 앞을 향하도록 한다). 3. 1-2초간 유지한다. 4. 천천히 다리를 내린다. 5. 다른 쪽 다리를 반복한다. 6. 각각 다리에 8-15회씩 반복한다. 7. 휴식 후 8-15회씩 반복한다.

(3) 밸런스 트레이닝

밸런스 트레이닝만으로 개선 효과를 검증한 연구는 유산소, 근력운동에 비하여 비교적 적다. 그중 태극권을 이용한 느린 템포의 운동이 낙상의 위험을 감소시킨다고 보고하고 있다(Wolf 등, 1996). 또한 시설이용자를 대상으로 밸런스 운동과 보행운동을 각각 수행한 결과 밸런스 및 보행

기능의 향상효과를 보고하였다(Shimada 등, 2003). 더불어 시설 입소자와 같은 운동기능이 저하된 노인의 경우 밸런스, 보행훈련, 근력운동을 복합적으로 수행하는 다면적 운동중재의 실시는 밸런스 보행기능뿐 아니라 낙상 예방에 효과적이다. 하지만 시설입소 고령자를 대상으로 한 연구결과는 근력강화와 밸런스 운동중재를 통하여 근력과 밸런스 기능은 향상되었지만, ADL의 향상은 나타나지 않았다(Judge 등, 1993; Mulrow 등, 1994). 밸런스운동은 기능적으로 분류하자면, 정적 보호기능, 외부부하대응, 운동중의 동적 밸런스기능의 3가지 요소로 분류할 수 있다. 따라서 밸런스 운동을 계획할 때에는 이러한 요소를 고려하여야 할 필요가 있다. 또한 앉은 자세 혹은 선 자세, 그리고 보다 불안정적인 과제를 단계별로 강화시키는 내용으로 높은 강도 혹은 과제의 난이도를 높여주는 것이 필요하다. [표 14-7]에는 생활 속에서 쉽게 할 수 있는 미국 국립노화연구원의 권장 밸런스 운동의 진행방법을 설명하고 있다.

[표 14-7] 밸런스 트레이닝

발 뒷꿈치 들기 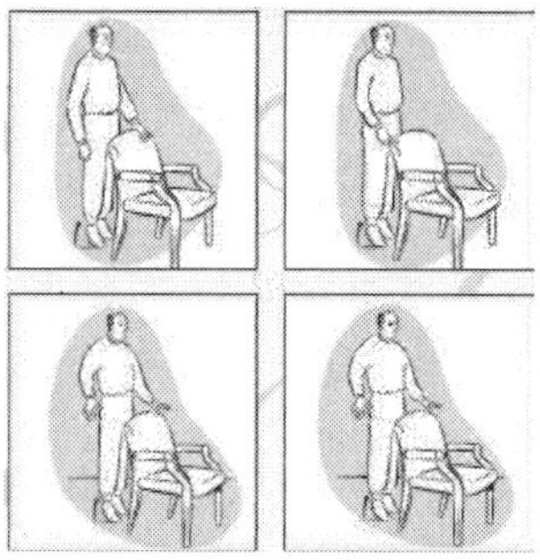	1. 의자를 두 손으로 잡고 시행 2. 의자를 한 손으로 잡고 시행 3. 의자를 한 손가락으로 잡고 시행 4. 의자를 잡지 않고 시행 5. 눈감고 시행
무릎 굽히기 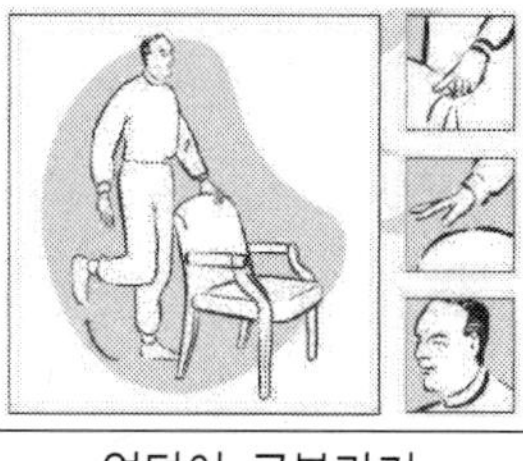	1. 의자를 두 손으로 잡고 시행 2. 의자를 한 손으로 잡고 시행 3. 의자를 한 손가락으로 잡고 시행 4. 의자를 잡지 않고 시행 5. 눈감고 시행
엉덩이 구부리기 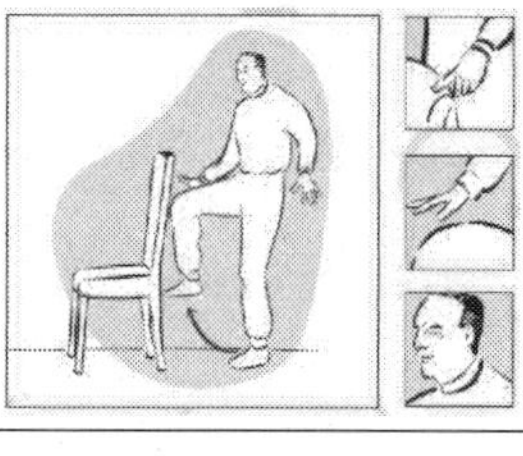	1. 의자를 두 손으로 잡고 시행 2. 의자를 한 손으로 잡고 시행 3. 의자를 한 손가락으로 잡고 시행 4. 의자를 잡지 않고 시행 5. 눈감고 시행

엉덩이 펴기 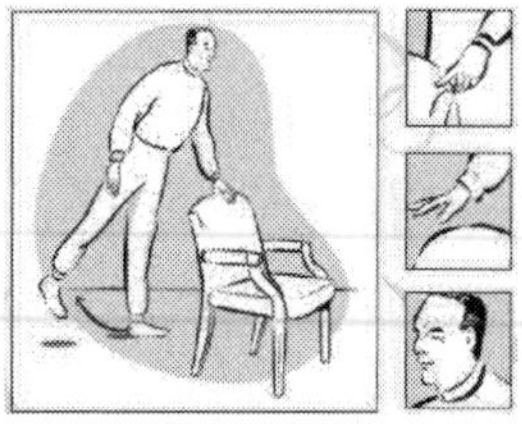	1. 의자를 두 손으로 잡고 시행 2. 의자를 한 손으로 잡고 시행 3. 의자를 한 손가락으로 잡고 시행 4. 의자를 잡지 않고 시행 5. 눈감고 시행
다리 옆으로 벌리기 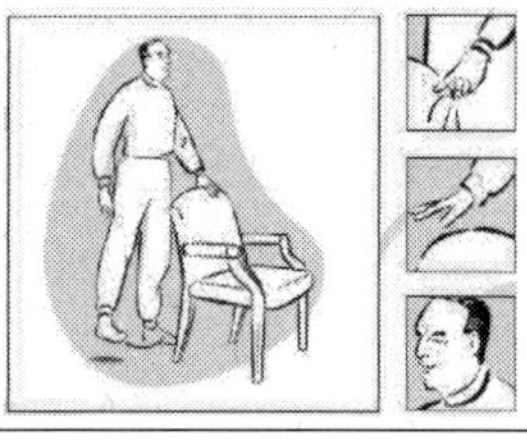	1. 의자를 두 손으로 잡고 시행 2. 의자를 한 손으로 잡고 시행 3. 의자를 한 손가락으로 잡고 시행 4. 의자를 잡지 않고 시행 5. 눈감고 시행
발꿈치-발끝 대고 걷기 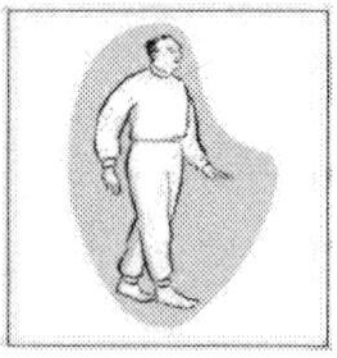	언제 어디서나 균형잡기 운동 예시) 일직선으로 탠덤 걷기(발가락 앞에 뒤꿈치를 거의 붙을 정도로 걷는다). 한발로 서있기(마트 계산대에서 줄을 서있거나, 버스를 기다리면서 할 수 있다). 손을 쓰지 않고 앉기, 일어서기

(4) 유연성 운동

유연성 운동에 의한 중재효과검증은 다른 운동에 비하여 적지만, 노인에게 있어 유연성을 증대하는 것은 가능하며, 효과적인 것으로 알려져 있다. 또한 근력 및 심폐지구력 강화훈련 전후에는 유연성 강화운동을 하는 것이 운동효과의 증대 및 상해의 예방에 도움이 된다. 통증이 없는 상태에서 원하는 위치로 몸을 뻗은 후 10-30초 정지하고 원 상태로 이완한다 이렇게 각각의 운동을 3-5회 반복한다. 만약 유연성 훈련만을 실시할 수 있는 허약한 사람이라면 하루 15-20분씩 일주일에 3회 이상 실시한다. 아래에 미국노화연구원이 권장하는 운동제안의 일부 내용 중 하지의 유연성 운동을 중심으로 발췌하여 소개한다(표 14-8).

[표 14-8] 유연성 운동

허벅지 뒷근육 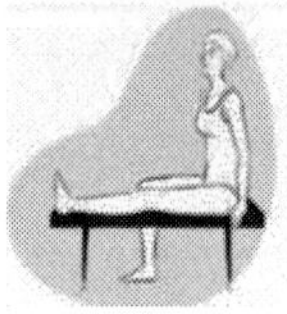	1. 벤치에 한쪽 다리를 뻗고 앉고 다른쪽 다리는 내려놓는다. 2. 등을 쭉 편다. 3. 이때 허벅지 뒷부분에 스트레칭(근육이 이완) 되는 느낌이 있으면 10-30초간 자세를 유지한다. 4. 스트레칭 되는 느낌이 없으면 힙 관절 부분을 앞으로 숙여서 스트레칭 되는 각도를 유지한다 이때 허리 및 등과 어깨 등은 곧게 편다.

	5. 고관절 수술을 시행한 사람은 의사의 지시가 없을 시 생략한다. 6. 10-30초간 유지한다. 7. 다른쪽 다리도 시행한다. 8. 3-5회 각각의 다리를 시행한다.
허벅지 뒷근육 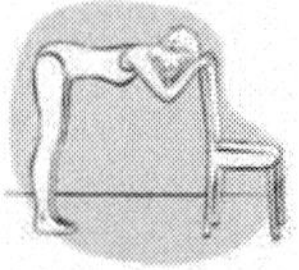	1. 의자 뒤에 서서 양손으로 의자를 잡는다. 2. 힙 관절 부분을 앞으로 숙여서 스트레칭 되면 그 각도를 유지한다. 이 때 허리 및 등과 어깨 등은 곧게 핀다. 3. 10-30초간 유지한다. 4. 3-5회 시행한다.
종아리근육 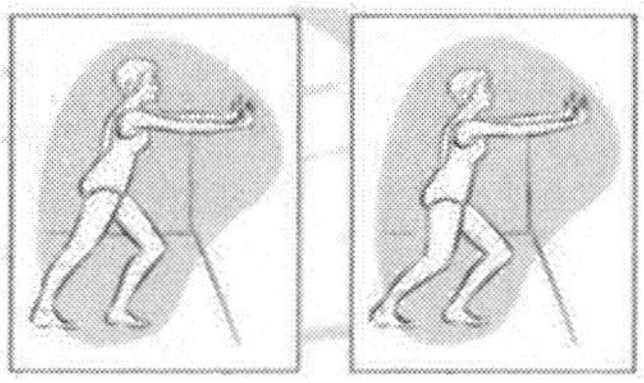	1. 양팔을 쭉 펴서 벽을 양손으로 짚고 선다. 2. 한쪽 무릎을 살짝 구부리고 반대편 발을 약간 뒤로 하여 쭉 편다. 3. 이때 종아리 뒤쪽에 스트레칭 되는 느낌이 들 때까지 발을 뒤로 뺀다. 4. 10-30초간 유지한다. 5. 폈던 다리를 구부리고 10-30초간 유지한다. 6. 반대편 다리를 시행한다. 7. 각각 다리마다 3-5회 실시한다.
허벅지 앞근육 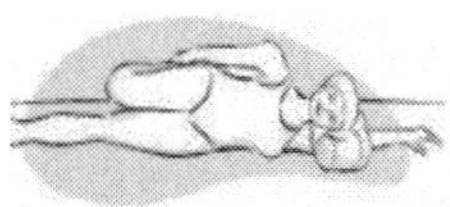	1. 바닥에 옆으로 누워서 엉덩이가 똑바로 서 있도록 한다. 2. 베게 또는 팔을 베고 무릎을 뒤로 굽혀서 손으로 발을 잡는다. 3. 발을 잡지 못할 때 발에 줄을 묶어 잡는다. 4. 부드럽게 허벅지 앞쪽근육이 스트레칭 될 때까지 발을 당긴다. 5. 10-30초간 유지한다. 6. 반대편 다리에도 반복한다. 7. 각각 3-5회 반복한다.
엉덩이 및 코어부분 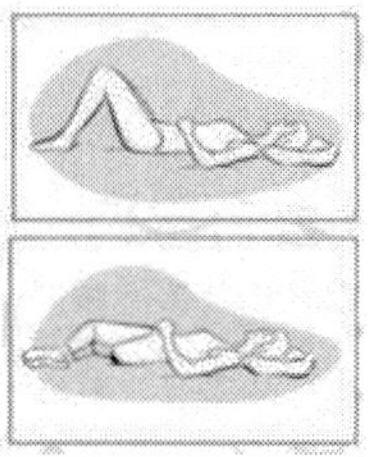	1. 양쪽 무릎을 구부리고 양쪽 발을 바닥에 붙이고 바닥에 눕는다. 2. 양쪽 어깨는 항상 바닥에 붙어 있도록 한다. 3. 양쪽 무릎을 구부린 상태로 부드럽게 한쪽 방향으로 넘긴다. 4. 10-30초간 유지한다. 5. 다리를 원래대로 올린다. 6. 반대 방향으로 반복한다. 7. 각각 3-5회 반복한다.
한쪽 엉덩이 들어올리기 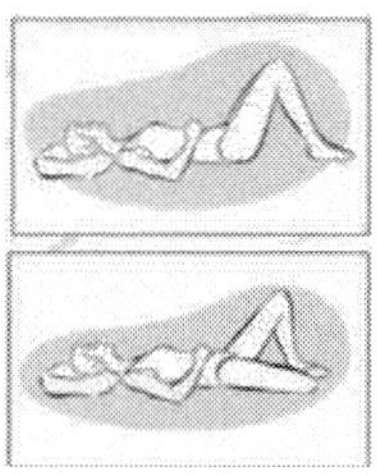	1. 양쪽 무릎을 구부리고 양쪽 발을 바닥에 붙이고 바닥에 눕는다. 2. 양쪽 어깨는 항상 바닥에 붙어 있도록 한다. 3. 한쪽 다리는 그대로 유지한 상태로 반대쪽 다리를 한쪽으로 기울인다. 4. 10-30초간 유지한다. 5. 다리를 원래대로 올린다. 6. 반대편 방향으로 반복한다. 7. 각각의 방향으로 3-5회 반복한다.

어깨 회전	1. 베개를 베고 반듯이 눕는다. 2. 양팔을 바깥쪽으로 뻗고 팔꿈치를 구부려서 손끝이 천장을 향하도록 한다. 3. 스트레칭 되는 느낌이 들 때까지 천천히 아래팔을 머리쪽으로 돌린다. 4. 10-30초간 유지한다. 5. 이때 어깨와 팔꿈치는 바닥에 닿아 있도록 하며, 통증이 느껴질 정도는 스트레칭하지 않는다. 6. 다시 아래팔이 천장을 향하도록 돌리고 이어서 다리쪽으로 돌린다. 7. 다시 10-30초간 유지한다. 8. 3-5회 반복한다.
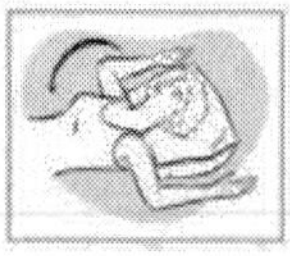 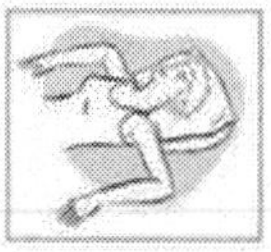	

2) 신체활동 향상의 중요성

위에서는 운동프로그램에 의한 중재방법에 관해 설명하였으나, 신체활동량 전체를 생각한다면, 이러한 운동프로그램의 실시보다 여가활동, 이동 및 일상에서의 활동성을 향상하는 것이 보다 높은 건강증진효과를 가져올 수 있다(Dishman et al 1996). 신체활동 전체를 향상시키는 것은 폐용증후군(disuse syndrome)의 예방과 전반적인 심신기능증진에 효과적이다. 따라서 운동중재와 더불어 즐겁게 지속적으로 실시할 수 있는 취미활동과 저강도 혹은 중강도의 비 감시하에서의 신체활동을 일상에서 확보하는 것이 중요하며, 가급적 앉아 있거나 침상에 누워있는 시간을 줄이고, 일상생활이나 여가, 놀이, 이동, 사회활동 등에서 신체활동을 활발하게 유지하는 것이 중요하다.

3) 노인의 일상 신체활동의 특성

보통의 생활수준을 유지하는 노인의 경우 일반적으로 고강도의 높은 강도의 신체활동을 수행하는 운동강도는 거의 나타나지 않는다. 또한 심신기능이 떨어지는 노인의 경우 본인의 체력에 비하여 무리한 고강도의 운동 혹은 신체활동은 상해의 위험을 높일 수 있다. 따라서 본인에게 맞는 강도의 운동수행이 요구되며, 적당한 수준의 신체활동을 지속적으로 실시한다는 것은 노인에게 있어 활력 있는 수명을 연장시키는데 필수불가결한 부분이다. 그러므로 우리의 신체활동 증감에 영향을 미치는 인자에 대해 충분히 파악하고 적절히 대처하는 전략을 수립하는 것이 중요하다. 따라서 신체활동 혹은 운동중재에 있어 대상에게 적절한 운동강도의 수준을 파악하는 것이 무엇보다 중요하다.

낙상 등의 두려움이 증가하는 경험 또는 배우자의 사망 등 상심을 초래할 수 있는 라이프 이벤트를 계기로 신체활동은 일시적으로 감소하는 경향이 있다. 반면 가족과 친구들의 사회적 활동의 권장과 격려, 스포츠 시설의 증가 및 관련지도자와의 교류 등 동기부여가 될 수 있는 사회적 지원

그림 14-2 운동 강도에 따른 생리학적 변화와 상해의 위험

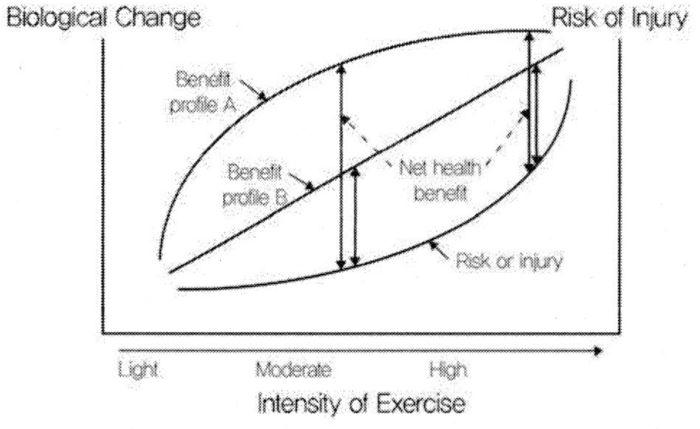

에 의해 신체활동이 증가할 수 있다. [그림 14-2]에서 나타난 것처럼 무리한 강도의 활동은 상해의 위험이 높아질 수 있으며, 낮은 강도의 활동은 생리학적 개선효과가 적게 나타나기에 건강증진을 위해서는 고강도의 활동보다는 일상에서의 중간강도의 활동을 늘리는 것부터 수행한 이후, 운동의 습관화 혹은 목적에 따라 단계적으로 빈도를 늘려 이행하는 것이 효과적이다.

또한 체력이 낮은 노인의 경우 혹은 낙상 등의 위험이 있는 대상이 고강도의 운동을 실시할 경우 운동전문가의 도움 혹은 감시하에 실시하는 것이 상해예방의 측면에서 유용하다. 이처럼 일상생활 속에서 수행하는 신체활동량에 대한 상대적인 운동강도는 연령수준과 체력수준에 따라 달리 결정된다. 전형적인 일상에서 수행하는 신체활동의 강도는 일반적으로 저강도(＜3 METs), 중강도(3~6 METs), 그리고 고강도(＞6 METs)의 3단계로 나눌 수 있다. 여기서 METs(metabolic equivalent)란 대사당량을 의미하며, 다양한 신체활동 및 운동 강도를 설명하는 표준화된 단위이다. 1 METs는 체중 1 kg당 1분에 3.5 ml의 산소를 섭취하는 것에 해당한다. 즉 중강도를 나타내는 최저 단위인 3 METs란 안정하고 있을시(약 1.2 METs)의 대략 3배 정도의 대사당량에 해당하는 중간 강도의 운동량을 의미한다. 또한, 중강도의 운동강도는 개인의 산소섭취 예비 능력의 50%(최대산소섭취량의 50-60%)에 해당한다. 보행을 예로 들면 노인의 경우 성별 혹은 개인차는 청년 혹은 중년에 비하여 그다지 크게 나타나지 않으며, 자신의 최대 보행 속도의 60% 전후 또는 보통 보행 속도의 110-115%로 걷는 것이 중강도의 적절한 운동에 해당된다. 또한 적절한 운동강도의 보행 임계 값에 해당하는 보수는 남녀 모두 1분에 대략 100보 정도를 걷는 것에 해당한다(Aoyagi and Shephard, 2009).

한편, 신체활동의 변화는 평상시의 심적 상태와 같은 내적 요인뿐만 아니라 외부적 영향, 특히 강수량, 일조량, 그리고 기온의 높낮이 등도 관련이 있다. 일반적으로 심혈관계 질환의 발생률과 그로 인한 사망률이 최고점을 찍는 동절기에는 일상 신체활동의 양도, 질도 모두 낮게 나타난다.

여기에는 추위 등에서 오는 신체적 불편함이나 노면동결에 의한 낙상에 대한 두려움 등 환경적 요인도 포함된다. 하절기 신체활동을 보면 (중강도에 비해) 저강도의 활동량이 상대적으로 증가하는 경향이 나타나며, 이것은 중강도의 활동이 감소함으로써 상대적으로 저강도 활동이 증가하는 특성으로 생각할 수 있다. 이러한 계절의 변화에 따른 신체활동의 양과 질의 차이는, 기온이 높은 여름에는 체내 대사에 의한 열 생산을 억제하고 열 평형(열의 생산과 방출의 균형)을 유지하기 위해(즉, 체온유지를 위해) 중강도의 운동이 선택적으로 감소한 것으로 생각된다. 따라서 질환의 예방뿐 아니라 건강증진을 위해서는 나이와 성별은 물론 계절이나 지역에 따라서도 신체활동 권고지침(기준, 목표, 처방 등)을 환경의 변화에 따라 적절히 수정하고, 지속적으로 적절한 맞춤형 신체활동 수준을 유지하도록 하는 것이 중요하다(Aoyagi and Shephard, 2009).

4) 노인의 일상 신체활동과 건강

(1) 신체활동과 건강

노인의 신체적 및 심리 사회적 건강에 관한 변수의 대부분은 일상 신체활동의 양·질 모두와 관계가 있다. 남성의 건강을 위한 신체활동권장량은 중강도의 활동 시간과 더 밀접한 관련이 있는 반면 여성은 신체활동특성은 대부분은 의식적인 중강도의 활동을 포함하는 보행이라기 보다는 오히려 가사, 장보기 등의 저강도의 일상 동작을 많이 반영하고 있어, 운동 습관이 없는 노인여성의 대부분은 낮은 강도의 가사에 장시간의 활동을 소비하는 것을 알 수 있다(Aoyagi and Shephard, 2009; Park and Aoyagi, 2010). 따라서, 노인에게 있어 비록 저강도의 신체활동 밖에 나타나지 않더라도 정기적으로 신체활동을 할 수 있도록 중재하는 것은 추후 운동습관 유지를 위하여 중요한 전략이다. 노인에서 우울·불안 등의 심적 상태와 QOL(삶의 질) 저하의 예방(Yasunaga et al., 2008) 등 정신 및 심리 사회적 건강을 유지하려면 다음과 같은 일상 신체활동의 최소 기준을 만족하는 것이 필요하다.

남녀 모두 1일에 4,000-5,000보 또는 중강도 활동시간 5-7.5 분 이상의 활동수준을 유지하는 것이 필요하다. 특히 우울증의 증상이 있는 사람의 경우 활발한 옥외 활동 혹은 외출습관을 가지지 않으며, 4000보에 미치는 못하는 활동 양과 대부분의 매우 낮은 강도의 부수적 우발적 작동을 반영하는 신체활동 패턴을 가진다. 물론 보행과 운동 강도와 외출 빈도의 관계에 대해서는 아직 정확한 데이터가 많지 않지만, 적어도 노인에 있어서는 빈번한 야외 활동은 일반적으로 중강도의 활동을 축적하는 데 필요한 중요한 요소이며, 이러한 활동이 우울 불안과 같은 정신 건강과 관련이 있는 것으로 보고되고 있다. 골다공증(Park et al., 2007), 근감소증(Park et al., 2010), 체력(주로 다리 근력 및 보행 속도)의 저하(Aoyagi and Shephard, 2009) 예방 등 심혈 관계 및 근골격계의 기능을 반영 신체적 건강을 유지하려면 남녀 모두 도보 > 7,000-8,000보/일 또는 중강도 활동시간 > 15-20분/일이 필요하다. 이것은 정신적・심리적 건강을 유지하기 위한 일상 신체활동 수준보다 훨씬 높은 수준을 필요로 한다. 바꾸어 말하면, 노인에게 있어, 근골격계 및 체력 등의 건강상태와 관련된 신체활동 역치 수준은 보행 > 7,000- 8,000보/일 또는 중강도 활동시간 > 15-20분/일이다. 즉, 하루에 총 적어도 15-20분의 적당한(시속 약 5 km) 중강도의 운동적 요소를 포함하는 신체활동이 필요하다(Aoyagi and Shephard, 2009; Park and Aoyagi, 2010).

위에서 설명한 것처럼, 운동처방의 기본 개념에는 대상의 신체기능을 파악하여, 운동강도와 빈도를 설정하는 것이 중요하지만, 기능저하의 가능성이 높으며 운동습관이 없는 노인의 경우 우선은 좌업 생활을 줄이고, 외출, 사회활동을 통하여 일상 신체활동을 늘려 나가는 것을 통하여 심신의 기능을 증진시키고, 운동에 대한 관심이 높아지는 것을 고려하여, 점진적으로 운동습관을 유지시켜 나가는 대상 특성을 고려한 프로그램의 구성이 운동의 습관화를 위해서는 필요하다(그림 14-2).

(2) 신체활동에 영향을 미치는 환경 요인

적당한 수준의 신체활동을 지속적으로 실시하는 것은 노인에게 있어 활력 있는 수명을 연장시키는데 필요하다. 따라서 우리의 신체활동 증감에 영향을 미치는 인자에 대해 충분히 파악하고 적절히 대처하는 것이 중요하다. 낙상 등의 두려움이 증가하는 경험 또는 배우자의 사망 등의 상심을 초래할 수 있는 라이프 이벤트를 계기로 신체활동은 일시적으로 감소하는 경향이 있다. 반면 가족과 친구들의 격려와 권유, 스포츠 시설 및 지도자와의 교류 등의 동기 부여가 될 수 있는 사회적 지원에 의해 신체활동이 증가할 수 있다. 한편, 일상 신체활동의 변화는 기분이나 심적 상태와 같은 일반적인 내적 요인뿐만 아니라 외부 영향, 특히 강수량, 일조량, 그리고 기온의 범위도 관련이 있다(Togo et al., 2005). 일반적으로 심혈관계 질환의 발생률과 그로 인한 사망률이 증가하는 겨울은 일상 신체활동의 양도 질도 낮게 나타난다. 여기에는 추위 등에서 오는 신체적 불편함이나 노면 동결에 의한 낙상 공포 등 환경적 요인 또한 여러 가지 이유로 생각된다. 여름에는 일상 보행은 대략 연평균 저강도의 신체활동이 증가하는 경향이 있었지만, 이것은 중강도의 활동이 감소함으로써 나타나는 특성으로 생각할 수 있다(Aoyagi and Shephard, 2009; Park and Aoyagi, 2010).

이러한 계절의 변화는 신체활동에 따른 체온 조절의 표현이며 체내에서의 대사에 의한 열 생산을 억제하고 열 평형(열 생산과 방출의 균형)을 유지하기 위해 중강도의 운동이 선택적으로 감소한 것으로 생각된다(Aoyagi et al., 2010; Aoyagi and Shephard, 2009). 또한 평균 기온이 상승하는 과정에 5월 내지 6월에는 저강도의 신체활동이 높게 나타나며, 반대로 기온이 저하되고 있는 11 월에는 중강도의 활동이 가장 높게 나타나는 것이 일반적이다. 따라서 나이와 성별은 물론 계절이나 지역에 따라서도 신체활동 권고 지침(기준이나 목표, 처방 등)을 수정하고, 일년 그리고 생애에 걸쳐, 적절한 신체활동 수준을 유지하는 것이 중요하다.

활동의 질의 측면에서 중등도의 운동을 강조하는 것은 뼈 밀도의 증가, 근육량의 증가와 같은 신체적 측면에서뿐만 아니라, 기억 중추인 해마 위축의 개선의 측면에서도 저강도의 신체활동에 비하여 효과적이라고 보고되어 있다. 또한 이러한 유산소의 운동(중강도의)과 병행하여 동료와 대화하며 걷기, 끝말 있기, 단어연상하기, 계산하기 등의 두뇌를 자극하며 하는 이중과제(dual-task) 혹은 다중과제의 복합운동을 지속적으로 실시하여 습관화 한다면 심신의 건강과 더불어 인지 및 뇌기능의 개선을 위한 효과적 건강생활을 실천할 수 있을 것이다.

하지만, 이론적으로는 우리 모두 신체활동의 중요성을 인지하고 있지만 이러한 활동을 습관화하는 것은 쉽지 않다. 따라서 이러한 신체활동의 증진을 위한 중재방법으로는, 행동변용에 관련한 중재방법이 효과적이다. 객관적으로 설정 가능한 행동양식에 비하여 신체활동을 저해하는 환경요인 및 내적 요인을 제거하고 보호요인을 증대시키는 것이 필요하다. 구체적으로는 활동 시간을 정하고, 기록하거나 메모하는 방법을 통하여 운동할 것을 타인과 약속한다 던지, 운동 횟수를 세어가며 타인과 경쟁하기, 일정 횟수의 운동량을 달성하면 표현하기, 운동중의 불쾌감을 줄이기(적정 강도의 운동을 수행), 운동 실시 계약과 같은 행동 계약을 하는 것 등을 들 수 있다.

또한, 신체활동 및 운동의 습관화를 위해 현재 본인의 일상적인 신체활동 특성을 인식하고, 자신에게 맞는 신체활동에 대한 행동목표를 설정하여, 우선 하루 중에서 목표로 하는 중등도 활동 시간 및 목표 보행 수 등을 설정하고, 무리가 없는 범위 내에서 본인이 실행 가능한 목표를 설정하는 것이 중요하다. 예를 들어, 운동습관이 없는 사람의 경우 무리하게 고강도 운동 혹은 목표량을 설정하는 것 보다는, 앉아있는 시간을 줄이고 활동시간을 늘린다거나 혹은 앉아있더라도 계산 등의 기억 및 인지활동을 행한다거나, 외출빈도를 늘린다거나, 계단을 이용한다거나 평상시보다 1000-1500보 정도 더 걷는 등 어디서, 무엇을, 얼마나 실시할지에 대해 달성 가능한 단기목표를 설정하여 평소 생활습관과 체력의 변화를 고려한 후 이를 습관화하여 복합운동으로 점진적으로 증가시켜 가는 등 행동과학적 접근방법이 필요하다.

3. 노인 신체활동 및 운동 프로그램의 개요 및 구성

1) 노인의 일반적인 운동권고 지침

노인들을 위한, 규칙적인 신체활동의 지침에는 어떠한 것들이 있는지, 각 주요기관들의 가이드라인을 살펴보고자 한다.

2007년 American College of Sport Medicine(ACSM)과 American Heart Association

(AHA에서 발표한 고령자를 위한 신체활동 지침서에 의하면 하루 30분, 주 5회, 총 150분 중강도(≥ 3 METs)의 유산소활동과 근력운동을 실시하는 것은 만성질환과 심혈관 질환 및 근골격계 질환의 위험률을 감소하는 것으로 보고하고 있다(Nelson et al., 2007).

(1) 기초체력 증진을 위한 유산소 운동의 권고

운동그룹을 4그룹으로 나누어 모든 노인, 규칙적 운동을 위한 노인 혹은 평균 이상의 기초체력을 위한 활동군, 숙련된 활동 혹은 평균 이상의 기초체력을 위한 활동군, 규칙적 운동을 위한 노인 혹은 평균이상의 기초체력을 위한 활동군의 각 권장 대상에 맞는 유산소성 운동 분류별 제안을 하였다. 1그룹은 모든 노인에게 해당하며, 지구성 유산소 활동을 증진하는 최소한의 스킬을 요구하는 혹은 기초 체력단련을 위한 워킹, 레저, 자전거 타기(등 받침이 있는), 수중활동, 느린 템포의 댄스 등의 다소 낮은 강도의 일반적으로 하기 쉬운 동작과 강도의 운동을, 2그룹은 고강도의 활동을 하기 위한 필요한 최소한의 활동으로 조깅, 달리기, 조정운동, 에어로빅스, 스텝운동, 빠른 템포의 댄스 등을 권장하였다. 3그룹에서는 중, 고강도의 지구성활동 예를 들어 수영, 스케이트, 중 장거리 달리기 등을, 4그룹은 레크레이션스포츠, 라켓스포츠, 축구, 농구, 하이킹 등을 노인들의 체력 증진을 위한 유산소 운동으로 권고하였다.

[표 14-9] 권장 운동내용

운동그룹	운동 내용	운동 권장대상	예
1	지구성 유산소 활동을 위한 최소한의 권장활동, 혹은 기초체력단련	노년기의 모든 대상	워킹, 레저, 자전거 타기, 수중활동, 느린 템포의 댄스
2	고강도의 활동을 하기 위해 필요한 최소한의 활동	규칙적 운동습관을 가진 대상 혹은 평균 이상의 기초체력을 가진 대상	조깅, 달리기, 조정운동, 에어로빅스, 스텝운동, 빠른 템포의 댄스
3	중, 고강도의 지구성 활동	숙련된 활동 혹은 평균 이상의 기초체력을 가진 대상	수영, 스케이트, 중 장거리 달리기
4	레크리에이션 스포츠	규칙적 운동을 위한 노인 혹은 평균 이상의 기초체력을 가진 대상	라켓스포츠, 농구, 축구, 하이킹

출처 : ACSM's Exercise for Older Adults. 2013.

또한 노인의 신체활동량에 따른 빈도 강도 시간에 관한 권고를 ACSM에서 제시하였는데, 운동빈도는 3-5회 공통적으로 적용하였으나, 일상 신체활동이 많은 사람과 적은 사람에 따라 운동 강도 및 빈도 등을 차이를 두어 적용할 것을 제안하였다. 또한 운동 수행시의 필요 보행수에 대해서도 기준량을 제시하였다(표 14-10).

[표 14-10] 일상생활에서 신체활동 지침

일상신체활동수준	빈도	강도	시간	보행수
	운동(일/주)	RPE (10포인트)	분/일	활동(운동세션) 중의 최소 실천 보행수 권장량 (일상생활 이외의 추가로 요구되는 활동보행수를 의미함)
좌업생활/일상신체활동 운동습관이 거의없음	3-5	저-중-강도 (RPE 3-6)	20-30	3,000-3,500
생활에 필요한 최소한의 신체활동 수준	3-5	저-중강도 (RPE 3-6)	30-60	3,000-4,000
간헐적 신체활동수행	3-5	중-고강도 (RPE 6-8)	30-90	> 3,000-4,000
일상신체활동습관/규칙적 중, 고강도 운동수행	3-5	중-고강도 (RPE 6-8)	30-90	> 3,000-4,000
높은 빈도의 신체활동 습관/규칙적 고강도 운동수행	3-5	고강도	30-90	> 3,000-4,000

출처 : ACSM's Exercise for Older Adults, 2013

(2) 국립노화연구소(National Institute on Aging, NIA)의 운동지침

① **발행연도** : 2009

② **목적** : 노인들의 건강 및 독립성 개선

[표 14-11] 국립노화연구소 운동 프로그램

구성요소	빈도	강도	시간	유형
유산소 운동	5~7회	운동자각도 13	30분까지 점진적으로 증가	걷기, 수영, 조깅
저항 운동	최소 2회 연속적으로 금지	운동자각도 15~17	한 운동 당 2세트 8~15회 반복	근육군을 대상으로 저항성 밴드, 웨이트 기구를 사용한 운동
스트레칭 운동	최소 3회 근력 및 지구력 운동 후	저강도로 시작하여 불편함을 느낄 정도	10~30초간	슬건, 종아리근, 발목, 삼두박근, 손목,
평형성 운동	-	탁자 또는 의자를 잡고 시작	-	족저굴곡, 고관절 굴곡 및 슬관절 신전

출처 : www.nia.hih.gov/Healthinformation/Publication/ExerciseGuide.

[고려사항]

더운 환경에서 운동을 할 경우 탈수되지 않도록 수분을 충분히 공급하며, 저체온 또는 지나치게 열에 노출되지 않도록 옷을 입는다.

2) 질환상태에 따른 신체활동 프로그램

(1) 암

① 발행연도 : 2009

② 목적 : 암 치료 중인 환자의 근력과 지구력, 기능수준의 유지와 암에서 회복된 사람의 이전 수준까지의 신체적, 심리적인 기능회복에 잠정적 도움을 주기 위함

[표 14-12] 질환상태에 따른 신체활동(암)

구성요소	빈도	강도	시간	유형
유산소 운동	최소 격일제	중강도 증상에 따라 활동제한	15~40분/회	걷기, 자전거, 수중에어로빅
저항 운동	2~3일/주	1RM의 50% 강도로 3~5회, 10~12회 증가시켜 2~3세트	20~30분	자유부하 운동, 기계, 밴드, 서킷운동
스트레칭 운동	5~7일/주	근육에 자극은 오나, 힘들지 않을 정도의 스트레칭 유지	20~60초 유지	스트레칭
평형성 운동	매일	-	-	일상활동, 보행 및 균형 훈련

출처 : 만성질환과 장애를 가진 사람을 위한 ACSM의 운동관리, 제3판.

[고려사항]
시작의 강도가 낮은 사람은 점진적 운동이 필요하며, 치료나 의학적인 상황 변화에 따른 빈도조절이 필요할 수 있다.

(2) 심장질환

① 발행연도 : 2010

② 목적 : 안전하고 효과적인 운동과 신체활동 프로그램을 시행하기 위해

[표 14-13] 질환상태에 따른 신체활동(심장질환)

구성요소	빈도	강도	시간	유형
유산소 운동	4~7일/주	HRR 40~80%, RPE 11~16	총 20~60분	대근육 그룹을 통한 율동적 운동
저항 운동	2~3일/주	1RM 60~80% (상지의 경우 30~40%에서부터 시작, 하지의 경우 50~60%부터 시작), RPE 11~13	8~10가지 운동, 세트 당 8~12회 반복 2~4세트	소근육 사용 전 대근육 사용

출처 : ACSM's Guidelines for Exercise Testing and Prescription, 8판.

[고려사항]
신체활동과 관련이 있는 건강문제발생에 대한 위험을 감소시키고자 할 경우 최소한으로 권고된 활동량을 초과하는 수준으로 실시한다.

(3) 골다공증

① 발행연도 : 2010

② 목적 : 골밀도를 유지 혹은 증진시키고, 질병진행을 예방하기 위해

[표 14-14] 질환상태에 따른 신체활동(골다공증)

구성요소	빈도	강도	시간	유형
위험요인을 보유한 대상				
유산소 운동	3~5일/주	-	유산소 운동과 저항 운동을 30~60분	체중부하운동
저항 운동	2~3일/주	1RM의 60~80%(8~12반복) 80~90%(5~6반복)	유산소 운동과 저항 운동을 30~60분	웨이트 트레이닝
골다공증을 가지고 있는 대상				
유산소 운동	3~5회/주	중강도 (40~60% 예비심박수)	유산소 운동과 저항 운동을 30~60분	체중부하운동
저항 운동	2~3회/주	1RM의 60~80% 8~12회 반복	유산소 운동과 저항 운동을 30~60분	웨이트 트레이닝

출처: ACSM's Guidelines for Exercise Testing and Prescription, 8판.

[고려사항]
운동은 관절이나 신체에 통증을 유발하거나, 보유한 통증을 악화시키지 않아야 한다. 척추에 급하거나 강한 충격 부하, 뒤틀림, 구부림 등 압박이 가해지는 것을 피해야 한다.

(4) 당뇨병

① 발행연도 : 2010

② 목적 : 혈당 조절과 인슐린 민감성 향상

[표 14-15] 질환상태에 따른 신체활동(당뇨병)

구성요소	빈도	강도	시간	유형
유산소 운동	3~7일/주	RPE 10~12 최대산소섭취량의 50~80% 1. RPE 10~16 HRR 50~80%	1. 최소 10분부터 30분까지 늘림 2. 20~60분	걷기 또는 체중의 부하를 주지 않는 신체활동
저항 운동	최소 2일/주	1RM의 60~80% 8~12회 반복	8~10회 반복 1세트	대근육 운동

출처 : ACSM's Guidelines for Exercise Testing and Prescription, 8판.

[고려사항]
제2형 당뇨병환자의 경우 최소 1000 kcal/주 소비할 수 있는 신체활동을 하도록 권고한다. 운동참여 전 모니터링과 관리가 필요로 한다. 목표가 체중 감소의 경우 보다 높은 칼로리(2000 kcal 이하)를 소모할 수 있도록 조정한다. 운동 전후에는 혈당 관찰을 하는 것으로 권장한다.

(5) 뇌졸중

① 발행연도 : 2004

② 목적 : 뇌졸중 이후 재활의 개선을 위해

[표 14-16] 질환상태에 따른 신체활동(뇌졸중)

구성요소	빈도	강도	시간	유형
유산소 운동	3~7일/주	40~80% 여유 심박수	회당 20~60분	대근육 운동
저항 운동	2~3일/주	–	10~15회 반복 1~3세트	웨이트 트레이닝
유연성 운동	2~3회/주	–	각 동작 당 10~30초 정지	스트레칭
신경근 운동	2~3회/주	–	–	협응력과 균형 운동

출처 : Gordon NF et al. 뇌졸중환자를 위한 신체활동과 운동권장. 2004.

[고려사항]

간헐적 훈련 프로토콜 필요하며, 운동 참여 방해가 되는 우울증과 운동시의 피로도를 수시로 관찰

4. 노인운동 실시에 따른 주의사항

우리나라 노인의 경우 아직까지, 운동을 하더라도 체육시설을 이용하기보다는 집주변의 공원이나 산책로 등지에서 하는 경우가 많고, 운동경비의 지출이 없이, 집주변의 공원이나 산책로를 이용하는 수준의 노인의 체육활동은 참여 종목에서도 매우 제한되어 있으며, 운동 참여의 흥미나 운동효과를 크게 기대하기 어려운 한계가 있는 실정이다.

우리나라의 경우 노인의 스포츠 참여 종목 가운데 참여율이 5%를 상회하여, 즉 등산, 맨손체조, 조깅(산책 포함) 등에만 제한적으로 참여하는데 비해 호주 노인은 조깅(산책 포함) 이외에 에어로빅, 골프, 론볼(lawn bowls/잔디볼링), 수영 등 시설을 이용하거나, 조직화된 형태의 종목에 참여하는 경향이 이를 뒷받침하고 있다. 따라서 앞으로 노인의 신체활동의 습관화를 통한 효과적 건강증진을 위해서는 스포츠 시설에서의 사회 활동적이면서, 조직화된 프로그램 개발을 통한 적극적 참여와 대상간의 교류 및 상해 예방이 무엇보다 중요하다.

최근 노인에 있어서도 점차적으로 스포츠에 관심을 가지는 사람들이 많아지고 있다. 이는 건강증진의 효과적인 방법이지만, 한편, 스포츠가 원인이 되는 부상 또는 질병도 많이 볼 수 있다, 여기에서는 노인운동 지도시의 유의사항에 대하여 설명하고자 한다.

1) 일반적 권고 사항

노인의 경우 대상에 따라 차이가 있으나, 중 장년의 대상에 비하여 신체활동 능력이 떨어지는 것으로 알려져 있다. 특히 일상생활이 가능한 노인에 있어서도, 운동을 시작하기 전에 당뇨병, 심혈관 질환, 심각한 자율 신경병이나 말초 신경병증, 증식성 망막증으로 인해 운동의 금기 사항이 있는지 확인하는 것이 중요하다(박현태, 2015).

(1) 일반적으로 운동을 실시할 때에 아래의 사항에 유의한다.

① 운동은 천천히 시작하고 여유 있게 진행
② 준비 운동, 정리 운동을 충분히 실시
③ 심하게 근육을 긴장시키거나 경쟁적인 운동은 피한다.
④ 부상 혹은 낙상 방지를 위해서 운동에 적합한 복장을 갖추는 것
⑤ 운동의 순응도를 증가시키기 위해서 운동 및 일상 신체활동 증진의 필요성과 효과에 대해서 강조하고 이전의 생활 습관과 조화를 이루면서 운동을 하도록 권장한다.

2) 운동시 확인하여야 할 주의사항

(1) 낙상, 사고의 위험성을 최소화(내적 요인, 외적 요인의 제거)
(2) 피로하지 않는 범위 내에서 팔과 다리를 많이 사용
(3) 대상의 욕구, 건강상태, 장비와 시설, 개인의 기호나 가용시간을 고려
(4) 관절부위 및 활동근육에 무리를 주지 않는 운동을 선택하여 한시간 정도 지속할 수 있는 적절한 강도로 지속적 활동을 실시
(5) 단시간에 큰 힘을 발휘하는 것 같은 무산소 운동과 민첩성을 필요로 하는 운동은 바람직하지 않다.
(6) 사고의 위험성을 최소화하기 위하여 몸 상태를 확인하며, 운동의 강도조절
(7) 운동 전후에 가벼운 몸풀기를 실시(예, 가벼운 보행, 스트레칭 등)
(8) 노인의 경우 갈증을 느끼지 못할 때가 많다. 따라서 운동시 혹은 운동 후의 수분공급에 주의를 기울임
(9) 매일 몸 상태에 체크하며 상태에 따라 운동량을 조절
(10) 운동할 때, 단련 부위를 의식하며 실시하는 것이 중요
(11) 운동에 의한 피로가 축적되지 않도록 충분한 휴식을 취한다. 충분한 휴식과 영양 섭취가 필요

3) 운동 후 주의사항

(1) 땀을 흘릴 정도 이상의 운동을 한 경우에는 반드시 정리운동을 한다.
(2) 본운동이 끝난 다음 곧바로 완전히 운동을 중지해 버리면 구역질, 현기증, 냉한, 저혈압 서맥 등의 혈관성 미주신경반사에 의한 증상을 일으켜 중대한 사고를 초래할 수 있다.
(3) 운동 후 안정상태에 들어가기 위해서는 5분 정도 걷거나 또는 느린 속도로 뛰는 것이 좋다.
(4) 운동 후 샤워는 피부를 깨끗이 하고 혈액순환을 왕성하게 하여 몸속 노폐물의 배설을 촉진한다. 그러나 운동직후의 냉수 샤워나 뜨거운 샤워는 체내의 급격한 온도변화를 가져오므로 금하는 것이 좋으며, 샤워나 목욕은 10분 정도의 휴식을 취한 후에 심박수가 안정시의 정상상태로 되돌아오는 시기를 지나겠다가 약간 미지근한 물로 하는 것이 좋다.
(5) 운동 후의 식사와 수면 운동 후 음식을 바로 섭취하면 위장에 부담을 주므로 운동의 강도에 따라서 적어도 10-20분 정도의 시간이 지난 뒤 식사를 한다.
(6) 수면은 피로회복에 가장 좋으며 수면이 부족하면 피로회복도 늦어지고 신체 조절이 어려울 수도 있으므로 운동량이 많은 날은 충분한 수면을 취한다.
(7) 운동 혹은 운동시설에서 운동을 실시하기 전 대상의 생체정보를 체크할 수 있는 환경이라면, 아래의 사항을 검토하여 대상자 스스로가 운동을 할 수 있는지 전문가 혹은 임상의와 협의하여 프로그램을 운영할지를 결정하기 위하여 아래의 사항을 검토할 필요가 있다.

4) 운동 전 혹은 운동 시의 유의사항(Anderson의 권고기준으로부터 응용)

(1) 운동을 하지 않는 편이 나은 경우

① 휴식 맥박 수 120/분 이상
② 확장기 혈압 120mmHg 이상
③ 수축기 혈압 200mmHg 이상
④ 협심증을 현재 가짐
⑤ 1개월 이내에 심근경색 병력이 있음
⑥ 울혈성 심부전의 소견
⑦ 심방 세동 이외의 현저한 부정맥
⑧ 운동 전 안 정시에 이미 동계, 호흡 곤란이 있는 것

(2) 도중에 운동을 중단할 경우

① 중강도의 호흡 곤란, 현기증, 구역질 협심통증 등의 출현
② 맥박수가 1분간 140 이상이 되는 경우

③ 부정맥이 1분간 10회 이상 출현
④ 빈맥성 부정맥
⑤ 서맥의 출현
⑥ 수축기 혈압 40mmHg 이상 또는 확장기 혈압이 20mmHg 이상 상승했을 때

(3) 운동을 일시 중단하고 회복을 기다리고 재개하는 경우

① 맥박수가 운동 전에 비하여 30% 이상 증가했을 때
② 맥박수가 120/분을 초과
③ 1분간 10회 이하의 부정맥(심실 조기 수축) 출현
④ 가벼운 호흡 곤란의 출현

참고문헌

김양례, 구해모, 조성식, 정수호, 윤찬중, 체육과학연구원. 노인의 체육활동 실태 분석 및 활성화 방안. 서울: 국민체육진흥공단 체육과학연구원; 2003.

박현태. 노인 운동 프로그램의 설계와 요소. 강승애, 김효정, 박현태 등(편). 노인체육론. 서울: 대한미디어; 2015.

ACSM's guidelines for exercise testing and prescription, 8th ed. Lippincott Williams & Wilkins; 2009.

American College of Sports Medicine, Chodzko-Zajko W. ACSM's exercise for older adults: PA. Lippincott Williams & Wilkins; 2013.

Aoyagi Y, Park H, Park S, Shephard RJ. Habitual physical activity and health-related quality of life in older adults: interactions between the amount and intensity of activity (the Nakanojo Study). Qual Life Res 2010;19(3):333-338.

Aoyagi Y, Shephard RJ. Steps per day. Sports Med 2009;39(6):423-438.

Dishman RK, Buckworth J. Increasing physical activity: a quantitative synthesis. Med Sci Sport Exer 1996:28(6):706-719.

Fiatarone MA, O'Neill EF, Ryan ND, et al. Exercise training and nutritional supplementation for physical frailty in very elderly people. NEJM 1994;330(25):1769-1775.

Gordon NF, Gulanick M, Cost F, et al. Physical activity and exercise recommendations for stroke survivors: an American Heart Association scientific statement from the Council on Clinical Cardiology, Subcommittee on Exercise, Cardiac Rehabilitation, and Prevention; the Council on Cardiovascular Nursing; the Council on Nutrition, Physical Activity, and Metabolism; and the Stroke Council. Circulation 2004:109:2031–2041.

Judge JO, Underwood M, Gennosa T. Exercise to improve gait velocity in older persons. Arch Phys Med Rehabil 1993;74:400–406.

Kesaniemi YA, Danforth E, Jensen MD, Kopelman PG, LefÈbvre P, Reeder BA. Dose response issues concerning physical activity and health: an evidence-based symposium. Med Sci Sport Exer 2001;33(6):S351–S358.

Kohrt WM, Malley MT, Coggan AR, et al. Effects of gender, age, and, fitness level on the responses of VO2max to training in 60–71 yr-olds. J Appl Physiol 1991;71:2004–2011.

McArdle WD, Katch FI and Katch VL. Exercise physiology: nutrition, energy, and human performance, 7th ed. PA Wolters Kluwer Health/Lippincott Williams & Wilkins; 2010.

Mulrow CD, Gerety MB, Kanten D, et al. A randomized trial of physical rehabilitation for very frail nursing home residents. JAMA 1994:271:519–524.

National Institute on Aging. Exercise and physical activity. Available from https://go4life.nia.nih.gov/exercises/.

Nelson ME, Rejeski WJ, Blair SN, et al. Physical activity and public health in older adults: recommendation from the American College of Sports Medicine and the American Heart Association. Circulation 2007;116(9):1094.

Park H, Park S, Shephard RJ, Aoyagi Y. Yearlong physical activity and sarcopenia in older adults: the Nakanojo Study. Eur J Appl Physiol 2010;109(5):953–961.

Pu CT, Nelson ME. Aging, function and exercise. In: Frontera W (ed). Exercise in rehabilitation medicine. 3rd edition. Champaign, IL: Human Kinetics; 1999.

Rahl RL (저), 김완수, 강서정, 강현주(역). 건강증진을 위한 신체활동지침서. 서울: 대한미디어; 2013.

Shimada H, Uchiyama Y, Kakurai S. Specific effects of balance and gait exercises on physical function among the frail elderly. Clin Rehabil 2003;17(5):472–479.

Yasunaga A, Togo F, Watanabe E, et al. Sex, age, season, and habitual physical activity of older Japanese: the Nakanojo study. J Aging Phys Act 2008;16(1):3–13.

제 15 장

영 양

박 용 순

1. 노인의 영양상태

1) 수명과 영양

소식을 하면 오래 산다는 이론은 잘 알려져 있으나 식이제한에 대한 과학적 근거는 동물실험을 토대로 한 것이다. 마음대로 식이를 섭취할 수 있게 한 자유식이군의 쥐에 비해 식이를 60-70%로 섭취시킨 식이제한군의 수명이 30% 이상 증가했다는 것이다. 쥐 외에도 선충, 초파리, 개, 원숭이 등의 다른 동물실험에서도 유사한 결과가 보고되었다. 또한 동물성 단백질의 섭취는 식물성 단백질 섭취보다 건강증진에 효과적이라는 동물연구가 있다. 동물실험에서 수명 외에도 식이제한이 암이나 심혈관질환, 당뇨병의 위험을 낮추는 것으로 보고되었다(Vellas 등, 1999). 그러나 인체를 대상으로 한 식이제한이 수명을 연장시킨다는 과학적 근거가 없고 오히려 식이섭취량이 감소하면 질병 저항력과 근육이 감소하고 질병의 치료와 회복에 악영향을 미친다는 보고가 많다.

체중은 영양상태를 평가하는 도구로 사용되는 MNA(Mini Nutritional Assessment), GNRI (Geriatric Nutritional Risk Index), NRS 2002 (Nutritional Risk Score 2002), MUST (Malnutrition Universal Screening Tool)에서 평가지표에서 주요한 변수로 간주된다. 실제로

MNA는 영양상태가 나빠지면 점수가 감소하는데 체질량지수(BMI), 혈중 알부민 농도와 양의 상관관계가 있고 사망률과 음의 상관관계가 있다고 보고되었다. 건강한 노인뿐 아니라 뇌졸중이나 신부전 환자에서도 저체중이거나 식이 섭취가 부족한 노인의 사망률이 높다는 보고가 있다.

2) 영양적 노쇠

노인에게 나타나는 일반적인 생물학적 증상으로 여러 장기의 예비력이 감소하여 질병의 증가, 활동력 감소, 영양불량, 스트레스, 노화에 따른 생리적 변화 등에 의해 신체기능과 근육량 감소 등의 증상이 나타나는 것을 노쇠(frailty)라고 한다(Bales와 Ritchie, 2002). 노인기에는 노화와 함께 나타나는 생리기능의 저하, 사회심리적 고립, 유병상태 및 약물복용, 활동량 저하, 잘못된 식습관과 영양지식에 따른 식생활의 불균형으로 영양불량이 초래되기 쉽다. 영양불량은 노쇠의 원인 중 하나이면서, 운동요법과 영양상태 개선은 효과적인 노쇠 치료 방법이기도 하다. 영양학적 측면에서 노화와 함께 원하지 않는 체중감소와 근육 기능 감소가 나타나는 현상을 영양적 노쇠(nutritional frailty)라고 한다(Lee 등, 2015).

영양적 노쇠는 노인에서 흔히 나타나는 현상으로 특히 요양시설에 거주하는 노인의 30-50%가 영양적 노쇠 상태에 있다고 한다. 전국에 일반거주시설에 거주하는 만 60세 이상 노인 15,146명을 조사한 결과에서 노쇠한 노인의 영양관리 상태가 전노쇠나 노쇠하지 않은 노인에 비해 유의하게 낮아 영양관리 개선이 필요하고 보고하였다. 또한 서울지역 일반거주시설에 거주하는 70-85세 노인 315명을 조사한 결과에서도 노쇠한 노인은 13%였고, 노쇠할수록 MNA 점수가 낮았고 에너지 및 단백질 등 영양소의 섭취가 유의하게 낮았다.

2. 노인의 영양문제

1) 노인의 생리적 변화

(1) 소화기계

① 구강과 치아의 문제

연령이 증가함에 따라 맛과 냄새에 대한 민감성이 감소하기 때문에 노인들이 식품의 맛과 향에 대한 감지능력이 줄어든다(이현옥 등, 2011). 짠맛과 단맛을 감지하는 혀의 미뢰수가 감소하여 더 짜고 단 음식을 선호하게 되어 단맛과 짠맛을 더 좋아하게 되고 단순당과 소금의 과잉섭취가 나타나기 쉽다. 이러한 변화는 또한 일부 약물과 미각을 감소시키는 아연결핍과 같은 무기질 결핍 등에 의해 심화될 수 있고, 이로 인해 음식에 대한 즐거움이 줄어들며 식욕을 저하시키고 음식 섭취량을 감소시킨다.

노인에서 틀니가 없거나 잘못된 틀니를 하고 있고 치근질환이 있는 등 치아의 문제도 흔히 나타난다. 씹는 힘이 감소되며 치아를 지탱하는 턱뼈에도 손상이 나타난다. 타액분비 감소와 음식물을 잘 씹기 어려워 영양불량이나 편식이 심해질 수 있다. 노인들은 약물복용과 탈수에 의해 타액분비가 감소되어 구강건조증이 유발되기도 하고 연하곤란도 흔히 나타난다.

② 위와 장의 문제

위의 수축력 등 운동기능과 위산분비가 감소하여 영양소의 흡수 능력이 떨어지는데 특히 위 내벽세포의 기능 저하로 내적 인자 분비가 감소되어 비타민 B12의 흡수가 저하된다. 또한 위산분비의 저하는 철 흡수율을 감소시켜 빈혈의 위험이 높아질 수 있다.

노화와 함께 탄수화물의 흡수율은 감소하지 않으나 유당분해 효소의 양과 활성이 저하되어 유당불내증이 발생할 수 있다. 또한 노년기에는 지질 분해효소의 활성이 감소하고 담즙 분비가 저하되어 당질이나 단백질에 비해서 지질의 흡수가 감소한다. 노인에서 심혈관질환이 급증함으로 고지방 섭취가 권장되지는 않으나 국민건강 영양조사 결과 노인의 지질섭취량은 한국인의 영양섭취기준에서 제안하는 에너지의 15-30%보다 낮은 13%를 섭취하고 있어 지질의 섭취가 충분하지 않았다. 결장에서는 운동성이나 탄력성이 감소되어 변비가 되기 쉽고 식이섬유와 물 섭취부족과 활동량 감소로 변비가 악화되거나 게실증이 생기기 쉽다.

(2) 신체구성

노인의 근육량은 감소하는 반면 체지방은 증가한다고 한다. 지방조직에는 수분 함유량이 적기 때문에 지방량이 증가하면 체내 수분량이 함께 감소한다. 근육량의 감소와 근육의 기능이 감소하는 현상을 근감소증이라고 하는데 만성질환을 동반한 노인이나 영양불량이 있을 경우 근감소증이 악화된다(대한근감소증학회, 2017). 근육의 감소는 단백질의 합성과 분해 사이의 불균형에 의해 영향을 받게 되는데 노인기에는 단백질의 합성과정보다 분해과정이 증가한다고 알려져 있어 단백질 필요량이 증가되어야 한다. 그러나 근육량 감소는 기초대사량 감소로 에너지 필요량이 감소하게 되어 에너지 함유량은 적으면서 단백질 함유량이 높은 식품을 선택해야 한다.

골질량도 나이가 들수록 골세포 수 감소와 함께 감소하여 골다공증의 유병률이 증가한다(대한골대사학회, 2016). 폐경과 노화로 인한 골 손실의 정도와 속도에 영양적 요인, 특히 단백질, 칼슘, 비타민 D의 섭취가 관여한다.

(3) 질병이환율

노인에서 높은 질병의 유병률은 영양상태에 영향을 끼친다. 노인에서 흔히 나타나는 심뇌혈관 질환, 고혈압, 당뇨병, 암, 골다공증 등 만성퇴행성질환은 모두 영양과 관련이 있는 질병이다. 만성질환 각각의 영양치료지침에서 제한해야 할 식품 및 영양소가 제시되어 있고 만성질환이 복합적으로 발생하게 될 때 식품의 선택이 더 어렵게 된다.

만성질환을 치료하기 위해 장기간 복용한 약물이 영양소의 흡수를 억제하고 대사를 방해하여 영양소의 체내 이용률을 떨어뜨리며 배설을 증가시키기도 한다. 만성질환으로 신체적으로 무능해지고, 사회적으로도 고립되며 경제적으로 어려움을 겪게 되면 식사 섭취가 감소하여 영양불량의 위험이 높아지게 된다.

2) 사회 경제적 변화

영양상태에 영향을 주는 요인으로 질병의 이환율 외에도, 경제적 제한, 사회적 고립, 정신적 소외감과 같은 사회 경제적 상황이 식욕이나 식생활에 부정적인 영향을 끼친다. 식생활은 가족 및 친구와 함께 사회적 활동의 일종이다. 그러나 나이가 들면 사회적 역할 및 활동이 줄어들고 자녀의 독립과 친구의 사망 등을 겪음으로써 우울하고 외로워진다. 또한 독거노인이 증가함에 따라 식사가 불량해질 수 있다. 신체 기능이 떨어지면서 쇼핑을 하는 것도 어려워짐으로 식품 구입도 힘들게 된다. 식사섭취는 경제적 문제와 상관관계가 높은데, 대부분의 노인은 수입이 줄어들면서 식생활 여건이 더욱 나빠지기 쉽다.

노인에서 영양보충제 및 건강기능성식품에 대한 잘못된 인식을 가지고 있거나 유행식품이나 잘못된 영양 정보에 현혹되어 불필요한 보충제를 섭취하는 경우가 많다. 또한 고용량 보충제 사용에 대한 독성에 대해서 모르고 있는 경우가 많다. 고령인구의 증가와 함께 독거 노인, 저소득층 노인, 고소득층 노인 등으로 다양해지고 있어 노인의 영양관리도 그에 맞추어 다변화되어야 할 필요가 있다.

3. 노인의 영양섭취 실태와 기준

1) 에너지

노인의 연령범위가 넓고, 영양상태에 영향을 주는 질병의 유병률이 높고 경제적 제한, 사회적 고립, 정신적 소외감과 같은 문제가 흔하게 나타나 영양필요량을 결정하기 어렵다. 한국인의 섭취기준(KDRI)은 건강한 노인 인구집단의 영양필요량에 기초하여 설정된 것이다(한국영양학회,

2015). 연령이 증가하면 근육량이 적어지고 이로 인해 기초대사율이 감소하고 신체활동량도 줄어든다. 따라서 에너지 필요량은 성인기에 비해 감소한다. 그러나 노인의 식사섭취량이 줄어들고 그로 인해 에너지섭취도 감소하여 영양불량이 초래되기 쉽다. 에너지 섭취가 부족하면 체조직의 분해로 인해 체단백질이 에너지원으로 사용되어 체중감소와 근육감소가 동반되므로 충분한 에너지 공급이 우선되어야 한다.

우리나라의 65세 이상 노인의 에너지 섭취기준은 남성 2000 kcal/일, 여성 1600 kcal/일이다. 국민건강영양조사 2009-2012년 자료를 활용하여 한국인의 연령별 에너지섭취량과 에너지섭취기준을 비교하면, 75세 이상 남성은 20%, 여성은 14% 정도가 에너지섭취량이 부족하였다(국민건강영양조사, 2014). 2014년 국민건강영양조사에 의하면 에너지섭취량이 65세 이후 급격히 감소함을 알 수 있었다(그림 15-1).

그림 15-1 한국인의 연령별 에너지와 영양소 섭취량 : 2014년 국민건강영양조사

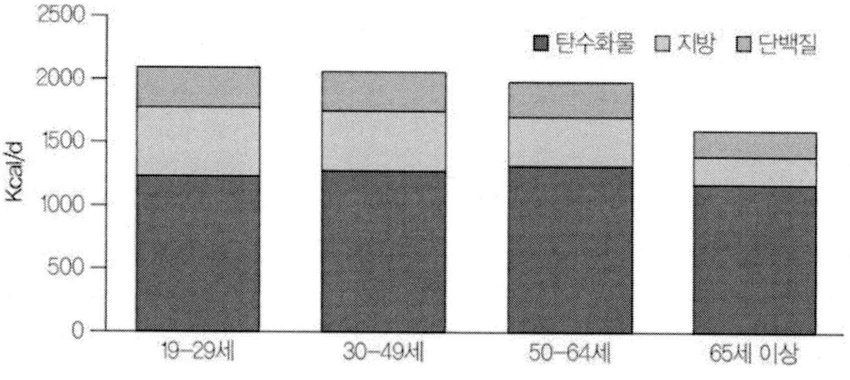

2) 단백질

(1) 단백질 권장량과 섭취실태

노인의 에너지 필요량은 감소하나 단백질 필요량의 감소는 없음으로 에너지 섭취 비율에서 단백질 비율을 오히려 높여야 한다. 단백질은 근육량과 면역기능, 상처회복 등에 필요한 영양소이다. 노년기에는 신체적 성장은 끝났으나 체성분의 재생과 유지에 필요한 양질의 단백질 공급이 필요하다.

한국인 영양섭취기준에 의하면, 건강한 65세 이상 노인 남성 및 여성에게 각각 55 g/일과 45 g/일의 체중 1 kg 당 0.91 g의 단백질을 섭취하도록 권장되고 있다. 이러한 노인의 섭취기준은

성인과 동일하게 적용된 것으로 노인의 단백질 이용효율 감소를 고려하면 증가해야 한다는 주장도 있다. 그러나 현재는 필요량을 높일 만한 실험적 근거가 부족하고 WHO/FAO/UNU 전문위원회도 성인과 동일하게 적용하였기 때문에 노인의 단백질 필요량은 성인과 같게 설정하고 있다.

국민건강영양조사(2008-2012) 결과에서 65세 이상 노인의 1/3이 평균필요량 미만의 단백질을 섭취하고 있었다. 2014년 국민건강영양조사에서도 75세 이상 남성의 62%, 여성의 68%가 권장량 미만의 단백질을 섭취하고 있었으며 단백질의 에너지 섭취비율도 12%로 낮았다(그림 15-1). 따라서 한국인 노인의 단백질 섭취 부족이 흔하다는 것을 알 수 있다.

(2) 단백질과 근감소증

근감소증의 원인은 다양하지만 부적절한 영양 섭취, 특히 불충분한 단백질 섭취가 한 원인으로 지적되고 있다(Stookey 등 2005). 한국인의 영양섭취기준에서는 단백질 섭취량이 성인과 노인에서 차이를 두고 있지 않으나, 대부분의 이전 역학연구에서 노인의 단백질 섭취량이 근육량과 양의 상관관계가 있다고 보고하고 있다(Milne 등, 2006).

Health ABC 연구에 의하면 2066명 노인에서 단백질 섭취가 높을수록 근육 손실이 적었으며, 특히 체중 1 kg 당 0.8 g의 단백질을 섭취하는 노인보다 1.2 g 단백질을 섭취하는 노인의 근육 감소가 적었다고 한다(Houston 등, 2008). 운동과 단백질 복합효과를 검증한 대부분의 임상연구에서 근육량과 근력이 증가하였다는 보고가 많았으나 영양중재의 단독효과에 대해서 논란이 있다. 한국인을 대상으로 한 연구에서도 지역사회에 거주하는 65세 이상의 저소득 노쇠 대상자에게 12주간의 단백질강화 영양보충제(400 kcal, 25 g 단백질)를 공급하였을 때 아무런 중재를 시행하지 않은 대조군에 비해 의자에서 일어나서 걷기, 악력 등의 근육 기능이 개선되고 노쇠점수가 낮아졌다는 보고도 있다(Kim과 Lee, 2013).

단백질을 구성하는 필수아미노산, 특히 곁가지 아미노산(branched chain amino acid)이 단백질 합성에서 mTOR 과정을 조절한다. 그러나 노인기에는 필수아미노산에 의한 단백질 동화작용을 촉진하는 신호전달과정에 장애가 발생하여 동화작용보다 이화작용이 증가한다고 알려져 있다. 따라서 노인의 근육량을 증가시키기 위해서는 단백질 동화작용을 촉진시킬 수 있는 정도의 역치(threshold)에 해당하는 혈중 필수아미노산을 유지하는 것이 필요하다. PROT-AGE Study Group은 건강한 노인에게 체중 1 kg 당 1.0-1.2 g 단백질을, 질환이 있는 노인에게 체중 1 kg 당 1.2-1.5 g 단백질을 섭취하도록 권고하고 있다(Bauer 등, 2013).

(3) 단백질 종류

필수아미노산인 루이신 함량이 높은 단백질이 근육 합성 효과가 크다고 알려져 있는데 동물성 단백질에 많이 함유되어 있다. 유청단백질, 카제인, 대두 순으로 루이신의 함량이 높고 소화흡수율도 높기 때문에 근육단백질의 합성을 높인다는 보고가 있다(Verreijen 등, 2015). 실제로 근감소증 노인에게 3개월 동안 매일 치즈를 섭취시켰을 때 사지근육이 증가하고, 근력과 제지방량도 증가했다는 보고가 있다. 또한 여성 노인에게 매일 60 g 소고기를 4개월간 제공하였더니 근육량과 근력이 증가하고 염증지표(IL-6)가 감소하는 효과가 있었다. 계란도 루이신을 함유한 동물성 단백질 급원으로 노인에게 근력과 근육의 기능 향상에 도움이 되므로 근감소증 위험을 낮출 수 있다고 한다(Smith와 Gray, 2016).

Health ABC 연구에서도 70-79세 노인의 단백질 섭취량을 동물성과 식물성 단백질의 섭취량으로 분리하여 조사하였고, 동물성 단백질 섭취량만 근육량 및 사지근육량과 양의 상관관계를 보여 식물성 단백질보다는 동물성 단백질이 근육 합성에 효과적임을 보여주었다(Houston 등, 2008). 따라서 동물성 단백질이 식물성 단백질보다 근감소증 예방 및 관리에 효과적이라는 것을 알 수 있었다. 그러나 2014년 국민건강영양조사 결과를 보면 노인의 동물성 단백질 섭취비율이 28%로, 동물성과 식물성 단백질의 섭취비율을 50:50으로 증가시키기 위해, 육류, 생선, 유제품, 달걀 등의 섭취를 강조해야 한다(표 15-1).

[표 15-1] 식품의 단백질과 칼슘 함유량

	식품명	1회섭취분량(g)	단백질(g)	칼슘(mg)
1	요구르트(호상, 무가당)	115	6	117.3
2	우유	200	5.6	182
3	치즈	20	3.7	100.6
4	두유	190	8.4	32.3
5	순두부	90	5.2	36
6	유부	20	4.1	59
7	미꾸라지	70	11.3	515.2
8	장어	110	19.7	89.1
9	조기	60	9.5	105
10	오리고기	165	23.8	24.8
11	돼지고기(갈비)	110	19.9	16.5
12	닭고기(살코기)	95	22.8	10.4
13	달걀	40	4.6	20.8

3) 탄수화물

노인의 치아 문제와 단맛에 대한 역치가 증가되어 있을 뿐 아니라 외로움을 달래기 위해서 단맛이 강한 음식이나 음료를 좋아하기 쉽다(정현숙 등, 2007). 노인의 탄수화물 소화능력은 저하되지 않으나 포도당 내당능력이 감소하여 탄수화물의 과잉섭취는 당뇨병의 유발원인이 될 수 있고, 고지혈증의 원인이 될 수도 있다. 또한 노인의 저작능력 감소로 채소와 과일을 기피하는 경향이 있으나 가능하면 과일, 채소, 해조류, 두류를 골고루 섭취하여 식이섬유를 포함하는 복합당질을 섭취할 것을 권장한다. 식이섬유의 충분섭취량은 노인의 경우도 20세 이상 성인과 동일하게 남성 25 g/일, 여성 20 g/일로 설정되어 있다.

한국인의 영양섭취기준에 의하면 탄수화물의 에너지적정비율은 1세 이후 전 연령에서 55-65%로 설정되어 있다. 국민건강 영양조사(2008-2012)에서 65세 이상의 탄수화물 섭취량이 감소하는 경향이 있었으나 탄수화물로부터의 에너지 섭취율은 증가하였고 여성에서 특히 탄수화물 섭취비율이 높았다. 2014년 국민건강영양조사 결과에서도 65세 이상 노인은 에너지 섭취의 73%를 탄수화물로 섭취하고 있었다(그림 15-1). 탄수화물로부터의 에너지 섭취비율 증가는 혈압, 복부비만, 혈액 내 중성지방 및 콜레스테롤, 포도당의 수치와 양의 상관관계가 있다고 보고되고 있다. 따라서 노인에서 탄수화물의 섭취비율을 줄이도록 교육하여야 한다.

4) 지질

노년기에는 지질 분해효소 및 담즙 분비가 저하되어 지질 흡수가 저하된다. 혈중 콜레스테롤은 간에서 담즙산의 구성성분으로 사용되어 장관으로 배설되는데 담즙 분비 감소는 혈중 콜레스테롤 농도를 증가시킬 수 있어 지질의 과잉섭취는 제한해야 한다(정현숙 등, 2007).

한국인의 영양섭취기준에 의하면 지질의 에너지적절비율은 3세 이후 전 연령에서 15-30%로 설정되어 있다. 국민건강 영양조사(2008-2012)에 의하면서 총 지방의 에너지 섭취비율이 15% 이하인 경우가 65-74세 노인의 경우 남자 68%, 여자 77%이고, 85세 이상 노인의 경우 남자 73%, 여자 77%였다. 2014년 국민영양조사 결과에서도 65세 이상의 총 지방 에너지섭취비율이 13%로 매우 낮았다(그림 15-1). 따라서 한국인 노인의 경우는 동물성 식품의 섭취를 늘려서 지질과 단백질 섭취를 강조할 필요가 있다.

5) 비타민

(1) 비타민 B군

대부분의 비타민은 에너지 필요량이 감소함에 따라 비타민의 권장량도 감소한다, 그러나 비타민 B12는 노화가 진행되면서 흡수량과 섭취량이 감소하여 결핍되기 쉽다. 노화로 인해 위의 기능이 감퇴하여 위산분비와 내적인자의 분비가 감소하게 되어 비타민 B12의 흡수율이 저하되어 악성빈혈과 정신기능 장애가 초래되기 쉽다. 또한 비타민 B12의 급원식품은 동물성 식품으로 노인의 동물성 식품 섭취가 적어 비타민 B12의 섭취량 자체가 적다. 비타민 B12의 결핍은 엽산결핍을 동반하는 경우가 많음으로 채소섭취를 통한 엽산공급도 요구된다. 엽산, 비타민 B12, 비타민 B6는 심뇌혈관질환의 위험인자로 알려진 호모시스테인의 혈중농도를 감소시키는데 필요한 영양소이다.

국민건강영양조사(2008-2012) 결과에서 연령이 높아질수록 비타민 B12 섭취량이 부족한 사람이 증가하였고, 전라도 지역에 거주하는 65세 이상 여성 470명을 대상으로 한 연구에서도 연령이 증가하면서 혈중 비타민 B12 농도가 감소한 반면 혈중 호모시스테인 농도는 증가하였다(곽충실 등, 2013).

(2) 비타민 D

비타민 D는 버섯이나 생선의 섭취를 통하여 얻을 수 있고, 피부에서 자외선을 조사하면 합성할 수도 있다. 그러나 노화는 피부에서 비타민 D의 합성 능력을 저하시키고, 간과 신장에서 활성형 비타민 D로 수산화하는 능력도 감소하여 비타민 D의 영양상태를 나쁘게 한다(이현옥 등, 2011). 국민건강영양조사(2008-2012) 자료에 의하면 한국인의 비타민 D 섭취는 전반적으로 낮으며 특히 65세 이후에는 성인 섭취량의 절반 정도로 낮았다. 또한 비타민 D의 영양상태 지표인 25(OH) 비타민 D 농도를 측정한 결과에서도 한국 폐경여성의 혈중 25(OH) 비타민 D 농도가 매우 낮았다는 보고가 있다.

비타민 D의 부족은 칼슘 흡수율 저하와 조골세포와 파골세포의 조절작용에 악영향을 주어 골감소증 및 골다공증의 위험을 증가시킨다(대한골대사학회, 2016). 국민건강영양조사에 의하면 연령이 증가하면서 골다공증의 유병률이 증가하며, 특히 70세 이상 여성의 60%가 골다공증 진단을 받았다. 골다공증의 증가는 노인인구의 증가와 함께 심각한 사회 문제로 부각되고 있고, 골절을 유발시켜 사망률도 증가시킨다. 한국인의 영양섭취기준에서 65세 이상에서 600 IU의 비타민 D를 충분섭취량으로 설정하고 있으나, 대한골대사학회에서는 800 IU의 비타민 D를 권장하고 있다. 노인의 비타민 D 섭취를 증가시키고, 야외 활동을 통한 비타민 D 합성량을 늘리도록 한다.

6) 무기질

(1) 칼슘

노인은 칼슘 흡수율이 감소되고 소변으로 칼슘의 손실량이 증가하여 칼슘이 부족되기 쉽다. 칼슘부족은 특히 폐경 이후 여자 노인의 골다공증 및 골절의 위험을 높인다(Park 등, 2011). 한국인의 영양섭취기준에서는 65세 이상 남성은 700 mg, 여성은 800 mg의 칼슘을 권장하고 있으나 미국의 경우 1000-1200 mg을 제시하고 있다.

국민건강영양조사(2005-2014)에서 칼슘의 섭취량은 권장섭취량에 비해 1-2세를 제외한 전 연령층에서 부족하여, 특히 65세 이상 연령에서 권장섭취량의 60% 미만이었다. 골다공증의 유병률은 여성에서 높은데 칼슘의 섭취비율은 65세 이상 남성과 여성에서 각각 권장섭취량의 68%, 49%를 섭취하고 있어 특히 여성의 칼슘 섭취가 매우 낮았다(그림 15-2). 또한 폐경 후 6-10년 경과한 한국인 여성의 칼슘섭취에 따른 골밀도에 유의한 차이가 나타났으며 이 결과로 충분한 칼슘섭취는 골소실을 지연시키는 것으로 보인다. 따라서 칼슘이 풍부한 유제품, 장어 등 어류, 뼈째 먹는 생선, 두부 등이 좋은 급원 식품을 섭취해야 한다(표 15-1).

그림 15-2 한국인의 연령별 칼슘 섭취량 : 2014년 국민건강영양조사

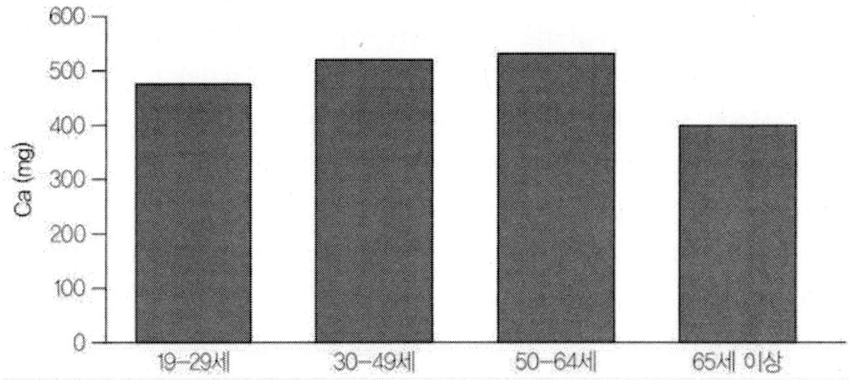

(2) 나트륨

노인의 미각둔화, 특히 짠맛에 대한 미각의 감소로 소금의 섭취량이 증가하기 쉽다. 소금의 과잉 섭취는 세포 외액이 증가하여 부종이 발생하거나 심장에 부담을 주어 고혈압이나 동맥경화증의 위험을 높일 수 있다. 또한 나트륨과 칼슘이 신장에서 재흡수되는 과정에서 과다한 나트륨섭취는 칼슘의 재흡수를 저해하여 골다공증의 위험을 증가시킬 수 있다.

국민건강영양조사(2008) 자료에 의하면 특히 폐경 후 여성에서 나트륨의 섭취는 골다공증의 위험을 높이고 골밀도를 낮춘다고 보고되었다(Kwon 등, 2017). WHO/FAO와 한국인의 영양섭취기준에서 나트륨 섭취 목표량을 2 g/일로 설정하고 있으나, 2014 국민건강영양조사에서 65세 이상의 노인에서 나트륨 섭취가 감소하였으나, 권장량에 비하면 198%를 섭취하는 것으로 나타나 노인의 나트륨 섭취도 과잉이라고 조사되었다.

나트륨 소금섭취를 줄이면 혈압이 낮아지는데 효과적으로 고혈압의 식이지침에서도 저염식을 권장하고 있다. 같은 양의 식염이라도 조리 시에 넣는 것보다 식탁에서 먹기 직전에 넣는 것이 짠맛을 내는데 효과적이다. 식염대신 향신료를 이용하면 소금섭취를 줄일 수 있다.

(3) 기타 무기질

아연의 결핍은 식욕과 미각의 감소를 가져오고 이에 따라 식품섭취가 감소하면 아연의 영양상태가 더 나빠진다. 노화로 인해 철분 흡수가 어려워 진다. 국민건강영양조사 결과에 의하면 빈혈의 유병률은 남자는 연령의 증가하면서 증가하고 여자는 폐경 전에 높다가 폐경 후 감소하다가 70세 이상에서 다시 증가하는 경향이 있었다. 빈혈 예방을 위해 흡수가 잘되는 동물성 식품에 함유된 철의 공급을 늘리도록 한다.

7) 항산화 영양소

인체의 대사과정에서 자연적으로 발생하는 산소라디칼은 세포 및 DNA를 직접 공격하여 산화적 손상을 유발시켜 노화를 촉진할 수 있다는 가설이 제시되면서 항산화 영양소의 섭취 증가가 노화를 지연시킬 수 있다는 주장이 있다. 비타민 C와 E 등 항산화 비타민과 셀레늄과 같은 무기질은 세포 대사에서 발생한 활성산소를 제거하는 역할을 한다고 알려져 있다. 또한 식물성 식품에 존재하는 생리활성물질인 베타-카로틴, 리코펜, 폴라보노이드, 루테인, 이소플라본 등도 항산화제로 노화와 질병 예방에 도움을 줄 수 있다는 보고가 있다. 그러나 보충제 형태보다는 채소와 과일 등의 식품을 섭취하는 것이 권장된다.

8) 수분

수분은 혈액량을 유지하는 필수성분이며, 영양소를 운반하고 노폐물을 배설하는 중요한 역할을 한다. 노화는 체내 수분량을 감소시켜 탈수가 되기 쉬운 환경에 있게 한다. 음료수 및 식품 섭취, 체내 대사로 발생한 대사수가 체내 수분의 공급원인데, 노인은 탈수나 갈증에 대한 민감도가 떨어져 자발적인 수분 섭취가 어려워진다. 또한 신장에서의 수분 보유효율이 감소해 충분한 수분 섭취가 권장된다. 수분 섭취는 변비를 예방하기 위해서 식이섬유와 함께 섭취가 필요하다.

4. 노인의 영양관리

노인의 영양관리의 목표는 영양필요량을 충족하는 것이다. 한국인의 영양섭취기준에서 원칙적으로 다양한 식품을 골고루 섭취하는 것이 중요하고, 적절한 운동과 수분 섭취가 권장된다(그림 15-3; 한국영양학회, 2015). 이를 위해 개인의 상황에 따라 영양소 필요량을 설정하기 위한 영양평가가 시행되어야 하고, 영양문제를 파악하여 맞춤형 영양교육을 통하여 영양상태 개선을 이루어야 한다.

그림 15-3 식품구성자전거 : 2015 한국인 영양섭취기준

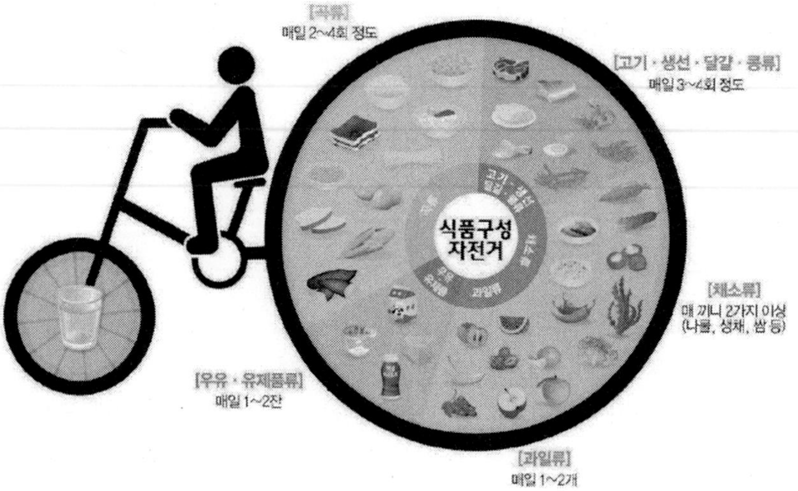

식품구입이나 식사준비를 도와주는 것이 더 중요한 경우도 있다. 노인들은 일반적으로 식품구입에서부터 어려움이 있어 신선한 과일, 채소의 섭취가 부족하기 쉽고, 유제품과 육류 섭취도 부족한 경우가 많다. 쇼핑을 자주 하지 못한다면 건조된 상태나 냉동된 과일과 채소, 또는 병조림이나 통조림을 구입하는 것도 좋다. 우유 섭취를 권장하고 소화가 어려우면 소량씩 나누어 마시거나 발효유로 대체한다.

식욕이 저하되어 식사량이 적은 경우 자주 소량씩 섭취하거나 간식을 활용하고 영양밀도가 높은 식사를 한다. 식욕을 촉진하는 조리방법이나 쉽게 조리하는 방법 등을 교육하여야 한다.

영양가가 높으면서 구매 가격을 낮추기 위해서 계절식품을 사용하고 가능하면 외식보다 집에서 조리하는 것이 좋다. 한꺼번에 조리한 후 1회 분량씩 나누어 냉동 보관하면 경제적이고 식사준비 시간도 단축할 수 있다.

소화기능이 감소되면 식사 횟수를 늘리고 충분한 시간을 할애하며 즐겁게 식사하도록 한다. 치아가 약하므로 음식을 다져서 부드럽게 하고, 과도한 기호품(단 과자, 청량음료, 술, 담배, 커피) 사용을 줄이도록 한다. 면역기능이 약하므로 조리 시 위생에 유의한다.

영양교육을 받은 노인의 식생활 형태가 좋아지므로 지역사회 보건소나 병원 노인급식소에서 다양하게 개발된 영양교육 프로그램을 통하여 구체적인 영양교육을 진행하면 좋다. 노인의 상황에 따라 제공받을 수 있는 영양 서비스가 확대되어야 한다. 단체급식 형태와 배달형태의 서비스가 더 필요하고, 배달형태도 다양하게 선택할 수 있어야 한다. 음식으로 배달되는 경우와 식품으로 배달되어 조리하여 섭취할 수 있는 방법도 필요하다.

참고문헌

곽충실, 조지현, 연미영. 전라도 일부 농촌지역 여성 노인의 혈중 비타민 B12 수준에 따른 신체 계측치 및 임상건강지표들의 비교. 한국영양학회지 2013;46:239-249.

대한골대사학회. 골다공증 제5판. 서울: 군자출판사; 2016.

대한근감소증학회. 근감소증. 서울: 군자출판사; 2017.

보건복지부, 한국영양학회. 2015 한국인의 영양섭취기준. 서울: 도서출판 한아름기획, 2016.

이현옥, 오세인, 조혜경, 최미경, 김미현. 생애주기영양학. 서울: 교문사; 2011.

정현숙, 민정기, 허채옥, 이난희, 원선임, 이경연. 새로운 생애주기영양학. 서울: 수학사; 2007.

한국보건산업진흥원. 2014 국민건강통계: 국민건강영양조사 제6기 2차년도 영양조사부분에 근거. 서울: 한학문화; 2016.

Bales CW, Ritchie CS. Sarcopenia, weight loss and nutritional frailty in the elderly. Ann Rev Nutr 2002;22:309-323.

Bauer J, Biolo G, Cederholm T, et al. Evidence-based recommendations for optimal dietary protein intake in older people: a position paper from the PROT-AGE Study Group. J Am Med Dir Assoc 2013;14(8):542-559.

Houston DK, Nicklas BJ, Ding J, et al. Dietary protein intake is associated with lean mass change in older, community-dwelling adults: the Health, Aging, and Body Composition (Health ABC) Study. Am J Clin Nutr 2008;87(1):150-155.

Kim CO, Lee KR. Preventive effect of protein-energy supplementation on the functional decline of frail older adults with low socioeconomic status: a community-based randomized controlled study. Biol Sci Med Sci 2013;68(3):309-316.

Kwon SJ, Ha YC, Park Y. High Dietary Sodium Intake is associated with Low Bone Mass in Postmenopausal Women: Korea National Health and Nutrition Examination Survey, 2008-2011. Osteoporos Int 2017;28:1445-1452.

Lee D, Hwang W, Artan M, Jeong DE, Lee SJ. Effects of nutritional components on aging. Aging Cell 2015;14(1):8-16.

Milne AC, Avenell A, Potter J. Meta-analysis: protein and energy supplementation in older people. Ann Intern Med 2006;144(1):37-48.

Park MH, Heo J, Park Y. Intake of calcium form plant sources and the risk of osteoporosis in postmenopausal Korean women: a case-control study. Nutr

Res 2011;31:27–32.

Smith A, Gray J. Considering the benefits of egg consumption for older people at risk of sarcopenia. Br J Community Nurs 2016;21(6):305–309.

Stookey JD, Adair LS, Popkin BM. Do protein and energy intake explain lond–term changes in body composition? J Nutr Health Ageing 2005;9:5–17.

Vellas B, Guigoz Y, Garry PJ, et al. The Mini Nutritional Assessment (MNA) and its use in grading the nutritional state of elderly patients. Nutrition 1999;15(2):116–122.

Verreijen AM, Verlaan S, Engberink MF, et al. A high whey protein–, leucine–, and vitamin D–enriched supplement preserves muscle mass during intentional weight loss in obese older adults: a double–blind randomized controlled trial. Am J Clin Nutr 2015;101(2):279–286.

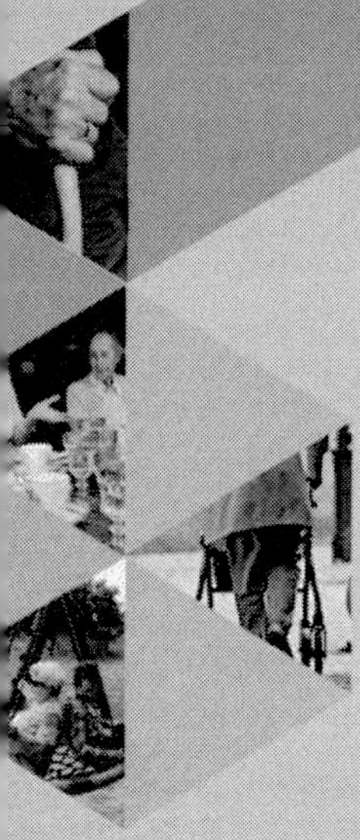

제 16 장

정신보건

홍 창 형

1. 고령사회와 노인정신질환

생활수준의 향상 및 보건의료기술의 발달로 평균수명이 늘어나면서 우리나라의 노인인구가 빠르게 증가하고 있다. 2017년에 65세 이상 인구가 전체인구의 14%로 고령사회에 진입했고, 2026년에 전체인구의 20%가 노인인구가 되는 초고령사회에 돌입할 것으로 예측된다. 노인인구의 급증에 따라 노인정신질환도 함께 증가하여, 막대한 개인적 사회적 비용이 소요될 것으로 추산된다. 노인정신질환은 성인정신질환과 비교해 볼 때 유병률 및 증상의 발현에 차이를 보인다. 본고에서는 노년기에 흔하지만 간과하기 쉬운 대표적인 노인정신질환인 치매, 경도인지장애, 섬망, 노년기 우울증, 노년기 양극성장애, 노년기 불안장애, 노년기 신체증상장애, 노년기 조현병, 망상장애, 알코올 사용장애, 수면장애 등의 유병률 및 특징을 살펴보고 노인정신건강문제를 해결하기 위한 대책에 대해 알아보고자 한다.

2. 노년기에 흔한 노인정신질환 및 정신건강문제

1) 치매

치매는 의식이 명료한 상태에서 기억력장애를 포함한 전반적인 인지기능의 감퇴 때문에 일상생활기능에 장애가 생기는 증후군이다. 우리나라는 65세 이상 노인 10명 중 1명이 치매이고, 2016년을 기준으로 치매환자는 69만 명, 치매환자 돌봄 가족은 270만 명이 있을 것으로 예상된다. 중증도별 치매환자의 비율은 최경도 17%, 경도 41%, 중등도 26%, 중증 16%로 전체 치매환자 중 최경도 및 경도의 비율이 전체의 58%를 차지한다. 치매 환자 1명을 돌보는데 필요한 생산 가능 인구는 57명이고, 직간접 비용은 1인당 2천만원으로 추정되어 막대한 사회적 비용이 예상된다. 치매로 인한 변화는 기억력, 언어능력, 시공간능력, 주의집중력, 전두엽기능 등 인지기능의 저하와 일상생활기능의 감퇴뿐 아니라 초조, 안절부절못함, 배회, 분노, 폭력, 고함, 사회적 및 성적 탈억제, 충동성, 수면장애, 망상, 환각과 같은 정신행동증상이 흔하게 나타난다. 특히, 가족들에게 고통을 주는 망상과 환각의 증세는 치매환자의 경과 중 75%에서 나타난다. 치매의 종류는 알츠하이머 치매, 혈관성치매, 루이소체 치매, 전두측두엽치매, 파킨슨치매, 정상압수두증, 외상성 뇌손상, 피질기저퇴행, 우울증으로 인한 가성 치매, 프리온 질환, 후천성 면역결핍 증후군, 헌팅턴병, 진행성 실어증 등 100개 이상이 있다고 알려져 있다.

2) 경도인지장애

1997년 피터슨이 제안한 경도인지장애 임상진단기준에 따르면 가족 등 정보제공자에 의해 보고된 기억력 저하와 임상가가 판단한 객관적 기억력저하가 동시에 있지만 전반적인 인지기능과 일상생활기능은 보존되어 있고, 임상적으로 치매가 아직 아닌 상태를 말한다. 2014년 개정된 DSM-5에서 제시한 경도 신경인지장애(mild neurocognitive disorder)는 신경심리검사에서 명백한 인지기능저하가 있지만 일반적으로 일상생활기능에는 지장이 없으며 치매가 아닌 상태로 정의하고 있다. 경도인지장애의 유병률은 진단기준에 따라 차이가 나며 일반적으로 노인인구의 15-20% 정도로 추정된다. 우리나라는 2012년 치매 유병률 조사에서 65세 이상 노인의 경도인지장애의 유병률은 27.8%로 보고되었다. 경도인지장애는 정상노화에서 보이는 인지기능 저하와는 구별되는 상태를 언급하며, 치매 전단계 증후군으로서의 의미를 가진다.

인지기능 저하와 함께 보일 수 있는 다양한 양상의 정신행동증상(Behavioral Psychological Symptoms of Dementia, BPSD) 역시 정상 대조군보다 경도인지장애 환자들에게 흔하게 관찰되었다. 1000명 이상의 경도인지장애 환자들에게 시행된 NPI 척도(Neuropsychiatric Inventory) 조사에서 59%가 유의한 정신행동증상을 보였다. 382명의 경도인지장애를 대상으로 한 국내 연구에 의하면 경도인지장애 환자의 41%에서 정신행동증상이 있었으며 우울증(19.8%), 수면 이상(18.3%), 이자극성(12.8%), 불안증(10.7%) 등이 흔한 증상이었다. 경도인지장애이면서 혈관성 요인을 많이 가지고 있는 집단은 그렇지 않은 집단보다 들뜬 기분 및 이자극성이 더 높게 나타났다. 또 경도인지장애이면서 일상생활기능이 더 나쁜 집단은 그렇지 않은 집단보다 망상, 공격성, 우울, 무감동, 이자극성 증상이 더 많이 나타났다. 경도인지장애는 인지장애 및 일상생활기능을 기반으로 한 진단명이지만 정신행동증상도 비교적 흔하게 나타날 수 있다.

3) 섬망

섬망은 급성 의학적 상태와 연관되어 있으며 의식을 포함한 뇌의 전반적 기능 장애로 나타나는 임상증후군이다. 섬망은 사고, 기억, 지각과 같은 인지 과정의 갑작스러운 장애가 특징이며, 환경과 자신에 대한 인식 감소와 주의력 장애가 핵심 증상이다. 증상은 보통 갑작스럽게 발생하고, 일시적이고, 증상의 변동이 있으며 야간에 심해진다. 다양한 인지기능 장애를 특징으로 하는 의식의 장애로 정서장애, 사고장애, 신경학적 이상이 동반된다. 다양한 원인들이 복합적으로 관련되어 있지만 노인의 경우 감염, 뇌졸중, 약물, 심장질환, 대사장애, 골절 등이 특히 중요하다. 진단을 위해서는 환자의 기저 인지기능 수준을 확실히 평가하고, 섬망 기간 동안 인지기능의 변화 경과를 파악하는 것이 중요하다. 증상은 수 시간 혹은 수일에 걸쳐서 급성으로 시작하고, 수 시간 간격 혹은 밤낮으로 증상이 크게 변동하며, 적절한 원인 치료로서 짧은 기간 내에 병전 수준으로 회복하는 것이 특징이다. 그러나 노인들에게서 원인 치료가 빨리 시행되지 않으면 비가역성 인지기능 손상을 초래하거나 사망률이 높으므로 예후는 매우 불량하다. 입원 중에 섬망을 경험했던 노인 환자들의 3개월 사망률이 23~33%, 1년 사망률이 50%에 이른다. 조사 환경에 따라 노인 섬망 유병률은 크게 차이가 난다. 지역사회에 거주하는 노인 섬망 유병률은 1-2%이지만 종합병원에 입원한 경우 노인 섬망 유병률이 15-62%이고, 중환자실에 입원한 경우 70-87%, 생의 말기 단계에서는 83%의 노인에게 섬망이 발생하는 것으로 알려져 있다.

4) 노년기 우울증

노화과정과 우울장애는 서로 밀접하게 연결되어 있다. 노인에게 보이는 우울감이나 기분 저하를 정상적인 노화과정으로 여기던 때도 있었지만, 전세계적으로 노인 인구가 늘어나면서 노년층의 기분장애, 특히 우울장애에 대한 관심이 크게 증가하고 있다. 신체 질환으로 치료를 받고 있는 노인의 경우, 불안, 우울증상 및 스트레스와 관련한 정신과적 증상을 다양하게 호소하는데, 이들 중 상당수가 우울장애에 해당하는 경우가 많으며, 이로 인해 내, 외과적 치료기간이 길어지거나 재발과 악화를 초래할 수도 있기 때문에 우울 증상에 대한 적절한 평가 및 치료가 필요하다.

2011년 시행된 '한국의 정신질환 실태 역학조사'에 의하면 65세 이상 노인 중 최소 2주 이상 하루 종일 지속된 우울감 때문에 일상생활기능에 커다란 장애를 주는 주요우울장애는 1%, 2년 이상 우울감이 지속되는 기분부전장애는 2%, 중등도 이하의 우울증상을 보이는 경우는 15%에 해당하였다. 노인우울증은 진단기준 및 조사방법에 따라 유병률이 차이가 나는데 65세 이상 노인 중 주요우울장애는 4.2%-7.5%, 기분부전장애는 2.0-3.9%, 우울증세 호소는 23.5%로 보고한 연구도 있다. 내과 외래를 방문하는 노인의 경우 7-36%가 우울장애가 있고, 내과에 입원한 노인의 경우 40%가 우울장애가 있다. 일반적으로 역학 연구에서 노인의 우울증상 유병률이 상대적으로 낮게 측정되는 이유 중 하나는 어떤 진단도구를 사용했는가 하는 측정방법의 차이 때문이고, 둘째로 노인은 정신과적 증상을 신체적 증상으로 표현하는 경향이 많고, 정신과적 증상을 표현하는 것을 꺼려하며, 사용된 진단 체계가 노인인구의 우울증상을 모두 평가하기에는 적절하지 않았다는 것을 들 수 있다.

노년기 우울증은 생물학적 요인, 심리적 요인, 사회학적 요인 등 다양한 원인이 복합적으로 작용하여 발생하는 것으로 알려져 있으며 여성, 이혼, 낮은 경제수준, 독거, 신체질병, 기능상실, 사별, 부족한 사회적 지지체계, 성격특성과 관련이 있다고 알려져 있다. 특히, 우리나라 자살사망자의 28%는 65세 이상 노인으로 노년기 우울증과 관련이 많다. 2014년 노인실태조사에 의하면 우리나라 60세 이상 노인의 10.8%는 자살생각의 경험이 있고, 자살생각을 경험한 노인 중 자살시도를 경험한 집단은 12.4%로 보고되었다.

노인 우울장애 환자는 다른 연령의 우울장애 환자에 비해 멜랑콜리성 우울증상이 흔하다. 이들은 또한 건강염려증적 호소와 잠들기 어려움, 초조 등을 더 많이 호소한다. 노인 우울장애 환자는 기면증상과 초조가 흔하고 죄책감은 드물다. 노인 우울장애는 주의집중력과 기억력 등 인지저하가 동반되는 경우가 많아 치매로 오인되기도 한다. 정신병적 우울증은 입원한 노인 우울장애 환자의 20-45%에서, 지역사회 내 노인 우울장애 환자의 3.6%에서 발생하며, 특히 우울 망상은 젊은 환자의 경우보다 흔하다. 정신병적 우울장애 환자들은 대개 망상을 가지며, 환각은 덜 흔하다. 우울 망상의 주된 내용으로는 죄책감, 건강염려증, 허무주의, 피해망상, 질투망상 등이다. 치매 환자의 망상은 상대적으로 덜 체계화되어 있고, 기분 상태와 일치하지 않는다는 점에서 우울 망상과는 구별된다.

노인 우울장애는 조발성 우울장애와 만발성 우울장애로 나눌 수 있다. 우울장애를 가진 노인들의 일부는 이미 청, 장년 시절부터 가지고 있던 우울장애가 노년기에 재발되어 나타난 조발성 우울장애 환자들이며, 다른 일부는 노년기에 첫 우울삽화를 보이는 만발성 우울장애 환자들이다. 이 두 군 간에는 몇 가지 사항에서 차이가 난다. 조발성 우울장애 환자와 비교했을 때, 만발성 우울장애 환자는 기분장애의 가족력이 드물다. 이는 만발성 우울장애는 유전적 요인보다는 상황적 요인이나 질병 인자들이 더 중요한 역할을 한다는 것을 나타낸다. 따라서 노년기에서는 반응성 우울증이 자주 보고되며, 우울 신경증은 덜 흔하게 나타난다. 또한 만발성과 조발성 우울장애는 각각의 심리적 기전이 다른 것으로 생각되는데, 노년기에 발생하는 우울장애는 적개심이 자기로 향하는 데에서 유래된다기 보다는 기능상실과 죽음 등으로 인한 자존심 저하로부터 야기된다.

5) 노년기 양극성장애

현재의 공식적인 양극성장애의 진단기준은 노인의 경우 노년기에 높은 유병률로 발생하는 다양한 공존질환들로 인하여 젊은 성인에 비해 그 진단적 적용이 어렵다. DSM-5에서 '장애가 다른 의학적 상태의 직접적인 병태생리적 결과'의 근거가 있을 때 '다른 의학적 상태에 의한 양극성 및 관련장애' 아형으로 진단하도록 기술하고 있지만, 노인에서 신경학적 질환이나 내외과적 질환이 공존할 경우 조증과 의학적 상태 사이의 연관성을 얼마나 명확하게 판단할 수 있는가 하는 의문이 따른다. 노인에서의 조증 증상을 진단하는 데 있어 기존 양극성장애의 범위를 더욱 확장한 '양극성 스펙트럼'의 개념이 매우 유용한데, 기질을 통해 발현되는 '정동 취약성'이 다양한 대뇌의 기질 요인과 상호작용하여 조증 증후군이 발병한다는 것이다. 이와 관련하여 DSM 및 ICD 등 공식분류체계 외에 대뇌 기질적 요인에 의해 발생하는 임상 증후군에 대하여 이차성 조증의 개념이 있다. 이차성 조증은 의학적 및 신경학적 상태와 조증 발병 사이의 시간적 연관성이 있고 조증의 개인력이나 가족력이 없으며 섬망과 구별되는 임상 양상 등을 특징으로 한다.

양극성장애는 조증 삽화의 초발 연령을 기준으로 할 때 30세 이전의 초기 성인기에 첫 번째 정점을 보이고, 40대 중기 성인기에 두 번째 정점이 나타난 후 노년기로 갈수록 점진적으로 발병이 감소한다. 그러나, 조증 삽화의 발병은 어느 연령에서든 가능하며 70-80대에 처음 나타날 수도 있다. 노인 양극성장애의 유병률과 발병률은 대상자 선정기준, 분류 및 환경, 연구방법론의 차이에 따라 연구들마다 결과가 다양하다.

지역사회에서 65세 이상 양극성장애 1년 유병률은 0.1-0.6%이다. 노년기 양극성장애 환자의 90%는 주로 50세 이전에 발병하여 노년기까지 지속되는 조발성 양극성장애지만, 10%는 50세 이후에 조울증세가 처음 발병한 만발성 양극성장애의 형태로 증상이 나타난다. 만발성 양극성장애는 조발성 양극성장애에 비해 신경학적 질병이 공존하는 경우가 많고, 혈관성 위험인자를 더 많이 가지고 있고, 정신병적 증상을 더 동반하지만 정신과적 가족력의 비율은 더 낮은 것으로 알려져 있다. 노인에서 조증이 발생했을 때는 양극성장애로 인한 일차성 조증인지 아니면, 약물, 내과적 및 신경장애로 인한 이차성 조증인지를 감별하는 것이 중요하며 약물사용, 신체 및 신경학적 검사, 뇌영상 및 실험실 검사 등 정밀한 평가를 수행하는 것이 필수적이다.

노년기 조증의 발현과 관련된 요인은 다음과 같다. 첫째는 정동취약성이다. 노년기에 발병하는 조증이나 신경학적 장애와 연관된 조증은 일반적으로 낮은 유전성에도 불구하고 일차 친족에서 기분장애의 유병률이 50-85% 정도 높다. 많은 임상적 경험들은 정동 취약성이 유전적 요인뿐만 아니라 유년기와 청소년기의 조기 상실 및 조기 외상에 의한 심리적 결과에 의해 발생하며 따라서 노인에서의 기분장애가 노년기에 흔한 상실보다 오히려 생애주기에서 조기의 상실과 더 관련이 있을 가능성이 있다고 보고한다. 둘째는 노화성 퇴행성변화이다. 정상 노화와 연관된 퇴행성 변화들이 '잠재적 양극성'에서 명백한 양극성장애로 전환하는데 중요한 인자가 될 수 있다. 즉 중년기의 우울증 환자가 노년기에 조증이 발현하는데 이런 경우 조증을 일으키기 위해서는 다른 요인들이 존재해야 한다. 셋째는 다양한 뇌병변들의 군집이다. 다양한 뇌병변들이 노년기 조증과 연관이 있다. 노년기 조증에 대한 연구결과 신경학적 질환의 발병률이 우울증(8%)에 비해 조증(36%)에서 훨씬 더 높았고, 만발성 조증과 신경학적 공존질환과의 강한 연관성 및 뇌혈관 질환으로 인한 높은 사망률이 관찰되었다. 노년기 조증과 연관된 뇌병변 가운데 명백한 뇌졸중은 물론 무증상 뇌경색을 포함하는 뇌혈관 질환이 주를 차지하며, 그 외에 만성 알코올 의존, 뇌종양 및 다양한 대사성 질환이 조증을 일으키는 요인이 될 수 있다. 넷째는 뇌병변의 우측 대뇌 반구에의 국소화이다. 뇌병변의 우측 대뇌반구 중 특히 안와전두엽 회로에의 국소화가 노년기 조증의 발현에 매우 중요한 것으로 보인다. '이차성 조증' 또는 '탈억제 증후군'은 서로 다른 영역에서 독립적으로 발전되어 온 개념이지만 임상적 특성과 신경학적 소견이 유사하며 이전의 여러 증례 보고들을 통해 우측 대뇌반구 병변의 우세와 연관되어 왔다. 양극성장애와 연관된 뇌 변화 발생 부위를 분석한 한 연구결과 정상 기분이 전전두엽, 변연계 및 선조체 신경 회로의 통합성에 의존한다는 것이 관찰되었고, 다른 연구에서는 안와전두엽 피질, 측두엽극 및 변연계로 구성된 '안와전두엽 회로'가 감각 정보와 동기 상태를 통합하는 기능을 한다고 하였다. 여러 연구들을 종합한 결과 안와전두엽 회로의 연결을 단절하는 병변에 의해 이차성 조증이 발생한다고 제시되었다.

6) 노년기 불안장애

노인에서 불안은 가장 흔한 정신 증상 중 하나이다. 노인에서의 불안은 젊은 연령에서와 같이 위험이 예견되는 상황에서 준비를 돕는 적응적인 가치를 지닌다. 그러나 불안의 정도가 지나치고 또 실제 위험하지 않은 상황에서도 나타나는 경우 질병으로 분류될 수 있다. 즉 노년기 불안은 상황적 불안과 병적 불안이 모두 존재한다.

역학 연구의 결과들은 노년기 불안장애의 발병빈도가 성인기의 발병빈도보다 낮은 것으로 보고되고 있다. 그러나 실제 노인들은 사별, 은퇴, 경제적 곤란, 범죄 대상의 가능성, 신체적, 정신적 학대 등의 정신사회적 스트레스가 많고 각종 신체 질환을 더 많이 가지고 있으며 이로 인하여 더 많은 약물을 복용하고 있기 때문에 불안을 경험할 확률이 매우 높다. 또한 노년기에는 죽음을 앞두고 죽음에 대한 불안, 공포심을 가지기 쉽다.

지역사회 역학연구에서 65세 이상 불안장애의 1개월 발생률은 5.5%로 보고되었다. 노년기 불안장애는 진단체계적용의 문제, 우울증과 같은 동반 이환의 문제, 고령화에 따른 정신사회적 변화가 임상 양상에 미치는 영향 때문에 실제보다 상대적으로 진단되었을 것으로 예측된다. 노년기 불안장애는 신체 질환의 동반이환률이 높고, 증상 표현이 모호하고, 다양한 기관의 증상을 호소하여 쉽게 만성화되는 특징을 가지고 있다. 불안을 호소하는 노인의 경우 치매, 섬망, 우울, 정신증과 같이 보다 심각한 다른 정신질환과의 감별이 필요하다. 노년기의 불안이 인지저하, 주의력 저하, 기억력 저하, 현훈, 공포심, 심각한 불면, 과잉 경계와 관련이 있기 때문이다.

노인불안장애는 다음과 같은 특징을 가진다. 첫째, 다른 정신질환이나 신체 질환의 동반이환율이 높다. 정신과적으로는 우울장애, 인지장애, 약물 또는 알코올 사용장애 등이 흔히 동반되고 신체적 질환으로는 협심증, 부정맥 등의 심혈관계 질환, 만성폐쇄성 폐질환, 폐렴 등의 호흡기계 질환, 당뇨 등 내분비계 질환, 파킨슨병, 경련성 질환 등의 신경계 질환, 기타 위궤양, 요로감염 등이 흔히 동반된다. 둘째, 증상의 표현이 보다 모호하고 다양한 기관의 증상을 호소한다. 물론 불안의 신체증상을 호소하지만 그 양상이 보다 널리 퍼져 있고 여러 기관에서 나타날 수 있는 증상을 호소한다. 그 중에서 정신운동성 초조와 빈맥, 과호흡 등 생리적 증상이 흔하다. 셋째, 증상이 만성화되기 쉽다. 노년기 이전에 발병한 불안장애의 경우에도 치료가 되지 않은 상태에서 만성화되어 노년기까지 지속되기도 하고 노년기에 발생한 불안장애의 경우에도 적절한 치료를 받지 못하면 만성화될 가능성이 많다.

노년기에 불안증을 유발할 수 있는 정신장애는 범불안장애, 공황장애, 사회불안장애, 강박장애, 외상후 스트레스장애, 신체증상장애, 전환장애, 동통장애, 화병, 치매 등이 있다. 범불안장애는 과도한 걱정을 조절할 수 없는 것이 특징이다. 동반되는 임상양상은 떨림, 근육긴장, 동통, 안절부절 못함, 피로감 등의 운동계 증상과 빈맥, 현훈, 구역, 설사, 화끈거림이나 오한, 빈뇨, 구갈 등 자율신경계 증상, 긴장감, 집중력 곤란, 초기 불면, 흥분 등의 과각성 증상으로 흔히 나타난다. 또한 죽음이나 질병에 대한 공포가 흔히 나타난다. DSM-5에 의하면 범불안장애 증상은 6개월 이상 지속적으로 불안감을 보이는 경우 진단된다. 공포증은 상황, 대상, 활동에 대해 지속적이고 비이성적인 공포를 경험하는 것으로, 이는 공포 자극에 대한 강렬한 회피의 욕구로 귀결된다. 공포증은 특정공포증, 광장공포증, 사회공포증으로 세분화된다. 노년기 공황장애의 증상은 더 젊은 연령층의 증상과 유사하다. 그러나 증상의 수가 더 적고, 덜 심각하며, 회피행동이 더 적다는 특징이 있다. 특히 증상 중에 호흡기 증상이 심하고 만성 폐쇄성 폐질환, 파킨슨병과 동반하는 경우가 많다. 노년기의 강박장애는 오염 공포, 병적인 의심, 타해의 공포에 대한 강박적 사고가 흔하며, 강박적 행동에서는 확인하기, 숫자세기, 취소하기 등이 흔하다. 노년기의 외상후스트레스장애 증상은 성인기의 증상과 유사하지만 과학성 증상이 증상의 재경험 증상보다 흔하다. 전환장애는 신경학적 상태나 다른 일반적인 의학적 상태를 시사하는 수의적 운동기능 또는 감각 기능에 영향을 미치는 증상이나 결함이 나타나는 것이다. 전환장애는 철저한 의학적 조사를 통해 원인이 될만한 신경학적 상태나 일반적인 의학적 상태를 배제한 다음에 진단이 내려질 수 있다. 환자의 90% 이상에서 증상은 갑자기 나타나 수일 이내, 혹은 1개월 정도 지속되다가 저절로 소실된다. 동통장애에서 가장 흔히 관찰되는 동통은 두통, 흉통, 복통, 관절통 및 사지통이다. 지속적인 동통의 존재는 정신적·기능에 커다란 영향을 준다고 알려져 있다. 동통과 우울증 사이에 중복된 증상은 임상적으로 중요하다. 또한 만성동통을 가지고 있는 환자들은 불면증, 섭식장애, 사회적 활동과 성적 흥미의 감소 등을 보고한다. 따라서 늦은 발병의 경우에는 우울증상이나 파킨슨씨병 치료제인 도파민효현제 같은 의인성 원인에 의한 것인지를 고려하는 것이 필요하다. 한국에는 다른 나라에는 없는 화병이라는 병명이 오랫동안 민간에서 사용되어 왔다. 화병은 문자적으로는 불의 질환을 의미하기도 하고 분노장애(anger disorder)를 의미하기도 한다. 화병은 분노 또는 분노, 화, 억울함, 분함, 한, 공격성, 미움 등의 부정적 감정에 대한 심인성이며, 반응성 또는 신경증적인 만성적 분노장애로 설명될 수 있다.

7) 노년기 신체증상장애

DSM-5에서는 DSM-IV에 있었던 신체형 장애 중 신체화장애와 미분화형 신체형장애를 병합하여 신체증상장애로 통합되었다. 65세 이상의 노인 90% 이상에서 적어도 한 가지 이상의 만성질환이 있을 뿐 아니라 노화에 따른 피로, 무기력감, 통증으로 인하여 성인에 비해 노인 인구에 흔하게 진단된다. 화병과 진단기준과 일부 중복되어 감별이 필요하다. 초기 철저한 내과적 검사 이후 과도한 검사를 자제해야 하며, 의사 한 사람이 일관성 있게 전담하여 치료하는 것이 좋다. DSM-5에 따르면, 신체증상장애의 유병률은 아직 알려져 있지 않다. 신체증상장애의 유병률은 신체화장애의 유병률(< 1%)보다 높고, 미분화형 신체형장애(약 19%)보다는 낮을 것으로 보여진다. 일반 성인인구에서는 신체증상장애가 5-7% 발생할 것으로 예상된다.

노인에서의 신체증상 및 관련장애는 다른 연령에서 나타나는 것과 비슷하다. 이 증상에는 자율신경계 증상, 근육 긴장 통증, 운동성 초조감, 과호흡 증상, 호흡 곤란 등이 주로 포함된다. 대부분의 환자들은 타과 전문의를 통해서 오랫동안 치료받았던 경력이 있으며, 여러 번 검사를 받았거나 아무런 결과가 없는 여러 차례의 수술을 받은 경험이 있다. 신체증상장애 환자들은 전형적으로 일상생활 기능 영역에서 임상적으로 심각한 고통이나 장애를 일으킬 정도로 계속되는 다수의 신체증상을 가지고 있다. 이들이 호소하는 증상들 중 가장 흔한 것은 동통이지만 대개 하나 이상의 심각한 신체증상을 호소하며, 국소적인 통증처럼 특징적인 경우도 있고, 피로감처럼 비특징적인 경우도 있다. 신체증상은 심각한 질환에서 오는 것이 아닌 정상적인 신체 감각 혹은 불쾌감으로 나타나는 경우도 있다. 내과적으로 뚜렷하게 설명할 수 없는 신체증상이 지속된다. 그들은 대개 수많은 내과적 검사 및 치료를 받게 되지만, 뚜렷한 진단을 받지 못한다. 오히려 새로운 내과적 검사는 신체증상을 더욱 악화시키며, 약물 복용시 부작용에 민감하다.

8) 노년기 조현병

노년기에 발생하는 조현병을 비롯한 정신병에 대한 분류적 접근은 꽤 오래 전부터 시행되었으나 일관된 결론을 보이지는 않았다. 후기발병 조현병에 대한 체계적인 연구는 1940년 무렵, 블로 일러로부터 시작되었으며 자신이 치료한 전체 조현병 환자 중에서 19% 정도가 40세 이후에 발병하였다고 보고하였다. 그는 후기발병 조현병 환자의 50% 정도는 조기발병 조현병과 증상적인 측면에서 거의 구분하기 어려울 정도로 동일하다는 주장을 하였고, 그가 연구에서 제시한 40세의 연령 기준이 이후의 연구에 많은 영향을 미치게 되었다.

일반적으로 조현병은 15세부터 25세 사이에 흔하게 발병하지만, 40세부터 60세 이하에 발병하는 경우 후기발병 조현병, 60세 이상에서 발병하는 경우를 매우 늦은 후기발병 조현병으로 부른다. 조발성 조현병 환자의 정신병리는 나이가 들어감에 따라 증세가 약화되며, 65세경에는 약 20%에서 활성기 증세를 보이지 않는다. 조현병 환자의 30% 정도는 잔류형 조현병으로 존재하며, 감정적 둔화, 사회적 위축, 특이한 행동, 비논리적인 생각 등의 증상과 징후를 보인다. 잔류형 조현병 환자 대부분이 스스로 자가 관리를 할 수 없기 때문에 장기간 입원치료가 필요하다.

DSM-IV에서는 조기발병 조현병에 비하여 45세 이후에 발병하는 조현병이 다음과 같은 특징이 있다고 기술하고 있다. 즉, 여성에서 더욱 흔하게 나타나고, 비교적 병전 적응상태가 양호하며 편집망상과 환각증상이 더욱 빈번하고, 상대적으로 와해증상과 음성증상은 덜 심한 특징을 보인다고 알려져 있다. DSM-5에서는 40세 이후에 후기발병하는 경우, 마찬가지로 여성에게서 흔하며 정동 증상을 동반한 정신병적 증상과 사회적 기능에 따라 다른 질병 경과를 보인다고 하면서 진단 범주에 따라 진단은 가능하지만 조기 발병과 동일한 질환으로 보는 것에 의문을 제기하기도 하였다.

노년기에 편집성 정신병이 발생한 환자에게서 흔히 관찰되는 인격성향은 편집성 혹은 분열성 인격성향이며 이로 인해 사회적 고립을 초래하기 쉽다. 이들은 대부분 상대적으로 낮은 결혼율과 낮은 출산율을 보이고 대인관계에서 어려움을 겪는 것으로 추측할 수 있으며 이와는 대조적으로 병전 교육수준이나 직업적 적응은 상대적으로 양호한 편으로 알려져 있다. 또한 정동장애나 기질성 정신병을 가진 같은 연령대의 대조군에 비하여 독거할 가능성이 더 높다고 보고되었으며 사회경제적 지위는 낮은 편이다.

후기발병 조현병은 만성적인 경과를 보이는 것으로 알려져 있으며 자연 관해가 드물고 예후도 좋지 않은 것으로 보이지만 좀 더 장기간의 추적 연구가 필요하다. 로스는 후기 발병 조현병 환자들이 치매나 우울증 환자보다는 사망률이 낮다고 보고한 바 있지만 후기발병 정신병 환자들 중 일부는 치매로 발전하는 것으로 보여지며 환자의 약 50%에서는 인지기능의 감퇴를 보인다는 연구결과도 있다.

9) 망상장애

지역사회 및 시설에 거주하는 인지기능이 정상인 노인 347명을 대상으로 한 연구에서 망상은 5.5%, 의심증은 6.9%가 있다고 보고된 바 있다. 망상장애의 주된 발병 시기는 대개 40-55세이지만, 노년기에도 언제든지 발병할 수 있다. 망상장애는 신체적 혹은 심리적인 스트레스 하에서 생길 수 있는데, 예를 들면 배우자의 사망, 실직 혹은 퇴직, 사회적 고립, 경제적 어려움, 신체적 질환 및 수술로 인한 쇠약, 시각 또는 청각 장애 등에 의해 유발될 수 있다. 조현병 환자와 달리 망상의 주제가 덜 괴이하고, 체계적이며, 일정 영역에 국한된 경우가 많으며 전반적인 인격의 와해 및 일상생활수행의 점진적 악화는 드문 편이다.

망상은 다양한 임상양상으로 나타날 수 있지만 가장 흔한 형태는 피해망상이다. 환자들은 감시받고 있으며 누가 쫓아오고 죽이려 한다고 초조해하며 때때로 난폭해 질 수도 있다. 어떤 환자들은 방에서 나오지 않고 은둔상태로 지내기도 한다. 자신이 치명적인 질환에 걸렸다고 믿는 신체망상도 있다. 망상장애는 인지기능의 손상이 거의 없다는 점에서 다른 질환들과 감별진단 하는데 도움이 되지만 약물복용이나 뇌종양의 초기 증상으로 나타날 수도 있다. 망상장애 환자의 치료에서 가장 어려운 문제는 비순응이며 정신치료와 항정신병 약물투여의 병용요법이 필요하다.

10) 알코올 사용장애

알코올 사용장애의 유병률을 정확하게 추계하는 것은 매우 어렵다. 구조화된 면접조사에서 노인 인구를 참여시키는 것이 제한적이며, 또한 연구조사마다 참여하는 노인인구대상 집단의 주거생활상태, 즉 집단생활을 하는 요양시설인 거주, 독립주거시설 등의 차이가 있는 경우가 흔하다는 점과 알코올 사용장애의 진단기준을 노인에서 그대로 적용하는 것이 무리가 있을 수 있기 때문이다. 따라서, 일부 전문가들은 정신질환 진단 및 통계편람의 알코올 사용장애 진단기준 대신 '위험음주(risky drinking)', 문제음주(problem drinking)' 같은 개념과 정의를 적용하여 보다 정확하고 융통성 있게 노인에서의 음주문제의 크기를 규정하기도 한다.

알코올사용은 크게 음주 정도 및 관련 문제의 경험에 따라 대개 5개 단계로 나누어 볼 수 있다. 첫째는 전혀 음주를 하지 않는 단주군이다. 둘째는 연구에 의해 권고되고 있는 비교적 안전한 정도의 양 이내 음주를 하고 있는 군으로 적정음주(moderate drinking)군이라고 부를 수 있다. 셋째는 소위 위험음주군이라 불리는 군으로 적정 권고량보다는 많이 마시지만, 음주로 인한 건강행동상의 역작용이 명확하지 않은 경우를 말한다. 넷째는 소위 문제음주군으로 ICD-10의 기준에서는 위해음주자(harmful drinker)이고, DSM-IV 기준에서는 경증의 알코올남용, 정기적으로 과음을 하지만 알코올의존의 진단기준을 만족하지 않는 사람을 말한다. 이러한 다섯 가지 분류는 임상과 지역사회에서 보다 현실적으로 노인 음주자를 평가하고 개입하게 하는데 도움이 될 수 있다. 이 중 두 번째와 세 번째 단계의 구분에서 나오는 개념이 적정음주와 위험음주를 구분하는 음주량과 패턴의 기준이다. 미국국립알코올연구소는 신체질환이 없는 건강한 여성과 노인에서 인체에 위험이 적은 음주량을 일회 표준잔 기준 1잔(순수 알코올 11gram) 이내로 권고하였다. 세계보건기구에서는 여성에서 20gram이 넘을 경우 알코올로 인한 역작용의 경험이 명백히 예측되는 수준의 위험음주라고 정의하였다. 따라서 세 번째 이상의 음주상태를 치료적 개입이 필요한 음주상태라고 할 수 있다.

알코올 의존을 보이는 노인은 대개 젊은 성인 또는 중년시기부터 과도한 음주 과거력을 가진다. 노인 알코올 사용장애 환자는 대부분 내과적 질환을 가지고 있으며 이혼 혹은 별거 중 이거나 미혼인 남성인 경우가 많다. 다수에서 베르니케 뇌병증 혹은 코르사코프 증후군과 같은 알코올로 인한 만성 인지장애 혹은 치매를 가지고 있다. 2011년 한국의 알코올 사용장애 일년 유병률은 60-69세에 1.9%, 70-74세에 1.1%인 반면에 미국은 2005년 기준 65세 이상 알코올 사용장애 유병률이 0.15%로 우리나라에 비해 매우 낮은 수준이다. 노인에서 음주는 약물상호작용에 의한 신체독성증가, 우울증 동반 위험의 증가, 뇌독성에 의한 인지기능손상을 유발할 수 있다.

11) 수면장애

수면은 신체와 정신에 대한 회복 기능을 가지고 있어 불면이나 수면 박탈의 문제가 발생하면 삶의 질 저하, 피로, 집중력 장애, 기분의 문제, 실수와 사고의 증가 등을 발생시킨다. 의학의 발전에 따른 기대여명 증가와 삶의 질 향상에 대한 요구가 증가하면서 노인의 수면분야는 과거보다 많은 관심을 받고 있다.

노년기 수면장애는 노화과정과 관련이 있다. 노년기에는 정상적인 노화과정을 통해 젊은 성인과는 다른 수면 패턴의 변화를 보인다. 전체적인 수면 시간이 줄어들고 수면 중 각성이 자주 생기며 1~2단계 수면이 증가하고 REM 수면이 감소하는 변화를 보인다. 이러한 변화로 인해 불면증, 주간 졸림, 주간 낮잠이 많아지게 된다. 또 각종 수면장애의 이환률이 높아짐에 따라 수면제를 남용하는 경우가 많고, 주간 졸림으로 인해 개인적, 사회적 활동에 지장을 받기도 한다. 이전 연구에 의하면 노인의 40%는 어떤 형태로든 수면에 대한 불편감을 호소하고 있으며, 한국 노인의 경우 불면 호소의 유병률이 50% 이상이라는 보고가 있다. 노년기에 흔한 수면장애는 불면장애, 폐쇄성 수면무호흡증, 중추성 수면무호흡증, 하지불안증후군, 주기성 사지운동장애, 렘수면행동장애, 치매에 따른 이차적인 수면장애 등이 있다.

노인의 수면-각성 문제를 정확히 판단하고 진단하기 위해서는 수면력, 약물력, 신체적/정신적 질환에 대한 과거력의 청취가 매우 중요하며, 이학적 검사, 수면일지, 각종 수면설문지, 활동기록계, 수면다원검사 등을 시행할 수 있다. 환자가 흔히 호소하는 수면-각성관련 증상들로는 입면의 곤란, 수면유지의 어려움, 아침조기각성, 비회복적 수면, 과도한 주간졸음, 수면 중 이상행동 등이다. 포괄적 수면력을 얻기 위해서는 환자뿐만 아닌 환자와 함께 잠을 자는 동침자의 정보가 중요하다. 수면무호흡증과 사건수면에서 보이는 코골이, 호흡의 일시적 정지, 잠꼬대, 이상한 행동 등의 증상을 환자는 전혀 인식하지 못하는 경우도 많기 때문이다.

수면력은 병원에 오게 된 주된 호소, 수면 문제의 시작, 기간, 진행, 왜 지금 오게 되었는지,

누구의 요청이나 제안으로 병원에 오게 되었는지 등도 물어보아야 한다. 또한, 수면 중 이상행동으로 인한 사고나 심한 주간 졸음 등으로 인한 사고 등의 위험성이 있을 때는 긴급한 조치가 필요하므로 상세히 물어보아야 한다. 잠자리에 눕는 시각, 기상 후 활동을 시작하는 시각, 실제 야간에 잠을 잔 수면시간, 주간에 누워있거나 눈감고 있는 시간, 낮잠시간, 주간활동과 운동 등을 파악한다. 만성불면증 환자들이 흔히 잠자리에 오래 누워있는 습관을 가지는데, 이로 인한 불안의 증폭과 각성의 심화가 불면증을 악화시키거나 지속시키는 요인으로 작용한다. 때로는 환자 스스로 이러한 부분을 축소하거나 과소평가하는 경향이 있어서 가족의 보고도 중요하다. 야간활동의 양상과 취침 전 습관, 수면의식, 수면에 취할 수 없을 때 떠오르는 생각, 야간 화장실 사용과 수면환경 등도 병력 청취의 중요한 부분이다. 더불어 소음, 빛, 불편한 잠자리, 코골이 등으로 시끄러운 동침자, 온도 등은 수면에 영향을 주므로 주의 깊게 파악한다. 니코틴, 카페인, 알코올 사용과 저녁시간 수분 섭취도 확인해야 한다. 수면일지는 1-2주간 작성하는데 수면일지의 내용은 잠자리에 드는 시간, 잠드는데 걸리는 시간, 수면 중 깨는 횟수, 실제로 잠을 잔 시간, 아침에 깨어난 시간, 아침에 잠자리에서 일어나는 시간, 주간에 눕거나 눈감고 지낸 시간, 낮잠 등의 정보를 포함한다. 수면다원검사는 수면 중의 뇌파, 눈의 움직임, 근전도, 호흡운동, 심전도, 혈중 산소포화도, 다리의 움직임 등과 같은 수면생리에 대한 정보를 제공하며 다양한 수면장애를 진단하고 심한 정도를 알아보는 데 있어 필수적인 검사이다. 특히, 수면 중 코골이와 무호흡, 주간의 지나친 졸음, 수면 중 이상행동 등을 호소하는 환자를 진단하는 경우에는 수면다원검사가 필수적이다.

12) 노인 자살

우리나라의 65세 이상 노인자살률은 세계 최고 수준이다. 우리나라 전체 자살률은 OECD 전체 자살률 평균의 2.2배이지만, 우리나라 노인자살률은 OECD 노인자살률 평균의 3.2배이다. 주요국과 비교하면 우리나라의 노인자살률은 일본의 2.3배, 미국의 3.5배, 영국의 8.6배에 해당하며 터키보다 무려 15.4배나 높다. 2015년도 우리나라 자살 사망자(13,513명)의 28.4%(3,837명)는 65세 이상으로 전체 자살자 중 노인이 차지하는 비중은 매우 높다. 2015년 통계청 자료에 따르면 우리나라 연령대별 자살률은 10대 4.2명, 20대 16.4명, 30대 25.1명, 40대 29.9명, 50대 34.3명, 60대 36.7명, 70대 62.5명, 80대 이상 83.7명으로 나이가 증가할수록 자살률이 급증하는 패턴을 보이고 있다.

2014년 노인실태조사에 의하면 우리나라 60세 이상 6,385,559명 중 10.8%인 686,742명은 자살생각의 경험이 있고, 자살생각을 경험한 노인 중 자살시도를 경험한 집단은 12.4%로 85,494명이나 되었다. 우리나라의 높은 노인자살률은 노인을 위한 사회안전망 체계가 매우 취약할 뿐 아니라 노인을 위한 자살예방대책 또한 미흡함을 시사한다. 우리나라의 노인자살률은 1993년까지 인구 10만 명 당 20명 이하를 유지하다가 1998년에 39.4명, 2003년에 72.3명, 2009년에 78.9

명으로 노인자살률이 급증하는데, 이는 각각 IMF, 신용카드대란, 미국발 금융위기 등 경제위기 직후 시점과 정확히 일치한다.

노인자살예방을 위해 여러 분야에서 다양한 노력을 기울이고 있다. 그러나, 예산 및 인력 등의 자원이 제한된 상황에서는 무엇이 효과적인 프로그램인지 검증하는 과정이 매우 중요하다. Lapierre 등은 기존에 발표된 노인자살예방 프로그램과 관련된 490편의 논문을 메타분석하여 다음의 6가지 프로그램이 노인자살률을 낮추는데 근거가 있다고 보고했다. 첫째는 노인우울증 환자를 대상으로 한 약물치료이다. 12주간 항우울제 약물치료를 통해 자살의 위험성이 높은 그룹, 중간 그룹, 낮은 그룹 모두 합쳐서 95% 자살사고가 감소되었음을 보고했다. 둘째는 노인우울증 환자를 대상으로 한 정신치료이다. 여러 가지 정신치료 중 노인우울증의 원인을 사별 문제, 타인과의 갈등문제, 역할변동의 문제, 사회적 고립의 문제 등 4가지 유형으로 나누어서 원인 별 대책을 제시하는 대인관계정신치료와 회복탄성력을 높이는 인지행동치료가 특히 효과가 있다고 보고했다. 셋째는 노인우울증 환자를 대상으로 한 사례관리이다. IMPACT 및 PROSPECT란 이름으로 미국에서 진행된 연구로 간호사, 사회복지사, 임상심리사가 월 1–2회, 2년 동안 우울증 약물치료의 효과 및 부작용을 모니터링하면서 진료를 꾸준히 나오게 하고, 문제해결치료 및 대인관계치료를 적용하여 사례관리를 했을 때 유의한 효과가 있다고 보고했다. 넷째는 병원에 내원한 자살시도자의 사후관리이다. OPAC란 이름으로 네덜란드에서 진행된 연구로 동일한 간호사가 정신과 치료를 격려하고, 문제해결요법을 적용한 사례관리를 6개월간 적용했을 때 유의한 효과가 있음을 보고했다. 다섯째는 지역사회 노인을 대상으로 한 커뮤니티 활동이다. 주로 일본에서 연구된 내용으로 보건소 및 정신건강증진센터의 간호사가 우울증 및 자살예방을 주제로 한 정신건강교육 및 워크숍, 우울증 대규모 선별검사, 레크레이션 및 네트워크 강화모임을 하는 것으로 집단내 노인자살률을 감소시킬 수 있음을 보고했다. 여섯째는 지역사회 노인을 대상으로 한 전화사례관리이다. 이탈리아 베네토 지역의 12000명의 노인을 대상으로 3년간 전화사례관리를 한 연구를 바탕으로 24시간 도움을 요청할 수 있는 Tele-Help, 1주일에 2회 전화로 안부 및 지지하는 역할을 하는 Tele-Check를 전담부서의 형태로 운영했을 때 효과가 있음을 보고했다.

Mann 등이 제시한 자살 모형을 변형하여 만든 노인자살예방사업을 위한 단계별 예방 전략은 다음과 같다. 1단계는 자살 위험요인에 노출된 단계이다. 노인 자살의 위험요인은 여러 가지가 있지만 자살예방사업에 핵심이 되는 것은 경제적 문제, 질병의 문제, 고독의 문제, 대인관계 문제 등 4가지이다. 그러나, 이런 위험요인이 있다고 모두 자살에 대한 생각을 하거나, 자살 시도를 하지 않는다는 사실에 주목할 필요가 있다. 즉, 경제적으로 어려움을 겪더라도, 암과 같은 신체질환이 있더라도, 이별 또는 사별을 통해 혼자 지낸다고 해서, 가정내 대인관계 스트레스가 있어도 잘 견디면서 지내는 사람이 있다. 이상적으로는 1단계 자살 위험요인에 노출된 모든 사람의 문제를 각각 해결하는 것이 가장 좋겠지만 사업 대상자의 수와 비용을 고려한다면 자살예방사업의 직접 서비스 대상자가 되기에 어려움이 있다. 따라서, 노인자살예방사업의 주된 직접 서비스 대상자는

1단계 대상자 중에서 우울증 또는 자살사고가 발생하여 자살의 위험성이 상대적으로 높아진 2단계 자살 고위험군에 진입한 사람이다. 즉, 2단계 자살 고위험군을 찾아내서 우울증 및 자살사고를 해결함과 동시에 동반된 4가지 위험요인을 제거하는 형태의 서비스를 직접 제공하거나 또는 서비스를 제공하는 기관으로 연계해야 한다. 마찬가지로 2단계 자살고위험군도 3단계 자살조장환경에 노출되지 않으면 자살을 직접 시도하는 확률이 낮아진다. 즉 자살 위험요인 때문에 우울증이 발생하여(혹은 우울증이 없는 상태에서) 자살에 대한 생각이 있더라도 충동을 조장하는 환경(술을 마셨을 때), 모방을 조장하는 환경(유명인의 자살보도가 언론에 많이 무분별하게 노출될 때), 조력자가 없는 환경(도움을 요청했을 때 주변에 아무도 없을 때), 자살도구를 쉽게 구할 수 있는 환경(쉽게 농약 등 자살도구를 접할 수 있을 때)에 노출되지 않으면 자살시도를 막을 수 있다. 마지막 4단계는 자살시도자로 자살을 한번이라도 시도한 사람은 일반인에 비해 자살 위험이 25배 높은 것으로 알려져 있다. 응급실에 내원한 자살시도자 사후관리사업은 자살의 위험성이 매우 높은 특수 집단을 대상으로 한 자살예방사업이다.

지역마다 가지고 있는 사회적 자원이 다르기 때문에 동일한 형태의 노인자살예방사업을 실행하는 것은 매우 어렵다. 대도시의 경우 지역사회 자원이 풍부하여 노인정신건강센터, 자살예방센터, 정신건강증진센터, 종합노인복지관, 노인복지관, 보건소 등 노인자살예방사업을 주관하여 실행할 기관이 다양하지만, 소도시 및 농촌의 경우 보건소 및 정신건강증진센터 외 유관기관이 없는 경우가 많다. 따라서 지역내 자원을 고려한 지역사회 맞춤형 노인자살예방사업이 실행되어야 한다. 일반적으로 지역사회 노인자살예방사업은 정상인을 대상으로 한 교육, 캠페인, 홍보사업, 자살 고위험군을 대상으로 한 우울증 선별검사, 프로그램 제공, 전화/방문 사례관리 사업, 의료비 지원, 자살시도자를 대상으로 한 응급실 자살시도자 사후관리사업, 자살유가족을 대상으로 한 유가족 지원사업, 게이트키퍼 양성을 위한 자살예방교육사업, 자살관련 유관기관 네트워크 강화사업 등으로 구분될 수 있다.

3. 노인정신건강문제 해결을 위한 보건의료서비스 원칙 및 대책

노년기에는 다양한 정신질환이 발생하고 이로 인해 개인 및 사회는 막대한 사회적 비용과 부담을 지불해야 한다. 세계보건기구 아틀라스에 따르면 185개국 가운데 51%의 국가에서 노인에 대한 국가 차원의 정신건강 프로그램이 있다. 세계보건기구와 세계정신의학회의 노인정신의학 분과가 공동으로 개발한 노인정신의학 의료서비스의 원칙은 다음과 같다. 첫째, 포괄성. 환자의 신체적, 정신적 사회적 요구와 바람을 모두 고려하고 환자가 중심이 되어야 한다. 둘째, 접근가능성. 사용자가 쉽게 구할 수 있고, 이용하기 쉽고 편리하며, 케어를 받기 위한 지리적, 문화적, 경제적, 정치적, 언어적 장애를 최소화한다. 셋째, 반응성. 제기되는 문제를 경청하여 이해하고, 즉각적으로 적절하게 행동한다. 넷째, 개별화. 가정과 지역 사회에서 정신 건강 문제를 가진 각 개인에게 집중한다. 케어의 계획은 개인과 가족이 받아들일 수 있도록 개별 맞춤형으로 제공하고, 가능하다면 가정에서 환자를 돌보고 지지한다. 다섯째, 다학제 접근. 개인적이고 전문적인 범위 안에서 활동하는 사람들의 역량을 최적화하기 위해 전통적인 전문가 영역을 넘어서야 한다. 여섯째, 책임감. 서비스의 질을 책임 있게 보증해야 하고, 환자와 가족의 협력 하에서 감독한다. 일곱째, 체계성. 연속성이 보장되도록 모든 서비스를 통합하고, 기초 지방, 광역, 중앙 정부와 지역사회의 조직을 포함한 모든 수준에서 유연하게 조절한다. 노인이 정신건강에 문제가 있을 때 원스톱 토털서비스의 개념으로 노인정신건강서비스가 원활히 제공되기 위해서는 노인정신질환을 치료하는 병의원과 같은 인프라뿐 아니라 양질의 노인정신건강전문가 및 노인정신건강센터가 필요하다.

예방의학적 관점에서 본다면 노인정신질환의 발생률을 낮추기 위해 지역주민들을 대상으로 노년기에 흔한 정신질환에 대한 예방법을 교육하는 1차 예방, 노인정신질환의 유병률을 낮추기 위해 선별 후 치료기관으로 연계하는 사업 및 질환군 대상 주간보호 프로그램을 시행하는 2차 예방, 노인정신질환이 생겼을 때 무지로 인한 합병증을 감소시키기 위해 서비스 등록자를 위한 다양한 사례관리를 제공하는 3차 예방이 필요하다. 즉, 노인정신질환에 특화된 정신보건 간호사, 정신보건 사회복지사, 정신보건 임상심리사 등으로 구성된 노인정신건강센터를 설립하여 노년기에 흔한 정신질환을 중심으로 예방, 교육, 선별, 프로그램, 등록, 연계, 의료비지원, 사례관리, 가족지원 등 통합서비스를 제공할 필요가 있다. 우리나라에는 노인인구만을 대상으로 정신보건사업을 시행하는 노인정신건강센터가 2008년도에 수원시에 전국 최초로 설립되었는데 급증하는 노인정신건강문제를 해결하기 위해 이러한 모형을 확대 및 보급할 필요가 있다.

참고문헌

대한노인정신의학회. 노인정신의학 개정2판. 2015.
대한신경정신의학회. 신경정신의학. 개정판 3판. 2017.
민성길(대표저자). 최신정신의학 제6판. 일조각; 2015.
보건복지부. 중앙자살예방센터. 자살예방백서 2017.
수원시노인정신건강센터. 사업보고서. 2016.
조맹제. 한국 노인정신질환의 현황. 신경정신의학 2002:41(5):758-766.
중앙치매센터. 연차보고서. 2016.
홍진표. 2016년도 정신질환실태 조사. 보건복지부, 삼성서울병원.

Chen P, Dols A, Rej S, Sajatovic M. Update on the epidemiology, diagnosis, and treatment of mania in older-age bipolar disorder. Curr Psychiatry Rep 2017;19(8):46.

Jenike MA. Psychiatric illnesses in the elderly: a review. J Geriatr Psychiatry Neurol 1996;9(2):57-82.

Jumaa S, Brown FW. Delusional disorders in the elderly. Curr Psychosis Ther Rep 2006;4(2):92-96.

Lee KS, Cho HS, Hong CH, Kim DG, Oh BH. Differences in neuropsychiatric symptoms according to mild cognitive impairment subtypes in the community. Dement Geriatr Cogn Disord 2008;26(3):212-217.

Skoog I. Psychiatric disorders in the elderly. Can J Psych 2011;56(7):387-397.

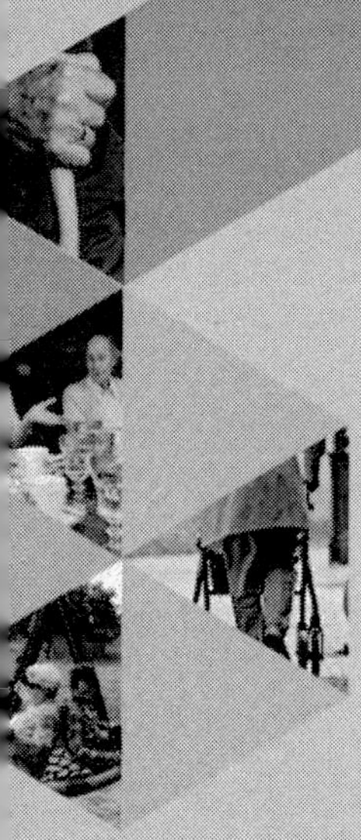

제 17 장

사회참여

김 욱

1. 서 론

최근 우리나라는 저출산·고령화 추세로 전체 인구 중 노인인구가 차지하는 비율이 증가하고 있고 노인들의 노년기도 점점 길어지고 있다. 지난 2000년 65세 이상 노인인구가 총인구에서 차지하는 비율이 7.3%로 '고령화사회(aging society)'에 들어선 지 17년 만에 우리나라는 이제 노인인구가 전체인구의 14%를 넘어서는 '고령사회(aged society)'로 진입했다.[1]

행정안전부 주민등록 인구통계에 따르면 2017년 8월 말 기준 우리나라 주민등록 인구는 5,175만 3,820명으로, 이 중 65세 이상이 전체의 14.02%인 725만 7,288명을 차지했다. 이는 2019년에 65세 이상 인구가 전체 인구의 14.4%에 이르러 고령사회로 진입할 것(통계청, 2004)이라는 전망을 일찍 달성한 것이다.

우리나라의 노인복지는 노인의 빈곤 및 건강문제 대응에 집중되어 주로 노후의 소득보장과 장기요양보험제도 중심으로 추진되고 있다. 이러한 방향은 점차 고학력의 건강하고 경제적 여유를 가지고 경험과 전문성을 발휘하여 활기차고 보람 있는 노년생활을 추구하는 노인들이 증가하는

1) 유엔(UN)은 인구 고령화 수준에 따라 65세 인구 비중이 7% 이상이면 고령화사회, 14% 이상은 고령사회, 20% 이상인 경우 초고령사회로 규정한다.

현재와 미래 노인들의 다양한 사회참여욕구를 충족하여 그들의 삶의 질을 제고하는 데에는 한계를 보일 수밖에 없다.[2)]

물론 경제적 기반이 안정되고 고학력이며 건강한 노인층이 있는 반면, 경제적으로 열악하고 학력이 낮으며 건강이 좋지 못한 노인층도 존재해 양극화 현상은 지속될 전망이지만(김욱, 2007), 과거 빈곤 및 건강문제 대처 중심의 노인복지 접근방법에서 인구사회학적 변화추세와 노인을 둘러싼 복지환경 변화에 따른 차별화된 접근방법이 필요한 시기이다.

특히 한국전쟁 이후 출생하여 현재 중·장년기에 속하면서 곧 노년기로 진입하는 베이비붐(baby boom)세대의 노후 삶의 질을 제고하고 성공적 노화를 돕기 위한 한 가지 방안으로서 노인의 사회참여에 대한 관심이 증가하고 있지만 주로 소득과 건강보장 같은 이슈의 강조나 젊은 세대 혹은 가족중심의 정책으로 우선순위에서 밀려 그동안 소극적으로 다루어지는 경향이 있었다(김욱, 2007).

노인들이 건강을 유지하고 삶에 대한 자신감을 가지며 지역사회 일원으로 역할을 수행하며 보람 있게 살아가기 위해서는 노인의 사회참여를 증진시키는데 관심을 가질 필요가 있다(이근홍, 2001). 사회참여는 노인을 소극적, 수동적, 의존적, 비생산적 존재에서 적극적, 능동적, 독립적, 생산적 존재로 변모시키고, 수혜자에서 제공자로 변화시키고, 경험, 지식, 기술, 지혜, 능력 등을 활용하여 지역사회에 공헌할 기회를 제공할 수 있다(이근홍, 2001).

노인의 사회참여는 노년기 역할상실로 인한 소외·고독으로부터 벗어나 자신감과 유용감을 갖게 하고, 사회적 접촉으로 지지망을 갖게 하며, 사회구성원으로 활동함으로써 세대 간 통합, 노인에 대한 긍정적 이미지 구축 등에 기여할 수 있다. 또한 노인의 사회참여는 노인의 건강과 생활만족도를 증진시킬 수 있고, 노인의 욕구충족과 노인문제해결에 도움을 줄 수 있으며, 노인의 자기성장과 자아실현을 도울 수 있고, 지역사회발전과 사회통합에 기여할 수 있다(이근홍, 2001).

이 글은 노인이 적극적으로 사회에 참여하면서 사회에 기여하고 건강하고 만족스런 노후생활을 영위하도록 돕는 방안으로써 노인의 사회참여의 의의와 현황에 대해 살펴보고 활성화를 위한 정책방향을 모색해 보는데 목적이 있다.

---

2) 현재와 미래의 노인층은 과거의 노인층과는 여러 면에서 다르다. 점차 고학력화 현상이 나타나고 있고(2019년 고졸이상 노인이 40% 이상 전망), 가구주가 55세 이상인 가구의 소득도 꾸준한 증가추세를 보여 경제적 자립도 증가할 것이고, 국민연금제도의 정착으로 기초생계도 보장될 전망이다(김욱, 2007).

2. 노인의 사회참여 의의

1) 노인의 사회참여 개념, 법적 근거 및 관련 원칙

노인의 사회참여(social participation)는 주로 여가활동과 유사한 의미로 이해되는 등 지금까지 명확한 개념과 기준이 정립되지 못하고 있다. 노인의 사회참여는 노인이 다른 사람들과 상호교류와 관련된 일정한 규칙이나 형태를 띤 활동이며(모선희 외, 2006), 육체적 · 정신적으로 대외적인 관계와 접촉을 유지할 수 있는 모든 행위를 총칭하는 것으로, 작게는 자신의 몸 관리와 집안일에서부터 이웃방문, 종교활동, 운동, 자원봉사, 돈을 버는 생산활동 등 자신의 생존과 독립적 기능을 유지할 수 있는 모든 행위이다(윤종률, 2005; 박경혜와 이윤환, 2006; 김영범과 이승훈, 2008 재인용). 또한 가족관계를 넘어서 타인과 함께하는 집단적 모임이나 조직을 통한 상호작용을 중심으로 하는 활동을 말한다(박미진, 2017).

노인의 사회참여 영역도 다양하게 분류되는데 일반적으로 사회참여에는 경제활동을 포함하지만 미 포함하는 방법으로 구분하기도 한다. 경제활동을 포함하는 경우 자원봉사중심형, 종교중심형, 직업중심형, 경로당중심형의 4가지로 분류하기도 하고(이소정, 2009), 경제활동, 자원봉사활동, 여가활동, 종교활동으로 분류하거나(주경희, 2011), 일, 자원봉사, 여가활동 3가지로 분류(이남, 2010)하기도 하였다.

반면 경제활동을 포함하지 않는 경우 종교모임, 친목모임, 여가 · 문화 · 스포츠모임, 동창회 · 향우회 · 종친회, 자원봉사, 정당 · 시민단체 · 이익단체의 6가지로 분류하거나(최경인, 2014), 지역사회모임, 노동조합 · 동업자단체, 시민사회단체, 자원봉사단체, 종교기관, 교양학습단체, 취미 · 친교모임, 동창회, 향우회, 인터넷동호회를 포함하거나(한경혜 등, 2011), 여가, 지역사회단체가입, 자원봉사, 종교활동, 정치참여로 구분하기도 한다(김영범과 이승훈, 2008). 이 글에서는 사회참여를 여가활동과 자원봉사활동으로 크게 분류하여 살펴보고 직업, 일자리 등 경제적 활동은 제외하고자 한다.

노인의 사회참여는 노인을 둘러싼 환경변화와 함께 노인복지정책의 중요한 이슈로 부각되고 있고 법적 근거도 갖추고 있다. 노인복지법 제2조(기본이념) 제2항에서는 "노인은 그 능력에 따라 적당한 일에 종사하고 사회적 활동에 참여할 기회를 보장 받는다"고 명시하여 선언적 규정을 하고 있다. 또한 제3항은 "노인은 노령에 따르는 심신의 변화를 자각하여 항상 심신의 건강을 유지하고 그 지식과 경험을 활용하여 사회의 발전에 기여하도록 노력하여야 한다"고 명시하고 있다.

노인복지법 제23조(노인사회참여 지원)에는 국가 또는 지방자치단체의 노인 사회참여에 대한 지원규정이 있다. 제1항에서 "국가 또는 지방자치단체는 노인의 사회참여 확대를 위하여 노인의 지역봉사 활동기회를 넓히고 노인에게 적합한 직종의 개발과 그 보급을 위한 시책을 강구하며 근로능력있는 노인에게 일할 기회를 우선적으로 제공하도록 노력하여야 한다"고 언급하고 있다. 또한 제2항에서는 "국가 또는 지방자치단체는 노인의 지역봉사 활동 및 취업의 활성화를 기하기 위하여 노인지역봉사기관, 노인취업알선기관 등 노인복지관계기관에 대하여 필요한 지원을 할 수 있다"고 명시하고 있다.

또한 저출산·고령사회기본법 제14조(여가·문화 및 사회활동의 장려)에서도 제1항에서 "국가 및 지방자치단체는 노후의 여가와 문화활동을 장려하고 이를 위한 기반을 조성하여야 한다"와 제2항에서 "국가 및 지방자치단체는 자원봉사 등 노인의 사회활동 참여를 촉진하는 사회적 기반을 조성하여야 한다"는 규정을 둠으로써 노인의 사회참여를 강조하고 있다.

1991년 유엔은 '노인을 위한 원칙(Principles for Older Persons)'에서 독립(independence), 존엄(dignity), 참여(participation), 돌봄(care), 그리고 자아실현(self-fulfillment)을 강조하고 있다. 모든 원칙들이 노인의 사회참여와 관련되지만 이 중 특히 밀접한 관련이 있는 원칙은 '참여 원칙'과 '자아실현 원칙'이다. 참여 원칙은 정책결정, 문화공유, 자원봉사, 사회운동, 단체활동 등을 통해 노인이 사회에 적극적으로 참여해야 하는 권리를 강조하고, 자아실현 원칙은 노인이 자신의 잠재력을 개발하기 위한 기회를 추구하고 사회의 교육적, 문화적, 정신적, 여가에 관한 자원에 접근성을 가져야 함을 강조한다(박경숙, 2017). 2002년 마드리드 국제고령화행동계획(Madrid International Plan of Action on Ageing)에서도 노인의 개발권(right to development)을 강조하며 이는 노인의 적극적인 사회참여와 노동활동을 통해서 이루어질 수 있다고 하였다.

Rowe와 Kahn(1998)은 성공적 노화(successful aging)를 이루기 위해서 세 가지 행동들 또는 특성들을 관리하는 것이 중요하다고 하였다. 이는 첫째, 질병과 질병관련 장애로 무능해지지 않는 것(low risk of disease and disease-related disability), 둘째, 높은 수준의 정신적·신체적 기능을 유지하는 것(high mental and physical function), 그리고 셋째, 적극적으로 사회활동에 참여하는 것(active engagement with life) 즉, 대인관계와 생산적 활동에 활발히 참여하는 것을 들었다.

세계보건기구(WHO)는 노화를 긍정적 경험으로 간주하면서 나이가 들면서 삶의 질을 향상시키기 위해 건강, 참여, 보장의 기회를 최대화하는 과정을 활동적 노화(active aging)라고 하면서 지속적으로 성취해야 할 기본 요소 중 하나로 노인의 참여를 강조하였다(WHO, 2002; 이윤환, 2007 재인용). 즉 개인이 인간의 기본권, 능력, 욕구 및 선호도에 따라 사회경제적·문화적·정신적 활동의 참여를 지지하고 보수 또는 무보수 활동을 통해 지속적으로 사회에 생산적 공헌을 할 수 있게 하는 것이 중요하다는 것이다(WHO, 2002; 유재남, 2016 재인용). 이러한 관점에서 노년기 노인들이 건강을 유지하고 지역사회의 일원으로 자신들의 역할을 수행하면서 보람 있는 삶을 살아갈 수 있도록 돕기 위한 방안으로써 사회참여에 대한 사회적 관심이 증가하고 있다(김욱, 2007).

2) 노인의 사회참여에 대한 이론적 근거

노인의 사회참여를 설명하는 여러 가지 이론 중 대표적 이론인 활동이론(activity theory)과 분리이론(disengagement theory)[3)]을 소개하고자 한다.

활동이론은 노인이 역할과 활동을 적극적으로 함으로써 심리적 안녕과 행복을 이룰 수 있다고 본다. 노년기에도 중년기와 다름없는 심리사회적 욕구를 가지고 있고, 퇴직 후 역할을 대체할 수 있는 새로운 역할수행을 강조하며, 이는 성공적 노화의 바탕이 된다는 것이다. 즉, 사회적 활동의 참여가 높을수록 생활만족도가 높고, 긍정적 자아개념을 가지며 노년기에 성공적으로 적응한다고 본다(Bengtson, 1969; 김종일, 최혜지, 2006 재인용). 반대로 낮은 수준의 사회적 활동은 사망 위험도를 높이거나 건강악화를 예측하는 요인으로 본다(Bennett, 2002; 박미진, 2017 재인용). 활동이론은 자원봉사활동, 종교활동, 여가활동 등을 통해 다양한 역할을 수행하는 노인일수록 노년기의 삶에 잘 적응한다는 하비거스트(Havighurst, 1968)와 동료들에 의해 발전되었다(김종일, 최혜지, 2006). 활동이론의 관점에서 보면 노인을 위한 사회정책 및 프로그램이 노인들에게 새로운 역할을 부여하므로 노인의 사회활동을 유도해야 한다고 주장한다(김종일, 최혜지, 2006).

반면 커밍과 헨리(Cumming & Henry, 1961)의 분리이론은 노인이 은퇴 등의 형식으로 중년기까지 수행해 온 역할을 이탈하여 사회적으로 분리되는 것이 순기능적이라고 보는 관점이다. 성공적 노화를 위해 노년기에도 활동을 계속해야 한다는 주장을 반박하면서 나이가 들면 사람들은 은퇴와 함께 사회활동을 줄이고 사람들 간 상호작용도 줄이면서 조용히 지내는 것이 정상적이며 이는 노인자신이나 사회 모두를 위해 기능적이라고 본다(Cumming & Henry, 1961, 김동일, 2000 재인용). 즉, 분리는 이전까지 당당했던 역할로부터 자발적(개인적 차원의 분리) 혹은 비자발적(사회적 차원의 분리)인 벗어남을 뜻하며 이는 정상적이고 노인과 사회 모두에게 이로운 건강한 과정이고 자연스러운 현상으로 이해된다. 분리이론은 전술한 활동이론과 함께 노인의 사회참여의 의미를 이해하고 그 효과를 살펴보는데 널리 활용되고 있다.

3) 노인의 사회참여와 건강

노년기는 사회참여활동이 개인적·사회적 이유로 줄어들 수 있는 시기인데 이는 바람직할 수도 있지만 소외·역할상실을 가져올 수도 있다. 그동안 많은 연구에서 노인의 사회참여는 신체적·정신적 건강, 그리고 사망률과 밀접한 관련이 있으며 노년기 삶의 만족도에도 영향을 미치는 것으로 나타났다.

지역사회 거주 노인대상 대인접촉과 기능상태변화를 9년간 추적한 연구에 의하면 자녀, 친척, 친구들과 전화든 대면이든 잦은 접촉을 하는 노인은 그렇지 못한 노인에 비해 ADL장애발생의 위험이 감소하거나 기능상태가 좋아졌다(Mendes de Leon et al., 1999, 윤종률, 2007 재인용).

3) 분리이론은 '유리이론' 혹은 '이탈이론'이라고 해석되기도 한다.

극장 및 스포츠 관람, 쇼핑, 정원관리, 카드게임, 여행 등 여가활동을 하는 노인은 그렇지 않은 노인에 비해 신체적 장애율이 낮았다(Mendes de Leon et al., 2003, 이윤환, 2007 재인용). 사회참여는 높은 수준의 신체적·주관적 건강과 관련이 깊고(김윤혜와 이복희, 2006; 김홍록과 이광욱, 2008; Adamson et al., 2004; Lee et al., 2008, 민주홍, 2013 재인용), 사회활동이 많을수록 신체기능이 양호하였다(박경혜와 이윤환, 2006).

지적·교육적 활동(악기연주, 문자학습, 두뇌를 쓰는 오락 등)이나 대인접촉형 활동(친구, 사회적 모임 등), 일부 생산활동(음식장만, 장보기 등)을 하는 것은 인지기능 유지에 큰 도움이 된다(Hultsch et al., 1993, 윤종률, 2007 재인용). Min et al.(2016)은 친구, 이웃들과 사회적 모임에 참여하는 노인일수록 우울이 감소하는 패턴을 종단연구에서 밝혔다(박미진, 2017 재인용). Hong et al.(2009) 연구에서도 사회적 활동에 충분히 참여하는 노인들이 우울이 낮게 나타났다(박미진, 2017 재인용). 노인의 사회활동 참여갯수에 따라 우울정도가 낮아지고(신창환, 2010), 자원봉사참여가 우울완화에 영향을 주었다(정규형, 2012; 강시온과 한창근, 2017). 사회활동 비참여 집단과 참여에서 비참여로 전환한 집단의 우울이 증가하였고(Choi et al., 2015: 박미진, 2017 재인용), 사회적 기관에 참여하는 공식적 사회참여와 가족이나 친구와의 비공식적 사회참여로 구분하여 살펴본 결과 특히 공식적 사회참여 노인들의 우울감이 낮았다(Donnelly & Hinterlong, 2010; 박미진, 2017 재인용). 또한 저소득 독거노인의 사회활동참여수준이 높을수록 삶의 만족이 높고 사회활동참여는 고독감을 낮춰 삶의 만족을 높였다(조성희, 유용식, 2016).

Tucker 등(1999)은 사회적 관계를 많이 갖는 노인일수록 사망률이 적었음을 밝혔고, Glass 등(1999)은 13년 추적조사를 통하여 생산적 활동(정원가꾸기, 음식장만, 장보기, 자원봉사 등)을 하는 노인들이 운동을 하는 것과 동일하게 수명연장과 건강유지에 좋다는 결과를 보고했다(윤종률, 2007 재인용). 사회참여가 일반노인의 사망률을 감소시키고, 질환(당뇨병)이 있는 노인의 장애와 사망률도 낮춘다는 결과도 있다(Hanson et al., 1989; Kuo et al., 2004; 이윤환, 2007 재인용). 그러나 아픈 가족이나 친구를 돌보는 간병역할을 하는 경우 오히려 건강이 악화되거나 사망률이 증가하는 현상도 보여(Beach et al., 2000; Schulz et al., 1999: 윤종률, 2007 재인용), 모든 종류의 사회활동이 사망률 감소에 긍정적으로 작용하지는 않는다.

가족과 친지방문, 종교생활, 각종 모임참석, 취미생활 등을 하는 노인은 비활동적인 노인에 비해 행복감이 높고 건강기능상태가 양호하며 사망률도 낮다(Menec, 2003: 이윤환, 2007 재인용). 자원봉사활동을 하는 노인은 연령증가에 따른 주관적 건강인식과 기능상태의 감퇴속도가 더디고 우울증상의 정도가 덜하며 사망률이 낮다(Yum & Lightfoot, 2005; 이윤환, 2007 재인용). 사회활동 참여가 노인의 우울을 줄이며 삶의 만족도를 높이고(남기민과 박현주, 2010), 적극적인 사회참여는 낮은 우울감과 높은 행복감 같은 정신건강에 긍정적 효과를 보였다(김선희, 2006; 김수정, 2006; 김수현, 2013; 전혜정, 2004; Glass et al., 1999: 민주홍, 2013 재인용). 또한 노인교육 참여노인은 비 참여노인에 비해 고독감은 낮고 삶의 만족도는 높음도 밝혔다(이진

희와 김욱, 2008).

노인의 사회참여 유형 중 자원봉사와 건강 및 안녕감의 관계에 초점을 둔 연구도 다수 있다. 노인 자원봉사활동은 신체적 건강을 향상시키고 우울감을 감소시키며(Morrow-Howell et al., 2003, Lum & Lightfoot, 2005; 이현기, 2016 재인용), 자아존중감을 향상시킨다(이현기, 2016), 자원봉사와 같은 사회적 역할이 노인의 안녕감과 건강에 영향을 미치고(Hinterlong, Rozario, & Tang, 2003, 이현기, 2016 재인용), 노인자원봉사는 자아존중감 및 삶의 만족도를 향상시키고, 우울을 낮춘다(정순희, 2008, 정진경, 2011 이현기, 2016 재인용). 이는 자원봉사가 은퇴 이전의 공식적·사회적 역할을 대체하는 효과가 있기 때문이다(Chmbre, 1984; 이현기, 2016 재인용).

노인의 자원봉사참여가 안녕감을 증진시킨다는 연구도 있다. 자원봉사가 삶의 만족도와 건강을 증진하거나(Willigen, 2000, 이현기, 2016 재인용), 삶의 만족도, 행복감, 자기존중감, 신체건강을 증진하고 우울감을 낮춘다(Thoits & Hewitt, 2001, 이현기, 2016 재인용). 자원봉사는 노인의 안녕감(신체건강, 우울증, 기능적 종속수준-functional dependency)에 긍정적이고(Morrow-Howell et al., 2003, 이현기 재인용), 사회적 관계만족, 신체건강만족, 가족관계만족 같은 안녕감에 기여함도 밝혔다(이현기, 2016).

그러나 노인의 건강과 신체능력에 벗어나는 지나친 봉사활동은 오히려 부담이 되어 스트레스를 유발하고 신체균형을 깨트려 긍정적 효과는 연 약 100시간 정도 유지되는 것이 좋고 과도할 때 스트레스나 질병위험에 노출될 수 있다는 의견도 있다(Lum & Lightfoot, 2005; 이현기, 2016 재인용).

종합해 보면 노인의 사회참여는 전반적으로 신체적·정신적 건강과 사망률 감소 및 삶의 만족도 등에 긍정적인 효과를 가져 오는 경향을 보여주고 있다. 그러나 특정 조건이나 상황에서 과도하거나 노인 스스로 선택이 아니라 비자발적으로 하는 활동일 경우, 또는 기능이 원활하지 못한 노인의 경우 오히려 건강을 악화시킬 수 있는 가능성도 있으므로 상황과 조건을 고려하여 계획되고 실행될 필요가 있다.

3. 노인의 사회참여 현황과 과제

통계청의 인구주택총조사(2010)에 따르면, 65세 이상 노인 중 사회분야단체참여(환경, 봉사, 인권단체 등)는 1.4%, 경제분야단체참여(노동조합, 직업단체 등)는 0.3%, 문화분야단체참여(취미, 스포츠 등)는 2.5%, 정치분야단체참여(정당활동 등)는 0.2%, 종교분야단체참여는 11.7%, 지역단체참여(아파트 주민단체 등)는 1.9%, 친목단체참여(동창회, 향우회 등)는 12.4%, 교육단체참여(학부모, 교사단체 등)는 0.3%, 그리고 기타 사회활동참여는 0.3%로 나타났고 참여노인도

25.5%에 불과해 저조하고(지은정, 2012 재인용), 참여단체도 친목단체나 종교단체에 치우쳐 제한적이다.

노인의 사회참여는 여가활동, 종교활동, 취미활동, 운동활동, 단체활동, 정치활동, 자원봉사활동, 교육활동, 경제활동 등을 포함할 수 있고 각 활동들은 노인의 욕구충족과 건강, 그리고 생활만족에 나름대로 기여를 하고 있다. 여기에서는 노년기의 사회참여를 여가활동과 자원봉사활동으로 크게 분류해 살펴보고자 한다.

1) 노인과 여가

(1) 여가와 노인의 여가

일반적으로 여가는 노동이나 의무감으로부터 벗어나 자유로움을 향유할 수 있는 여유로운 시간이며(지은정, 2012), 교양을 높이기 위한 적극적 행위와 휴식이나 기분전환, 이완과 같은 소극적 행위라는 두 가지 의미를 동시에 지닌다(권중돈, 2016). 즉 여가는 한가한 가운데 무엇인가 의미 있는 것을 배운다는 의미와 아무것도 하지 않는다는 의미를 동시에 가진다(원석조, 2017). 여가는 의무적이고 시간제약적인 노동과 대비되는 개념으로 강제성과 의무성이 희박한 선택적 행위이며, 문화가치에 위배되지 않는 정신 및 정서적 자유와 휴식, 즐거움을 추구하는 자유활동으로써 활동 자체가 목적인 활동이다(Kaplan, 1960, 권중돈, 2016 재인용).

여가는 첫째, 생활 총 시간, 즉 24시간에서 노동시간, 수면이나 식사 등 기본욕구충족에 필요한 생리적 필수시간, 개인에게 의미 있는 기타활동을 하는데 소요되는 시간을 제외한 나머지 시간을 의미하는 시간기준, 둘째, 휴식, 기분전환, 사회적 성취 및 개인적 발전을 위한 활동이라는 활동내용기준, 셋째, 주관적 판단에서 자유롭고 평화로움을 느끼는 활동으로 규정하는 활동의 질 기준으로 정의할 수 있다(Kelly, 1996; 권중돈, 2016 재인용).

노년기에는 평균수명의 연장, 퇴직, 자녀독립 등으로 사회적 역할이나 책임에서 벗어나 자유롭게 활용할 수 있는 여가시간이 증가하고(권중돈, 2016), 역할 없는 역할(roleless role)을 강요당한채 불가피형 여가를 보내는 경우가 많다(나항진, 2004; 원영희, 2000; 권중돈, 2016 재인용). 특히 현재 노인은 일 위주로 살아왔기 때문에 여가에 대한 예비사회화가 이루어지지 못해 소일하는 경우가 많다. 그러나 노후생활문제는 곧 여가선용의 문제라고 할 수 있을 만큼 노인의 여가활동은 의료보장이나 소득보장만큼 중요하고 여가시간을 효율적으로 이용하는 것은 노년기 생활만족도 및 삶의 질을 결정짓는 주요한 요인이다(원석조, 2017).

노년기 여가참여는 위축된 사회관계망을 보완·유지·확대할 수 있는 기회이며, 고독 및 소외감을 경감시키고, 의미 있는 활동을 통해 자기유용감과 자아개념을 긍정적으로 변화시키고, 잠재적 재능을 확인하고 자아실현의 기회를 가지게 하고, 신체 및 정신건강을 유지·향상시키고, 삶의 지혜와 문화를 전수하고 시회발전에 기여하며, 삶의 활력과 사기(morale)를 증진시키고, 삶의 만족도와 삶에 대한 통제력을 높일 수 있다(권중돈, 2016).

노년기 여가참여는 자녀가 독립한 경우, 건강과 경제상태가 좋을수록, 생활목표가 다양할수록, 여가에 대한 예비사회화가 잘되어 있을수록, 사회적 지위가 높을수록, 거주지역에 비슷한 연령대의 노인이나 친구가 많고 여가시설이 많을수록 여가참여도가 높은 것으로 나타나 단순히 퇴직이 곧 여가참여도를 높여주는 요인이 된다는 인식은 잘못된 것이라고 할 수 있다(권중돈, 2016).

(2) 노인여가활동 참여현황

노년기에 여가시간은 연장되지만 여가활동의 범위와 참여도는 축소되어 70대 노인의 경우 20대 여가활동 참여도의 1/4 정도 수준으로 낮아지고 또 신체움직임이 많은 활동보다는 정적인 활동, 가족 외부활동보다는 가족 내부활동이 증가한다(Gorden et al., 1976; 권중돈, 2016 재인용). 통계청(2014)에 따르면 가정에서 머무는 시간이 노인은 하루 17시간 54분인데 반해 노인을 제외한 20대 이상은 14시간 49분으로 노인이 약 3시간 더 가정활동시간이 긴 것으로 나타났다(권중돈, 2016).

대부분의 노인들은 라디오 청취, 텔레비전 시청, 집안일, 손자녀 돌보기 등 가정 내에서 혼자 소일하거나, 친척・친구방문 등 단순모임이나 화투・장기・바둑 등 정적・소극적 여가생활을 하는 경우가 많고(김익기 외, 1997; 홍성희, 1998; 원영희, 2000 재인용), 스포츠 및 집밖 레저 등 활동시간은 낮아(통계청, 2011; 지은정, 2012 재인용), 여가활동 영역이 한정되어 있고 개인중심의 소일형식이 주를 이루고 있다. 반면 단체활동 참여율은 77.7%로 비교적 높은 편이지만 친목단체(59.6%)나 종교단체(45.6%) 참여가 대부분이고 시민・사회단체참여는 1.5%, 문화활동단체참여는 1.2%로 거의 없다(지은정, 2012).

보건복지부와 한국보건사회연구원(2015)에 따르면 노인의 82.4%가 TV를 시청하며, 지난 1년간 여행을 다녀온 경우는 29.7%였고, 기타 여가활동으로 산책 17.8%, 독서・만화책・종교서적 보기 11.3%, 화초・텃밭 가꾸기 10.1%, 화투・고스톱 9.3%, 등산 5.7%, 바둑・장기・윷놀이 4.8%, 음악감상 5.4% 순으로 나타나 우리나라 노인들은 소일 또는 정적・소극적 여가활동에 주로 참여하고 있음을 알 수 있다(권중돈, 2016).

보건복지부와 한국보건사회연구원(2015)의 노인실태조사에 따르면 노인은 친목단체에 43.3%가 참여하지만 동호회(클럽)는 4.9%, 정치사회단체는 0.5% 참여해 친목단체를 제외한 사회단체 참여율은 매우 낮고 유형별로 편차가 심함을 알 수 있다. 또한 친목단체는 월 1회 참여하는 경우가 51%인데 비해 동호회와 클럽은 주 1회 이상 참여가 31%, 정치사회단체는 월 1회 미만 참여가 80%로 현재 노년층은 개인적 교류와 이익을 목적으로 한 사회단체 참여는 높은 편이지만 자기개발이나 성장, 사회발전에 기여할 목적으로 참여하는 정도는 낮음을 알 수 있다(권중돈, 2016).

그 이유는 현 노인층이 일 중심으로 생활하여 왔고 여가는 휴식시간으로 간주하여 자신의 잠재력을 개발하고 지역사회에 기여하기 위해 활동을 한다는 생각을 하기가 어려웠고 사회단체결성과 활동을 반사회적 행위로 규정했던 사회적 배경도 작용했을 수 있지만 노인의 권리의식이 높아지는 추세에 따라 참여도도 점진적으로 높아질 것으로 예측된다(권중돈, 2016).

(3) 노인여가복지시설 현황

우리나라 노인복지법 제36조(노인여가복지시설)에서는 노인복지관, 경로당, 노인교실을 노인여가복지시설로 규정하고 있다. 노인교실은 1차적 목적이 여가활용이라기 보다는 평생교육서비스에 해당된다고 볼 수 있으므로 노인들은 주로 노인복지관, 경로당 또는 이곳들을 기반으로 해서 친목도모, 취미활동 등 다양한 여가활동에 참여하고 있다.

① 노인복지관

노인복지법 제36조 제1항에서는 노인복지관을 "노인의 교양·취미생활 및 사회참여활동 등에 대한 각종 정보와 서비스를 제공하고, 건강증진 및 질병예방과 소득보장·재가복지, 그 밖에 노인의 복지증진에 필요한 서비스를 제공함을 목적으로 하는 시설"로 규정하고 있다. 2016년 기준 전국에 350개[4)]의 노인복지관이 설치되어 노인복지 컨트롤타워(control tower) 역할을 담당하고 있다. 노인복지관은 60세 이상의 노인에게 무료 또는 저렴한 비용으로 여가, 건강, 상담, 교양, 오락, 일자리 등 노인의 다양한 욕구를 충족하기 위해 체계적이고 종합적인 서비스를 제공한다.

보건복지부와 한국보건사회연구원의 2014년도 노인실태조사에 의하면 노인복지관을 이용하는 노인비율은 전체노인의 8.9%에 그치고 있고, 향후 이용희망 노인은 19.5%로 나타났다. 이용자의 평균이용일수는 주 2.6일이며, 이용만족도는 84.4%(매우만족 12.6%, 만족 71.8%)로 높게 나타났다. 이용자의 이용이유는 여가프로그램 이용 53.2%, 식사서비스 17.6%, 친목도모 14.9%, 일자리사업참여 4.8%, 지역자원봉사활동참여 3.9%, 건강관련서비스 3.8% 순이다.

노인복지관은 지역사회노인의 성공적 노후생활실현이라는 사명의 이행, 건강한 노후를 위한 예방, 케어기반 구축 및 확충, 활동적 노후를 위한 사회참여 여건조성 및 활성화, 안정적 노후를 위한 소득보장의 다양화와 내실화라는 장기비전을 이행하기 위해 전문성, 지역성, 중립성, 책임성이라는 원칙을 가지고 종합적 노인복지서비스를 제공한다(보건복지부, 2015).

노인복지관은 이러한 목적달성을 위해 평생교육사업, 취미여가사업, 건강생활지원사업, 위기 및 독거노인자립지원사업, 정서지원사업, 사회참여지원사업, 취약노인 보호연계망구축사업 등 기본사업을 실시한다. 또한 지역 또는 노인복지관 특성을 반영하여 자체적으로 수행가능한 건

4) 보건복지부(2017). 2017년 노인복지시설현황(http://www.mohw.go.kr/front_new/jb/sjb030301vw.jsp)

강생활지원사업, 고용 및 소득지원사업, 가족기능지원사업, 노인주거개선사업, 지역복지연계사업 등 선택사업도 실시한다(권중돈, 2016).

② 경로당

노인복지법 제36조 제2항에서는 경로당을 "지역노인들이 자율적으로 친목도모・취미활동・공동작업장 운영 및 각종 정보교환과 기타 여가활동을 할 수 있도록 하는 장소를 제공함을 목적으로 하는 시설"로 규정한다. 이용대상자는 65세 이상이고 2016년 기준 보건복지부에 등록된 경로당은 전국에 65,044개[5]가 있어 우리나라에서 가장 많은 수가 존재하는 노인복지시설이고 미등록 시설까지 포함하면 7만여 개소가 넘을 것으로 추산된다. 경로당은 일명 노인정으로 불리기도 하며 지역 노인들이 자율적으로 친목도모, 취미활동, 공동작업장 운영 및 각종 정보교환과 기타 여가활동을 할 수 있는 시설이다.

보건복지부와 한국보건사회연구원의 2014년도 노인실태조사에 의하면 노인의 25.9%가 경로당을 이용하고 있다고 답했고, 향후 이용희망 노인은 34.2%로 나타났다. 이용자의 평균이용일수는 주 4.2일이며, 이용만족도는 76.2%(매우 만족 8.5%, 만족 67.7%)로 긍정적이다. 이용자의 이용이유는 친목도모가 85.5%로 압도적으로 많고, 식사서비스 6.6%, 여가프로그램 이용 4.4%, 지역자원봉사활동참여 1.9%, 건강관련서비스 0.5%, 일자리사업참여 0.5% 순이다.

그동안 단순 소일공간으로서 제한된 기능만 수행하던 경로당을 노인복지관과 연계해 활성화사업을 추진해 왔지만 성과가 미흡해 앞으로는 지역의 노인복지 정보센터와 학대노인지킴이센터로 기능을 혁신하고, 건강관리, 운동, 교육, 여가, 자원봉사 등 프로그램을 제공하는 다기능 공간으로 전환하기 위한 경로당 운영혁신사업이 추진되고 있다.

③ 노인교실

노인복지법 제36조 제3항에서는 노인교실을 "노인들에 대하여 사회활동 참여욕구를 충족시키기 위하여 건전한 취미생활・노인건강유지・소득보장 기타 일상생활과 관련한 학습프로그램을 제공함을 목적으로 하는 시설"로 규정하고 있다. 노인교실은 노인학교, 노인대학, 경로대학 등 다양한 명칭으로 설립, 운영되고 있고 이용대상자는 60세 이상이다.

2016년 기준 보건복지부에 등록된 노인교실은 1,393개소[6]이지만 미등록 상태로 운영되는 곳이 많아 정확한 숫자를 파악하는 데에는 한계가 있다. 노인교실은 대한노인회, 노인복지관, 종교단체 등 다양한 기관에서 운영하고 있는데 도시지역에 편중되어 있고 내용은 크게 교양강의와 여가활동으로 나누어지며 취미, 오락 위주 프로그램에 치중되어 있다(권중돈, 2016).

5) 보건복지부(2017). 2017년 노인복지시설현황(http://www.mohw.go.kr/front_new/jb/sjb030301vw.jsp)
6) 보건복지부(2017). 2017년 노인복지시설현황(http://www.mohw.go.kr/front_new/jb/sjb030301vw.jsp)

(4) 노인의 여가활동 전망과 과제

그동안 노인의 여가활동에 대해 살펴보았지만 현재의 노인 여가참여 상황과 제도로는 성공적 혹은 활동적 노화를 보장하는데 한계가 있다. 노인들이 여가활동을 향유할 수 있는 환경을 조성하고 주체적인 사회구성원으로 자리매김할 수 있도록 돕기 위한 과제를 몇 가지 제시해 보고자 한다.[7)]

첫째, 노인여가활동 관련 체계를 전반적으로 재정비할 필요가 있다. 중앙정부차원의 종합계획 및 방향성 결정, 예산지원확대, 산하기관 관리 등을 위한 협력체계구축이 여가활성화를 위해 필요하다. 평생교육법, 노인문화진흥법 등 관련법을 제정하거나 개정하고 경로우대제를 확대함으로써 노인여가 활성화를 위한 여건조성에 힘써야 한다. 또한 지역특성을 고려해 민관이 공동으로 참여하는 특화된 모델을 구축할 필요가 있다. 전국단위의 여가참여현황 및 욕구조사, 전문가 의견조사 및 노인여가프로그램의 정보망을 구축하는 것도 필요하다. 우리나라 노인들에게 적합한 여가모형을 개발하고 협력체계를 구축하고 노인여가활동을 증진시킬 수 있는 체계적인 방안도출을 위해 노력할 필요가 있다.

둘째, 노인여가활동의 접근성 제고가 요망된다. 현재 여가시설이 부족하고 접근성도 낮으므로 점차 시설을 늘려 나가고 전문가양성 및 재교육에 힘써야 한다. 인터넷교육, 요리, 여행, 자서전 쓰기, 예술활동 등 노인대상 여가 프로그램의 영역을 확대해 나가고 각종 디지털매체 및 콘텐츠를 노인이 쉽게 이용하도록 할 필요도 있다. 또한 노인에게 국공립기관부터 단계적으로 전시관, 영화관, 공연장 등의 입장료 할인도 요구된다. 그밖에 노인을 포함하는 가족단위, 세대단위 프로그램을 지원하고 개발할 필요가 있고, 노인에게 적합한 체육시설의 설치 및 운영을 지원할 필요가 있다. 특히 경로당은 노인의 사랑방 역할을 하지만 수준 낮은 노인만 이용한다는 스티그마 등으로 인해 이용하지 않는 노인이 많으므로(지은정, 2012), 경로당 운영 혁신사업 등을 통해 프로그램을 활성화하고 질을 제고하여 지역사회의 주요창구로 활용해야 한다. 노인복지관도 지속적으로 확충하고 기관별, 지역별 특성화 사업을 진행하되 특히 사회참여사업 비중을 늘려나갈 필요가 있다.

셋째, 노인의 여가활성화는 적극적인 사회적 관심과 지원이 있을 때 가능하고 그 과정에서 특히 매스미디어의 역할이 중요하다. 대중매체에서 노인의 삶을 조명하고 노년기 생활에 필요한 정보 및 지식을 제공하는 등 노인들이 자신의 삶에 주체적이고 적극적 자세를 갖도록 도와야 할 것이다. 또한 노인이 전통적으로 즐기는 노인특유의 여가활동에 대한 사회적 편견이 존재하므로 노인의 여가문화를 존중하면서 보다 건전하고 생산적인 노후를 보낼 수 있도록 새로운 노인 여가활동을 선도하는데 사회적 관심과 지원이 필요하다.

넷째, 노인들을 포함한 사회구성들의 노인여가활동에 대한 인식과 자각이 필요하다. 노인여가

7) 이 부분은 김욱(2007: 246-247)의 여가활동 대책 내용을 기반으로 하여 내용을 보완하였음.

활동에 대한 인식이 낮고 여가에 대한 사회화 경험이 부족한 현 노인층에게 여가의 의의 및 활성화의 중요성, 활용방안 등 관련교육을 통하여 참여의지와 능력을 제고하여 다양한 프로그램에 참여할 수 있도록 사회적 여건을 조성해야 한다. 또한 사회 제구성원을 대상으로 지속적인 교육을 통해 현 노인층을 이해하도록 돕고 자신들의 노후를 대비하도록 할 필요가 있다.

다섯째, 민간부분의 경로우대제 확충과 노인여가산업 참여를 유도할 필요가 있다. 예를 들어 노인전용 헬스클럽, 노인문화센터, 노인전용 여가센터 등 노인여가산업에 민간기업이 참여할 수 있도록 행정 및 재정지원을 고려할 필요가 있다. 국공립 시설에 한정되어 있는 경로우대제를 확충해 고급항공편, 식당, 백화점, 호텔, 영화관, 전시관, 평생교육기관 등 모든 생활부문에서 노인이 할인혜택을 받을 수 있도록 하기 위해 할인제도를 실시하는 민간업체에 대해 행정 및 재정지원도 고려해볼 필요가 있다(권중돈, 2016).

2) 노인과 자원봉사

(1) 자원봉사와 노인의 자원봉사

자원봉사활동기본법 제3조 제1항에 따르면 자원봉사는 '개인 또는 단체가 지역사회, 국가 및 인류사회를 위하여 대가 없이 자발적으로 시간과 노력을 제공하는 행위'를 말한다. 미국사회복지사협회(NASW, 1995)는 자원봉사를 '개인, 집단, 지역사회에서 발생하는 다양한 문제를 예방, 통제, 개선하기 위하여 여러 조직이나 기관에서 아무런 보수 없이 자발적으로 수행하는 활동'으로 정의하고 있다(권중돈, 2016 재인용).

노인자원봉사는 전통적으로 강조되어 왔던 '노인을 위한 혹은 노인에 대한 자원봉사' 즉, 노인이 봉사를 받는 사회적 약자 또는 요보호대상자로서 자원봉사의 대상이 되는 봉사와 최근 강조되고 있는 '노인에 의한 자원봉사' 즉 노인이 사회를 위해 자원봉사자로서 활동하는 주체가 되는 봉사로 구분할 수 있다. 노인이 대상이 되든 노인이 주체가 되든 궁극적으로 노인자원봉사는 노인을 위한 활동이다. 두 가지 유형 모두 중요하지만 여기에서는 노인의 사회참여의 일환으로 노인이 자원봉사의 주체가 되는 자원봉사에 한하여 살펴보고자 한다.

은퇴 등으로 노인의 여가시간이 증가하고, 의료기술의 발달 등으로 건강수준이 향상되고, 비교적 경제적으로 안정된 노인층과 삶의 보람과 의미를 찾으려는 노인층이 증가함에 따라 노인이 자원봉사에 참여할 수 있는 여건이 조성되고 있다. 또한 사회도 노인의 생산성과 사회적 인식을 제고하고 노인의 건강 및 사회통합증진 등 다양한 이유로 노인인력을 적극적으로 자원봉사활동으로 유도하려는 노력을 보이고 있다.

노인에 의한 자원봉사가 필요한 이유는 자원봉사가 노년기에 직면할 수 있는 다양한 문제를 예방함과 동시에 노후생활에 대한 적응력을 제고하고 더 나아가 사회발전에 기여함으로써 창조적이고 활발한 노후생활을 영위할 수 있는 기회를 마련할 수 있기 때문이다(권중돈, 2016). 또한 노인의 자원봉사참여는 사회적 차원에서도 노인에 대한 사회인식 전환과 노인차별주의 의식의 약화, 유휴 노인인력활용, 사회적 생산성 제고, 노인복지비용절감 및 복지인력의 보완, 사회적 연대감과 사회통합의 촉진 등 많은 긍정적 효과를 지닌다고 보기 때문이다(권중돈, 2016).

일반적으로 자원봉사는 자발성, 공공성, 무보수성, 지속성, 창조성, 일상성 등의 특징을 지닌다. 노인자원봉사는 사회통합을 이루는데 기여하는데 특히 쌍방향성, 양면성, 치료성, 자조성이라는 네 가지 특성이 강조된다(동경볼런티어센터, 1999, 김동배, 2000 재인용). 쌍방향성은 자원봉사를 행하는 측과 받는 측이 상하관계로 구분되는 것이 아니라 사회의 유지, 발전을 위해 서로 힘을 모아 노력하는 것이며, 양면성은 '행하다'와 '받다'가 서로 대립되는 것이 아니라 지금은 행하지만 언제인가는 받는 측이 될 수 있고, 현재 받으면서도 도울 수 있다는 것이며, 치료성은 타인에게 도움을 주거나 사회참여를 하고 있다는 사실은 개인의 심신에 긍정적 효과를 가져다준다는 것이며, 자조성은 같은 문제로 고민하는 노인들이 자조적 집단행동을 할 수 있으며 문제해결의 주도권을 갖는다는 것이다.

노인의 자원봉사참여를 지원하기 위한 사업은 2001년 노인일거리마련사업에서 시작되어 2005년 노인일자리사업이나 자원봉사프로그램으로 변경되었다(권중돈, 2016). 노인복지법 제23조(노인사회참여 지원) 제1항의 "국가 또는 지방자치단체는 노인의 사회참여 확대를 위하여 노인의 지역봉사 활동기회를 넓히고 노인에게 적합한 직종의 개발과 그 보급을 위한 시책을 강구하며 근로능력있는 노인에게 일할 기회를 우선적으로 제공하도록 노력하여야 한다"와 제2항의 "국가 또는 지방자치단체는 노인의 지역봉사 활동 및 취업의 활성화를 기하기 위하여 노인지역봉사기관, 노인취업알선기관 등 노인복지관계기관에 대하여 필요한 지원을 할 수 있다"에 근거 노인자원봉사를 활성화하기 위해 2007년부터 노인자원봉사활동 지원사업을 새롭게 시작하였다.

노인자원봉사활동 지원사업은 노인의 적극적 사회참여와 인적자원활용을 극대화하고자 전술한 노인복지법 제23조(노인사회참여 지원)와 제24조(지역봉사지도원 위촉 및 업무)[8] 및 대한노인회 지원에 관한 법률 제2조(활동)[9]에 근거해 추진되고 있다. 주요사업은 노인자원봉사클럽(봉사단)

---

8) ① 국가 또는 지방자치단체는 사회적 신망과 경험이 있는 노인으로서 지역봉사를 희망하는 경우에는 이를 지역봉사지도원으로 위촉할 수 있다.
② 제1항의 규정에 의한 지역봉사지도원의 업무는 다음 각 호와 같다[개정 2015.1.28.].
1. 국가 또는 지방자치단체가 행하는 업무 중 민원인에 대한 상담 및 조언
2. 도로의 교통정리, 주・정차단속의 보조, 자연보호 및 환경침해 행위단속의 보조와 청소년 선도
3. 충효사상, 전통의례 등 전통문화의 전수교육
4. 문화재의 보호 및 안내
4의2. 노인에 대한 교통안전 및 교통사고예방 교육
5. 기타 대통령령이 정하는 업무

9) 대한노인회는 노인의 권익신장과 복지향상 및 사회봉사 촉진을 도모하기 위하여 다음 각 호의 활동을 수행한다.
1. 노인의 권익신장 및 복지향상

운영지원, 노인자원봉사단 운영매뉴얼 개선, 전국노인자원봉사대축제 개최, 노인자원봉사단체간 협의회운영, 노인자원봉사 홈페이지 운영지원 등이 있고 이중 노인자원봉사클럽(봉사단) 운영지원이 핵심사업으로 노인복지관과 경로당 이용 노인 20명 내외로 구성되어 지역 내 복지시설 봉사, 마을공동체활동, 청소년보호활동 등에 참여한다(권중돈, 2016). 이 외 노인교통자원봉사단, 퇴직노인봉사단 그리고 시군구 자원봉사센터, 노인복지관, 경로당, 사회복지관 등에서 자발적으로 자원봉사단이 조직되어 활동하고 있다(권중돈, 2016).

(2) 노인자원봉사활동 참여현황

전반적으로 우리나라에서는 자원봉사활동의 중요성이 서구선진국에 비해 부각되지 못하였고 특히 노인은 자원봉사의 주체라는 인식이 미약하여 노인의 자원봉사참여는 매우 부족한 실정이다. 노인자원봉사 참여실태는 연구방식이나 주체에 따라 참여율에 많은 차이를 보이고 있다.

보건복지부와 한국사회복지사협회 보고서(2011)에 따르면 60세 이상 자원봉사 참여자는 2010년 기준 68,953명으로 전체 노인의 1.3%에 불과한 것으로 나타났다(지은정, 2012). 보건복지부와 한국보건사회연구원(2015)에 따르면 지난 1개월 동안 기부에 참여한 노인은 3.5%, 평소 잘 알지 못하는 사람 돕기에 참여한 노인은 9.5%, 그리고 자원봉사활동에 참여한 노인은 4.0%였다. 2004년 같은 조사결과와 비교할 때 노인의 자원봉사참여는 미미한 증가에 그쳤다. 통계청(2015) 사회조사보고서에 의하면 지난 1년간 60세 이상 노인인구의 7.8%가 자원봉사에 참여하고 있는 것으로 나타났다(권중돈, 2016 재인용).

동 보고서에서 60세 이상 노인의 지원봉사참여율은 다른 어떤 연령층의 참여율보다도 낮은 편이지만 미미하게나마 증가추세(2006년 6.5%, 2009년 7.0%, 2011년 7.2%, 2015년 7.8%)를 보이고 있다(권중돈, 2016 재인용). 그러나 미국 65세 이상 노인의 40%, 호주 17%에 비추어보면(이가옥, 1996), 참여율은 여전히 매우 낮은 실정이다(권중돈, 2016).

노인들의 자원봉사참여에 대한 인식이 점차 높아지고 있으며 자원봉사활동 지원사업과 사회활동지원사업이 시행됨으로써 노인 자원봉사참여는 더욱 증가하고 그 영역도 점차 확대될 전망이다. 예를 들면 보건복지부에서는 노인 자원봉사 활성화를 위한 정책을 강화하고 있고, 광역 또는 기초자치단체의 노인봉사조직결성이 보편화되고 있을 뿐만 아니라 교육부, 대한노인회, 사회복지

---

2. 노인 자원봉사활동의 증진
3. 노인교실 및 경로당 관리·운용
4. 노인 취업활동 및 노인 사회적 기업 지원
5. 노인건강증진을 위한 생활체육 촉진
6. 노인발전을 위한 조사연구·교육훈련·학술진흥·홍보출판·국제교류 등의 업무
7. 노인의 날 및 노인주간 행사 주관
8. 국가 또는 지방자치단체가 위탁하는 노인에 관한 업무
9. 그 밖에 대한노인회의 목적 달성에 필요하여 정관으로 정하는 사항

관, 노인복지관 등을 중심으로 노인봉사조직을 구성하고 효과적으로 관리하기 위해 노력하고 있다(권중돈 외, 2011; 권중돈, 2016 재인용).

노인의 교육수준이 높아지고 다양한 직업경험을 가진 노인이 증가함에 따라 단순한 봉사활동뿐만 아니라 전문봉사활동에 참여하는 노인도 증가할 것으로 보인다(권중돈, 2008; 권중돈, 2016 재인용). 그러나 권위주의적 성격, 강한 가족주의의식, 수동적 성향, 건강과 경제수준의 열악성 등이 여전히 노인자원봉사참여의 장애물이 될 수 있다(이금룡, 2001; 권중돈, 2016 재인용).

노인의 자원봉사활동 내용은 교통정리와 거리질서 확립이 가장 많고, 불우이웃 가정방문, 지역사회 청소년지도, 상담활동, 환경오염 감시, 한자교육 · 예절교육 등의 강좌, 행정보조의 순으로 나타났다(고양곤, 1999). 그 외의 활동으로는 거리청소, 청소년공부방 운영, 재활용품 수거, 유원지 행락질서 계도, 야간순찰, 전통문화 교육, 소년소녀가장 장학금 전달, 서예지도 등이 있다. 노인 자원봉사분야가 확대추세에 있지만 아직도 활동 프로그램이 특정영역에 한정되어 있어서 다양한 분야에서 봉사활동이 전개되지 못하고 있다(김욱, 2007).

(3) 노인의 자원봉사활동 전망과 과제

우리나라 노인자원봉사의 문제점으로는 저조한 참여율, 봉사에 대한 인식부족, 프로그램부족, 조직 및 지원체계의 미비, 사회적 보상체계의 미성숙 등을 들 수 있다(고양곤 등, 2003; 권중돈, 2016 재인용). 따라서 노인의 자원봉사참여를 촉진하기 위해서는 참여의식 제고, 전문봉사프로그램 개발, 지도자 양성, 전담조직 설치, 보상체계 등 사회적 지원체계 확충 등이 이루어져야 한다(권중돈, 조학래, 김범수, 2011; 김동배, 2000; 권중돈, 2016 재인용). 노인의 자원봉사를 활성화시키기 위한 구체적 과제를 몇 가지 제시하고자 한다.[10)]

첫째, 노인의 자원봉사에 대한 인식을 변화시켜 노인이 주체가 되는 자원봉사의 필요성과 중요성에 대해 조직적이고 지속적인 홍보 및 교육을 실시해야 한다. 미국은퇴자협회(AARP)가 '봉사를 받지 말고 봉사하자!'(To serve, not to be served!)라는 캠페인을 전개하는 것을 참고할 필요가 있다. 노인을 '자원봉사의 수혜자'로서만이 아닌 '자원봉사의 제공자'로서 자원봉사에 대한 노인 개개인과 사회적 인식이 전환될 수 있도록 해야 한다. 이는 우리사회에 만연한 노인차별의식을 경감하고 사회통합에도 기여할 수 있다.

둘째, 노인 자원봉사 참여율이 낮고 봉사활동 영역도 제한되어 있으므로 노인의 신체적 · 심리적 · 경제적 특성을 고려하고 노인의 경험, 지식, 기술, 능력, 적성 등을 감인하여 흥미를 가지고 계속적으로 활동할 수 있는 분야와 프로그램이 개발되고 보급되어야 한다. 또한 자원봉사체계로 들어 온 노인들에게 적합한 교육프로그램의 개발 및 시행을 통해 지속적으로 자원봉사에 참여할 수 있도록 돕는 것이 필요하다.

---

10) 이 부분은 김욱(2007: 249-250)의 자원봉사 대책 내용을 기반으로 하여 내용을 보완하였음.

셋째, 노인자원봉사와 관련된 법에 근거하여 노인자원봉사활동을 활성화시킬 수 있는 기반을 마련하도록 노력해야 한다. 현재 정부부처별로 산재되어 있는 자원봉사조직을 통합 · 일원화하고, 노인자원봉사 관련 업무를 총괄하는 기구의 설립을 고려할 필요가 있다. 또한 현재 노인복지법에 명시되어 있지만 유명무실해진 지역봉사지도원 활용 등 자원봉사 인력양성에 더욱 관심을 기울일 필요가 있다.

넷째, 노인자원봉사자에 대한 보호 및 사회적 보상체계를 확립할 필요가 있다. 노인자원봉사자 보호제도로는 상해보험제도, 무료건강진단, 교통편의 등을 들 수 있고, 보상제도로는 신분증 발급, 노인자원봉사카드제 실시, 세제감면, 복장제공, 시상, 감사장 · 감사패 · 선물 제공, 교통비 · 식사비 제공, 지역신문 · 지역방송에서의 소개, 기관행사 초대, 감사파티 개최, 사례발표회 등이 있다. 이 같은 지원제도를 통해 노인들이 안심하고 보람을 가지고 자원봉사활동에 임할 수 있도록 해야 한다.

4. 결 론

지금까지 노인 사회참여와 관련된 법적 근거 및 원칙, 이론적 근거, 건강에 미치는 영향을 살펴보고 주요 유형인 여가활동과 자원봉사활동의 현황과 과제 등을 살펴보았다. 성공적 노화나 활동적 노화를 이루기 위한 한 가지 방안으로써 사회참여가 노인의 건강에 미치는 영향을 살펴본 연구들을 종합해 보면 노년기에도 사회참여를 계속하는 것이 건강이나 사회의 역동성 유지측면에 긍정적 효과를 보이고 있으므로 사회참여를 권유하는 것이 필요해 보인다(윤종률, 2007).

그러나 노인의 사회참여가 삶의 질에 긍정적 영향을 미치기 위해서는 노인 스스로 선택할 경우가 주로 해당되고 강제적 활동인 경우 건강을 악화시킬 가능성도 배제할 수 없으며, 사회활동에 투자한 시간과 건강 및 수명에 대한 효과는 비례하지 않고 과도한 활동은 건강과 기능에 오히려 악영향을 미칠 수 있으므로(윤종률, 2007) 적절한 참여가 필요하다.

우리나라에서 건강상의 어려움을 겪는 노인을 위한 보건서비스는 노인장기요양보험 등을 통해 어느 정도 대처하고 있으나 건강한 노인의 보람된 삶을 위한 서비스는 그동안 다양한 노력에도 불구하고 가시적 성과가 나타나지 못하고 있다. 노인의 사회활동 참여는 여전히 저조한 편이고 특히 독거노인 또는 가족의 지원과 사회적 지지가 열악한 상태에 있는 노인의 경우 사회참여는 더욱 저조하므로 그들을 우선대상으로 정하고 찾아나서 사회적 고립에서 벗어나도록 돕는 것이 중요하다(이윤환, 2007).

급격한 사회변화와 함께 긴 노년기를 맞는 노인의 절대수가 급속히 증가하고 있고 과거에 비해 다양한 배경과 욕구를 가진 노인들이 증가하고 있다. 특히 곧 노년기에 진입할 베이비붐 세대는 이전세대보다 경제적 · 사회적 · 문화적 욕구가 강하고 적극적으로 여가와 문화활동 등 사회참여를 통해 자신들을 발전시킬 것으로 전망되면서(정경희 등, 2010; 박영란과 홍백의, 2011; 강현정, 2012: 전용호, 2016 재인용), 노인의 사회참여는 노인복지의 중요한 이슈가 되고 있고 관련 정책 및 사업도 부각될 전망이다.

그러한 상황임에도 노인의 사회활동참여에 대한 우리사회 전반의 관심과 지원은 아직 부족한 측면이 있다. 노인의 사회참여수준은 다른 연령대에 비해 낮고 선진 외국과 비교하면 매우 부족한 수준을 보이고 있다. 급증하는 노인인구를 사회활동에 참여하도록 정책적 · 제도적 방안을 마련하는 것은 고령사회를 해결해 나가고 성공적 및 활동적 노후를 보내도록 돕는 방법이 될 수 있다(김욱, 2007).

노인들 스스로 노화과정에서 겪는 생물 · 심리 · 사회적 손실에 적응하기 위해 부단한 노력이 요구되지만 고령화로 인해 다양한 욕구와 문제를 가진 노인들이 급증하고 있는 현실에서 노인의 사회참여에 대한 인식을 제고하고 활성화하는 것은 당면한 사회적 과제이다(김욱, 2007). 이에 대응하자는 취지로 제정된 우리나라의 노인복지법, 저출산 · 고령사회기본법이나 유엔의 노인을 위한 원칙과 마드리드 국제고령화행동계획 그리고 성공적 노화와 활동적 노화의 구성요소에서도 노인의 사회참여가 중요함을 강조하고 있다.

성공적 노화의 3대 요소인 노인의 질병예방과 관리, 기능유지와 재활, 적극적 사회활동은 따로 가는 것이 아니라 함께 상호작용 하는 것이므로 보건복지서비스의 통합이 노인의 경우 더욱 절실하다(김욱, 2007). 노인의 사회참여를 높이기 위해 지역사회의 경로당, 노인복지관, 종합사회복지관, 자원봉사조직, 종교 및 사회단체, 교육기관, 의료기관, 대한노인회 등과 유기적 관계가 형성되어야 하고 다양한 서비스 등 가용자원에 대한 정보를 제공하고, 필요한 자원을 연결, 의뢰할 수 있는 네트워크가 구축되어야 한다(이윤환, 2007). 이 과정에서 사회참여를 지원하고 활성화하는데 기여할 수 있는 사회참여정보사이트도 구축하고(구혜경, 2014), 노인들이 이러한 사이트를 이용할 수 있도록 정보화 교육 등도 강화할 필요가 있다.

우리사회의 노인들은 그동안 사회와 후손을 위해 헌신해 왔고 앞으로 오랜 기간 우리와 더불어 살아갈 존재이다. 노인들이 사회활동에 참여하여 자신들의 자원과 경험을 활용하여 사회에 기여하고 삶의 질을 제고할 수 있도록 돕는 일은 노인자신을 위한 것이기도 하지만 그들과 함께 살아가는 우리에 대한 배려이기도 하므로 우리사회 노인들이 사회참여를 할 수 있는 여건을 조성하고 적극적인 지원책을 마련하는 것은 당면한 중요 과제이다(김욱, 2007).

베이비붐 세대를 포함한 미래의 노인들은 노년기를 자기실현의 시기로 인식하며 사회참여적인 삶을 추구할 것으로 기대되므로 그들의 능력과 지혜가 사회에 잘 활용되도록 사회참여를 확대하려는 사회적 노력이 요구된다. 노인의 삶의 질은 경제적 안정, 건강, 정신적 만족 등 다방면에서 접근해야 하고 노년기 사회참여는 노년기 적응과 삶의 만족도를 제고할 수 있는 중요한 요인이므로(김욱, 2007), 노인을 둘러싼 환경변화를 정확히 인식하고 사회참여를 통한 성공적이고 활동적 노후생활을 보장하는 데에 관심을 가지고 사회적 노력을 기울여야 할 것이다.

참고문헌

강시온, 한창근. 노인의 자산이 우울에 미치는 영향: 사회활동의 매개효과를 중심으로. 한국노년학 2017;37(2):415-430.

구혜경. 노인의 사회참여를 위한 정보포털 사이트 구축필요성과 함의. Issue Paper 2014. 한국노인인력개발원; 2014.

권중돈. 노인복지론. 서울: 학지사; 2016.

김동배. 노인과 자원봉사. 한국노년학회 편. 노년학의 이해. 서울: 대영문화사; 2000.

김동일. 사회적 노화. 한국노년학회 편. 노년학의 이해. 서울: 대영문화사; 2000.

김영범, 이승훈. 한국 노인의 사회활동과 주관적 안녕감: 서울 및 춘천노인을 대상으로. 한국노년학 2008;28(1):1-18.

김욱. 노년기 사회활동 참여현황과 정책과제. 한국노인과학학술단체연합회 편. 고령사회의 밝은 미래. 서울: 아카넷; 2007.

남기민, 박현주. 노인의 종교활동과 사회활동 참여가 삶의 만족도에 미치는 영향: 우울과 죽음불안의 매개효과를 중심으로. 노인복지연구 2010;49:405-427.

노인복지법 (개정 2017.9.15, 법률 제14596호).

대한노인회 지원에 관한 법률 (개정 2016.2.3, 법률 제13991호).

박경숙. 사회적 배제와 노인의 삶의 질. 2017년 한국노년학회 춘계학술대회 자료집; 2017.

박경혜, 이윤환. 노인의 사회활동이 신체기능에 미치는 영향. 한국노년학 2006;26(2):275-289.

박미진. 사회적 활동 잠재계층유형이 노인 우울에 미치는 영향에 대한 연구: 빈곤노인과 비빈곤노인의 비교. 노인복지연구 2017;72(2):191-214.

보건복지부. 노인보건복지사업안내. 2017.

보건복지부. 2017년 노인복지시설현황. http://www.mohw.go.kr/front_new/jb/sjb030301vw.jsp. 2017년 10월 8일 접속.

보건복지부. 2014년도 노인실태조사. 한국보건사회연구원; 2015.

원석조. 노인복지론. 서울: 공동체; 2017.

유재남. 고령자의 활동적 노화가 삶의 만족도에 미치는 영향요인. 한국노년학 2016;36(4):1075-1088.

윤종률. 성공적 노화를 위한 노년기 사회활동. 한국노인과학학술단체연합회 편. 고령사회의 밝은 미래. 서울: 아카넷; 2007.

이근홍. 노인의 사회참여와 자원봉사, 노인복지연구 2001;12:7-24.

이남. 노후기대에 따른 노후준비 및 노년기 사회활동 참여: 중년기 취업여성과 비 취업여성 간 비교[석사학위논문]. 충남: 한서대학교 대학원; 2010.

이소정. 우리나라 노인의 사회참여 유형분석. 한국인구학 2009;32(1):71-91.

이윤환. 노년기 사회활동 참여현황과 정책과제. 한국노인과학학술단체연합회 편. 고령사회의 밝은 미래. 서울: 아카넷; 2007.

이진희, 김욱. 노인교육 참여가 노인의 심리적 안녕감에 미치는 영향. 한국노년학 2008;28(4):887-905.

이현기. 자원봉사활동의 노인 안녕감에 대한 효과: 패널 GEE 분석, 노인복지연구 2016;71(1):167-188.

이현기. 노인자원봉사활동의 건강효과에 대한 종단연구, 한국노년학, 2016;36(1):173-188.

자원봉사활동기본법 (개정 2017.7.26, 법률 제14839호).

저출산·고령사회기본법 (개정 2014.3.18, 법률 제12449호).

정병은, 이기홍. 노인이 인식하는 사회활동에 대한 연구. 한국노년학 2009:29(3):953-970.

조성희, 유용식. 저소득 독거노인의 사회활동참여가 삶의 만족에 미치는 영향: 고독감의 매개효과를 중심으로, 노인복지연구 2016;71(4):35-59.

주경희. 사회참여노인의 활동수준과 삶의 질: 성별과 연령차이를 중심으로. 사회복지연구. 2011;42(2):5-39.

지은정. 우리나라 노인의 사회참여 실태. 한국노인인력개발원. 2012:7-20.

최성재, 장인협. 고령사회의 노인복지학. 서울대학교 출판문화원; 2010.

통계청. 2003 고령화통계. 2004.

통계청. 생활시간조사. 2014.

한경혜, 김주현, 박경숙. Hiroko Akiyama, 이재인. 도시지역 연소노인들의 사회참여와 동기요인간의 관련성. 한국노년학 2011;31(4):1189-1208.

행정안전부 홈페이지. 주민등록인구통계. http://www.mois.go.kr/frt/sub/a05/totStat/screen.do. 2017년 10월 8일 접속.

Cumming E, Henry W. Growing old. New York: Basic Books; 1961.

Rowe JW, Kahn RL. Successful aging. New York: Pantheon Books; 1998.

WHO. Active aging: a policy framework. Geneva: World Health Organization; 2002.

AGING AND PUBLIC HEALTH

제3부

노인 보건의료 · 복지서비스

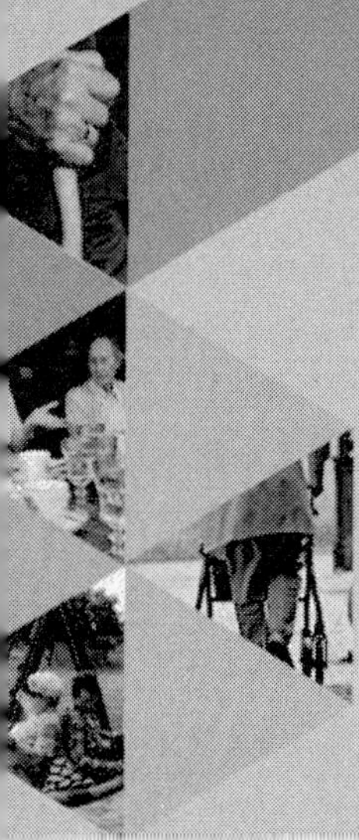

제 18 장

일차의료와 급성기 의료

원 장 원

1. 급성기 의료

1) 급성기 의료와 기능

한국의 노인인구는 전체인구의 13% 정도이지만 급성기 병원에 입원하는 환자의 1/3이 노인이며, 급성기 의료에 드는 의료비도 전체 의료비의 46%를 차지한다. 문제는 입원이 노인에게 있어서 기능저하의 가장 큰 위협요소로 작용한다는 것이다. 의인성 질환, 지나친 침상안정 처방, 수면각성 주기 변화, 환경 변화에 따른 지남력 장애, 탈감각, 그리고 잦은 금식으로 인해 노인들, 특히 노쇠한 노인들은 병원에서 기능이 감퇴하기 쉽다. 물론, 고령일수록, 인지기능장애나 우울 증상이 있을수록, 그리고 입원 전에 도구적 일상생활기능(IADL) 수준이 낮았던 사람에서 기능 감퇴가 더 많이 나타난다.

급성기 병원에 입원한 노인환자의 약 30-60%에서 입원 2일 이내에 적어도 한 가지 이상의 새로운 일상생활 수행능력의 상실을 경험한다. 특히, 급성기 병원 입원 노인 환자의 31%에서 퇴원 시 일상생활기능(ADL)이 입원 전에 비해 감퇴되었고, 19%는 3개월 후에도 이전 기능으로 회복되지 않았다고 보고되었다. 국내 연구에서도 급성기 질병상태로 인해 입원을 경험하는 경우 21.5%

는 입원 전의 일상생활 수행능력에 비해 호전되지 않았다고 보고하고 있다.

2) 급성기 의료와 의인성 질환

의인성 질환은 입원 중에 진단적 검사나 치료적 중재로 인해 발생한 질환 중에서 일상적인 환자의 질병의 결과로 볼 수 없는 것들이 모두 해당된다. 노인들은 각 장기의 항상성 잔존량이 감소해 있고 심각한 동반 질환이 다수 있을 뿐 아니라 다약제 복용으로 인해 의인성 질환의 발생이 증가한다. 급성기 입원 기간 동안에 약물 부작용, 진단 검사의 부작용, 감염, 낙상, 욕창, 섬망 같은 합병증의 위험이 높아지면서 그 결과 기능감퇴로 이어진다.

특히, 침상안정은 관절 강직 증가, 근육량과 골밀도 감소, 심폐기능 감소, 그리고 압반사(baroreflex) 감퇴에 따른 기립성 저혈압의 발생을 증가시킨다.

급성기 병원에서 노인의 기능 감퇴나 합병증은 입원진료비, 시설 입소, 그리고 사망률의 증가를 유발한다. 따라서 입원 기간 동안에 조기에 중재를 하는 것이 필수적이다.

3) 급성기 노인전문병동과 노인평가관리병동

입원한 노인에서 이러한 기능 감퇴와 합병증을 예방할 목적으로 설계된 의료시스템으로 제시되는 것이 급성기 노인전문병동(Acute Care for Elders, 이하 ACE)와 노인평가관리병동(Geriatric Evaluation Management Unit, 이하 GEMU)이 있다.

ACE에 입원한 노인은 일반병동에 비해 낙상 위험 49%, 섬망 위험이 27% 감소하며, 입원기간 단축, 그리고 퇴원 시에 더 적은 기능 감퇴를 보였다는 연구결과가 있다. 또한, 요양시설로 전원될 확률도 18% 감소하고 그 대신 집으로 퇴원활 확률이 증가하였으며, 그 결과 의료비의 감소 효과를 보였다.

미국의 루벤스타인 등은 1980년대 초에 노인평가병동을 운영한 결과 75세 이상이면서 불안정한 의학적 문제가 없는 경우 기능상태의 향상을 기대할 수 있다고 하였다.

1개 노인전문병원에서는 입원한 노인을 대상으로 노인전문간호사 1인, 노인담당 약사 1인, 노인 담당 영양사 1인으로 구성된 노인포괄평가팀(Comprehensive Geriatric Assessment Team)이 일반적인 특성과 주요 의학적 문제 목록, 약물 평가, ADL, 도구적 일상생할활동(IADL), 인지기능, 우울 정도, 영양상태평가 등을 포함한 노인포괄 평가를 실시하였는데 그 결과 평균재원 일수가 국내 일부 종합병원 입원 노인환자 전체를 대상으로 한 연구보다 짧았다고 보고했다. 필자의 병원에서 정형외과에 입원하는 노인환자를 대상으로 포괄적 노인기능평가를 실시한 결과 숨겨져 있던 치매, 우울증 등을 찾아낼 수 있었다고 보고하였다.

ACE나 GEMU 같은 급성기 병원에서의 노인의료팀은 다음과 같은 원칙을 갖고 운영된다.

• 환자 중심 의료(Patient-centered care)

• 수시 의료내용 검토(Frequent medical review).
• 노인친화적 환경(Prepared environment).
• 조기 재활(Early rehabilitation).

4) 다학제 협력

입원 환자는 다양한 의학적, 신체적, 심리적 문제들을 갖고 있으며 이를 효과적으로 해결하기 위해서는 다학제 협력이 필요하다. 환자와 가족의 교육, 보행과 이동 평가 및 물리치료, 식이 처방, 사회사업가 자문, 퇴원에 대한 조기 계획, 복용 약물 검토 등 다학제 협력을 통해 입원환자의 기능감퇴의 가능성을 줄이고 일상생활 의존성을 줄일 수 있으며 그 결과 퇴원 후 요양시설로 입소 가능성이 감소하고 가정으로 복귀할 확률이 증가된다.

다학제 협력팀	역할
의사(노인의학 전문의, 전공의)	임상적 평가, 진료 보행과 이동성 평가
간호사	기능상태(일상생활기능, 낙상 위험, 인지기능, 정서, 피부상태, 영양상태) 평가 환자에게 자가관리 방법을 교육
물리치료사	환자의 근력, 균형감, 관절 가동범위를 유지 증가시키는 방법을 교육
작업치료사	일상생활 수행능력을 평가하고 가정으로 복귀를 위한 교육 환자의 가정환경 평가(낙상 위험 환경)와 적절한 시설 변경 독려
약사	약물의 부작용, 상호작용에 대한 검토 및 조언
영양사	영양상태 평가 특별 식이와 영양보충제 공급
사회사업가	퇴원계획 수립 환자의 가정 상태(동거인, 경제적 상태 등)에 대한 고려

노인 환자들은 흔히 한가지 증상만을 호소하기 보다는 다수의 증상을 호소하며 그 양상도 애매한 경우가 많다. 즉, 기운이 없다, 어지럽다, 기분이 좋지 않다라고 표현하지만 실제로는 심근경색, 심부전 악화, 패혈증 등이 원인인 경우가 드물지 않다. 따라서 다학제 협력을 통한 포괄노인 기능평가가 중요하다.

특히, 급성기 대퇴골 골절은 노인의학 전문의 개입이 필수적인데 그 이유는

첫째로, 대퇴골 골절 환자는 최대 90%가 의학적인 문제를 동반하고 있으므로 이에 대한 관리가 적절하지 않으면 수술, 수술 후 재활, 그리고 퇴원이 지연된다.

둘째, 대퇴골 골절은 노인, 특히 75세 이상에서 많이 발생하며 인구의 고령화로 인해 급격히

증가하고 있어서 노인의학 전문의의 개입이 필수적인 질환이다.

셋째, 노인에서 대퇴골 골절이 발생하면 1년에 사망률이 33%에 달하며, 비가역적인 기능 장애가 32-80%에서 발생하고, 시설 입소위험이 35%에 달한다.

Fisher 등은 대퇴골 골절 환자를 노인의학 수련의와 전문의가 매일 개입해 진료하는 경우 수술 후 합병증 감소, 사망률 감소, 그리고 6개월 내 재입원율 감소를 보고한 바 있다.

(1) 대퇴골 골절 환자에서 노인의학과 협력 모델

노인의학 전문의와 협력 모델이 필요하며 다음과 같은 다양한 모델이 가능하다.

모델	국가(도시)
간호사 중심의 협진	영국(뉴캐슬)
다학제 협진(주 1회 병실 회진)	영국(런던)
노인의학 전문의가 정형외과 병동에 매일 방문 진료	이탈리아(로마), 영국(서레이)
임상지침에 따른 다학제 진료	호주(멜버른, 시드니)
정형노인의학 병동(orthogeriatric unit)	이스라엘(텔아비브)
수술 후 노인 병동으로 전원	핀란드(킨코마)
노인의학-정형외과 재활 병동(geriatric orthopedic rehabilitation unit)	미국(뉴욕)
Hospital at home	호주(네드랜즈), 영국(캠브리지)
정형외과 병동에서 입원환자전문의(hospitalist)에 의한 의학적 관리	미국(로체스터)

(2) 노인의학 전문의의 평가와 관리 내용

노인의학 전문의가 대퇴골 골절 환자의 평가와 관리하는 내용은 다음과 같다.

① 수술 전후

㉠ 동반 질환에 대한 조사와 관리
㉡ 조절 가능한 의학적 상태를 수술 전에 교정
㉢ 위험 관리
㉣ 항혈전 치료제를 중단 결정
㉤ 예방적 항생제
㉥ 욕창 예방
㉦ 적절한 수액과 영양 공급

② 수술 후

㉠ 수술 후 합병증의 예방과 치료

㉡ 감염, 섬망, 혈전/색전 합병증, 심폐기능 합병증, 심혈관 합병증, 요폐, 신부전, 낙상 위험 관리

㉢ 약물 조정

㉣ 골다공증 예방치료

㉤ 퇴원 관리

5) 기존 급성기 병원의 문제점

(1) 상당수가 노인환자이며 특히 70세 이상 환자의 40%가 노쇠(frail)한 상태인데 병원 구조나 시스템, 그리고 치료방식은 젊은 사람에 맞게 구성되어 있다.

(2) 기존의 급성기 병원에서는 고도로 전문화된 전문의들이 독립적으로 진료를 함으로써 진료가 분절화되고 발생한 문제에만 반응하는 단편적인 방식으로 접근해오고 있다.

(3) 기존의 급성기 병원은 환자를 침상에 누워있게 하고 재활에는 관심이 별로 없으며 다약제 복용의 위험이 증가하고 퇴원계획에 대한 고려가 부족하다.

(4) 노인의학 전문인력(의사, 간호사 등)이 부족하다.

(5) 노인에게는 부적절하거나 심지어 해로운 환경으로 인해 최대 1/3에서 한 가지 이상의 일상생활기능에 장애(의존)가 발생하게 된다.

노인친화병원(age-friendly hospital) 개념 대두

1) 노인친화병원은 노인에게 근거중심 진료, 환자와 가족에 초점을 맞춘 진료, 특히 환자 및 가족의 삶의 질에 관심을 갖는 진료를 제공하며, 노인의학적인 접근법을 이용하는 것을 골격으로 하고 있음
2) 노인친화병원에서 중요하게 생각하는 원칙은 다음과 같음
   (1) 노인에게 우호적인 시설 환경
   (2) 노인차별(ageism)을 전체 병원 단위에서 제거
   (3) 전 병원에서 노인의학적인 접근법을 사용해 포괄적인 서비스를 제공하는 통합 진료시스템
   (4) 지역사회와 긴밀한 연결고리를 조성
3) 각국의 노인친화병원에 대한 정책 : 캐나다 퀘벡 주 보건부에서는 퀘벡 주의 모든 병원이 노인친화적인 방식을 수용하는 것을 강제화하고 있으며, 네덜란드에서는 노인친화병원에 대한 국가인증제를 도입하고 있음

2. 일차의료

일차의료(primary care), 일차보건의료(primary health care), 일차진료(primary medical care)의 정의는 사람들마다 서로 다르게 사용되어 혼란을 줄 수 있다. '일차진료'는 의원에서 질병치료를 받는 것을 말하며, '일차보건의료'는 의사와 보건요원 등이 협력하여 건강증진, 질병예방 서비스를 제공하는 것을 말한다. 한편, '일차의료'는 다음과 같이 정의할 수 있다.

1) 일차의료의 정의

일차의료에 대한 정의는 그 기술하는 범주에 따라 분류할 수 있다.

(1) **특정 임상의사에 의해 제공되는 진료** : 가정의, 일반내과의 등이 제공하는 진료
(2) **특정 행위** : 흔한 질병이나 장애를 치료하거나 경감시키는 행위를 하는 의료
(3) **의료전달체계** : 2차기관이나 3차기관을 포함하는 전체 의료체계의 입구(문지기)에 해당하는 의료
(4) **일련의 속성** : 접근성, 포괄성, 조정, 지속성, 책임성, 1차접촉, 접근성 등의 특징을 갖는 의료

미국에서 파커가 75%의 의사의 합의를 얻어 개발한 일차의료의 정의는 다음과 같다.

> "일차의료는 응급의료를 포함한 기본적인 의료를 통합적으로 제공한다. 일차의료는 의뢰를 통해 다른 수준의 의료와 연계되며 모든 의료문제를 지속적으로 조정하고 관리하는 역할을 한다. 또한 일차의료는 예방과 치료라는 스펙트럼에서 보다 예방적인 부분을 강조하며 개인을 존중하고 보다 의료서비스의 평형을 추구한다."

이상을 요약해 보면, 일차의료는 "환자를 최초로 접촉하며, 간단하고 흔한 질환에 대한 치료를 제공하고 건강유지와 질병예방을 위해 노력하는 지속적인 책임을 지는 의료전달체계의 한 부분이다. 또한, 일차의료는 환자의 접근이 용이해야 하며, (치료, 예방, 건강증진의) 포괄적인 서비스를 제공하며, 단골의사처럼 지속적인 진료를 제공한다"고 할 수 있다.

2) 노인을 위한 보건의료에서 일차의료

미국에서는 노인의학을 노인의 건강문제에 대한 포괄적 측면을 다루는 일차의료 분야로 규정하고 있으며 질병에 대한 임상적, 예방적, 치료적 및 사회적 측면의 포괄적인 접근이 필요하다고 강조한다.

① 일차의료로서 노인의학은 다음과 같은 특성을 지닌다.

- 지속성
- 다른 의사와 진료 내용 조정
- 약물관리
- 포괄적 건강문제의 평가와 관리
- 환자 및 가족과 주변의 간병 인력들과의 충분한 의견교환

② 점점 더 세분화되고 전문화되는 현대의학에서 노인환자 진료에서 일차의료가 중요한 이유는 다음과 같다.

- 의료가 지나치게 분절화되어 개인을 포괄적으로 인간적으로 진료할 수 없다.

한국보건사회연구원의 실태조사에 따르면 노인의 91%가 한 가지 이상의 크고 작은 만성질환을 갖고 있으며, 그 중에서도 3가지 이상의 만성질환을 복합적으로 지니고 있는 노인이 절반을 넘는다고 한다. 특히, 여성의 경우 3개 이상의 만성질환을 갖고 있을 확률이 남성에 비해 2배 정도로 높다고 한다.

- 의료비의 상승에 따른 경제적 문제

일차 진료를 받아야 하는 일반 환자가 전문화된 높은 수준의 진료를 받음으로써 지나치게 많은 검사를 받게 되어 의료비가 상승하는 문제가 발생한다.

(1) 일차의료 담당자

일차의료를 누가 담당하는 것이 바람직한가에 대해서는 논란이 되어 왔다. 영국 같은 유럽국가에서는 일차의료는 일반의 또는 가정의만 일차의료를 담당하고, 전문의는 병원에서 일반의가 의뢰하는 환자에 대한 진료만을 담당한다. 그러나 우리나라를 비롯해서 미국, 일본 등과 같이 일반의, 가정의, 전문의 모두가 개원할 수 있는 나라에서는 환자는 일반의/가정의의 의뢰 없이도 전문의에게 직접 진료를 받을 수 있다.

의사 이외의 인력이 일차의료를 담당하는 경우도 있다. 미국의 간호사 진료원(nurse practitioner), 의사보조원(physician assistant), 우리나라의 보건진료원(community health practitioner) 등이 여기에 속한다.

(2) 노인에 대한 일차의료 담당자

노인에 대한 일차의료를 누가 담당하는 것이 좋은 것인가에 대해서도 논란이 있을 수 있다. 미국의 경우도 1990년대에 노인의학 전문의(geriatrician)가 세부전문의인지 일차의료 인력인지에

대한 논쟁이 있었다. 의료보건 비용의 증가에 대한 염려 때문에 세부전문의보다는 일차의료 인력을 증가시키는 보건의료체계 수정에 대한 관심이 증폭되었기 때문이었다. 1992년 미국노인의학회(American Geriatrics Society) 이사회에서는 노인의학이 처음부터 끝까지 일차의료 영역이라는 결정을 만장일치로 지지하였다. 이들은 노인의학을 – 내과나 가정의학과에서 수련을 마치고 노인의학 분야에 대한 분과 전문의 자격증(Certificate of Added Qualification)을 받은 의사라 하더라도 자신의 진료의 대부분(최소 95%)이 일차의료인 의사로 규정하였다. 이 발표로 인해 노인의학 전문의가 자문의(consultative specialty)로 규정되었던 1980년대의 노인의학 모델과는 완전히 다른 모습을 띄게 되었다. 물론 노인의학 전문의가 주로 급성기병원에서 전문화된 자문 서비스에 대한 요구는 여전히 존재한다.

3) 포괄적인 노인 기능 평가

노인을 대상으로 한 일차의료에서 가장 흔한 문제는 만성질환 관리와 건강유지로 청년에서 급성질환이 흔한 것과 다른 점이다. 노인은 다양하고 복잡한 건강 문제를 갖고 있기 때문에 노인의 진료에서는 우선순위를 정하는 것이 중요하다.

가장 중요한 것은 환자의 관심사와 주 증상이겠으나 기존의 만성질환(고혈압, 당뇨병, 만성 심장질환, 골관절염)이나 인지기능장애, 우울증에 대한 점검이 필요하다. 또한 복용 중인 약물을 확인하고 약물 복용에 따른 부작용은 없는지 확인해야 한다.

그 외에도 의사는 건강유지와 질병예방에도 관심을 기울여야 한다. 즉, 정기적인 암검진, 시력측정, 예방접종이 필요하다.

마지막으로 환자의 정신상태, 생활환경, 사회적지지 제공자에 대해서도 수시로 확인해야 한다.

포괄적 노인 기능 평가는 비의료적 영역을 포함한다든지, 기능과 삶의 질을 강조한다든지, 그리고 흔히 다분야간 협조 팀에 의존한다는 점에서 기존의 의학적 평가와 차별된다. 이러한 평가를 함으로써 건강관련 문제의 진단, 치료와 추적관찰 계획 도출, 협동 진료, 장기요양의 필요성 여부와 장기요양의 장소 결정, 그리고 보건자원의 적절한 사용에 도움을 받게 된다.

대부분은 서비스를 고위험 노인을 대상으로 하며 그 평가결과에 따라 개개인에 맞는 지속적인 중재(예, 재활, 교육, 자문, 지지 서비스)를 시도한다.

일반적으로 환자를 평가할 때는 육체적인 평가와 정신적인 평가에 중점을 두는 소위 임상적 평가를 하게 된다. 그러나 노인환자를 평가할 때는 이와 다른 접근이 필요하다. 우선 노인환자의 대부분이 장애가 남게 되는 만성질환이므로 완치(cure)보다는 관리(care)에 더 중점을 두어야 하며, 그런 맥락에서 노인환자 진료의 목적이 노인 혼자 독립적인 생활을 할 수 있도록 '기능'을 최대한 보존해 주는 것이라고 할 수 있다. 따라서 노인에서 장애 정도를 판정하기 위해서 기능평가가 가장 중요한 잣대가 된다.

기능평가는 흔히 기본적인 일상생활활동(ADL: activities of daily living)과 도구적 일상생활활동(IADL: instrumental activities of daily living)을 평가하여 다른 사람의 도움이 필요한지를 판단하고 기능상태를 평가하게 된다. 이러한 기능평가의 목적은 장애 정도를 명확히 하고 돌봄 서비스가 필요한 정도를 판정하기 위해서, 필요한 도움의 종류(예를 들면, 보조기사용, 시설환경 변경 등)를 정하기 위해서, 그리고 치료나 돌봄 서비스의 효과를 판정하기 위한 것으로 나눠 생각할 수 있다.

(1) 일상생활활동(ADL)

일상생활활동(ADL) 지표는 Dressing(옷 입기), Eating(식사하기), Ambulating(움직이기), Toileting(화장실 사용), Bathing(목욕하기) 등과 같이 가장 기본적인 기능을 평가하는 것으로 1963년에 Katz가 가장 처음 개발하여 사용하였으며 현재 노인의 기능평가로 가장 많이 사용되는 도구이다. Katz는 대퇴골 골절환자에서 ADL의 기능에 대한 간호요구도가 높을수록 1년 후 사망률이 증가하거나 병세가 악화된다고 하였다. 즉 ADL이 예후인자로서도 의미 있다는 것이다.

일상생활활동(ADL)을 평가하는 방법으로는 Barthel ADL도 많이 사용되는데 이는 볼티모어의 만성 병원에서 반신불수 환자들의 장애의 중증도를 평가하고 재활의 경과를 평가하는 도구이며, 너싱홈(요양시설)이나 재활센타에 유용한 평가도구이다. 이는 재활훈련의 결과에 관심을 두고 "가능하다", "가능하지 않다"처럼 능력의 평가에 중점을 둔 지표이다. 10개 항목으로 구성되어 있으며 한국에서는 박종한 등이 편역하여 신뢰도를 조사하여 검사-재검사간 일치도, 내적 일치도 등이 우수한 결과를 보였으나 타당도 조사를 하지 못하였고 그 내용을 외국의 것을 대부분 그대로 수용했다는 제한점이 있다.

(2) 도구적 일상생활활동(IADL)

도구적 일상생활활동(IADL; instrumental activities of daily living)은 독립적인 생활을 하는데 필요한 보다 높은 차원의 기능을 말한다. 이는 1969년에 Lawton과 Brody에 의해 너싱홈 입주자, 정신과 평가병동 입원자, 재택서비스 수여자, 홈 요양보호사 파견대상 자 중 60세 이상의 노인을 대상으로 개발되었으며 급성기 입원자는 포함되지 않았다.

IADL 지수는 주로 지역사회 거주 노인의 기능상태를 평가하는데 많이 사용되며 입원 후 퇴원하려는 환자의 사회복귀 가능성을 확인하는데 사용될 수 있다. IADL에서 쇼핑, 요리, 세탁 등은 남성에서는 그 의의가 적다는 문제가 있으나 독거 고령자 인구가 증가하는 현실에서 쇼핑이나 요리, 세탁의 실행능력이 필요한 것이라면 성차를 구별하는 것은 반드시 타당하지 않다는 지적도 있다.

(3) 한국형 일상생활활동, 한국형 도구적 일상생활활동 평가도구

저자 등 대한노인병학회 노인기능평가연구회에서는 보건복지부의 용역과제를 받아 한국 노인 중 기능장애가 있는 분들의 장애활동을 수집하고 수차례의 사전조사와 전문가회의, 그리고 국어학자의 자문 등을 통해 K-ADL, K-IADL 측정 도구를 새로이 개발하였으며, 그 타당도와 신뢰도를 조사하여 좋은 결과를 얻었다.

새로 개발한 K-ADL 항목에는 목욕, 옷 입기, 화장실 사용, 이동, 대소변 조절, 식사하기, 세수하기의 7개 항목, K-IADL 항목에는 몸단장, 집안일, 식사준비, 빨래, 교통수단 이용, 금전관리, 전화사용, 물건사기(쇼핑), 근거리 외출, 약 챙겨 먹기의 10개 항목이 포함되어 있다.

사전조사에서 K-IADL 중 '집안 일', '식사준비', '빨래하기', '금전관리'의 항목의 경우 앞의 3가지 항목은 남자이기 때문에 혹은 다른 사람이 해주기 때문에 하지 않는 경우가 많았고 '금전관리'의 경우는 금전을 관리할 돈이 없어서 하지 않는다 라고 대답하는 사람들이 많았다. 따라서 이들 문항에 대해서 '하지 않는다'로 답을 한 경우는 '할 수 있는데 하지 않는지'와 '해본 적이 없어서 않는지'를 구별하게 하여 분석에 도움을 받을 수 있도록 하였다.

중증 기능장애의 기준

전문가 3인의 결정에 의해 대상 환자를 경증, 중등도, 중증의 기능장애로 나눈 후 중증 기능장애에 대한 한국형 일상생활활동 평가도구의 총점의 민감도와 특이도를 ROC curve로 나타내었다. 그 결과 K-ADL 총점이 16점 이상일 때 민감도 95.1%, 특이도 92.6%로 가장 적절한 분기점이 되었다.

따라서 K-ADL 총점이 16점 이상을 중증 기능장애의 기준으로 보는 것이 적당할 것으로 생각된다.

(4) 우울증 평가

노인의 우울증을 선별 검사할 수 있는 설문지로 한국판 노인우울척도단축형(Geriatric Depression Scale Short Form-Korea Version: GDSSF-K)이 있다. 이는 기백석 등이 개발한 것으로 5점 이상일 때 우울증이 의심된다고 할 수 있다.

(5) 인지기능 평가

인지기능의 손상을 예민하게 반영하는 것은 단기간 기억의 상실과 계산능력의 저하이다. 그러나 계산능력은 학력에 영향을 많이 받으므로 단기간 기억력에 대한 검사가 더 유용할 수 있다. 인지기능을 평가하는 설문지로 한국형 간이정신상태 검사(MMSE-K) 등이 사용된다. 이는 권용철 등에 의해 개발되었으며, 학력을 교정하기 위해 무학인 경우 시간에 대한 지남력에 1점, 주의집중 및 계산에 2점, 언어 기능에 1점씩 가산을 가산하며 총점이 24점 이상이면 정상, 19점 이하이면 치매이며, 20~23점이면 치매를 의심할 수 있다.

(6) 사회적 기능평가

사회나 지역사회와 연결이 적은 노인들은 시설에 수용될 확률이 높아질 뿐 아니라 질병의 위험도 증가한다. 사회적 지지 정도와 사망률 간에는 분명한 상관관계가 알려져 있다. 또한 관계의 많고 적음보다는 접촉의 강도가 더 중요할 수 있다.

사회적 평가에는 사회망, 사회적 지지, 주관적 안녕감과 만족, 간호제공자(개호자)의 부담, 가치 및 선호도, 그리고 사회적 자원 등이 포함될 수 있다.

사회망은 개개인이 사회적 관계와 가질 수 있는 접촉을 말한다. 각 개인은 망에서 하나의 교차점 역할을 하며 연결을 교환한다. 사회망의 평가에 포함되는 내용들은 다음과 같다.

① **크기** : 접촉을 하고 있는 사람들이 수
② 지역적 분포
③ **밀도** : 서로를 얼마나 잘 아는가?
④ **균일성**(homogenicity) : 친구, 이웃, 친척과 구성원간의 유사성–연령, 사회경제적 수준
⑤ 구성원간의 접촉 빈도
⑥ **연결의 강도** : 친밀함의 정도, 상호작용

한편, 사회적 지지는 개인이 사회망으로부터 감정적, 도구적, 경제적 도움을 받을 수 있는 상호작용과정이라고 정의할 수 있다.

(7) 사회망의 평가

Thomas Glass(예일대 예방의학)는 다음의 세 가지 질문으로 사회망을 평가할 수 있다고 제시하였다.

① 당신이 도움이 필요할 때 부르거나 접촉할 수 있는 특별한 사람이 있습니까?(예, 아니오) ('예'라고 답한 경우, 환자와의 관계를 적는다)
② 일반적으로, 당신의 자녀 외의 친척 중에 가깝게 느껴지고 최소한 1개월에 1회 이상 접촉하는 사람이 몇이나 됩니까?
③ 일반적으로, 친구 중에 가깝게 느껴지고 최소한 1개월에 1회 이상 접촉하는 사람이 몇이나 됩니까?

4) 노인을 대상으로 한 일차의료에서 협동진료

모든 노인환자가 다분야간 협조 팀이 필요한 것은 아니다. 하지만, 복합적인 의학적, 심리학적, 사회적 필요를 가지고 있는 노인환자는, 전문가가 혼자서 작업하는 것보다 환자의 필요를 평가하고 효과적인 치료계획을 세우는 데 더 효과적이다.

치료계획을 세우고 감독하고 개선하기 위해서, 다분야간 협조 팀은 열린 자세로 자유롭게, 그리고 정기적으로 의사소통을 해야 한다. 팀의 핵심 구성원들은 다른 구성원들에 대해 신뢰와 존경을 가지고 협조해야 하며 치료계획을 조화시켜 나가야 한다.

노인을 대상으로 한 협동진료에서 핵심 구성원은 노인의학 의사, 간호사, 사회복지사, 약사이다. 다른 구성원들로는 물리치료 또는 직업치료사, 가정 방문 간호사, 심리학이나 정신과학자, 영양사, 또는 필요하다면 팀 구성원으로서 의사는 환자관리에 영향을 줄 수 있는 의학적 상태와 감별진단을 제공하고 설명하며, 팀의 충고를 종합해 처치명령을 내린다. 의사는 환자와 그 가족 구성원, 그리고 돌보는 사람에게 팀의 결정을 알려줘야 한다.

(1) 일차의료 팀에서 의사의 역할

① 의료서비스 제공의 통합과 관리

② 조정

팀 구성원간의 역할을 분명히 구분해주는 내적인 조정과 환자의 의뢰 또는 자문을 구하는 전문의 사이에서 기능하는 외적인 조정으로 나눌 수 있다. 일차의료 팀의 구성원들은 각자 구분되는 전문적인 역할을 갖고 있으나 때로 중복되는 경우가 있어서 갈등이 생길 수 있다. 가능한 환자의 건강을 효율적으로 관리하기 위한 최선의 방법을 찾도록 구성원들의 의견을 골고루 청취하고 조정하는 능력이 있어야 한다.

③ 일차의료의 질 관리

구성원들의 업무 수행이 극대화되는지 정기적으로 점검을 해야 하며, 특히 의료의 비용-효과적인 측면에 관심을 두어야 한다.

④ 팀 구성원에 대한 교육

팀구성원에 대한 정기적인 교육을 통해 팀의 기능을 향상시키도록 노력해야 한다.

5) 일차의료에서 정기적인 측정 및 관리 스케줄

일차의료에서 정기적인 측정 및 관리 스케줄의 한 예를 아래에 제시해 보았다(표 18-1).

[표 18-1] 일차의료에서 정기적인 검진 내용

1) **혈압**(supine and erect) : 방문시마다
2) **체중** : 방문시마다.
3) **신장**(키) : 1년마다
4) **콜레스테롤 선별검사** : 65-75세이면서 흡연, 당뇨, 고혈압 등의 위험요인이 있을 때
5) **유방촬영술** : 1-2년마다
6) **PSA** : 환자와 검사의 장단점에 대해 논의 후 시행
7) **대장내시경** : 10년마다
8) **인플루엔자 백신** : 매년
9) **폐렴구균 백신** : 평생에 1회; 만성질환이 있는 경우에는 5년마다 추가접종 고려
10) **흡연, 운동, 음주에 대한 질문 및 교육** : 매번
11) **시력 측정** : 1-2년마다 고려
12) **청력 측정** : 1-2년마다 고려
13) **요실금에 대한 질문** : 매년
14) **발기에 대한 질문** : 매년
15) **ADL, IADL 평가** : 수시로
16) **혈당** : 증상이 없더라도 3년마다
17) **인지기능 선별검사** : 첫 방문시
18) **우울증 선별검사** : 첫 방문시
19) **보행과 균형 선별검사** : 첫 방문시 그리고 필요시

참고문헌

권용철, 박종한. 노인용 한국판 Mini-Mental State Examination(MMSE-K)의 표준화 연구. 신경정신의학 1989;28(1):125-135.

기백석, 이철원. 한국판 노인 우울 척도의 표준화 연구. 신경정신의학 1995;34(6):1875-1885.

김고은, 김선영, 원장원, 최현림, 김병성, 조윤제. 일개 대학병원 노인의료팀에 의뢰된 정형외과 노인 입원 환자의 포괄적 노인평가. 대한노인병학회지 2014;18(4):213-220.

박명숙, 정수현, 서예원 등. 급성기 노인병동 입원환자의 일상생활 수행능력과 관련 요인. 노인병 2007:11(2):60-66.

박종한, 조성완, 손형석. 노인 기능 상태 평가의 신뢰도. 신경정신의학 1995;34(2):475-480.

선우덕. 노인 보건의료체계 구축 방안. 노인병 2006;10(Suppl 1):7-9.

신은영, 이선자. 입원노인환자의 사례 관리 프로그램 요구조사. 한국노년학 2002;22(1):81-97.

원장원. 포괄적 평가의 항목. 노인병 2000;4(Suppl 2):213-219.

원장원. 한국형 일상생활활동 측정도구(K-ADL)와 한국 도구적 일상생활활동 측정도구(K-IADL)의 특징. 노인병 2002:6(1):1-10.

이성희, 민현옥. 일부 종합병원 입원 노인환자의 일상 생활 능력에 대한 평가. 중앙의학 1993;58(9):573-583.

Beswick A, Rees K, Dieppe P, Ayis S, et al. Complex interventions to improve physical function and maintain independent living in elderly people: a systematic review and meta-analysis. Lancet 2008; 371:725-735.

Burton JR, Solomon DH. Geriatric medicine: a true primary care discipline. J Am Geriatr Soc 1993;41:459-462.

Creditor MC. Hazards of hospitalization of the elderly. Ann Intern Med 1993;118(3):219-223.

Fisher AA, Davis MW, Rubenach SE, Sivakumaran S, Smith PN, Budge MM. Outcomes for older patients with hip fractures: the impact of orthopedic and geriatric medicine cocare. J Orthop Trauma 2006;20:172-180.

Fox MT, Persaud M, Maimets I, et al. Effectiveness of acute geriatric unit care using acute care for elders components: a systematic review and meta-analysis. J Am Geriatr Soc 2012;60(12):2237-2245.

Huang AR, Larente N, Morais JA. Moving towards the age-friendly hospital: a paradigm shift for the hospital-based care of the elderly. Can Geriatrics J 2011;14(4):100-103.

Katz S, Ford AB, Moskowitz RW, Jackson BA, Jaffe MA. Studies of illness in the aged. The index of ADL: a standardized measure of biological and psychological function. JAMA 1963;185(12):914-919.

Lawton MP, Brody EM. Assessment of older people: self-maintaining and instrumental activities of daily living. Gerontologist 1969;9(3):179-186.

Mahoney FI, Barthel DW. Functional evaluation: the Barthel index. Maryland State Med J 1965(Feb):61-65.

Rubenstein LZ, Wieland D, English P, Josephson K, Sayre JA, Abrass IB. The Sepulveda VA Geriatric Evaluation Unit: data on four-year outcomes and predictors of improved patient outcomes. J Am Geriatr Soc 1984;32(7):503-512.

Sager MA, Franke T, Inouye SK, et al. Functional outcomes of acute medical illness and hospitalization. Arch Intern Med 1996;156(6):645-652.

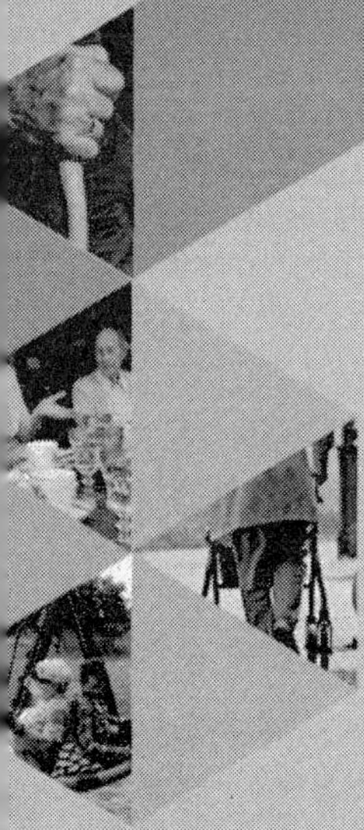

제 19 장

아성급기 및 전환기 의료

윤 종 률

1. 아급성기 및 전환기 의료의 개념과 정의

노인의료의 역할은 단순히 노인환자의 질병치료에 국한되지 않는다. 세계보건기구에서도 규정한 바와 같이 고령사회에 적극적으로 대응하기 위한 노년기 건강관리서비스의 목표는 건강노화(healthy aging) 또는 활기찬 노화(active aging)의 달성이며, 이는 나이가 들더라도 자신의 원래 생활환경에서 자립적이고 행복한 삶의 질을 유지하도록 보장해주어야 하는 것이기 때문이다(세계보건기구).

이를 위해서는 지역사회 일차의료에서의 노인건강증진과 만성병 관리, 병원에서의 입원노인환자 급성질환 치료, 후유증 및 합병증 예방과 일상생활 기능유지 및 회복을 위한 급성기 후 관리, 기능장애 노인의 건강관리를 위한 장기요양 대상노인 관리, 그리고 행복한 죽음의 보장을 위한 말기노인 관리에 이르기까지 포괄적이고 연속적 건강관리가 적절히 이루어져야 하며, 이것이 노인보건의료의 역할이다.

전 세계적으로 인구구조가 노령화됨에 따라, 노인환자에게 전달되는 치료의 질을 향상시키고, 노인환자의 생활 자립도를 높이면서, 노인환자에게 사용되는 의료비용을 절감하기 위한 여러 의료체계와 제도적 방법들이 논의되고 있는데, 그 중에서도 노인의료 전달체계 분야에서 핵심전략의 하나로 가장 주목을 받는 것이 바로 아급성기 의료(sub-acute care) 또는 전환기 의료(transitional care) 서비스이다.

1) 아급성기 및 전환기 의료의 개념과 정의

노화에 따른 생리기능의 저하에 수반되는 노쇠현상, 또는 이미 다양한 만성질환을 앓고 그에 따른 각종 합병증에 의한 신체기능의 저하현상을 가진 노인들은 새로운 급성질환의 발생 위험이 높다. 그리고 급성질환을 앓게 되면 전반적인 건강상태는 더욱 악화될 가능성이 많아서 비록 급성질환이 적절히 잘 치료된다고 하더라도 노인병증후군(geriatric syndrome)을 비롯한 다양한 건강문제 및 일상생활 기능저하가 뒤따를 가능성이 높다.

이처럼 급성기 질환에 대한 치료가 마무리된 노인환자에 대하여 남아있는 다양한 건강문제나 생활기능의 회복을 도모하기 위한 의료서비스 분야를 지칭하는 용어가 아급성기 의료이지만, 이에 대한 용어는 여러가지가 다양하게 사용되고 있다. 물론 국제적으로 가장 광범위하게 흔히 사용되는 용어는 아급성기 의료(subacute care)라는 용어이다.

아급성기 의료는 '질병이나 손상, 기존질환의 악화 등등의 이유로 병원에 입원한 노인환자들에 대하여 급성질환 치료가 마무리된 후 남아있는 복합적이고 장기적인 건강문제를 해결하기 위해 제공되는 포괄적인 의료서비스'를 의미한다(Messick. 2014).

즉, 병원에서의 급성기 치료 이후에 적절한 치료 및 요양기술을 갖춘 기관내에서 일정기간 동안 의학적 치료 혹은 기능적 재활을 필요로 하는 환자를 관리하여 노인의료의 효율을 높이고 기능향상을 극대화하는 것이다. 의학적 치료의 강도는 급성기 치료 병동에서 제공되는 수준보다는 낮고, 통상적인 요양원 혹은 가정에서 제공되는 수준보다는 높다. 기능재활의 강도 역시 전문 재활병동보다는 낮고, 가정보다는 높다. 의학적 진료의 빈도나 치료비용 또한 병원과 장기 요양시설의 중간 정도에 해당한다.

이러한 의료서비스에 대해 아급성기라는 용어가 주로 통용되기는 하지만, 급성기후 의료(post-acute care), 전환기 의료(transitional care), 중간기 의료(intermediate care) 등의 용어들도 비슷한 의미로 혼재되어 사용되고 있다.

급성기후 의료는 주로 미국에서 사용하는 용어이고, 중간기 의료는 주로 영국에서 사용하는 용어이다. 이처럼 서로 다른 용어로 표현되기는 하지만, 병원 입원치료가 웬만큼 마무리된 후의 잔여 건강문제의 회복을 통하여 지역사회 복귀를 꾀하는 의료서비스를 제공한다는 의미에서는 같다.

즉, 아급성기 의료라는 용어는 여러가지 다양한 형태의 의료서비스가 포함되는 것으로 짧은 기간의 간단한 물리치료가 필요한 정형외과 환자에서부터, 호스피스 치료가 필요한 말기 암 환자까지 아주 다양한 의료수요를 담당하고 있다. 공급자 측면에서 넓게 보면 급성기 병원의 재활치료 병동부터 장기요양병원까지 매우 이질적인 공급자들이 그 안에 포함될 수 있는 포괄적이고 광범위한 용어라 할 수 있다.

그에 반하여 전환기 치료는 환자치료의 흐름에서 보다 구체적인 시기의 서비스 제공부분이라 할 수 있다. 즉, 의료의 조정과 연속성을 강조하는 측면에서 주로 사용되는 용어로서, 특정 치료기관이나 치료수준의 변경을 위해 환자를 이동하는 경우에 적용되어야 할 특별한 서비스를 의미한다. 주로 급성기 병원에서 요양기관이나 가정 또는 지역사회 일차의료기관 등으로 이동할 때 필요한 서비스를 지칭하는 것으로, 급성기 치료를 마친 환자가 타 요양기관으로 전원하거나 지역사회로 이동할 때, 정보의 단절에 의해 발생할지 모르는 건강문제 악화를 미리 예방하고 안전을 보장한다는 의미가 강하다.

의료서비스의 지속성을 유지하기 위해 병원의 급성기 의학적 치료 서비스와 요양시설의 장기요양 서비스 사이에서 이루어지는 복합적 의료서비스를 지칭하는 것이므로, 주로 노인 건강관리의 단절을 예방하기 위해 적용되는 노인의료 특유의 서비스 분야라 할 수 있다(Coleman 등, 2003).

전환기 의료서비스가 필요한 대상으로는 질병의 종류와 무관하게 급성기 치료를 마친 후 아직 지역사회에 복귀할 수 있을 정도의 기능회복이 이루어지지 않았거나, 혈액학적 안정을 위한 감시나 중복 이환에 대한 추가적인 치료가 필요한 노인환자의 경우라면 모두 전환기 치료의 대상이 될 수 있다.

전환기 의료의 서비스는 주로 일상생활기능의 재활에 초점을 맞추게 되며, 서비스의 강도는 급성기 의료기관에서 제공하는 재활치료보다는 강도가 낮지만, 오히려 기능적인 측면에 초점을 맞춘 재활치료(물리치료, 작업치료 또는 언어치료)가 꾸준히 필요한 경우도 대상이 될 수 있으며, 장기적 퇴원계획을 수립하기 위해서도 전환기 의료가 필요한 경우가 있다.

지속적 노인의료의 흐름에서 아급성기 및 전환기의료 부분을 도식화하여 표현하자면 [그림 19-1]과 같이 표현할 수 있다.

2) 전환기 의료의 내용과 목표

미국의 보건의료 질향상 연구소(Institute for Health Care Improvement)에서는 전환기 의료가 적절히 이루어져야 할 이유는 다음과 같은 세 가지 목표를 달성하기 위한 것으로 제시한 바 있다.

첫 번째 목표는 해당 인구집단의 건강을 향상시키는 것이고, 두 번째는 치료의 질과 환자의 의료만족도를 높여 치료결과를 향상시키는 것, 그리고 세 번째는 인구당 사용되는 건강 관련 비용을 감소시키는 것이다.

노인환자가 어떤 질병의 발생으로 급성기 의료기관에 입원하게 되면 여러 가지 의인성 질환에 쉽게 노출되며, 입원 기간 동안 추가적인 기능 악화를 경험하게 된다. 즉, 급성기 의료기관의 치료를 통해 생명을 위협하는 급성 질병은 교정 되었음에도 불구하고, 장기간의 입원, 다약제 사용, 무운동성 및 의존 등으로 말미암아 일상생활을 스스로 꾸려나갈 수 없는 상태가 되어 버리는 경

그림 19-1 노년기 건강관리의 흐름에서 아급성기 및 전환기 의료 분야

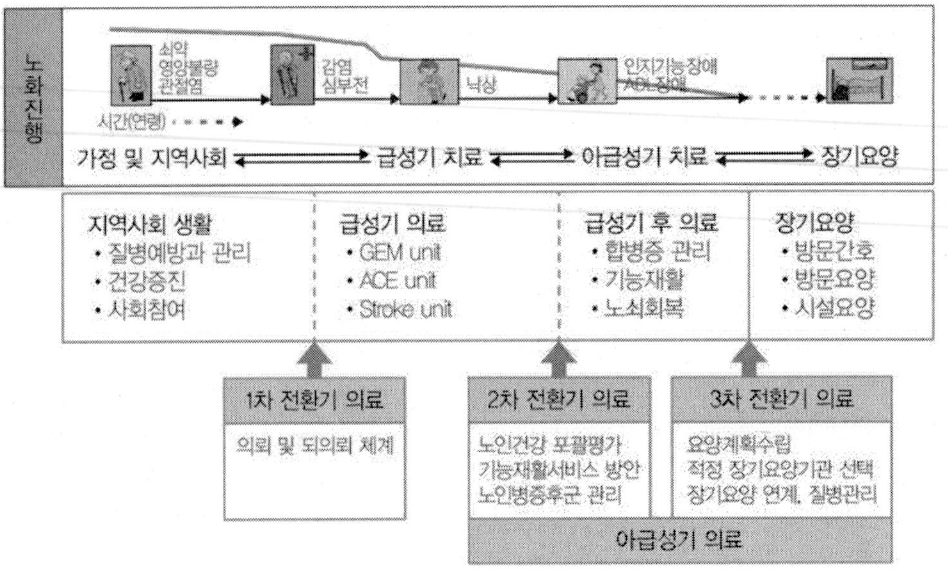

우가 많다.

실제로 전환기 의료서비스의 대상 환자는 요양원에 입소하게 되는 환자들에 비해 치매나 주요 만성적 기능장애가 덜하고 만성 복합성 질환을 가진 경우가 더 많다. 대부분의 전환기 의료서비스를 받는 노인환자는 급성기 병원에서 퇴원과 동시에 옮겨오게 되고, 특정한 계획에 따라 치료 후 집으로 복귀하는 것을 목표로 한다.

따라서 지역사회 복귀를 최대화하고, 재입원 및 장기 요양시설로의 전원을 최소화하는 것이 전환기 및 아급성기 치료의 목적이다. 대표적인 전환기 치료의 대상 질환으로는 고관절 골절, 상지 및 척추 골절, 뇌졸중, 심장 및 폐 질환, 수술 후 치료, 욕창 및 혈관성 궤양, 폐렴 등을 들 수 있다. 따라서 전환기 의료 또는 아급성기 의료서비스를 받아야 하는 환자는 집중적 의학 치료, 기능 재활, 혹은 이 두 가지 모두를 필요로 한다고 볼 수 있다.

따라서 전환기 치료에서는 급성기 의료를 통하여 발생하기 쉬운 섬망(delirium ; 의식의 혼탁)을 억제하고 예방하며, 일상생활기능 저하의 가능성을 낮추며, 신체활동 강화를 위한 재활치료, 과다한 복용약제의 정리 및 충분한 영양 공급을 통해 급성기 의료기관에서 경험한 기능저하를 반전시키려 한다. 또한 병원과 가정 또는 병원과 장기요양기관 사이의 중간 연결 고리를 이어주며 급성기 병원으로의 재입원을 줄이는데 초점을 맞추고 있다.

이러한 전환기 및 아급성기 의료서비스를 적절하게 수행하기 위한 의료인력으로는 노인병 전문의이거나 노인의학적 지식을 갖춘 내과나 가정의학과, 재활의학과, 정형외과 의사 등이 바람직하

다는 것이 일반적 견해이다. 특히 급성기 후의 진료현장에서 발생하기 쉬운 각종 노인병증후군(인지기능장애, 요실금, 낙상, 욕창, 통증)과 심부전, 감염, 다약제복용 등의 관리와 기능재활의 중요성을 이해하고 해결할 수 있어야 한다. 또한 복합적 건강문제를 해결하기 위해서는 반드시 다학제간 협력과 포괄적 노인건강평가의 적용이 매우 중요하다.

궁극적인 목표가 집으로 퇴원하는 것 혹은 발병 이전의 기능상태로 복귀하는 것이 목표이지만 때로는 사망으로 이어질 가능성도 있으므로, 사전의료지침(advance directive)을 비롯한 호스피스 관리 등의 말기의료 문제에 대해서도 충분한 검토가 이루어질 필요가 있다.

결론적으로 전환기 의료가 급성기 치료와 구분되는 가장 중요한 차이는 기능의 유지와 재활에 더 큰 중점을 둔다는 점이며, 이런 점에서 급성기 후 전환기 또는 아급성기 치료분야는 질병관리와 함께 생활기능 유지를 중시하는 노인의료의 핵심 영역이다. 전환기 또는 아급성기 치료 기간은 나라별로 설정기준이 1주에서 12주까지 다양한데, 일반적으로 급성기 후 전환기 의료서비스 기간은 평균 2-3주 정도이며, 이후 장기적인 잔여문제를 해결하는 아급성기 전체의 의료서비스 기간은 3개월에서 6개월 정도로 적용되고 있다.

2. 외국의 전환기 의료 현황

전환기 의료 또는 아급성기 의료를 담당하는 기관이나 시설은 나라마다 다른 형태로 유지되고 있다.

미국의 경우에는 주로 고급 요양시설(skilled nursing facility ; SNF)이 가장 중요한 담당기관이고 그 외에도 급성기 병원의 재활병동이나 요양병동, 또는 요양병원이나 원호병원(veterans hospital) 등에서 주로 담당하고 있으며, 영국이나 호주, 일본의 경우에는 급성기 병원에 부설되거나 복합체 형태의 요양형 병동이 가장 흔한 형태이다. 대만이나 싱가폴의 경우에는 지역사회내 2차 병원들 중 아급성기 의료를 담당하는 병원들이 지속적으로 증가하고 있다. 특히, 일본의 경우에는 병원내 재활서비스 병동과 함께 노인보건시설이라는 지역사회 재활서비스 전문기관이 별도로 구성되어 있는 것이 특징이다.

1) 미국의 사례

미국에서는 실질적으로 급성기 병원의 노인병센터, 지역사회 2차병원, 장기요양병원, 요양원 등의 노인환자를 돌보는 모든 기관이 급성기 후 의료서비스를 제공하고 있기는 하지만, 핵심기관을 꼽으면 장기요양형 급성기병원(Long-Term Acute Care Hospitals ; LTACHs), 입원형 재활

의료기관(Inpatient Rehabilitations Facilities ; IRFs), 전문요양시설(Skilled Nursing Facility ; SNF) 등 3가지 형태의 요양기관이 전환기 치료와 아급성기 의료를 주로 담당하고 있다.

장기요양형 급성기 병원과 입원형 재활의료기관은 병원급 수준의 의료보험 진료기준을 맞추고 있는데, 장기요양형 급성기병원에서는 인공호흡기 치료를 포함한 여러가지 중증질환 문제를 함께 가지고 있는 환자를 주로 담당하고, 입원형 재활의료기관은 포괄적이며 다학제적인 재활치료를 필요로 하는 뇌병변, 척추손상, 뇌졸중 및 다발성 외상 환자들을 주로 담당하게 되는데 이 재활치료에는 하루 3시간 이상의 작업치료와 물리치료 그리고 언어치료를 포함하게 된다.

전문요양시설은 의료보험에서 보장되지 않는 만성질환과 기능장애의 관리가 필요한 일반적인 장기요양시설 거주자들의 보호를 주로 담당하는데, 이들은 일상생활을 하는데 주변의 도움이 필요한 경우가 대부분이다.

우리나라와 다른 특이한 점은, 지역지역사회부터 전문요양시설로 직접 이송되는 환자들에게도 의료서비스를 제공한다는 점인데 이 환자들은 일반 요양원에서 관리하기 어려운 복잡한 여러가지 만성질환을 동시에 가지고 있거나, 재활치료가 필요한 사람들로서, 요양시설이기는 하지만 의사나 전문간호사 등의 주기적인 방문을 제공하고 욕창 치료, 혈관을 통한 약물주사 또는 당뇨 및 혈압 관리와 같은 일상적인 질병 모니터링을 함께 제공하고 있다.

전술한 바와 같이 전환기 의료기관에서는 급성기 의료기관에서 제공하는 서비스에 비해 강도는 낮지만, 오히려 기능적인 측면에 초점을 맞추어 기능 재활을 제공하며 급성기 의료기관에서 시작한 치료를 유지하고 모니터링 하게 되며, 거꾸로 환자의 의학적 상태가 악화되는 경우 충분한 정보와 함께 급성기 의료기관에 환자를 다시 인계한다.

미국의 전환기 또는 아급성기 의료를 담당하는 주요 의사인력은 노인병전문의와 재활의학과 전문의이다.

주 대상 환자들은 질병의 종류와 무관하게 급성기 의료기관으로부터 급성질환이 치료된 이후 퇴원하되 건강문제나 일상생활기능저하가 있는 모든 노인환자들로서, 이들에 대하여 기능평가를 상시적으로 적용하되 질병상태보다는 일상생활 기능상태를 주로 평가하고, 이 결과에서 도출된 기능저하를 회복시키기 위하여 일상적인 협진 및 사례회의를 통한 기능재활서비스가 핵심 의료서비스 내용이다.

대부분의 급성기 후 전환기 의료서비스는 급성기 병원 내의 재활서비스 담당주체인 장기요양형 급성기 병동에서 시행되고 이 기간은 평균 1-2주, 최대 1개월을 넘지 않도록 하고 있다. 이후 여전히 남아있는 기능장애 문제가 있다면 아급성기 재활의료기관인 입원형 재활의료기관으로 이송하고 이곳에서의 기능재활 시간은 최대 3개월을 넘지 않는다. 이후의 기능장애로 6개월 이상 기능보조가 필요한 경우의 보호 및 재활서비스는 전문요양시설에서 담당하는 것이다.

미국의 이런 전환기 및 아급성기 의료서비스의 최대 목표는 급성기 병원 재입원율을 낮추는 것이고, 기능회복을 통한 지역사회 복귀를 추가적인 목표로 삼는다.

미국에서 전환기 치료에 사용하는 비용은 2001~2016년 사이 두 배 가까이 늘었는데, 이런 장기적인 노인의료비 증가현상을 억제하기 위하여 최근 메디케어 절약 분담 프로그램(Medicare Shared Savings Program) 이라는 제도를 시행하였고, 이 체계 하에서 Accountable Care Organizations (ACO)를 함께 운용하여 노인의료비 상승을 억제하면서 질을 향상시킬 수 있다는 사실이 지속적으로 학계에 보고되고 있다.

즉, 급성기와 아급성기 의료기관 및 재가 방문기관들을 통합한 연계협력 의료서비스기관인 ACO를 설립하고 이를 통해 개개인에게 통합적인 의료서비스를 제공하며, 메디케어 의료보험에서는 이들 ACO에 미리 설정된 총 의료비용을 주고 절약한 비용의 일부를 인센티브로 주는 것이 이 프로그램의 골자인데, 이 프로그램을 운영하자 다른 비용보다도 장기요양기관에서 사용되는 의료비용이 상당히 줄어들었다. 이는 ACO가 전체 의료비용을 줄이기 위해, 재입원 또는 예정되지 않은 응급실 방문 등을 줄이는데 힘을 썼다는 의미인데, 전환기 치료를 통해 자립성을 올리고 재활치료에 집중한 덕분에 장기요양기관의 비용이 감소되었다는 해석이 힘을 얻고 있다. 이러한 운영체계의 보고에 따르면, ACO에 속한 수급자의 경우, 전환기 치료에 대한 유인책이 없는 행위별 수가제를 적용받는 일반적인 수급자에 비해 장기요양기관에서 사용한 비용이 평균 106 달러 감소되었으며 이는 전체 의료재정의 약 9%가 감소된 결과에 해당한다고 하였다.

2) 일본의 사례

일본에서는 우리나라와 같이 급속한 고령화 추세를 겪으면서 의료기관의 자생적인 노인병원이나 노인전문병원들이 증가하는 양상을 보이다가 2000년의 개호보험(장기요양보험)이 시작되면서 만성기 병원이나 요양형 병상이 크게 늘어나게 되었다.

일본의 이러한 의료시설 구성에서 전환기 의료를 담당하는 부분은 주로 급성기 병원에서 운영되는 요양형 병상으로서 질병관리와 기능재활을 동시에 제공하는 부분이라 할 수 있는데, 일본 정부에서는 최근 급증하는 노인의료비에 대응하기 위하여 병원의 요양형 병상을 억제하고 그 대신 지역사회 재활의료서비스 기관으로 변화시키려는 노력을 지속하고 있다.

즉, 일본의 전환기 의료는 주로 의료와 개호(장기요양)의 연계를 원활하게 이루기 위한 의료-개호 연계시스템의 구축(그림 19-2)으로 꾸준히 개혁해 나가는 과정에 있으며, 가장 중요한 원칙은 급성기 치료를 마친 노인들이 비록 기능장애가 있다고 하더라도 병원이나 요양시설이 아니라 가정 또는 지역사회에서 생활할 수 있도록 의료체계를 변화시킴으로써 '삶의 터전에서 늙어가기(aging in place)' 목적을 달성시키는 것이다.

그림 19-2 일본의 의료-개호 연계시스템과 노인환자의 흐름도

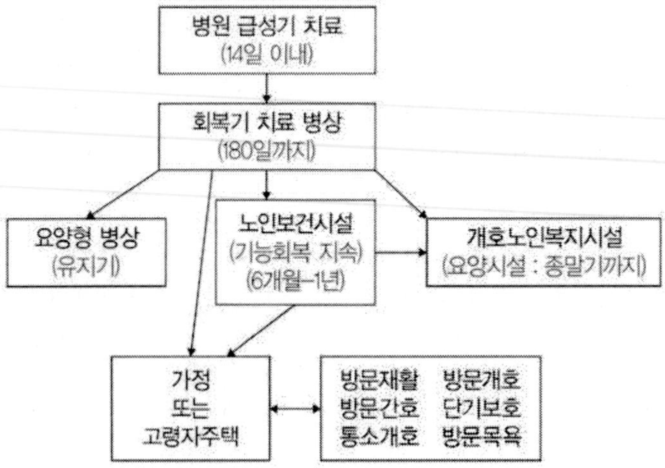

(전환기 및 아급성기 의료서비스는 주로 굵은 칸 부분인 회복기 병상 및 노인보건시설에서 담당하도록 유도하고 있다)

즉, 급성기 치료후에 남아있는 노인성 질환이나 기능장애가 있는 경우 해당병원에 부속되어 있는 회복기 병상에서 대부분 1개월 이내, 최장 6개월까지 지내면서 기능재활 의료서비스를 받을 수 있다. 만약 이 기간내에 기능회복이 되지 않고 장애가 지속되면 보다 장기적인 요양형 병상이나 노인보건시설로 이송되게 되며, 이곳에서도 상주하는 의료진으로부터 지속적인 질병관리와 재활치료를 계속 받을 수 있다.

또한 가정으로 복귀하더라도 일정 정도의 기능재활 욕구가 남아있는 경우에는 개호보험으로부터 도움을 받는 방문재활이나 통소재활서비스를 받을 수 있기 때문에 의료서비스의 단절은 최소화할 수 있다.

또 한가지 전환기 의료의 한 부분으로 최근(2016년부터) 새롭게 신설된 제도는 퇴원지원서비스 시스템이라는 것인데, 이는 급성기 치료가 끝난 시점에 복합질병이나 기능저하 등의 문제가 남아 있다고 판단되는 경우에 다학제간 환자평가와 협진을 통하여 퇴원후 치료계획과 치료장소에 대한 자세한 상담을 받을 수 있도록 한 것이다.

즉, 급성질병은 치료되었으나 퇴원이 어려운 다양한 요인을 가진 입원 노인환자이거나 재택에서 요양을 희망하는 경우에, 환자가 안심하고 가정으로 퇴원하여 방문 또는 통소의료 및 재활이나 요양서비스를 받을 수 있도록 퇴원지원 전담팀을 구성하여 평가와 상담을 받을 수 있는 체계를 마련하였다.

이런 조건에 해당하는 환자로는, 암이나 치매환자, 흡인성 폐렴에 의한 호흡기 감염증 환자, 잦

은 응급입원 환자, 개호대상 직전의 기능저하 환자, 입원전에 비해 일상생활 기능저하에 의해 생활방식의 변화가 필요한 환자, 배설에 도움이 필요한 환자, 가정내에 간병을 받을 여력이 없는 환자, 퇴원 후에도 의료적 처치를 받아야 하는 환자, 입원이 반복되는 환자 등이 포함된다.

이러한 퇴원지원서비스를 담당하는 전담 팀은 담당 주치의, 연계될 의료기관의 담당의사, 담당 간호사, 치과의사나 위생사, 약사, 방문 간호사, 간병지원 위원 등의 인력 중에서 3인 이상으로 이루어진다.

3) 대만 및 싱가폴의 사례

대만이나 싱가폴은 우리나라와 비슷한 고령화율을 보이고 있으며, 적극적으로 노인보건의료체계를 개선하기 위해 노력하고 있다.

이들 국가에서는 보다 분명한 급성기 후 전환기 노인의료서비스를 제공하고 있는데, 수 년 전부터 급성기 병원의 노인의료센터 등에서 급성기 후 의료서비스를 시범적용하기 시작하였고, 최근에는 뇌졸중 노인환자를 대상으로 국가 건강보험에서 전적으로 지원하는 급성기 후 기능재활 전환기 의료서비스를 전국적으로 확대시행하고 있다.

특이한 점은 지역사회 2차병원들에 대하여 대학병원급 의료기관에서 급성기 질환에 대한 치료가 마무리된 노인환자들을 의뢰 받아 급성기 후 의료서비스를 제공하도록 기능을 특화시키는 정책이 적극 전개되었다는 것이다.

이들 급성기 후 노인의료서비스를 담당하는 2차병원에서는 노인전문 의료센터를 마련하고 이곳에 노인병 전문의와 함께 내과나 가정의학과, 재활의학과 전문의들을 중심으로 다학제간 노인의료팀을 구성하여 노인진료를 담당한다.

대형 급성기 병원에서 의뢰되는 거의 모든 노인환자, 특히 노인병증후군이 발생하거나 노쇠한 노인들과 뇌졸중이나 고관절 골절, 심부전증, 척추손상, 반복적 낙상을 당하는 노인들과 같은 특정 질환군의 노인들이라면 거의 필수적으로 의뢰를 받아 본격적인 후속치료와 기능재활 회복치료를 제공하고 있다.

제공되는 의료서비스는, 의뢰된 모든 노인들에 대하여 가장 먼저 포괄적 노인건강평가(Comprehensive Geriatric Assessment ; CGA)를 시행하여 전반적인 건강문제를 파악하는 것이 가장 첫 번째 업무이며, 이후 확인된 문제점들에 대하여 다학제간 협진과 사례회의를 통하여 노인병증후군 관리, 기능재활서비스를 제공하는데, 그 기간은 평균 3-4주 정도이다.

대만과 싱가폴의 급성기 후 전환기 의료서비스의 효과는 매년 정부에 보고되고 있는 바, 이 급성기 후 서비스를 받은 노인들의 가정 복귀율은 80%를 상회하고 있는 것으로 확인되었으며, 급성기 후 의료서비스를 시행받은 노인환자들 중 요양원 입소를 하게 되는 경우는 10-20% 정도에 불과한 것으로 보고되었으므로, 기존의 의료체계에서 보다 분명하게 노인의료의 질이 향상되었을 뿐 아니라 비용효율적 측면에서도 성공적인 의료체계로 평가되고 있다.

이러한 성공적 급성기 후 노인의료체계를 구축하는데 가장 큰 요인으로는 정부 주도로 의료체계를 정비하고 노인의료서비스에 대한 분명한 보상체계를 마련해 준 것이라는 점을 강조하고 있다.

3. 우리나라의 급성기 후 노인의료의 현황과 문제점

우리나라에서는 노인병 전문의 양성과정이 없고 명확한 노인의료체계도 부재한 상황이다. 잘 알려진 바와 같이 우리나라 노인들의 90% 정도가 한 가지 이상, 46.2%가 3가지 이상의 만성복합질환을 앓고 있으며, 이러한 만성질환의 후유증으로 크거나 작은 일상생활에 지장을 받는 노인들이 약 20%에 달한다(보건복지부, 보건사회연구원, 2014).

노년기 건강관리의 목표가 단순한 질병관리보다는 환자 스스로 일상생활을 유지할 수 있는 자립생활의 연장이라는 관점으로 본다면, 무엇보다도 급성기 질환의 치료 후 전환기 및 아급성기 의료체계를 마련하는 것이 시급한 상황이다. 그럼에도 불구하고 전문의 자격 획득 후 정기적인 노인의학 교육을 받고 있는 의료인들 중에서 급성기 후 전환기 의료서비스를 일부형태로라도 수행하고 있는 의사는 전체의 30%에 불과한 것으로 확인되고 있다(윤종률 등, 2017).

또한, 국민건강보험공단의 노인코호트 자료를 분석해보면, 전체 노인 중 1/4 정도가 최소한 1년에 한번 이상 입원치료를 받고 있으며 이들 입원 노인환자 중에서도 역시 1/4 정도는 1년에 한 달이상 장기입원을 하고 반복적인 재입원을 보이는 것으로 확인되고 있으면서 결국 기능장애가 유발되어 장기요양 상태로 진입하게 되는 경향을 보인다.

이와 같은 장기입원 및 기능장애를 유발하는 주요 질병으로는 치매, 뇌혈관질환, 골다공증성 골절, 당뇨병 합병증, 만성 폐질환, 고혈압성 심장병 등인 것으로 확인되어, 이들 질환을 앓으면서 반복입원을 하는 노인들은 반드시 급성기 후 전환기 및 아급성기 의료서비스가 반드시 필요하다는 것을 보여주고 있다.

그럼에도 불구하고 우리나라의 의료체계는 주로 급성기환자 관리 중심으로 이루어지고 있기 때문에 노년기의 만성질환 관리와 기능회복 및 유지의 측면에는 부적합하다. 현재 우리나라에서 이루어지고 있는 일반적인 노인의료의 흐름은 노쇠한 노인의 경우라면, 〈지역사회 일차의료 → 급성기 의료기관 입원치료 → 퇴원후 요양병원 입원 → 요양원 입소〉로 이어지는 경우가 많다. 즉, 아래 [그림 19-3]에서 보는 바와 같이 지역사회에서 생활하던 노인이 급성질환이 발생하면 바로 종합병원에 입원하여 치료를 받게 되고 이후 급성기 질환치료가 끝나면 병상회전율을 높이려는 병원으로부터 즉시 퇴원 압박을 받으며, 이후의 질병관리 및 기능회복 서비스는 더 이상 제공되

그림 19-3 우리나라 노인의료 흐름의 양상

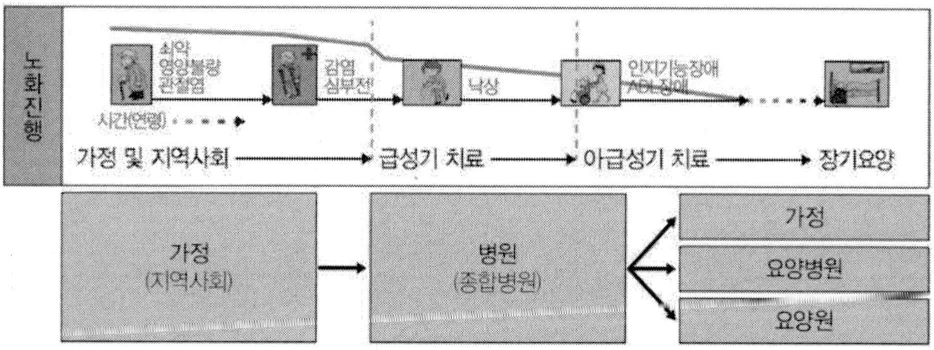

(급성질환 치료후 만성적인 건강문제나 기능저하 현상이 있더라도 추가서비스를 받을 수 있는 의료서비스는 없기 때문에 장기요양 진입가능성이 높다.)

지 못하고 각종 건강문제와 기능저하문제를 가진 채로 가정이나 요양병원 또는 요양시설로 어쩔 수 없이 떠밀려가게 되는 양상을 보인다.

현재와 같은 노인의료의 흐름을 〈지역사회 일차의료 → 급성기 의료기관 입원치료 → 급성기 후 전환기 의료 제공 → 지역사회 복귀 및 지역사회 건강관리〉와 같은 선순환 구조로 바꾸어야 한다. 그러나 지금은 이런 이러한 과정에서 어느 부분에서도 노인환자에 대한 포괄적이고 적절한 건강상태 평가체계가 이루어지지 않기 때문에 환자나 가족은 노인환자의 향후 치료방향에 대한 상담과 지원을 받지 못하여 급성질환 치료 이후에 가족들이 요양부담을 갖거나 요양병원 또는 요양원으로 삶의 위치를 옮겨갈 수밖에 없다.

노인들이 가진 만성질환들, 예를 들면 만성 통증, 삼킴장애, 퇴행성 관절염, 골다공증과 골절, 뇌졸중, 외상성 뇌손상, 인지기능장애 등은 실질적으로 완치가 불가능하며 노화가 진행됨에 따라 지속적인 질병악화와 그에 따른 기능장애가 누적될 가능성이 높음에도 불구하고 현재의 의료체계로는 노년기 건강관리 측면에서는 효율적인 대응이 어렵다는 것이다.

이러한 문제점을 해결하기 위해서는 급성기 병원내에 일정기간의 회복치료를 담당하는 노인병동이 활성화되거나, 또는 별도의 아급성기 의료기관이 새로이 설립되거나 일정 정도의 의료서비스가 제공되는 고급 요양시설이 시급히 마련될 필요가 있다.

현실적으로는 현재의 급성기 병원내에 일정기간 동안의 급성기 후 전환기 의료를 통하여 기능회복 치료를 맡아주는 병상이 마련되거나 중장기 치료방침에 대한 지침을 제공하는 노인의료팀이 구성되어야 하며, 추가적으로 요양병원이나 요양시설이 아급성기 노인의료기관과 고급형 요양시설로 변화되어 의료 및 기능재활 서비스를 제공하도록 변화하는 것이 가장 바람직할 것으로 보인다.

4. 우리나라 전환기 및 아급성기 노인의료 제공을 위한 방안 모색

노인의료 전문인력의 양성을 통하여 급증하는 노인환자의 건강관리를 지역사회부터 급성기 병원, 급성기 후 아급성기 의료기관이나 요양시설 등의 모든 분야에 골고루 포진하게 함으로써 포괄적이고 지속적인 노인건강관리가 이루어지도록 하는 것이 시급하다.

그러나 새로운 노인의료 전문인력의 양성이 빠른 시간내에 이루어지기는 어려운 것이 사실이므로, 현재와 같은 의료체계를 유지하더라도 노인건강관리의 목표에 근접할 수 있도록 변화시키는 것은 가능하다. 이를 위해 가장 적절한 방법은 급성기 의료기관내에 급성기 후 전환기의료서비스 제공부분을 구축하는 것이다.

그 방안을 도식화하면 다음 [그림 19-4]와 같다.

그림 19-4 급성기 병원내 전환기 의료서비스 제공방안

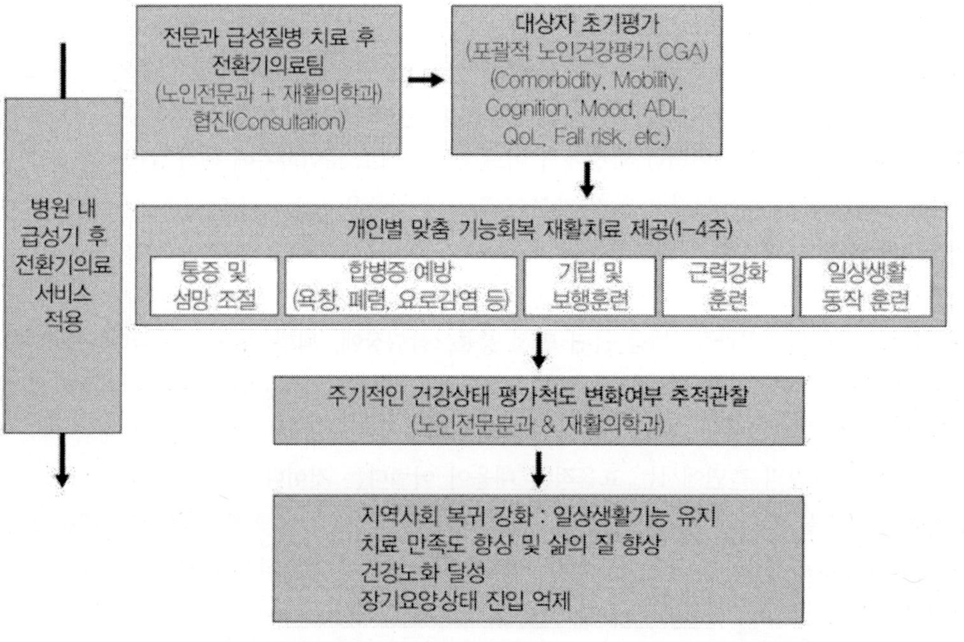

(급성질환으로 입원하는 노인에 대해 급성질환이 치료되는 시점 또는 직후부터 노인건강평가를 통한 문제점의 포괄적 관리를 제공하여 지역사회 복귀를 극대화하는 목표를 지향한다.)

즉, 특정 질환으로 입원한 노인환자가 해당 급성질환의 치료가 치료되는 과정이나 종료되는 시

점에 전환기 의료팀(노인병 전문분과 또는 재활의학과 협진팀)으로 협의진료가 의뢰되도록 하고, 전환기 의료팀은 의뢰된 대상자를 대상으로 포괄적 노인건강평가를 적용하여 해당 노인환자의 전반적 의료수요를 확인한다. 이러한 초기 평가 결과를 기반으로 1주~1달간의 개인별 맞춤 잔여건강문제 관리와 기능회복 재활치료가 제공되는데, 이는 주로 통증 및 섬망 조절, 기립 및 보행훈련, 합병증 예방, 근력강화 균형훈련, 일상생활 동작운동의 회복을 주 목적으로 한다. 초기 평가된 다양한 평가척도에 대하여 기능회복 치료과정 중 주기적인 재평가가 이루어지면서 대상자의 회복 정도에 맞추어 기능재활서비스를 지속적으로 제공하게 된다.

전환기 의료서비스의 기능회복치료 종료 후에는 자택 혹은 타병원, 요양원 등으로 퇴원할 것인지에 대한 최종 평가와 논의가 이루어지고 환자 및 보호자가 참여한 상담과정에서 가장 적절한 장소로 퇴원 준비가 진행되며 이로써 일상생활기능 유지를 통한 지역사회 복귀를 가장 우선적인 목표로 삼고, 그 외에도 환자 및 보호자의 치료만족도 향상, 삶의 질 향상, 지속적인 건강노화의 실현, 그리고 장기요양 상태 진입의 감소를 도모하게 된다.

실제로 병원에 입원하는 노인환자의 상당수는 허약, 식욕저하, 폐렴, 어지럼증, 낙상, 인지기능 저하 또는 섬망 등의 다양한 노인병증후군이 급성질환 치료 도중에 발생하거나 처음 입원하는 시기부터 발생한 상태인 경우가 많기 때문에, 이들에 대한 입원치료과정에서 이런 노인병증후군의 원인과 회복치료를 적극적으로 적용함에 따라 퇴원시 기능장애가 발생하지 않도록 유지 또는 향상시키기 위한 적극적 중재과정이 전환기의료의 목적이다.

기존의 만성질환에 대한 적절한 관리와 더불어 노화와 질병발생에 따른 기능의 저하상태를 평가하고 적절한 근력과 지구력, 심폐기능을 유지 및 향상시킬 수 있는 중재방안을 제공하면 본래의 지역사회 생활 수준에 가깝게 건강상태를 회복시킬 수 있다는 것은 이미 다양한 연구에서 확인된 바 있다. 이러한 목적을 달성하기 위해서는 입원치료 도중에 손상받은 신체운동 능력 즉, 주로 보행훈련, 근력강화, 관절 가동범위의 확대 등을 비롯한 재활훈련이 중요하고, 이와 함께 충분한 영양공급이 제공되어야 한다. 동시에 신체 및 정신적 허약으로부터 발생하는 우울증의 관리, 수면장애의 치료, 인지능력의 향상도 함께 이루어져야 한다.

이러한 전환기 의료서비스 및 보다 장기적인 아급성기 의료서비스를 통하여 요양원 입소 및 병원 재입원을 억제하고 노인의료비의 감소를 달성할 수 있으며, 더 나아가 노년기 삶의 질 향상과 조기 사망률의 감소까지 기대할 수 있다는 사실이 지속적으로 증명되고 있다.

참고문헌

김태덕. 통합재활 프로그램이 뇌졸중 노인의 일상생활수행능력 및 건강관련 삶의 질 향상에 미치는 효과. 한영신학대학교 대학원 박사학위논문. 2010.

보건복지부, 보건사회연구원. 전국노인실태조사. 2014.

윤종률, 정수진, 서경호, 임재영, 김선욱, 김은수. 고령사회 노인의료 활성화를 위한 일상생활기능저하 상태 고령자의 급성기 수 전환기의료서비스 모형개발 및 구축. 석천나눔재단 연구보고서. 2017.

윤종률. 노인병학(3판) 86장. 아급성 시설의 노인환자 진료. 범문에듀케이션; 2015.

이규식. 고령사회를 대비한 노인의료비 효율적 관리방안. 2017.4.

일본의 퇴원지도 관련 수가 신설 관련자료. 2016. https://clinicalsup.jp/contentlist/shinryo/ika/index.html.

Coleman EA, Boult CE. Improving the quality of transitional care for persons with complex care needs. J Am Geriatr Soc 2003;51(4):556-557.

Institute for Healthcare Improvement. IHI's approach to transitional care. 2014. http://www.ihi.org/education/InPersonTraining/ReduceReadmissions/2014AprilReducingAvoidableReadmissionsbyImprovingTransitionsinCare/.

Kramer AM, Steiner JF, Schlenker RE. Outcome and costs after hip fracture and stroke; a comparison of rehabilitation settings. JAMA 1997;277(5):396-404.

McWilliams JM, Gilstrap LG, Stevenson DG, Chernew ME, Huskamp HA, Grabowski DC. Changes in postacute care in the Medicare Shrared Savings Program. JAMA Intern Med 2017;177(4):518-526.

Melis RF, Rikkert MO, Parker SG, van Eijken M. What is intermediate care? An international consensus on what constitutes intermediate care is needed. BMJ 2004;329(14):360-361.

Messick CH. Subacute care. In Chapter 13. Principles of geriatrics. UT Health Science Center San Antonio. http://geriatrics.uthscsa.edu/resources.asp. 2014.

Naylor M, Keating SA. Transitional care. Am J Nurs 2008;108(9s):58-63.

WHO. Ageing and life course: what is active ageing? http://www.who.int/ageing/active_ageing/en.

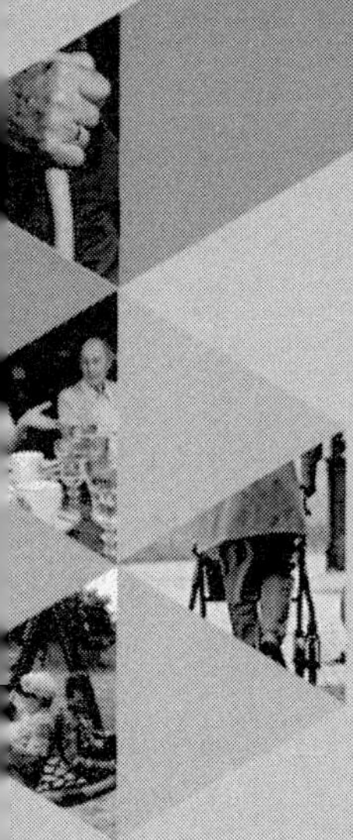

제 20 장

요양병원과 요양시설

김 홍 수

인구의 급속한 고령화와 만성질환 중심의 질병양상 변화는 장기요양 의료서비스 수요를 증가시켰다. 요양병원과 요양시설은 건강상태 또는 가족의 돌봄 역량에 따라 더 이상 가정에 머물기 어려운 사람을 위한 현재 우리 보건의료복지제도 하에서 제공되는 대표적인 서비스기관이다. 국민건강보험제도의 적용을 받는 요양병원은 장기적 의료서비스가 필요한 노인성질환이나 만성질환이 있는 환자를, 노인장기요양보험제도의 적용을 받는 노인요양시설과 노인요양공동생활가정(이하 요양시설)은 노인성질환 등으로 심신에 상당한 기능장애로 독립적 생활이 어려운 노인을 주 서비스 대상자로 한다. 이들 서비스에 대한 사회적 니즈가 증가함에 따라 요양병원과 요양시설은 각각 빠르게 양적 성장을 이루었다. 한편 최근 들어 대상자들이 의료와 요양서비스 모두를 필요로 하는 복합적인 양상임이 보고되면서(권순만 등, 2013; Kim et al., 2015), 두 종류의 기관 간의 기능 정립이 주요한 정책과제로 논의되고 있다. 본 장에서는 요양병원과 요양시설의 역할과 기능, 현황과 정책 과제에 대해 간략히 살펴보고자 한다.

1. 요양병원

1) 요양병원의 역할 및 기능

요양병원은 의사 또는 한의사가 주로 장기입원이 필요한 환자를 대상으로 의료행위를 제공하기 위한 30개 이상의 요양병상이 설치된 의료기관이다(의료법 제3조). 요양병원은 의료인만 개설할 수 있으며, 국가나 지방자치단체, 의료법인, 비영리법인, 준정부기관 또는 지방의료원 또는 한국보훈복지의료공단 등 공익적 성격의 법인에 한하여 개설할 수 있다(보건복지부, 2017). 요양병원의 입원대상은 노인성질환자, 만성질환자, 외과적 수술 후 또는 상해 후 회복기간에 있는 자로서 주로 요양을 필요로 하는 자로 규정하고 있으며, 감염병환자나 정신질환자(노인성 치매환자 제외)는 입원대상에서 제외된다(의료법 시행규칙 제36조). 현 의료법이 요양병원 입원 대상자의 범위와 서비스 내용을 상당히 광범위하게 정의하고 있어, 의료서비스 니즈를 가진 아급성, 재활, 호스피스 환자뿐 아니라 기능 저하가 주된 건강문제인 인구집단도 요양병원에 입원해 서비스를 제공받을 수 있다(권순만 등, 2013). 또한 장기입원이 필요한 환자를 주 대상으로 하지만, 외래 서비스도 제공한다.

2) 요양병원 현황

(1) 요양병원 기관현황

요양병원은 2000년대 초반에 100여개소도 채 안되었으나, 장기의료 · 요양서비스 수요를 기대한 중소병원들이 요양병원으로 다수 전환했고, 이에 대해 정부도 인구 고령화에 대비하여 빠른 서비스 인프라 확충을 위해 요양병원의 인력과 시설관련 개설기준을 완화하는 등의 정책을 시행했다(건강보험심사평가원, 2009). 그 결과 요양병원의 기관 및 병상수가 2004년 113개소(13,429병상)에서 2016년에는 1,428개소(284,165병상)까지 약 13배 가량 급속히 증가하였다(권순만 외, 2013; 국민건강보험공단, 2017). 최근 들어 요양병원의 증가 추세가 둔화되기는 하였으나, 급성기 병원(상급종합병원, 종합병원, 병원)의 증가 추세와 비교할 때 요양병원은 여전히 빠른 증가율을 보이며 양적으로 성장하고 있다(표 20-1).

요양병원의 빠른 증가는 한편으로는 고령화율과 만성질환 유병률이 높아지는 상황에서 장기적 의료 및 요양서비스에 대한 국민들의 높은 기대와 요구도가 반영된 것으로 보인다. 그러나 다른 한편으로는 현재 한국의 보건의료 및 장기요양 전달체계가 변화하는 서비스 니즈에 적절히 부응하지 못하여 나타난 결과로 보이기도 한다. 즉, 다른 나라에서 유래가 없는 요양병원의 빠른 양적 증가는, 사회적 입원을 줄이기 위한 여러 제도적 기재가 작동하는 급성기 병원, 의료서비스가 제

[표 20-1] 요양기관(급성기 병원 및 요양병원) 기관 수 (단위 : 개소)

연도	2004	2006	2008	2010	2012	2014	2016
상급종합병원	42	43	43	44	44	43	43
종합병원	241	253	269	274	278	287	298
병원	857	961	1,193	1,315	1,421	1,474	1,514
요양병원	113	361	690	867	1,103	1,337	1,428

출처 : 국민건강보험공단. 건강보험주요통계(2014, 2017a).

공되지 않는 장기요양시설, 그리고 노인 및 만성질환자 대상 서비스 허브로의 역량이 아직은 부족한 지역보건기관 등이 복합적 의료 및 요양 니즈를 가진 사람들에게 효과적으로 서비스를 제공하지 못하고 있으며, 이들 기관 간의 연계나 통합도 매우 제한적이기 때문이다. 따라서 노인과 가족의 입장에서는, 현 상황에서 의료와 요양서비스가 함께 제공되는 상대적으로 안심하고 장기간 이용할 수 있는 유일한 서비스 기관으로 요양병원을 선택하고 있는 실정이다. 그러나, 사회 전체로 볼 때 현재와 같은 장기요양 병상의 빠른 증가는 건강보험제도의 지속가능성과 서비스 적정성을 고려할 때 바람직하지 않으며, 따라서 요양병원의 역할 정립에 대하여 다양한 각도에서 연구와 정책 방안이 논의되고 있다(송현종과 채정미, 2012; 권순만 등, 2013; 황도경 등, 2016)

(2) 요양병원 인력기준 및 현황

요양병원 수의 증가에 따라 요양병원 종사자의 수도 빠르게 증가하고 있다(표 20-2). 요양병원은 최소 인력 기준으로 의사의 경우 한의사 포함해 연평균 1일 입원환자 40명 당 의사 1명(외래환자 3명은 입원환자 1명으로 환산) 그리고 간호사의 경우 연평균 1일 입원환자 6명 당 1명(외래환자 12명은 입원환자 1명으로 환산)을 지키도록 되어 있다(의료법 시행규칙 제38조 별표 5). 이러한 요양병원의 인력기준은 급성기 병원에 비해 환자들의 중증도가 낮다고 보고 상대적으로 완화되어 있고, 간호사 대신 간호조무사를 삼분의 이(2/3)까지 활용할 수 있도록 하였다. 그러나, 노인의료(요양)시설 실태조사(권순만 등, 2013)에 따르면, 2012년에 9.7%의 기관이 의사인력 기준을, 26.4%가 간호사와 간호조무사를 합한 간호인력 최소기준을 충족하지 못한 것으로 나타났다.

[표 20-2] 요양병원 주요 인력 수 (단위 : 명)

연도	2006	2008	2010	2012	2014	2016
의사	824	1,768	2,533	3,364	4,331	5,048
간호사	3,257	6,538	8,711	9,780	14,635	21,777
간호조무사	1,436	4,493	7,636	9,753	17,892	28,244

출처 : 통계청 DB 종별 인력현황 Ⅰ, Ⅱ 재구성.

정부는 인력기준 미충족에 대한 정책적 대응으로 재정적 인센티브를 통해 요양병원들의 자발적 요양 인력 충원을 유도하고자 환자수 대비 의사와 간호사 인력수에 따라 등급을 나누고 등급별로 수가를 가감산하는 인력가감산제도를 시행하고 있으나 인력 문제는 상당 부분 지속되는 양상이다(건강보험심사평가원, 2016; 김정희 외, 2015; 김동환과 이한주, 2014). 이러한 현상의 주요 원인들로는 가산액이 기관들의 인력 수준을 변화시킬만큼 충분치 않은 점, 간호조무사로 대치가 법적으로 가능한 상황에서 요양병원들이 임금이 상대적으로 높은 간호사를 고용할 유인이 적은 점, 또한 현재의 임금 수준에서 요양병원에서 근무할 간호사 구인이 어려운 점 등이 지적되고 있다(권순만 등, 2013; 송현종과 채정미, 2012). 대다수의 요양병원 환자들이 상태 불안정성 면에서는 급성기 병원 환자에 비해 중증도가 낮지만 복합적 문제를 가진 고령자라는 측면을 고려할 때(Kim et al., 2015), 요양병원들이 최소 인력기준을 준수하고 나아가 적정 인력을 확보하여 서비스를 제공하는 것이 환자들의 안전과 서비스 질 보장을 위해 매우 중요하다. 이를 실현하기 위한 정책방안이 보다 적극적으로 다각도에서 모색되어야 할 것이다.

(3) 요양병원 이용 및 진료비 현황

요양병원 병상 수의 양적 증가와 함께 입원하는 환자 수도 급증하는 경향을 보였다(표 20-3). 2004년 3만여명이었던 요양병원 입원수진자 수는 2007년에 10만명을 넘었고, 2016년에는 4배가 넘는 약 44만명에 달했다(건강보험심사평가원, 2014; 2017a). 이용량 증가와 함께 입원 진료비도 2004년 1,350억원 대비 2016년에는 약 43.7배 증가한 5조9천10억원으로 폭발적인 증가 추세를 보였다. 이러한 요양병원 진료비는 2016년 전체 의료기관 진료비 중 종별 구성비 중 약 7.3%를 차지하여 종합병원급(31.1%), 병원급(17.5%), 의원급(28.5%) 병원들에 비해 비중이 낮다(국민건강보험공단 건강보험주요통계, 2017). 그러나, 증가 속도 면에서는 2010년 비중이 3.4%였음을 고려할 때, 짧은 약 5년 동안 진료비 규모가 두 배 이상 증가한 상황이다. 이는 위에서도 언급하였듯이 일부 요양병원 서비스에 대한 수요의 증가를 반영한 것이나, 요양병원 이용량과 진료비 규모의 적정성과 관리 필요성이 사회적 이슈로 제기되면서 구체적 정책 방안들이 검토 및 시행되고 있다(송현종과 채정미, 2012; 황도경 등, 2016).

[표 20-3] 요양병원 입원수진자 수 및 진료비 (단위 : 명, 십억원)

연도	2004	2006	2008	2010	2012	2014	2016
입원수진자 수	32,634	93,938	185,172	227,824	294,563	367,309	440,600
(증가율)	100	287.9	567.4	698.1	902.6	1125.5	1350.1
입원 진료비	135	553	1,366	2,306	3,380	4,731	5,901
(증가율)	100	395.4	1013.5	1711.0	2,507.8	3504.4	4371.1

출처 : 건강보험심사평가원. 요양병원 적정성 평가결과(2014, 2017a).

(4) 요양병원 환자군 분류 및 현황

요양병원 환자는 매 달 담당 간호사에 의해 건강상태를 평가 받도록 되어 있다. 환자평가에는 표준화된 환자평가표가 사용되며 이는 10개 영역(일반사항, 의식상태, 인지기능, 신체기능, 배설기능, 질병진단, 건강상태, 구강 및 영양상태, 피부상태, 투약, 특수처치 및 전문재활 치료)으로 구성되어 있다(건강보험심사평가원, 2017b). 환자는 평가에 기반한 의료서비스 요구도에 따라 크게 의료최고도, 의료고도, 의료중도, 문제행동군, 인지장애군, 의료경도, 신체기능 저하군의 7개 대분류군으로 나뉘며, 대분류군 내에서도 ADL 점수 등에 따라 중분류군으로 나뉜다(표 20-4). 요양병원 환자 분류군은 미국 메디케어 장기요양시설 수가 기준인 RAI-MDS에 기초한 RUG-Ⅲ 등에 기반하여 개발되었으며(이지윤 등, 2008), 이후 한국 요양병원 이용 및 진료 양상을 반영하여 지속적으로 보완되어 왔고, 대표적으로 의료적 요구도가 낮은 환자군의 진료를 지양하도록 군 분류 기준이나 수가 조정 등의 필요성이 지속적으로 언급되어 왔다(김정희 등, 2015). 2015년 건강보험심사평가원 평가자료에 따르면, 전체 요양병원 환자 중 인지장애군이 36.6%로 가장 비중이 높고, 의료중도 24.7%, 의료고도 24.2% 순이며, 신체기능저하군은 8.4%를 차지하는 것으로 나타났다(건강보험심사평가원, 2017). 요양병원 환자들은 주로 노인들이며, 70% 이상이 뇌졸중이나 치매 등의 질환을 갖고 있어 인지기능이 저하되어 있으며, 질병의 휴유증으로 인한 마비 등의 신체장애로 식사나 화장실 사용 등 일상적인 생활에 어려움이 있다(Kim et al., 2015).

(5) 요양병원 수가체계

요양병원의 기본적인 수가체계는 앞서 언급한 요양병원환자평가에 기반한 환자군 별 상대가치점수에 따른 일당정액제이며, 심사평가원 지침에 의거한 일부 제외환자 및 장기입원 환자 등에 대해서는 행위급여목록이 적용된다(건강보험심사평가원, 2017b). 또한 인력수준에 따른 입원료 차등제나 필요 인력 확보에 따른 별도 보상제, 요양병원 입원급여 적정성 평가 결과에 대한 입원료 가감산제 등이 있다. 2012년 기준, 장기요양보험자료 분석 결과 요양병원의 평균입원일은 157일로, 약 55%의 환자가 90일 이상, 약 39%의 환자는 180일 이상 입원하는 것으로 나타났다(권순만 외, 2013). 요양병원 장기입원의 감소를 유도하고자 수가 차원에서 입원일 181일째부터 360일째는 요양병원 입원료 소정점수의 5%를 감산하여 산정하고, 입원 361일째부터는 10%를 감산을 하고 있으나, 장기입원 문제는 상당 부분 지속되고 있다(건강보험심사평가원, 2017b; 전보영 외, 2016). 요양병원이 의료법 상 장기입원이 필요한 환자를 위한 기관으로 분류되어 있으나, 의료기관인 이상 3개월 이상의 치료를 위한 장기입원이 환자의 건강과 안녕을 위해 적정한지 평가가 필요하고, 외국의 제도운영 경험 등이 시사하듯 궁극적으로 요양병원의 역할이 회복과 재활을 통한 환자들의 빠른 지역사회 복귀를 목적으로 하는 것이 바람직하겠다(김정희 등, 2015; Kim et al., 2015).

[표 20-4] 요양병원 환자 분류군 기준

구분	분류기준
의료최고도	ADL이 11점 이상이면서 혼수, 체내출혈, 중심정맥영양, 인공호흡기 중 하나 이상에 해당하는 경우
의료고도	다음 중 어느 하나에 해당 • 뇌성마비, 척수손상에 의한 마비, 편마비, 파킨슨병, 신경성 희귀난치성질환, 후천성면역결핍증을 가진 환자가 ADL 18점 이상 • 다발경화증, 사지마비 환자가 ADL 11점 이상 • 2단계 욕창 또는 2단계 울혈성,허혈성 궤양이 2개 이상이면서 2가지 이상의 피부궤양 치료를 받고 있거나 3~4단계 피부궤양이 1개 이상이면서 2가지 이상의 피부궤양 치료를 받고 있는 경우 • 발열(탈수, 구토, 체중감소, 경관영양 중 하나 이상을 동반한 경우에 한함) • 2도 이상 화상 • 격렬하거나 참을 수 없는 통증이 매일 있는 경우 • 경관영양 또는 말초정맥영양 • 흡인 • 기관 절개관 관리 • 당뇨환자가 발의 감염 또는 발의 개방성병변이 있어 dressing을 받고 있는 경우 • 수혈 • 산소요법 • ADL이 10점 이하이면서 의료최고도 조건에 해당
의료중도	다음 중 어느 하나에 해당 • 뇌성마비, 척수손상에 의한 마비, 편마비, 파킨슨병, 신경성 희귀난치성 질환, 후천성면역결핍증을 가진 환자가 ADL 11~17점 • 2단계 욕창 또는 2단계 울혈성,허혈성 궤양의 수가 1개이면서 2가지 이상의 피부궤양 치료를 받는 경우 • 당뇨이면서 매일 주사 필요 • 경미하거나 중등도의 통증이 매일 있는 경우 • 배뇨훈련을 받고 있는 경우 • 정맥주사에 의한 투약 • 네블라이저 요법 • 수술창상이 있으면서 이에 대한 치료를 받거나 개방창이 있으면서 이에 대한 드레싱을 받는 경우 • 위루, 요루 또는 장루 관리를 받고 있는 경우 • 배뇨훈련을 받고 있는 경우
문제행동군	망각, 환각, 초조, 공격성, 탈억제, 케어에 대한 저항, 배회 중 하나 이상의 증세를 1주에 2일 이상 또는 4주에 8일 이상 보인 경우
인지장애군	인지 기능검사 결과 0~19에 해당하는 경우
의료경도	ADL이 6점 이상이고 특정항목에 해당하는 전문재활치료 중 적어도 한 가지 이상을 주 2일 이상 받고 있는 경우
신체기능 저하군	입원치료보다 요양시설이나 외래진료를 받는 것이 적합한 환자에게 산정

출처 : 건강보험심사평가원. 건강보험요양급여비용(2017b).

(6) 요양병원의 질 관리

요양병원의 질 관리를 위한 제도로는 건강보험심사평가원이 수행하는 요양병원 적정성 평가 제도와 이와 연관된 인력수준에 따른 차등 수가적용, 그리고, 의료기관인증평가원에서 수행하는 요양병원 대상 의료기관 인증제도(이하 인증제)가 대표적이다. 건강보험심사평가원은 2008년 1월부터 시행된 요양병원 일당정액제(요양병원형 수가제)와 함께 잠재적 의료서비스 과소 제공과 기관 간 서비스 질적 편차를 줄이며 기관들이 자발적 질 향상 노력을 유도하고자 요양병원 입원급여 적정성 평가를 실시하고 있다(건강보험심사평가원, 2014). 2008년부터 2015년까지 총 6회차의 적정성 평가를 실시하였으며, 평가결과는 국민들의 합리적인 병원 선택을 지원할 목적으로 공개하고 있다. 평가대상은 일당정액수가를 청구하는 모든 요양병원이며, 평가자료는 요양병원 의료인력, 필요인력 등의 구조부문과 입원진료비 청구명세서 및 환자평가표 등의 진료부문으로 구성된다. 평가지표는 총 37개로 구조부문 9개, 진료부문 13개, 모니터링 지표 15개로 구성되어 있으며, 평가방법은 지표별 결과값을 표준화하고 가중치를 적용하여 종합점수를 산출한 뒤 5개 등급으로 등급화한다. 평가결과는 공개하고, 구조부문과 진료부문 모두에서 하위 20% 이하 기관의 경우 수가와 연계하여 이후 2분기 동안 입원료 가산과 필요인력 확보에 따른 별도 보상 적용에서 제외한다(건강보험심사평가원, 2017a).

요양병원 인증제의 경우 의료기관인증평가원이 모든 요양병원을 대상으로 의무인증조사를 실시하여, 일정수준을 달성한 기관에 대해 4년간 유효한 인증마크를 부여하고 이를 통해 환자안전과 의료의 질 향상을 위한 자발적이고 지속적인 노력을 유도하고자 하는 제도이다(의료기관평가인증원 홈페이지, https://www.koiha.or.kr/). 인증조사는 기본가치체계, 환자진료체계, 지원체계 3개의 영역과 22개의 범주, 54개의 기준으로 구성된 총 241개의 조사항목을 기반으로 이루어지며, 의료의 질을 향상시키고 요양병원이 성과를 도출해내도록 유도하는 것을 목표로 하고 있다. 평가는 의료기관평가인증원의 조사위원이 방문하여 서비스를 제공하는 병원 내 관련 장소에서 관련 직원과 의료인을 대상으로 조사를 진행하며 의무기록 조사도 함께 진행된다(보건복지부와 의료기관평가인증원, 2016).

3) 요양병원 관련 정책 과제

요양병원 병상과 이용자가 빠르게 증가함에 따라 요양병원 입원 적정성과 건강보험 재정 건전성 관점에서 요양병원 진료비 관리가 매우 시급한 정책 이슈가 되고 있다. 이와 관련하여 의료비 부담을 줄이고자 시행되는 본인부담상한제가 요양병원 환자의 본인 부담을 줄임으로써 입원 장기화를 가져오는 문제 요인으로 또한 지적되고 있다(황도경 등, 2016). 2013년 요양병원 실태조사에 따르면, 요양병원 환자 중 40% 이상이 본인부담상한제를 적용받는 것으로 보고되었다(전보영 등, 2016). 한편 2026년에는 우리 사회가 인구의 20%가 65세 이상이 되는 초고령 사회에 진입할 것으로 예상되는 상황에서, 장기입원 감소, 환자 평가제도 개선 등 요양병원 관련 구체적인 제도 개선과 함께, 현재 급성기 병원 중심의 분절적 노인보건의료 전달체계의 근본적인 변화가 필요하다. 요양병원 관련 정책 역시 실효성 있는 노인과 가족 중심의 연속적 보건의료복지체계 구축을 목표로 요양병원에 국한해서가 아니라 기관 간 역할 강화 및 재정립의 청사진과 로드맵이 제시되어야 하겠다. 이같은 복잡한 정책 의제는 지속적인 정책적 의지와 소통 그리고 보건복지부 내 많은 부서 간의 업무 협조와 조정을 요구한다. 나아가 정부, 공급자, 소비자 등 이해 당사자들 간의 의견 조정과 협력이 필요하며, 이의 기반이 되는 거버넌스 체계 구축이 중요하다.

2. 요양시설

1) 요양시설의 기능 및 대상자

노인복지법 제34조에 근거한 노인의료복지시설은 노인요양시설과 노인요양공동생활가정으로 분류된다. 노인요양시설은 치매, 중풍 등 노인성 질환 등으로 심신에 상당한 장애가 발생하여 도움을 필요로 하는 노인을 입소시켜 급식, 요양과 그 밖에 일상생활에 필요한 편의를 제공하는 시설이다. 노인요양공동생활가정은 노인요양시설과 기본적으로 기능은 같으나 입소 정원 5인 이상 9인 이하의 소규모로 가정과 같은 주거여건과 편의를 제공하는 시설이다. 2008년 4월까지 전문요양시설, 요양시설, 유료, 실비, 무료시설 등으로 구분되어 있었으나, 이후 노인복지법 개정으로 노인요양시설, 노인요양공동생활가정, 노인전문병원으로 통합하여 조정되었고 노인전문병원은 의료법의 기준에 따른다.

노인의료복지시설의 주 입소대상은 노인장기요양보험법에 따른 장기요양급여수급자, 국민기초생활보장법에 따른 생계급여 수급자와 의료급여 수급자로서 65세 이상인자, 부양의무자로부터 적절한 부양을 받지 못하는 65세 이상의 자 등이다. 장기요양급여수급자는 65세 이상 노인 또는 65세 미만의 치매, 뇌혈관성질환 등 노인성 질병을 가진 자로 6개월 이상 혼자서 일상생활이 어렵다고 장기요양등급 판정위원회에서 인정받은 장기요양등급 판정자이다(노인장기요양보험법 제15조). 요양병원과 달리 요양시설 입소대상자는 인정신청, 등급판정, 장기요양급여 이용, 비용청구 및 지급, 이용지원 서비스를 포함한 노인장기요양보험 하의 일련의 이용 체계를 거쳐 요양시설을 이용하게 된다(국민건강보험 노인장기요양보험 홈페이지, www.longtermcare.or.kr). 이하 본 장에서 요양시설은 노인장기요양보험 적용을 받아 시설급여를 제공하는 노인요양시설과 노인요양공동생활가정을 말한다.

2) 요양시설 현황

(1) 요양시설 기관현황

노인장기요양보험이 도입된 2008년 당시 1,379개의 노인요양시설과 321개의 노인요양공동생활가정이 있었다(표 20-5). 장기요양보험 도입 초기에 시설 수가 급속히 증가하였고, 이후에도 지속적으로 증가하여 2016년에 장기요양시설은 전체적으로 5,187개소가 있으며, 그 중 노인요양시설은 3,137개소로 약 2.4배 증가한 반면, 노인요양공동생활가정은 2,050개로 약 6.4배로 그 수가 대폭 증가한 상태이다. 노인요양공동생활가정은 노인요양시설에 비해 촉탁의 지정 의무 제외 등 인력 규정이 낮아 민간 공급자들의 개설이 보다 용이했던 것으로 보인다.

[표 20-5] 요양시설 기관 수 (단위 : 개소)

연도	2008	2010	2012	2014	2016
시설급여 기관 수	1,700	3,751	4,327	4,871	5,187
노인요양시설	1,379	2,408	2,588	2,714	3,137
노인요양공동생활가정	321	1,343	1,739	2,157	2,050

출처 : 국민건강보험공단. 노인장기요양보험 통계연보 각 년도.

(2) 요양시설 인력기준 및 현황

노인복지법 시행규칙에 따른 요양시설 인력(직원)의 배치기준은 [표 20-6]과 같이 요양시설의 규모에 따라 차이가 있다. 요양시설 시설 장은 사회복지사업법에 따른 사회복지사 자격증 소지자 또는 의료법에 따른 의료인이어야 한다. 간호사 인력은 간호조무사로 대체하여 활용 가능하다. 요양시설에 상근의사 인력은 없고, 촉탁의사(시간제 계약에 의한 의사 또는 한의사) 또는 의료기관과 협약을 체결하여 입소자의 건강상태를 확인하고 필요한 적절한 조치를 취하도록 하고 있다.

요양시설의 증가와 함께 인력 수도 증가하였다(표 20-7). 2016년에 요양보호사가 60,549명으로 노인요양시설 근무인력 중 가장 많은 수를 차지하며, 간호조무사 7,036명, 사회복지사 5,001명이 그 뒤를 잇고 있다. 반면 많은 해외 연구에서 요양시설 서비스 질과 유의한 양의 상관관계를 갖는 것으로 나타난 간호사 인력은 간호조무사의 4분의 1에 못 미치는 1,506명이며, 제도 도입 초기인 2009년(1,508명) 수준이다(장기요양통계연보, 2017b). 이는 요양병원과 마찬가지로 요양시설 역시, 인력기준 상으로 4년 간의 정규대학을 졸업하고 국가고시를 통과한 간호사와 고졸 후 1년 교육과 실습과정 및 시험을 통과한 간호조무사가 대체 가능하므로, 임금 수준이 높은 간호사를 고용할 인센티브가 적은 것이다. 간호사들이 요양시설보다는 병원을 직장으로 선호하는 점 또한 요양시설에서 간호사 고용과 유지가 어려운 원인 중 하나이다(김동환과 이한주, 2014; 권순만 등, 2013). 근거 기반 장기요양 인력정책 수립을 위한 한국 요양시설에서의 간호사 인력과 서비스 질의 관계에 대한 보다 많은 실증 연구들이 필요하다.

[표 20-6] 요양시설 인력기준

	입소자 10명 이상 30명 미만	입소자 30명 이상
시설장	1명	1명
사무국장	1명	1명(입소자 50명 이상인 경우로 한정)
사회복지사	1명	1명(100명 초과할 때마다 1인 추가)
의사(촉탁의)	1명	1명
간호(조무)사	1명	입소자 25인당 1명
물리(작업)치료사	-	1명(100명 초과할 때마다 1인 추가)
요양보호사	입소자 2.5인당 1명	입소자 2.5인당 1명 (치매전담실은 2명당 1명)

출처 : 노인복지법 시행규칙 별표 4 재구성.

[표 20-7] 주요 요양시설 인력 수 (단위 : 명)

연도	2008	2009	2010	2012	2014	2016
사회복지사	1,256	1,701	2,688	3,459	4,817	5,001
의사(촉탁의 포함)	859	754	926	1,104	1,288	1,649
간호사	1,266	1,508	1,647	1,552	1,575	1,506
간호조무사	1,435	2,551	4,055	5,427	6,752	7,036
물리(작업)치료사	764	1,020	1,281	1,474	1,668	1,835
요양보호사	10,554	23,840	34,990	45,234	56,072	60,549

출처 : 국민건강보험공단. 노인장기요양보험 통계연보 각 년도.

(3) 요양시설 이용 및 급여 현황

시설급여는 노인요양시설 혹은 노인요양공동생활가정에 장기간 입소한 대상자에게 신체활동 지원 및 심신기능의 유지와 향상을 위한 교육, 훈련 등을 제공하는 요양급여이다. 2016년 기준으로 노인요양시설 급여수급자는 164,221명, 노인요양공동생활가정 급여수급자는 25,153명으로, 2008년 노인요양시설 62,203명, 노인요양공동생활가정 1,978명이었던 것과 비교할 때 빠르게 증가하였다(표 20-8). 시설급여 이용자는 제도 운영 초기에는 중증도가 높은 요양필요도 1-2등급자로 제한하였으나, 최근 들어서는 3등급 이하 경증자들의 이용 비율이 높다(표 20-9). 2016

년 기준 요양시설 이용자 중 1등급자와 2등급자는 36.6%, 노인요양공동생활가정의 경우 35.1% 만을 차지한다. 이용자들의 선호를 반영한다는 면에서는 경증 이용자들의 시설급여 허용이 바람직한 면도 있으나 재가 중심의 장기요양체계 구축이라는 장기요양급여의 원칙을 고려할 때(노인장기요양법 제3조), 재가와 데이케어센터 등을 이용한 지역사회 중심 장기요양서비스 제공체계의 강화가 필요하다.

[표 20-8] 요양시설 급여실적

연도	2008	2010	2012	2014	2016
노인요양시설					
급여이용수급자(명)	62,203	115,479	137,250	142,382	164,221
급여제공일수(일)	7,153,717	25,637,582	32,705,883	37,185,739	43,647,889
급여비용(천원)	288,810,949	1,082,003,525	1,429,040,485	1,823,439,746	2,276,254,785
노인요양공동생활가정					
급여이용수급자(명)	1,978	13,682	20,485	26,542	25,153
급여제공일수(일)	165,811	2,286,302	4,201,953	5,859,628	5,880,435
급여비용(천원)	7,369,448	102,990,703	184,798,956	275,807,029	289,389,520

출처 : 국민건강보험공단. 노인장기요양보험 통계연보 각 년도.

[표 20-9] 요양시설 등급별 이용자 수 (단위 : 명, %)

연도	2008	2010	2012	2014	2016
노인요양시설					
1등급	26,111(41.5)	34,304(26.4)	26,083(17.4)	21,365(12.2)	21,865(11.6)
2등급	23,183(36.9)	54,575(42.0)	53,327(35.5)	46,026(26.3)	47,107(25.0)
3등급	13,575(21.6)	41,157(31.6)	70,816(47.1)	82,678(47.2)	73,893(39.2)
4등급				24,860(14.2)	43,598(23.1)
5등급				287(0.2)	1,974(1.0)
노인요양공동생활가정					
1등급	873(43.8)	3,874(25.8)	3,303(14.8)	3,405(10.6)	2,958(10.4)
2등급	891(44.7)	7,108(47.4)	7,878(35.3)	8,458(26.4)	7,048(24.7)
3등급	229(11.5)	4,012(26.8)	11,120(49.9)	15,858(49.5	11,400(40.0)
4등급				4,287(13.4)	6,783(23.8)
5등급				58(0.2)	326(1.1)

출처 : 국민건강보험공단. 노인장기요양보험 통계연보 각 년도.

(4) 요양시설 수가체계

요양시설 급여는 일당 정액제로 장기요양 등급에 따라 다르게 책정된다(표 20-10). 요양시설 서비스 비용은 원칙적으로 일반대상자의 경우 국민건강보험공단 부담 80%, 본인 부담 20%이며, 식재료비와 약값, 상급침실 이용료, 이미용비는 비급여로 별도로 지불해야 한다. 차상위계층 대상자의 경우 국민건강보험공단 부담 90%, 본인 부담 10%이며, 기초생활수급자는 국민건강보험공단에서 100%를 부담한다. 최근 입소시설의 치매 서비스 강화의 일환으로 요양시설에 치매전담실을 신설하도록 하였고, 요양시설 내 치매전담실이나 치매전담형 노인요양공동생활가정의 경우 보다 높은 급여비가 책정되어 있다(표 20-11). 치매전담형 장기요양기관은 치매전문교육을 이수한 시설장(관리책임자)과 치매전문요양보호사 인력을 갖추고, 종사자 지도 및 감독, 안전하고 쾌적한 환경조성, 치매요양자 대상 프로그램의 계획 및 제공 등의 업무를 수행해야 한다. 해당 인력기준이 없거나 관련 업무를 수행하지 않는 경우 급여 비용의 10%를 감액하여 산정한다(보건복지부 고시 제2017-141호).

[표 20-10] 시설급여기관의 일당 비용

분 류	등급	1일당 급여비용(원)
노인요양시설	장기요양 1등급 장기요양 2등급 장기요양 3~5등급	59,330 55,060 50,770
노인요양공동생활가정	장기요양 1등급 장기요양 2등급 장기요양 3~5등급	52,940 49,120 45,280

출처 : 보건복지부고시 제2017-141호.

[표 20-11] 치매전담 시설급여기관의 일당 비용

분 류	등급	1일당 급여비용 (원)	
		가형	나형
노인요양시설 내 치매전담실	장기요양 2등급 장기요양 3~5등급	67,900 62,610	61,110 56,350
치매전담형 노인요양공동생활가정	장기요양 2등급 장기요양 3~5등급	60,890 56,140	

출처 : 보건복지부고시 제2017-141호.

(5) 요양시설 질 관리

장기요양보험제도 도입 이후 노인장기요양보험법 제54조에 따라 국민건강보험공단은 2009년부터 장기요양기관의 급여수준 향상과 수준 높은 양질의 서비스 제공을 유도하고자 장기요양기관 평가를 시행하고 있다. 초기에는 격년으로, 2015년부터 3년 주기로 입소시설과 재가기관을 대상으로 평가가 이뤄진다. 평가결과는 수급자의 알 권리 충족과 장기요양기관의 선택권 확대를 도모하고자 국민건강보험공단 장기요양보험 홈페이지에 공개된다. 평가결과가 우수한 기관에 대해서는 재정적 인센티브로 평가 직전년도에 심사해 지급하기로 결정한 공단부담금 대비 1-2%의 가산금을 지급하고, 평가결과가 미흡한 기관에 대해서는 사후관리를 실시하여 급여수준 향상을 위해 지원하고 있다(국민건강보험공단, 2016).

평가는 기관운영(기관관리, 인적관리자원, 정보관리, 질 관리), 환경 및 안전(위생 및 감염관리, 시설 및 설비관리, 안전관리), 권리 및 책임(수급자 권리, 기관 책임), 급여제공과정(급여개시, 급여계획, 급여제공), 급여제공결과(수급자 상태, 만족도 평가) 5개의 항목으로 구성되어 있다. 각 항목은 지표의 중요도와 난이도에 따라 대분류 영역별 가중치가 부여되어 계산한다. 2015년 평가 실시 기관은 3,988개 기관 중 3,623개 기관(90.8%)이며, 규모별로는 30인 이상 기관 1,228개소(33.9%), 10인 이상 30인 미만 기관이 961개소(26.5%), 10인 미만 기관이 1,434개소(39.6%)였다(국민건강보험공단, 2016).

3) 요양시설 관련 정책 과제

장기요양보험 도입 초기 서비스 제공 인프라의 빠른 확충을 위해 설치요건을 최소한으로 하는 등의 정책으로(선우덕, 2016), 장기요양시설은 2008년 1,700개소에서 2016년 5,187개소로 3배가량 급격히 증가하였고, 이는 장기요양 인정자의 규모가 같은 기간 약 2.4배 증가한 것보다 빠르다. 장기요양 공급기관들의 빠른 증가로 인프라 확충이라는 정책 목표 달성을 가져왔으나, 반면 과도한 경쟁에 따른 질 저하의 위험이 있고 이에 대한 적정한 기관 관리감독 및 질 향상 지원서비스의 중요성이 커졌다. 또한 개설 기관들이 수도권 지역에 밀집하여 있어 요양시설 공급의 지역간 불균형 해소도 중요한 정책 과제이다(선우덕, 2016). 질과 접근성 문제를 해결하고자 국외 사례들과 같이 서비스 니즈에 따른 일정 지역 내 장기요양기관 공급 조절 정책도 장기적으로 검토가 필요하다.

다른 주요 정책과제들로는 요양시설의 보건의료서비스 및 인력 강화, 그리고 요양병원 서비스를 포함한 보건의료서비스와 요양시설 서비스를 포함한 요양서비스 간의 역할 정립과 서비스 연계가 필요하다. 현재 요양시설들은 요양보호사에 의한 일상생활지원 중심 서비스를 제공하는 반면, 보건의료서비스 강화형 요양시설 혹은 유닛을 고려해 볼 수 있다. 또한 앞서 언급했듯이 지역사회 중심의 장기요양제도 구축을 지향하나 우리는 여전히 시설 입소 비중이 높다. 보다 적극적인 aging-in-place policy를 추진하고 이를 위한 한국 상황에 맞는 가족지원 정책과 서비스 전달체계, 또한 장기요양 공급자와 소비자의 행태를 변화시킬 수 있는 재정 및 그 외의 다양한 인센티브 제도의 도입 및 평가가 필요하다.

참고문헌

건강보험심사평가원. 2008 요양병원 적정성 평가결과. 서울: 건강보험심사평가원; 2009.

건강보험심사평가원. 2013년도(5차) 요양병원 입원급여 적정성 평가결과. 서울: 건강보험심사평가원; 2014.

건강보험심사평가원. 2015년도(6차) 요양병원 입원급여 적정성 평가결과. 서울: 건강보험심사평가원; 2017a.

건강보험심사평가원. 건강보험요양급여비용 2017년 2월판. 원주: 건강보험심사평가원; 2017b.

건강보험심사평가원. 요양병원 인력가산 효과평가. 원주: 건강보험심사평가원; 2016.

국민건강보험공단. 2008 노인장기요양보험 통계연보. 서울: 국민건강보험공단; 2009.

국민건강보험공단. 2010 노인장기요양보험 통계연보. 서울: 국민건강보험공단; 2011.

국민건강보험공단. 2012 노인장기요양보험 통계연보. 서울: 국민건강보험공단; 2013.

국민건강보험공단. 2013 건강보험주요통계. 서울: 국민건강보험공단; 2014.

국민건강보험공단. 2014 노인장기요양보험 통계연보. 서울: 국민건강보험공단; 2015.

국민건강보험공단. 2015년도 장기요양기관(시설급여) 평가결과. 원주: 국민건강보험공단; 2016.

국민건강보험공단. 2016 건강보험주요통계. 원주: 국민건강보험공단; 2017a.

국민건강보험공단. 2016 노인장기요양보험 통계연보. 원주: 국민건강보험공단; 2017b.

국민건강보험공단 노인장기요양보험 홈페이지, 2017, www.longtermcare.or.kr 2017년 8월 11일 접속.

권순만, 김홍수, 원장원 등, 실태조사를 통한 노인의료(요양)서비스 제도 개선방안 연구. 서울: 국민건강보험공단; 2013.

김동환, 이한주. 간호등급제가 요양병원의 간호인력 확보수준에 미치는 영향. 간호행정학회지 2014;20(1):95-105.

김정회, 이혜진, 이성우, 박미숙. 요양병원 수가 개선방안-단기 개선방안 중심으로-. 원주: 건강보험심사평가원; 2015.

법제처 국가법령정보센터. 2017. http://www.law.go.kr/main.html. 2017년 9월 30일 접속.

보건복지부. 2017 의료기관 개설 및 의료법인 설립 운영 편람. 세종: 보건복지부; 2017.

보건복지부, 의료기관평가인증원. 요양병원 인증조사 기준집(Ver. 2.0). 세종: 보건복지부; 2016.

보건복지부. 장기요양급여 제공기준 및 급여비용 산정방법 등에 관한 고시 (보건복지부고시 제 2017-141호, 2017.8.8, 일부개정).

선우덕. 노인장기요양보험의 운영 성과 평가 및 제도 모형 재설계 방안. 세종: 한국보건사회연구원; 2016.

송현종, 채정미. 노인의료관리 효율화를 위한 요양병원 기능 정립방안. 원주: 건강보험심사평가원; 2012.

의료기관평가인증원 홈페이지. 2017. http://www.koiha.kr/. 2017년 9월 30일 접속.

이지윤, 윤주영, 김정희, 송성희, 주지수 김은경. 요양병원 환자분류체계 개발. 간호행정학회지 2008;14(3):229-240.

전보영, 김홍수, 권순만. 요양병원 장기입원 현황과 관련 노인 및 기관 특성 비교 연구. 보건행정학회지 2016;26(1):39-50.

통계청 DB 종별 인력현황. 2017. kostat.go.kr, 2017년 8월 11일 접속.

황도경, 신영석, 이윤경 등. 노인 의료와 요양 서비스 수요 분석 및 공급체계 다양화 연구 -공급의 통합적 연계 체계 구축-. 세종: 한국보건사회연구원; 2016.

Kim H, Jung YI, Kwon S. Delivery of institutional long-term care under two social insurances: lessons from the Korean experience. Health Policy 2015;119(10):1330-1337.

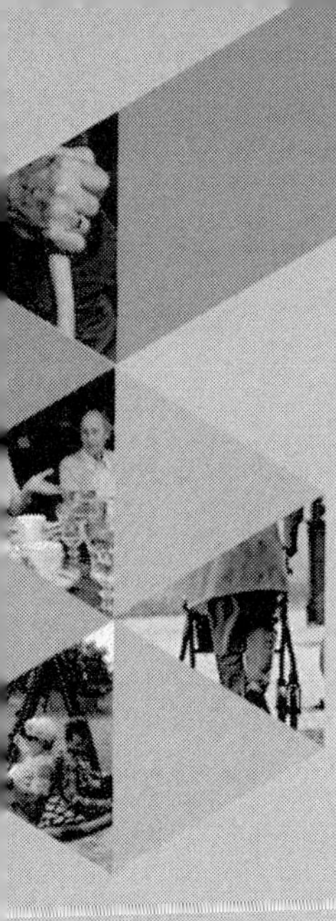

제 21 장

장기요양 방문간호

송 미 숙

장기요양 방문간호는 노인장기요양법에 근거를 둔 재가서비스 유형의 하나로 병원중심의 가정간호(의료법)나 지역사회 중심의 방문건강관리(지역보건법)와는 서비스의 성격이나 수가체계, 그리고 근거법이 다르다. 혹자는 간호사가 대상자 가정을 방문하여 간호서비스를 제공하는 서비스 방식에서 위의 세 가지 간호사업 형태를 동일한 것으로 이해하고 있기도 하지만 그 근거법이 다름을 우선 주지하는 바이다.

장기요양 방문간호는 시설이 아닌 각 가정에서 대상자가 필요로 하는 간호서비스를 제공하는 서비스 형태인데 국민건강보험공단에서 장기요양 대상자에게 실시하는 장기요양인정조사표 [별지 제5호서식] 안에 간호처치영역에 대해 조사하는 욕구조사항목에는 ① 기관지 간호, ② 흡인, ③ 산소요법, ④ 욕창간호, ⑤ 경관영양, ⑥ 암성통증, ⑦ 도뇨관리, ⑧ 장루간호, ⑨ 투석간호, ⑩ 당뇨발 간호에 국한하여 조사하기 때문에 장기요양 영역에서 간호사는 위의 간호행위만을 하는 것으로 오해하고 있는 것이 현실이다. 위의 간호행위는 가정이 아닌 병원에 입원하여 치료하는 과정에서 요구되는 간호요구도이며, 재가환경에서 요양하고 있는 대상자에게는 흔히 관찰할 수 있는 간호요구도는 아니다. 오히려 위의 요구도 이외에 매우 다양한 간호요구도를 갖고 있으나 이를 제대로 확인하지 못해 장기요양 방문간호사업이 활성화되지 못하는 결과를 낳고 말았다. 2015년도 장기요양보험급여자로 인정받은 후 재가급여를 이용한 추이를 살펴본 결과, 방문간호를 이용한 대상자는 1.6%에 불과하여 이러한 현상을 잘 증명해 주고 있다(송미숙 등, 2016). 저자는 이러한 문제점을 해결할 수 있는 단초를 제공하기 위해서 노인장기요양보험 재가서비스 분류 틀을 개발하였으며(송미숙과 송현종, 2014), 이 도구는 2017년부터 시작되는 통합재가시범사업에서 활용하고 있다.

1. 대상자의 주요 요양문제

병원을 중심으로 하는 가정간호와 요양현장에서의 방문간호는 간호관점의 차이가 있다. 간호는 돌봄이란 공통분모를 갖고 있지만 가정간호는 대상자의 치료를 목적으로 간호하는 반면에 방문간호는 증상관리와 요양관리가 요체이다. 그런데 앞에서 설명한 바와 같이 보험자, 공급자, 대상자 모두 대상자(가족 포함)가 갖고 있는 요양문제를 정의하기 어렵다.

현재 국민보험공단에서 직원들의 업무지침 중의 하나로 마련한「이용지원」의 내용을 살펴보면, 욕구조사결과에 근거하여 정해진 알고리즘에 의해 ① 신체기능, ② 재활욕구, ③ 사회생활기능, ④ 의사소통, ⑤ 시각기능, ⑥ 인지기능, ⑦ 행동변화, ⑧ 간호문제, ⑨ 통증, ⑩ 대변조절, ⑪ 요실금, ⑫ 지지체계, ⑬ 환경평가의 13개 영역으로「장기요양 필요영역」을 열거하고 있는데 이 어휘에서 보이는 바와 같이 왜 장기요양이 필요한지에 대한 인과관계를 알 수 없는 보험자의 선언적인 정의일 뿐이며, 필요영역별 어떤 장기요양서비스가 필요한지도 판단할 수 없다. 그렇기 때문에 보험자가 발급한 표장기로 인해 다양한 민원이 발생하는 것으로 판단한다.

재가서비스 분류 틀은 장기요양단계에 놓인 대상자들의 주요 요양문제를 추출하고 각 문제별 요양목표를 정의한 후, 이를 해결하기 위한 장기요양서비스 내용을 열거함으로써 대상자와 그 가족, 서비스 공급자, 그리고 보험자가 공히 합의할 수 있는 의미있는 도구이다.

이 도구에서 정의하고 있는 요양문제는 치료적 접근이 아니라 다양한 요양인력(방문간호사, 사회복지사, 요양보호사)이 병원이 아닌 재가요양현장에서 관리가 필요하다고 본 내용으로 정의하였다. 즉 진단명이 아니고 요양관리가 필요한 현상들을 다음과 같이 요양문제로 목록화하였다.

이를 구체적으로 설명하면, 대상자를 정상범위의 체중으로 유지시키기 위한 영양관리 필요성을 확인하기 위해서 체중조절의 어려움(비만이나 저체중)을 요양문제로 정의하였다.

대상자가 음식물을 원활하게 씹을 수 있게 하는 장기요양서비스의 필요성을 확인하기 위해서 씹기 어려움을 요양문제로 정의하였다.

대상자가 음식물을 원활하게 삼킬 수 있게 하는 장기요양서비스의 필요성을 확인하기 위해서 삼키기 어려움을 요양문제로 정의하였다.

대상자에게 적절한 영양을 공급하기 위한 장기요양서비스의 필요성을 확인하기 위해서 씹기와 삼키기를 할 수 없음을 요양문제로 정의하였다.

[표 21-1] 요양문제 목록

요양문제	
□1	체중 조절의 어려움(비만이나 저체중)
□2	씹기 어려움
□3	삼키기 어려움
□4	씹기, 삼키기를 할 수 없음
□5	임종준비 필요
□6	제한적 개인위생(세면, 목욕, 몸단장 등)
□7	이동장애(휠체어, 지팡이 등의 이용)
□8	관절구축
□9	제한적 일상생활(취사, 청소, 세탁, 장보기 등)
□10	가족 및 사회적 지지체계 미흡
□11	활력징후 이상(혈압, 체온, 호흡, 맥박 등)
□12	감염위험(요로, 호흡기, 상처감염 등) 및 감염발생
□13	통증
□14	부종(몸이 잘 붓는 증상)
□15	욕창위험 및 욕창발생
□16	약물투약의 문제
□17	낙상위험
□18	수면장애
□19	배뇨장애
□20	배변장애
□21	의사소통장애
□22	인지장애(우울증상 포함)

사전의료의향서를 작성하거나 계획된 임종준비 등의 장기요양서비스의 필요성을 확인하기 위해서 임종징후 대처 등의 임종준비를 요양문제로 정의하였다.

대상자가 청결상태를 유지하기 위한 장기요양서비스의 필요성을 확인하기 위해서 세면, 목욕, 몸단장 등이 필요한 제한적 개인위생을 요양문제로 정의하였다.

대상자가 이동장애로 인한 불편을 최소화하기 위한 장기요양서비스의 필요성을 확인하기 위해서 이동장애를 요양문제로 정의하였다.

대상자가 장애범위가 확대되는 것을 방지하기 위한 장기요양서비스의 필요성을 확인하기 위해서 관절구축을 요양문제로 정의하였다.

대상자가 가정에서 일상생활을 유지하기 위한 장기요양서비스의 필요성을 확인하기 위해서 취사, 청소, 세탁, 장보기 등이 필요한 제한적 일상생활을 요양문제로 정의하였다.

대상자의 질병 발생의 위험요인을 조기에 발견하여 적절한 시기에 관리하기 위한 장기요양서비스의 필요성을 확인하기 위해서 비정상 범위의 혈압, 체온, 호흡, 맥박, 혈당 이상 등을 요양문제로 정의하였다.

대상자의 감염을 예방하거나 이미 발생한 감염증상을 조기에 회복시키고 합병증을 예방하기 위한 장기요양서비스의 필요성을 확인하기 위해서 요로감염, 호흡기 감염, 상처감염 등의 위험을 요양문제로 정의하였다.

대상자의 통증을 경감시키기 위한 장기요양서비스의 필요성을 확인하기 위해서 통증을 요양문제로 정의하였다.

대상자의 부종을 경감시키기 위한 장기요양서비스의 필요성을 확인하기 위해서 부종을 요양문제로 정의하였다.

대상자의 욕창을 예방하거나 이미 발생한 욕창을 조기에 회복시키고 합병증을 예방하기 위한 장기요양서비스의 필요성을 확인하기 위해서 욕창위험 및 욕창발생을 요양문제로 정의하였다.

대상자가 의사처방 약물을 규칙적으로 복용시키고 약물작용과 부작용을 모니터링하기 위한 장기요양서비스의 필요성을 확인하기 위해서 불규칙적인 약물복용을 요양문제로 정의하였다.

대상자의 낙상을 예방하거나 이미 발생한 낙상상태로 인한 악화를 방지하기 위한 장기요양서비스의 필요성을 확인하기 위해서 낙상위험을 요양문제로 정의하였다.

대상자의 수면장애를 완화시킬 수 있는 장기요양서비스의 필요성을 확인하기 위해서 수면장애를 요양문제로 정의하였다.

대상자의 정상적인 배뇨를 유도하거나 정상적인 배뇨를 유지할 수 없는 대상자의 배설물을 신속하게 처리하기 위한 장기요양서비스의 필요성을 확인하기 위해서 배뇨장애를 요양문제로 정의하였다.

대상자의 정상적인 배변을 유도하거나 정상적인 배변을 유지할 수 없는 대상자의 배설물을 신속하게 처리하기 위한 장기요양서비스의 필요성을 확인하기 위해서 배변장애를 요양문제로 정의하였다.

대상자가 원활하게 의사소통을 할 수 있도록 지원하기 위한 장기요양서비스의 필요성을 확인하기 위해서 의사소통장애를 요양문제로 정의하였다.

대상자의 우울을 포함한 인지기능장애가 더 이상 악화되는 것을 방지하기 위한 장기요양서비스의 필요성을 확인하기 위해서 우울을 포함한 인지장애를 요양문제로 정의하였다.

이상의 요양문제들은 이를 해결하기 위한 서비스 유형과 투입시간을 결정하는데 근거가 되는 중요한 단서이기도 하다. 장기요양영역에서는 치료적 접근이 관리의 주요 목적이 아니라 장기요양서비스로 해결할 수 있는 증상을 확인하고 관리하는 것이 목적이다. 이상의 22개 요양문제를 확인하기 위한 조사도구도 부록에 소개한다. 이 도구는 반드시 간호사가 아니라도 대상자에게 적용하여 요양문제를 선정할 수 있도록 요양문제별 선정기준도 제시하였다.

2. 요양문제별 요양목표

방문간호사가 대상자의 욕구조사도구를 이용하여 요양문제를 선정하였으면 다음 단계에서는 각 요양문제별 요양목표를 설정한다(표 21-2). 대상자의 요양목표를 설정하고 우선순위를 설정하는 과정에서 대상자 가족과 합의하는 과정이 필요하다. 이 과정은 대상자 가족들이 대상자의 요양욕구와 요양관리 방향을 정확하게 이해할 수 있는 의미있는 기회이기도 하고, 보험자와 이용자 간 급여이용에 대한 의견을 조율하는 기회이기도 하다. 요양목표에 대해 대상자(가족 포함)의 기대나 목표가 공급자와 일치하지 않으면 간호이용의 지속성을 유지하기 어려운 문제가 발생할 수도 있으며, 경우에 따라서는 대상자를 옹호할 수 있는 근거도 될 수 있다.

요양문제별 요양목표를 구체적으로 설명하면 다음과 같다.

비만이나 저체중의 체중조절 어려움이란 요양문제를 갖고 있는 대상자에게는 측정한 체중이 정상범위에 도달하여 이를 유지하게 하는 것이 객관적으로 도달할 수 있는 요양목표이다.

씹기 어려운 요양문제를 갖고 있는 대상자에게는 씹는 기능을 최대한 유지하게 하는 것이 객관적으로 도달할 수 있는 요양목표이다.

삼키기 어려운 요양문제를 갖고 있는 대상자에게는 삼키기 기능을 최대한 유지하게 하는 것이 객관적으로 도달할 수 있는 요양목표이다. 씹기와 삼키기 모두를 할 수 없는 요양문제를 갖고 있는 대상자에게는 적절한 영양을 정기적으로 공급하는 것이 객관적으로 도달할 수 있는 요양목표이다.

임종에 대처할 준비가 되어 있지 않은 대상자 혹은 그 가족에게는 사전의료의향서를 작성하거나 임종징후 대처 및 계획된 임종준비 등을 할 수 있도록 준비하게 하는 것이 객관적으로 도달할 수 있는 요양목표이다. [그림 21-1]에서 보는 바와 같이 급여를 이용하기 시작한 지 6개월째부터 사망으로 요양급여를 이용하지 못하는 대상자가 급증하는 시점을 확인할 수 있다. 따라서 「임종준비 필요」라는 문제는 진료의 연속선상에서 논의되는 호스피스의 개념이 아니라 요양영역에서 다루는 것이 합당하다고 본다.

세면, 목욕, 몸단장 등이 필요한 제한적 개인위생의 요양문제를 갖고 있는 대상자에게는 항상 청결상태를 유지하는 것이 객관적으로 도달할 수 있는 요양목표이다.

이동장애를 갖고 있는 대상자에게는 이로 인한 불편을 최소화하는 것이 객관적으로 도달할 수 있는 요양목표이다.

그림 21-1 2015년 1월~6월 최초인정자의 1년간 급여 이용 추이

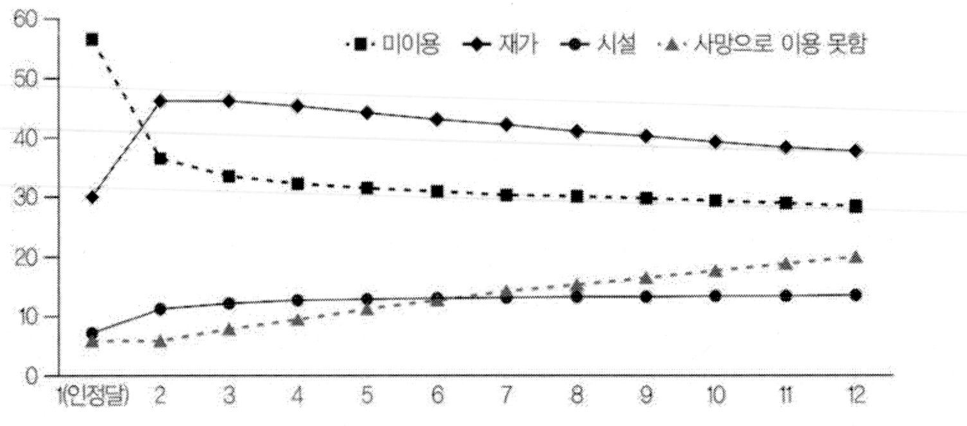

출처: 송미숙, 부선주, 황성우 등. 표준장기요양이용계획서 실효성 확보방안 마련. 원주: 국민건강보험공단; 2016.

관절구축의 요양문제를 갖고 있는 대상자에게는 장애범위가 확대되는 것을 방지하는 것이 객관적으로 도달할 수 있는 요양목표이다.

취사, 청소, 세탁, 장보기 등이 필요한 제한적 일상생활의 요양문제를 갖고 있는 대상자에게는 가정에서 일상생활을 유지하게 하는 것이 객관적으로 도달할 수 있는 요양목표이다.

비정상 범위의 혈압, 체온, 호흡, 맥박, 혈당 이상 등의 요양문제를 갖고 있는 대상자에게는 활력징후를 정상범위로 유지하는 것이 객관적으로 도달할 수 있는 요양목표이다.

요로감염, 호흡기 감염, 상처감염 등의 위험의 요양문제를 갖고 있는 대상자에게는 감염을 예방하거나 이미 발생한 감염증상을 조기에 회복시키고 합병증을 예방하는 것이 객관적으로 도달할 수 있는 요양목표이다.

통증의 요양문제를 갖고 있는 대상자에게는 통증을 경감시키는 것이 객관적으로 도달할 수 있는 요양목표이다.

부종의 요양문제를 갖고 있는 대상자에게는 부종을 경감시키는 것이 객관적으로 도달할 수 있는 요양목표이다.

욕창위험 및 욕창발생을 요양문제로 갖고 있는 대상자에게는 욕창을 예방하거나 이미 발생한 욕창을 조기에 회복시키고 합병증을 예방하는 것이 객관적으로 도달할 수 있는 요양목표이다.

불규칙적인 약물복용의 요양문제를 갖고 있는 대상자에게는 의사처방 약물이 효과적으로 작용할 수 있도록 규칙적으로 복용하게 하는 것이 객관적으로 도달할 수 있는 요양목표이다.

낙상위험의 요양문제를 갖고 있는 대상자에게는 낙상을 예방하거나 이미 발생한 낙상상태로 인한 증상이 악화되는 것을 방지하게 하는 것이 객관적으로 도달할 수 있는 요양목표이다.

수면장애의 요양문제를 갖고 있는 대상자에게는 수면장애를 완화시키는 것이 객관적으로 도달할 수 있는 요양목표이다.

배뇨장애의 요양문제를 갖고 있는 대상자에게는 정상적인 배뇨를 유도하거나, 정상적인 배뇨를 유지할 수 없는 대상자의 배설물을 신속하게 처리하는 것이 객관적으로 도달할 수 있는 요양목표이다.

배변장애의 요양문제를 갖고 있는 대상자에게는 정상적으로 배변할 수 있도록 간호중재술을 적용하거나 정상적인 배변을 유지할 수 없는 대상자의 배설물을 신속하게 처리하는 것이 객관적으로 도달할 수 있는 요양목표이다.

의사소통장애의 요양문제를 갖고 있는 대상자에게는 원활하게 의사소통을 할 수 있게 하는 것이 객관적으로 도달할 수 있는 요양목표이다.

[표 21-2] 요양문제별 요양목표

요양문제		요양목표
□1	체중 조절의 어려움(비만이나 저체중)	정상체중 유지
□2	씹기 어려움	씹기 기능 유지
□3	삼키기 어려움	삼키기 기능 유지
□4	씹기, 삼키기를 할 수 없음	적절한 영양공급
□5	임종준비 필요	계획된 임종준비
□6	세면, 목욕, 몸단장 등의 제한적 개인위생	청결상태 유지
□7	이동장애(휠체어, 지팡이 등의 이용)	이동장애로 인한 불편 최소화
□8	마비 등으로 몸이 굳어지는 관절구축 문제	장애범위 확대 방지
□9	취사, 청소, 세탁, 장보기 등 제한적 일상생활	일상생활 유지
□10	가족 및 사회적 지지체계 미흡	가족 및 사회적 지지체계 강화
□11	활력징후 이상(혈압, 체온, 호흡, 맥박 등)	정상범위의 활력징후 유지
□12	감염위험(요로, 호흡기, 상처감염 등) 및 감염발생	감염예방 및 감염 회복
□13	통증	통증경감
□14	몸이 잘 붓는 증상(부종)	부종경감
□15	욕창위험 및 욕창발생	욕창예방 및 욕창회복
□16	약물투약의 문제	규칙적인 약물 복용
□17	낙상위험	낙상예방 및 낙상상태 악화 방지
□18	수면장애	수면장애 완화
□19	배뇨장애	정상적인 배뇨 및 처리
□20	배변장애	정상적인 배변 및 처리
□21	보고 듣고 말하기가 어려운 의사소통장애	원활한 의사소통 유지
□22	인지장애(우울증상 포함)	인지기능장애 악화 방지

우울을 포함한 인지장애의 요양문제를 갖고 있는 대상자의 대상자에게는 우울이나 인지기능장애가 더 이상 악화되는 것을 방지하는 것이 재가요양현장에서 객관적으로 도달할 수 있는 요양목표이다.

3. 요양문제별 장기요양서비스

우리나라 노인장기요양서비스 유형이 요양보험 시작시점부터 분절적으로 출발하여 장기요양서비스가 수급자에게 효율적으로 혹은 효과적으로 전달되지 못하는 구조적인 문제점을 안고 있다. 요양목표를 해결하기 위한 장기요양서비스는 팀으로 접근할 때 효과적이지만 비의료인이 의료서비스를 제공하는 것을 우리 사회가 수용하는 것은 옳지 않다. 의학적 지식에 근거하지 않고 의료적 서비스를 제공할 경우 대상자의 생명을 위협할 수 있으며, 의료사고가 발생할 수 있기 때문이다.

구체적인 예로서, 비위관영양관리, 관장, 도뇨 등과 같은 침습적인 처치, 의학지식에 근거한 중재인 감염관리, 혈당관리, 상처관리, 투약관리, 자가관리교육, 인지재활 등의 서비스를 비의료인이 수행하는 것을 묵인해서는 안된다. 그렇지만 동작훈련, ROM운동, 근력운동, 보장구이용훈련 등과 같이 전문가가 교육한 내용에 근거하여 비의료인이 대상자에게 반복적으로 훈련시키는 것은 효율적인 방법이다. 우리나라 노인장기요양보험제도가 출발했던 상황을 고려할 때 이러한 가능성을 대상자(가족) 서비스 공급자, 보험자 모두가 인식하는 것이 필요하다고 판단한다. 이러한 관점의 연장선에서 방문간호사는 소위 특수간호처치만을 간호사의 역할로 한정하는 것은 모순이다.

아래에 열거한 장기요양서비스 내용은 대상자가 가지고 있는 요양문제를 해결하기 위해서 모든 요양인력들이 제공해야 하는 최소한의 서비스 내용을 목록화하였는데 이 중 굵은 이탤릭체의 서비스 내용은 반드시 방문간호사가 주최가 되어 중재하도록 구분하였다.

참고로, 노인장기요양서비스는 제3자 지불방식으로 운영되는 제도이다. 시설이 아닌 재가요양환경에서 다양한 요양인력들이 제공하는 서비스를 일일이 기록하지 않고 있으며, 서비스 행위별로 표준화되어 있지 않는 구조적인 문제점을 안고 있다. 필자는 이러한 점을 감안하여 다양한 수준의 요양인력들이 손쉽게 기록할 수 있도록 장기요양서비스 내용을 [표 21-3]과 같이 목록화하였음을 밝혀둔다. 장기요양서비스 내용을 목록화하는 것은 수급자의 요양목표를 중심으로 여러 직종의 요양인력들이 각기 어떻게 역할을 분담하고 서비스의 지속성을 유지할 것인가의 답을 찾을 수 있는 도구로 활용할 수 있기 때문이기도 하다.

또 다른 측면에서는 보험자와 수급자(가족 포함)가 공급자가 제공한 서비스 내용의 적절성을 파악하게 하는 기전으로도 활용할 수 있다. 모든 의료서비스와 마찬가지로 장기요양서비스 역시 적절성을 유지하는 것이 중요하다. 요양등급별로 정해진 급여범위 내에서 서비스 내용과 범위가 적절성을 유지하려면 서비스가 중복적으로 제공되는 것은 아닌지? 서비스 량이 적절한지를 보험자와 수급자(가족 포함)가 판단할 수 있도록 공급자는 제공한 서비스 내용을 효율적으로 기록하는 것이 노인장기요양보험제도 구성원(수급자, 공급자, 보험자)간의 분쟁이 발생하는 것으로부터 보호할 수 있는 기전이기도 하다.

이외에도 수급자의 요양문제와 요양목표 그리고 이를 해결하기 위한 장기요양서비스 내용을 목록화함으로써 수급자의 요양요구도보다 가족의 요양요구도가 우선적으로 검토되어야 하는 상황에서 공급자가 수급자를 옹호할 수 있는 간접적인 도구로도 활용할 수 있다. 수급자(가족 포함)는 자신이 필요한 서비스가 무엇이라고 요청하는데 한계가 있다. 또한 요양인력별로 어떤 서비스를 제공할 것인지 예측하는데 한계가 있다, 따라서 이 목록표는 노인장기요양보험제도 구성원간의 소통을 효율적으로 할 수 있는 도구이기도 하다.

특히 통합재가서비스 모형으로 노인장기요양서비스 전달방식이 전환되어가는 시점에서 요양인력간의 역할을 구분하고 요양진행과정을 모니터링하려면 이 목록표는 사례관리자가 매우 유용하게 활용할 수 있을 것으로 확신한다.

물론 이 목록표에 제시한 서비스 내용은 공급자가 수급자의 요양목표를 해결하기 위해 제공해야 하는 최소한의 서비스 목록으로 완성된 도구는 아니다. 공급자의 시각과 전문성에 따라 요양문제를 추가로 확인할 수 있으며, 요양서비스 내용도 추가할 수 있기 때문이다.

[표 21-3] 요양목표 달성을 위한 장기요양서비스 내용

요양목표	장기요양 서비스 내용
활력징후 정상범위유지	Vital sign의 주기적 측정과 기록 - 양식 제공
	혈당의 주기적 측정과 기록 - 양식 제공
	호흡유지를 위한 처치 - 체위, 산소공급 등
	저/고혈당에 대한 처치
	체온을 유지하기 위한 처치 - 알코올 마사지, 보온 등
	필요시 전문기관 의뢰
삼키기 기능 유지	연하기능 훈련
	연하기능 변화 확인
씹기 기능 유지	치아상태(틀니포함) 관찰하여 저작기능 확인
	치과진료(틀니포함) 의뢰
	조리법 교육 - 교육자료 제공
	씹기 쉬운 조리준비
	저작기능 변화 확인
적절한 영양공급	**위관식이 방법과 유지방법 교육 - 교육자료 제공**
	정기적인 비위관교환
	위관상태 청결 및 유지

요양목표	장기요양 서비스 내용
정상체중 유지	**1일 섭취량과 활동량 파악을 위한 교육 - 교육자료 제공**
	체중변화원인(우울, 식욕부진, 폭식, 다식, 질병, 학대, 빈곤 등) 파악과 해결방안 교육 및 상담(가족포함)
	적절한 식단구성과 조리법교육 - 교육자료 제공
	체중변화 모니터링
계획된 임종준비	**사전의료의향서 작성 - 양식 제공**
	임종과정에 대한 교육 - 교육자료 제공
	가족과의 이별준비
	가족간의 합의
	장례준비
	임종시 정서적 지지
	위시리스트 작성
	최후 임종증상관리
	사후 가족관리
청결상태 유지	목욕환경(사고위험요소) 점검
	목욕법 교육(대상자, 가족, 요양보호사) - 교육자료 제공
	목욕시키기
	세수, 잇솔질, 세발, 몸단장 보조 가족훈련 -교육자료 제공
	세수, 잇솟질, 세발, 몸단장
	의복 및 시트교환(이불 제외)
이동장애 불편 최소화	보장구 이용방법 교육 및 훈련 - 교육자료 제공
	하지 근력강화 운동
	일어나 앉기, 서기 도움 교육 - 교육자료 제공
	일어나 앉기, 서기 훈련
	보행 도움(휠체어 앉히기, 워커 사용)
장애범위 확대방지	**ROM의 필요성 설명 - 교육자료 제공**
	ROM의 기준점 설정
	구축된 반대부위 강화
	ROM의 변화 확인
	일상생활을 위한 기본동작 교육 - 교육자료 제공
	일상생활을 위한 기본동작 훈련
	필요시 전문기관 의뢰
일상생활 유지	대상자를 위한 장보기 가이드라인
	대상자를 위한 취사 및 식사준비
	대상자 사용물품 세탁
	대상자가 주로 거주하는 장소정돈(베란다 제외)
	외출동행(산책, 은행, 주민센터 등)

요양목표	장기요양 서비스 내용
가족 및 사회적 지지체계 구축	지지체계(정서적, 경제적, 노동적, 환경적) 필요부분 확인
	자원발굴(말벗, 병원동행, 경제적 지지자원 등) 연계
	지역사회 자원 활용방안 상담(가족)
	응급/야간-긴급상담(임종대처 포함)
	지역사회 자원 활용여부 확인과 자원연계 조정
	노인학대 증거확보와 즉시신고
감염예방 및 합병증 발생 예방	**감염을 예방하기 위한 교육 - 교육자료 제공**
	독감, 폐렴, 대상포진 예방접종 교육 - 교육자료 제공
	손씻기, 청결유지법, 무균법, 보습제 사용 등 교육 - 교육자료 제공
	소양, 발진 및 감염부위, 배액성상 관찰
	Line 주기적 교환 및 청결유지
	체위를 이용한 배액
	흡인
	필요시 보행(휠체어 이동 포함) 시킴
	환자상태 변화 요약 기록
	필요시 전문기관 의뢰
정상적인 배뇨 및 처리	배뇨양상과 배뇨환경, 양, 주기 기록 - 양식 제공
	섭취량과 배설량 측정과 기록에 대한 가족교육 - 교육자료 제공
	배뇨훈련과 교육(보호자 포함) - 교육자료 제공
	필요시 유치도뇨
	화장실 이동보조, 배뇨처리
	필요시 전문기관 의뢰
정상적인 배변 및 처리	배변양상과 배변환경, 양, 주기, 약물복용실태 기록 - 양식 제공
	섭취량과 배설량 측정과 기록에 대한 가족교육 - 교육자료 제공
	배변훈련과 교육(보호자 포함) - 교육자료 제공
	식이교육(보호자 포함) - 교육자료 제공
	복부마사지
	관장
	장루간호
	화장실 이동보조, 용변처리
	필요시 전문기관 의뢰
원활한 의사소통 유지	의사소통장애 원인, 정도 파악
	의사소통환경 구축
	의사소통법 교육(대상자, 가족, 서비스 제공자 등) - 교육자료 제공
	구강강화 훈련(혀운동, 볼근육 강화운동 등)
	언어훈련
	안경, 조명, 보청기 등 장애보정방안 점검
	의사소통 능력 변화 측정

요양목표	장기요양 서비스 내용
규칙적인 투약이행	**투약복용방법과 5 Right(용량, 시간, 사람, 방법, 정확한 약)과 약물 부작용 모니터링 및 관리**
	투약복용 실태 확인
	투약이행 향상을 위한 가족교육 – 교육자료 제공
낙상예방 및 낙상상태 악화 최소화	낙상위험도 측정과 기록 – 양식 제공
	낙상 위험요소 확인과 제거
	근력운동, 균형유지운동, 관절운동 교육 – 교육자료 제공
	근력운동, 균형유지운동, 관절운동 훈련
	낙상발생시 응급조치 설명
	가족내 1, 2, 3차 연락처, 요양시설 센터장 연락처 핸드폰 저장 (혹은 전화기 근처에 기록)
	낙상환자 상태확인
	응급조치 시행
	가족연락과 후송할 기관 섭외
	병원으로 후송
	발생상황 기록 및 보존
통증 경감	**통증원인과 부위 및 강도 파악**
	통증간호 – 냉온찜질, 마사지, 약물투여 등
	통증변화 관찰
	필요시 전문기관 의뢰
부종 경감	**부종의 원인과 강도 파악**
	섭취량과 배설량 측정 – 교육자료 제공
	식전 체중 측정 – 양식제공
	활동량 증가와 휴식 및 부종변화 관찰
	부종부위 거상
	압박스타킹 제공
	발(손) 맛사지
	필요시 전문기관 의뢰
욕창예방 및 욕창 회복	**욕창위험도 사정과 모니터링**
	욕창예방 매트리스 사용법 교육 – 교육자료 제공
	욕창 호발부위 및 증상교육 – 교육자료 제공
	자세변경법 교육 – 교육자료 제공
	자세변경법 훈련
	2시간마다 체위변경 – 양식제공
	적절한 수분과 영양공급 – 양식제공
	욕창 부위, 깊이, 삼출물의 양상, Grade 확인과 모니터링
	욕창발생부위 드레싱
	필요시 전문기관 의뢰

요양목표	장기요양 서비스 내용
인지기능 악화 최소화	**문제심리행동증상과 인지기능 사정**
	인지기능 평가결과 상담(대상자, 보호자)
	인지기능 강화 프로그램 중재
	가족교육(증상대처법, 가족수행가능 중재법 등) - 교육자료 제공
	문제심리행동증상과 사회화 과정 모니터링
	말벗(정서적 지지)
	필요시 전문기관 의뢰
수면장애 완화	**수면장애 원인 파악**
	수면촉진 환경조성
	필요시 전문기관 의뢰

4. 케어플랜 수립

방문간호사는 대상자에게 적용한 요양욕구조사결과에 따라 확인된 요양문제에 근거하여 요양등급별 급여이용 매트릭스 틀에 적용하여 요양급여 종류와 횟수를 조합하는 케어플랜을 수립한다.

대상자(가족 포함)와 합의한 요양문제 중 비정상범위의 활력징후, 삼키기 어려움, 씹기 어려움, 비정상 범위의 체중(비만/저체중), 씹기와 삼키기 기능상실, 관절구축, 감염위험 및 감염발생, 통증, 부종, 불규칙적인 약물복용, 낙상위험 및 낙상발생, 욕창위험 및 욕창발생, 인지기능장애, 수면장애 중 어느 하나의 요양문제라도 갖고 있는 대상자는 방문간호를 1개월간 주 1회 이상 사용하도록 계획한다. 그리고 이 기간 중에 요양환경이 구축되면 월 2회 이상으로 조정한다. 가정 내에서의 요양환경이 구축되지 않는 경우에는 다시 주 1회 방문간호를 반복 제공할 것을 제안한다.

방문간호는 대상자의 생명과 삶의 질을 위협하는 증상을 관리하는 역할 이외에 가족과 요양팀원들에게 요양문제와 그 발생기전을 교육하고, 요양목표를 달성하기 위한 향후 요양관리 방향을 팀원과 공유하는 등의 요양환경을 구축하는 역할을 담당할 것을 제안한다. 현재의 방문요양, 방문목욕, 방문간호와 같이 분절된 형태로는 재가환경에서 요양관리가 지속 가능하기 어렵기 때문이다. 따라서 방문간호사는 장기요양서비스를 통합적으로 이용할 수 있도록 팀 리더로서의 역할을 수행한다.

노인장기요양보험 급여금액은 대상자의 요양등급에 따라 차등지불하고 있지만 표준장기요양이용계획에서 권고하는 서비스 양과 질에 있어서 차별화가 되어있지 못하기 때문에 보험자는 이를 고려하여 요양관리계획을 작성하고, 대상자와 그 가족에게 급여범위 내에서 표준예시를 제시하고 설명한다. 요양관리계획를 수립함에 있어서 요양인력별로 분절적인 서비스를 제공하기 보다는 각 가정 내에 재가요양환경을 구축하는 것에 중점을 두고 요양관리계획을 수립한다.

현재 우리나라 노인장기요양보험제도는 대상자의 요양욕구 중증도에 따라 급여내용과 서비스량의 차이가 있을 것이라는 가정하에 요양급여액을 차등지불하고 있으나 요양급여액의 차등이 단순히 급여이용횟수로만 차별화를 보일 뿐 급여종류에 따른 이용양상에 차이를 보이지 못하고 있는 것을 확인하였다(송미숙과 송현종, 2015). 이러한 분석결과는 요양욕구 중증도에 따라 요양관리의 차별화를 꾀하지 못하고 있음을 의미하는 것이고, 표장기가 제 역할을 다한다고 보기 어렵다.

대상자의 욕구문제를 해결하기 위한 급여종류를 선택한 후, 시간별 단가차이를 감안하여 이용가능한 월 한도액 범위에서 「케어플랜」을 설계할 수 있다.

방문간호사는 대상자의 요양욕구문제를 해결하기 위해서 적정 서비스 범위를 가늠할 수 있는 능력이 요구된다. 예를 들어 감염위험의 요양문제를 해결하기 위해서 방문간호 횟수를 몇 회로 권고할 것인지? 제한적인 개인위생의 문제를 해결하기 위해서 방문요양을 하루에 몇시간 사용하도록 권고할 것인지? 대상자 가정의 환경적 여건이나 지지체계에 따라 어떤 기준으로 차등화할 것인지?

위와 같은 판단을 용이하게 할 수 있도록 엑셀 프로그램을 이용하여 권고안을 설계하였다. 즉 대상자 요양욕구조사결과에 따라 확인된 요양문제에 근거하여 연구팀이 제안하는 급여이용 권고기준((1)~(7))에 따라 필수적인 요양급여종류와 횟수를 요양등급별 급여이용 매트릭스 틀에 적용한 후, [A×B+C×D+E×F+G×H < 월 한도액]의 기본수식으로 월 한도액 범위에서의 장기요양서비스 조합을 설계할 수 있다. 이 때 서비스 이용 시간대에 따른 가산율은 기본수식에 가감하여 적용하면 된다.

[표 21-4] 요양등급별 급여이용 설계 매트릭스

등급	월한도액	예상 월 급여 이용	방문요양		방문목욕		방문간호		주야간보호	
			서비스 구간별 수가	이용 횟수	서비스 구간별 수가	이용 횟수	서비스 구간별 수가	이용 횟수	서비스 구간별 수가	이용 횟수
1	1,196,900	계	A	B	C	D	E	F	G	H
2	1,054,300	▲								
3	981,100	A×B+C×D+E×F+G×H < 월 한도액								
4	921,700									
5	784,100									

참고문헌

송미숙, 부선주, 황성우 등. 표준장기요양이용계획서 실효성 확보방안 마련. 원주: 국민건강보험 공단; 2016.

송미숙, 송현종. 노인장기요양보험 재가서비스 분류틀 개발 및 타당도 검증. 한국노년학 2014;34(2):369-386.

송미숙, 송현종. 표준장기요양이용계획서의 재가급여 유형별 이용권고 여부에 영향을 미치는 요인: 표준장기요양이용계획서의 타당성을 중심으로. 한국노인복지학회지 2015;69:31-49.

욕구평가 기록지

성명		요양등급		장기요양인정번호	
성별		연령			
평가일				면접자	

	조사항목	요양문제 선정기준
의식상태	□① 지시에 완벽하게 따른다. □② 지시에 따르지 못하지만 자발적 움직임이 있다. □③ 통증에만 반응이 있다. □④ 아주 강한 통증에도 반응없다.	②, ③, ④이면 비정상적인 활력징후
삼키기	□① 무엇이든 삼킬 수 있다. □② 가끔 사레 들린다. □③ 자주 사레 들린다. □④ 전혀 삼킬 수 없다.	삼키기가 ② 혹은 ③이면 삼키기 곤란, ④이면 삼키기 기능 상실
씹기 (틀니를 착용한 후에라도)	□① 무엇이든 씹을 수 있다. □② 부드러운 것이라면 씹을 수 있다. □③ 전혀 씹을 수 없다.	② 혹은 ③이면 씹기 곤란
체중변화	체중 __________Kg	체중변화 항목에서 ① 혹은 ②인 경우거나 식사의 규칙성에서 ②인 경우엔 체중감소 / 비만
	지난 1개월내 체중 ① 증가 __________Kg 혹은 ② 감소 __________Kg	
식사 규칙성	① 규칙 ② 불규칙	
임종 및 사후계획	① 임종과 사망에 대비한 구체적인 계획을 세워두었다. ② 전혀 고려하지 않고 있다. ③ 사전의료의향서를 준비하고 싶다.	의식상태가 ②, ③, ④이거나 삼키기에서 ④이고, 임종 및 사후계획에서 ②이거나 ③이면 임종준비 필요

개인위생 평가		① 혼자 할 수 있다	② 도움이 필요하다	③ 전혀 할 수 없다	요양문제 선정기준
1	세수하기				6개 항목 중 어느 한 항목이라도 ② 이상이면 제한적 개인위생
2	양치하기				
3	머리감기				
4	옷입고 벗기				
5	목욕하기				
6	식사하기				
이동능력 평가		**① 혼자 할 수 있다**	**② 도움이 필요하다**	**③ 전혀 할 수 없다**	**요양문제 선정기준**
1	침대에서 체위변경				4개 항목 중 1개 항목이라도 ② 이상이면 이동장애
2	일어나 앉기				
3	옮겨앉기				
4	걷기				
관절구축 평가		**① 제한없음**	**② 좌/우관절제한**	**③ 양관절제한**	**요양문제 선정기준**
1	어깨관절				6개 항목 중 1개 항목이라도 ② 이상이면 관절구축
2	팔꿈치관절				
3	손목 및 수지관절				
4	고관절				
5	무릎관절				
6	발목관절				

		요양문제 선정기준
가족(주수발자 중심) 지지체계 정도	□ 정서적 지지정도 ① 상 ② 중 ③ 하 □ 경제적 지지정도 ① 상 ② 중 ③ 하 □ 노동적 지지정도 ① 상 ② 중 ③ 하	3개 항목 중 어느 한 항목이라도 3점 이상이면 제한적 일상생활
정기적 이용하는 병원		**요양문제 선정기준**
자원이용 필요여부	□ 정서적 지지를 위한 자원필요; 말벗, 기도, 상담 등 □ 경제적 지지를 위한 자원필요; 치료비, 생활비 지원 등 □ 노동적 지지를 위한 자원 필요; 도시락 배달, 병원이나 은행 동행 등	3개 항목 중 어느 하나라도 체크한 경우이면 사회적 지지체계 미흡

		요양문제 선정기준
활력증상	☐ 호흡수 :　　　　회/1분	12~20회/분 범위를 벗어나면 비정상범위의 활력징후
	☐ 맥박수 :　　　　회/1분	60~100회/분 범위를 벗어나면 비정상범위의 활력징후
	☐ 체온 :　　　　℃	35~37℃ 범위를 벗어나면 비정상범위의 활력징후
	☐ 혈압 : ________ / ________ mmHg	수축기 혈압이 90mmHg 이하이거나 140mmHg 이상이거나 이완기 혈압이 70mmHg 이하이면 비정상범위의 활력징후
	☐ 공복혈당 : ______________ mg/dL	70~110mg/dL 범위를 벗어나면 비정상범위의 활력징후
		요양문제 선정기준
호흡기계	☐ 기관지 절개관 유치 (번호 :　　　　교환일 :　　　　)	기관지 절개관, 객담, 당뇨발, 욕창, 상처 중에 하나가 있으며, 배뇨와 배변양상이 ③ 이상이고 체온이 38℃ 이상이면 감염위험
	☐ 산소사용　☐ 호흡곤란　☐ 기침(객담)	
피부상태	☐ (기저귀)발진　☐ 소양감 ☐ 멍　☐ 당뇨발 ☐ 욕창 : 부위 ____________________ ☐ 상처 : 부위 ____________________	
		요양문제 선정기준
배뇨양상	① 정상 ② 가끔 실금한다. ③ 기저귀가 필요할 정도로 자주 실금한다. ④ 도뇨 ⑤ 투석	② 이상이면 배뇨장애
	☐ 소변　　　　회/일 ☐ 색깔 및 양상 :	
배변양상	① 정상 ② 경도의 장애가 있다(3~4일에 1회의 변비) ③ 중도의 장애가 있다(1주일 이상 변비, 연속된 설사) ④ 변실금(상시 기저귀 사용) ⑤ 장루	② 이상이면 배변장애
	☐ 대변　　　　회/일 ☐ 색깔 및 양상 :	

<table>
<tr><th>시력, 청력 평가</th><th>① 아니다</th><th>② 그렇다</th><th>요양문제 선정기준</th></tr>
<tr><td>잘 보이지 않아(안경을 쓴 경우도 포함) 일상생활에 어려움이 있습니까?</td><td></td><td></td><td rowspan="2">2개 항목 중 어느 하나라도 ②이면 의사소통장애</td></tr>
<tr><td>잘 들리지 않아(보청기를 낀 경우도 포함) 일상생활에 어려움이 있습니까?</td><td></td><td></td></tr>
</table>

<table>
<tr><th>현 병력</th><th></th><th colspan="3">(있는대로)</th><th>요양문제 선정기준</th></tr>
<tr><td rowspan="10">복용중인 처방약물</td><td></td><td colspan="3">(있는대로)</td><td rowspan="10">8개 항목 중 1개 항목이라도 2점이면 불규칙적인 약물복용</td></tr>
<tr><td></td><td>질 문</td><td>① 예</td><td>② 아니오</td></tr>
<tr><td>1</td><td>의사가 처방해준 약물을 지난주에 모두 드셨나요?</td><td></td><td></td></tr>
<tr><td>2</td><td>지난 1주간 약물을 복용하지 않은 날이 있나요?</td><td></td><td></td></tr>
<tr><td>3</td><td>약을 먹고 몸이 힘들 때가 있나요?</td><td></td><td></td></tr>
<tr><td>4</td><td>약을 먹고 몸이 힘들어 임의로 약물복용을 금한 날이 있습니까?</td><td></td><td></td></tr>
<tr><td>5</td><td>약을 먹고 몸이 힘들어 임의로 약물용량을 줄인 적이 있습니까?</td><td></td><td></td></tr>
<tr><td>6</td><td>약을 먹고 몸이 힘들어 처방 준 의사와 상담한 적이 있습니까?</td><td></td><td></td></tr>
<tr><td>7</td><td>가족이 대신해서 약을 처방받아 온 적이 있습니까?</td><td></td><td></td></tr>
<tr><td>8</td><td>지난 1주간 식사를 거르고 약물을 복용한 적이 있습니까?</td><td></td><td></td></tr>
</table>

구분	척도	점수	요양문제 선정기준
지난 3개월간 낙상 경험	있음	25	총점이 25점 이상이면 낙상위험
	없음	0	
이차적인 진단	있음	15	
	없음	0	
보행	혼자 할 수 없음	30	
	목발/지팡이/보행기 사용하여 혼자 보행 가능	15	
	보행을 할 수 없는 상태(침상안정) 또는 보조기구 없이 보행 가능	0	
IV/IV lock	있음	20	
	없음	0	
걸음걸이	장애가 있음	20	
	허약함	10	
	정상/침상안정/부동	0	참고 : 51점+이면 고위험군, 25~50점 이상이면 중 위험군, 24점 이하이면 저위험군
인지장애	자신의 기능수준을 과대평가 하거나 잊어버림 (질문 : 화장실에 갈 때 혼자 걸어갈 수 있습니까? 도움이 필요합니까?)	15	
	자신의 기능수준에 대해 잘 알고 있음	0	출처 : 낙상 평가 도구 (Morse fall scale)
총점	점		

구분	항목												기준
통증부위와 통증강도	□ 복부부위 통증	0	1	2	3	4	5	6	7	8	9	10	어느 항목 중 1개 항목이라도 3점이면 통증
	□ 가슴부위 통증	0	1	2	3	4	5	6	7	8	9	10	
	□ 두통	0	1	2	3	4	5	6	7	8	9	10	
	□ 관절통증	0	1	2	3	4	5	6	7	8	9	10	
	□ 기타 ________	0	1	2	3	4	5	6	7	8	9	10	

구분	항목		0	1	2	3	4	기준
부종	□ 전신		0	1	2	3	4	어느 한 항목이라도 2점 이상이면 부종
	□ 국소	□ 손	0	1	2	3	4	
		□ 발	0	1	2	3	4	
		□ 얼굴	0	1	2	3	4	
		□ 복수	0	1	2	3	4	

요인	점수		내용	요양문제 선정기준
감각인지	1	완전 제한	통증자극에 반응 없음(의식수준 저하 또는 진정상태) 혹은 전신 통증 감각 제한	16점 이하이면 욕창발생 위험
	2	매우 제한	통증자극에만 반응(신음, restlessness) 혹은 전신 1/2의 감각 제한	
	3	약간 제한	자극에 반응하나 항상 불편감을 말하지 못함 혹은 1~2개 사지의 감각 제한	
	4	제한 없음	지시에 따름. 불편감, 통증을 호소하며 감각 결손 없음	
습한 정도	1	항상 있음	땀, 대소변에 항상 피부가 젖어있음. 체위변경 시나나 항상 피부가 젖어있음	
	2	자주 있음	자주 젖어있고 최소 3회/1일 이상 린넨 교환	
	3	가끔 있음	가끔 젖어있고 1회/1일 이상 린넨 교환	
	4	거의 없음	정기적으로 린넨 교환 안 해도 됨	
활동 정도	1	침상 고정	완전 부동	
	2	의자 고정	혼자서 본인을 지탱하지 못하거나 보행이 극도로 제한	
	3	가끔 보행	단거리 보행 가능하나 대부분 침상 또는 휠체어에서 지냄	
	4	자주 보행	방 밖에서 최소 1일 2회 보행. 방 안에서 최소 한번에 2시간 동안 보행 가능	
기동력	1	완전 제한	도움 없이 체위나 사지의 위치변경 불가능	
	2	매우 제한	도움 없이 체위나 사지의 위치변경이 어렵거나 가끔 약간의 체위변경과 움직임 가능	
	3	약간 제한	스스로 모든 자세변경 가능하나 원활하지 못함	
	4	제한 없음	스스로 모든 자세변경이 가능	
영양상태	1	매우 부족	제공된 음식의 1/3 이하 섭취 혹은 미음이나 금식상태, 혹은 5일 이상의 수액요법	
	2	부족	제공된 음식의 1/2 이하 섭취	
	3	보통	제공된 음식의 1/2 이상 섭취 or 경관영양 혹은 수액	
	4	우수	제공된 음식의 대부분 섭취	
마찰과 응전력	1	문제 있음	자주 침상, 의자에서 미끄러지고, 구축, 강직으로 항상 마찰하는 부위가 있음	
	2	잠재적 문제	침상에서 이동 시 약간의 도움이 필요. 가끔 침상이나 의자에서 미끄러질 우려 있음	
	3	문제 없음	침상, 의자에서 스스로 이동 가능. 항상 바른 자세 유지 가능	
총점		점		출처 : Braden scale

	질문	답변	요양문제 선정기준
1	현재 거주하고 계신 주소를 말씀해 주십시오.	0 □ 옳은 응답 1 □ 틀린 응답	2점 이상이면 인지기능장애
2	오늘은 며칠이고 무슨 요일입니까?	0 □ 옳은 응답 1 □ 틀린 응답	
3	1년 전과 비교하여 기억력이 많이 떨어졌다고 생각하십니까?	0 □ 아니오 1 □ 예	
4	자신의 생일은 언제입니까?	0 □ 옳은 응답 1 □ 틀린 응답	
5	오각형 그리기	0 □ 옳은 응답 1 □ 틀린 응답	
	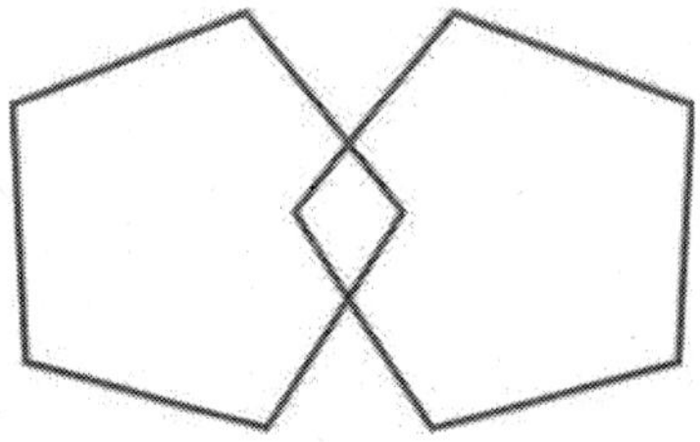		오각형 겹치는 부분이 90도를 유지해야 하고, 동시에 두 개의 도형이 오각을 유지해야 옳은 답으로 판정

주1) 출처 : 송미숙 외, Subjective memory complaints and clinical characteristics in elderly Koreans: A questionnaire survey, International Journal of Nursing Studies, Vol. 44(8), 1400-1405 2007의 내용을 일부수정.

	문제심리행동증상	증상 유무		심한정도			이 증상으로 인한 가족고통정도				요양문제 선정기준
		① 없다	② 있다	경함	보통	심함	없다	경함	보통	심함	
□1	망상(잘못된 믿음)										12개 항목 중 어느 하나라도 ②이면 인지기능 장애
□2	환각(헛것을 보거나 들음)										
□3	비협조적인 행동/공격성										
□4	우울/낙담										
□5	불안										
□6	기분이 들뜸/지나치게 행복해 보임										
□7	무감동/무관심										
□8	충동 조절 능력 감소										
□9	화를 잘 냄										
□10	비정상적인 반복행동										
□11	수면장애										
□12	식습관, 식욕의 변화화										

주1) 출처 : Hee Kyung Park et al., Clinical Characteristics of a Nationwide Hospital-based Registry of Mild-to-Moderate Alzheimer's Disease Patients in Korea: A CREDOS (Clinical Research Center for Dementia of South Korea) Study, J Korean Med Sci. 2011 September; 26(9): 1219-1226의 내용을 일부수정.

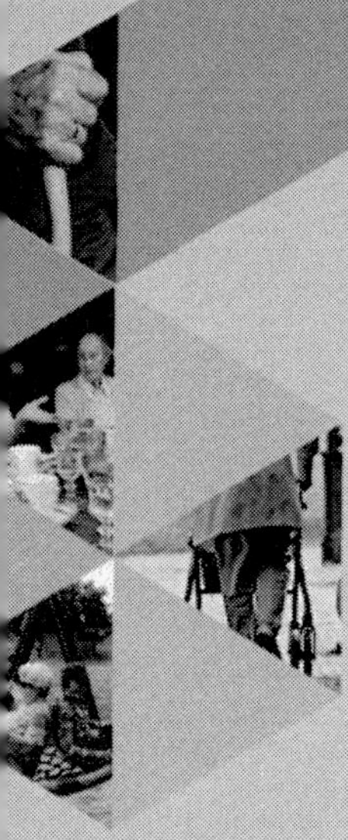

제 22 장

노인복지서비스

박 영 란

1. 노인복지 및 제도 현황

1) 노인복지의 현주소

한국사회에서 노인문제에 대한 관심이 대두된 것은 1980년대 초반이다. 이 시기에는 산업화와 도시화 과정을 거치면서 가족의 보호를 받지 못하는 저소득 무의탁 노인이 증가하면서 정부가 이들을 지원하기 위한 제도를 마련하기 시작했다. 이후 노년기의 빈곤, 질병 및 소외 문제를 예방하고 해결하기 위한 정책이 확대되어 왔다.

전 세계 노인의 삶을 소득, 건강, 역량, 우호적 환경의 네 가지 영역에서 측정한 '세계노인복지지표(the Global Age Watch Index)'에 의하면 2015년 한국은 96개국을 대상으로 조사한 결과에서 전체 순위는 60위, 소득보장영역은 82위, 건강영역은 42위, 역량영역은 26위, 우호적 환경은 54위에 올랐다(그림 22-1).

소득보장 영역의 경우 연금을 받는 65세 인구가 77.6%, 노인빈곤율 48.53%(수입이 국가의 중위소득의 절반에 못 미치는 60세 이상 인구비율), 노인의 상대적 복지 62.4%(나머지 인구의 소득/소비 평균에서 60세 이상의 소득/소비 평균이 차지하는 비율)을 기준으로 보았을 때 조사에 포함된 96개 국가 중 82위를 차지하였다. 이는 경제적인 양극화 현상 속에서 한국노인들이 젊은 연령집단에 비해 상대적으로 빈곤위험에 더 많이 노출되어 있음을 의미한다. 한국노인의 건강상태는 60세 이상 기대수명이 평균 24년이지만, 60세 이상이 건강하게 살 것으로 예상되는 건강기대수명은 18.3년이고, 상대적 심리/정신적 복지(자신의 삶이 의미 있다고 생각하는 35~49세 응답자에 대비한 50세 이상 응답자 비율)는 70%로 세계노인복지지표 조사에 포함된 96개국 가운데 42위를 차지하였다(한국헬프에이지, 2015).

역량(empowerment) 영역에서는 고용률(55세~64세 중 고용된 인구 비율)이 64.3%, 교육수준(중등 혹은 그 이상의 교육을 받는 60세 이상 인구 비율)이 45.9%로 96개국 가운데 26위로 다른 영역에 비해 상대적으로 높은 순위를 차지하였다. 한편 우호적 환경 영역은 96개국 가운데 54위를 차지하였는데 사회적인 연결(50세 이상 인구 가운데 어려운 상황에 처했을 때 기댈만한 친인척이나 친구가 있음) 60%, 신체적인 안전(거주지에서 밤에 혼자 걸어도 안전하다고 느끼는 비율) 59%, 시민의 자유(하고 싶은 일은 자유롭게 선택할 수 있다고 생각함) 67%, 대중교통 접근성(거주지역 대중교통 시스템 만족도) 71%로 밝혀졌다(한국헬프에이지, 2015).

그림 22-1 2015년 세계노인복지지표 결과(대한민국)

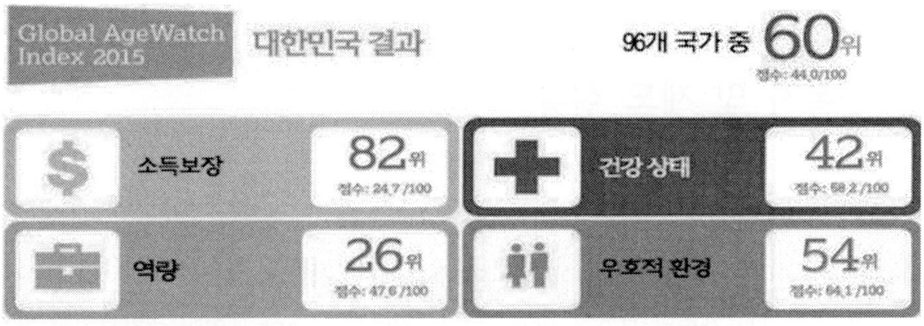

출처 : 한국헬프에이지. 대한민국 어르신, 안녕들 하십니까? 제5회 Age토크 자료집. 2015.

이와 같은 세계노인복지지표에 비추어 보면 한국노인의 복지 수준은 아직 미흡한 측면이 많다. 2017년 우리나라 65세 이상 고령자는 전체 인구의 13.8%를 차지하는데 2045년에 47.7%가 될 것으로 전망된다. 고령자 1인 가구는 전체 고령자 가구 중 33.5%이며, 특히 이들은 자신의 건강상태가 「나쁘다」고 생각하는 사람이 55%로 전체 고령자 43.5%보다 많다(통계청, 2017). 아울러 가족 간 갈등 및 노인부양부담 증대 등으로 노인학대사례가 계속 증가추세를 보이고 있는 가운데 2016년에는 노인학대 신고가 12,000여건 발생했다(한국보건사회연구원, 2016). 우리나라는 급속한 고령화에 따른 노인문제가 증가될 것으로 예상되며, 이에 따른 노인복지정책 마련이 시급하다.

2) 노인복지 관련법과 정책 현황

우리나라 노인복지는 1981년 「노인복지법」의 제정을 계기로 정책이 확대되었다. 이 법은 제정된 이후 40여 차례 개정되었으며, 초기에는 저소득 무의탁 노인을 위한 서비스를 제공하였으나 오늘날 대부분의 노인복지서비스는 노인보건과 복지 영역을 포괄적으로 규정하고 있는 「노인복지법」에 근거하여 제공되고 있다. 한편 2000년대 초반 고령사회 문제가 확대되면서 「고령친화산업

[표 22-1] 노인복지 관련 주요 법률

분야	관련 법	법의 목적
빈곤 예방 및 소득 보장	공무원연금(1960), 군인연금법(1963), 사학연금(1975), 국민복지연금법(1973), 국민연금법(1986)	(국민연금법)은 국민의 노령, 장애 또는 사망에 대하여 연금급여를 실시함으로써 국민의 생활 안정과 복지 증진에 이바지하는 것을 목적으로 한다.
	생활보호제도(1962), 국민기초생활보장법(1999)	생활이 어려운 사람에게 필요한 급여를 실시하여 이들의 최저생활을 보장하고 자활을 돕는 것을 목적으로 한다.
	경로연금(1997-노인복지법 개정), 기초노령연금법(2007), 기초연금법(2014)	노인에게 기초연금을 지급하여 안정적인 소득기반을 제공함으로써 노인의 생활안정을 지원하고 복지를 증진함을 목적으로 한다.
건강 증진 및 장기 요양	의료보호법(1977), 의료급여법(2001) 국민건강보험법(1999)	국민의 질병·부상에 대한 예방·진단·치료·재활과 출산·사망 및 건강증진에 대하여 보험급여를 실시함으로써 국민보건 향상과 사회보장 증진에 이바지함을 목적으로 한다.
	노인장기요양보험법(2007)	고령이나 노인성 질병 등의 사유로 일상생활을 혼자서 수행하기 어려운 노인 등에게 제공하는 신체활동 또는 가사활동 지원 등의 장기요양급여에 관한 사항을 규정하여 노후의 건강증진 및 생활안정을 도모하고 그 가족의 부담을 덜어줌으로써 국민의 삶의 질을 향상하도록 함을 목적으로 한다.
노후 생활 지원	노인복지법(1981)	노인의 질환을 사전예방 또는 조기발견하고 질환상태에 따른 적절한 치료·요양으로 심신의 건강을 유지하고, 노후의 생활안정을 위하여 필요한 조치를 강구함으로써 노인의 보건복지증진에 기여함을 목적으로 한다.
	저출산·고령사회기본법(2005)	저출산 및 인구의 고령화에 따른 변화에 대응하는 저출산·고령사회정책의 기본방향과 그 수립 및 추진체계에 관한 사항을 규정함으로써 국가의 경쟁력을 높이고 국민의 삶의 질 향상과 국가의 지속적인 발전에 이바지함을 목적으로 한다.
	고령친화산업진흥법(2006)	고령친화산업을 지원·육성하고 그 발전 기반을 조성함으로써 노인의 삶의 질 향상과 국민경제의 건전한 발전에 이바지함을 목적으로 한다.
	치매관리법(2011)	치매의 예방, 치매환자의 진료·요양 및 치매퇴치를 위한 연구 등에 관한 정책을 종합적으로 수립·시행함으로써 치매로 인한 개인적 고통과 피해 및 사회적 부담을 줄이고 국민건강증진에 이바지함을 목적으로 한다.
	사회보장기본법 전부개정(2012)	사회보장에 관한 국민의 권리와 국가 및 지방자치단체의 책임을 정하고 사회보장정책의 수립·추진과 관련 제도에 관한 기본적인 사항을 규정함으로써 국민의 복지증진에 이바지하는 것을 목적으로 한다.
	노후생활준비지원법(2015)	국민의 건강하고 안정된 노후생활을 위하여 노후준비 지원에 관한 사항을 정함을 목적으로 한다.

진흥법」(2006), 「노인장기요양보험법」(2007), 「치매관리법」(2011), 「노후준비지원법」(2015) 등을 제정하여 고령자의 삶의 질 향상과 지속발전가능 사회 실현을 위한 기반을 구축하였다.

「노인복지법」에서는 노인실태조사, 노인의 날, 노인복지상담원, 노인사회참여 지원, 노인일자리 전담기관의 설치 · 운영, 생업지원, 경로우대, 건강진단, 홀로 사는 노인에 대한 지원, 상담 · 입소 등의 조치, 노인전용주거시설, 노인재활요양사업, 요양보호사 교육 등에 관한 내용을 규정하고 있으며, 다음과 같은 노인복지시설 설치 · 운영에 관해 다루고 있다.

- 노인주거복지시설(양로시설, 노인공동생활가정, 노인복지주택)
- 노인의료복지시설(노인요양시설, 노인요양공동생활가정)
- 노인여가복지시설(노인복지관, 경로당, 노인교실)
- 재가노인복지시설(방문요양서비스, 주 · 야간보호서비스, 단기보호서비스, 방문목욕서비스)
- 노인보호전문기관
- 학대피해노인 전용쉼터
- 노인일자리지원기관

노인복지시설은 2000년 69,238개소에서 지속적으로 증가하여 2016년 12월말 현재 75,708개소가 있다(통계청, 2017). 노인복지시설 중 노인여가복지시설은 66,787개소(88.2%)이며 이 중에

그림 22-2 노인복지시설 사례

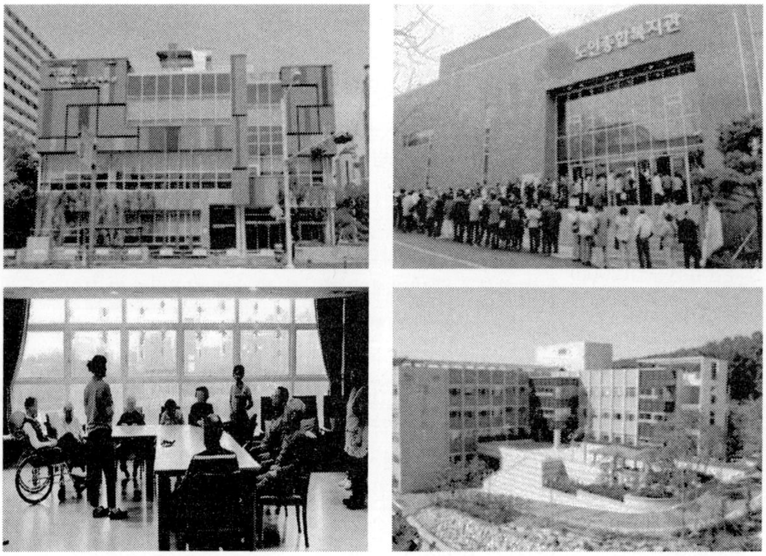

는 경로당이 가장 큰 비중을 차지한다. 노인복지서비스 제공 기관은 시니어클럽(노인일자리 사업), 노인복지센터(노인돌봄서비스), 노인문화센터, 대한노인회, 독거노인지원센터, 노인보호전문기관, 노인학대 쉼터 등 다양해지는 추세를 보이고 있으며, 사회적 기업들 가운데 노인복지서비스를 제공하는 기관도 증가하고 있다. 2008년 노인장기요양보험 제도의 시행으로 노인의료복지시설과 재가노인복지시설 또한 지속적으로 증가하고 있다.

[표 22-2] 노인복지시설 현황 (단위 : 개소)

분야		2010	2015	2016	증감
합계		69,238	75,029	75,708	679
노인주거복지시설	소계	397	427	425	-2
	양로시설	300	265	265	0
	노인공동생활가정	75	131	128	-3
	노인복지주택	22	31	32	1
노인의료복지시설	소계	3,852	5,063	5,163	100
	노인요양시설	2,429	2,933	3,136	203
	노인요양공동생활가정	1,346	2,130	2,027	-103
	노인전문병원[1)]	77	-	-	-
노인여가복지시설	소계	62,469	66,292	66,787	495
	노인복지관	259	347	350	3
	경로당	60,737	64,568	65,044	476
	노인교실	1,464	1,377	1,393	16
	노인휴양소[1)]	9	-	-	-
재가노인복지시설	소계	2,496	3,089	3,168	79
	방문요양서비스	1,118	1,021	1,009	-12
	주야간보호서비스	786	1,007	1,086	79
	단기보호서비스	67	112	95	-17
	방문목욕서비스	525	617	588	-29
	재가지원서비스[2)]	-	332	390	58
노인보호전문기관		24	29	29	0
노인일자리지원기관[3)]		-	129	136	7

출처 : 통계청(2017), 2017 고령자 통계.
주 : 1) 노인전문병원(노인의료복지시설), 노인휴양소(노인여가복지시설) 삭제(2011.12.8.)
2) 재가노인지원서비스(재가노인복지시설) 신설(2010.2.24.)
3) 노인일자리지원기관 신설(2013.12.5.)

2. 노인복지 관련 새로운 정책 동향

1) 저출산 · 고령사회 기본계획과 노인복지

한국사회에서 인구고령화에 대한 관심이 급증한 것은 2005년 「저출산 · 고령사회기본법」 제정 전후이다. 정부는 2005년 제정된 이 법에 근거하여 5년에 한번씩 기본계획을 수립하고 있다. '새로마지 플랜 2015'는 제2차 저출산 · 고령사회 기본계획의 정책 브랜드로, '새로마지'는 '새롭고 희망찬 출산에서부터 노후생활의 마지막까지 아름답고 행복하게 사는 사회'라는 의미와 '희망찬 미래와 행복이 가득한 사회를 새로 맞이하겠다'는 의지를 표현하였다.

한편 '브릿지 플랜'은 생산가능인구의 비중이 증가해 경제성장을 이끄는 '인구 보너스(Bonus)' 시기에서 생산가능인구 비중이 감소하여 경제성장이 지체되는 인구 오너스(Onus) 시기로 급격히 진입하는 '인구절벽'이 오기 전 2016~2020년 인구위기 대응의 마지막 골든타임 5년을 잘 보내기 위해서 만든 정책이다. 제3차 저출산 · 고령사회 기본계획은 우리나라 노인복지의 핵심내용을 포괄하고 있다.

[표 22-3] 저출산 · 고령사회 기본계획 내용

기본계획	주요 내용
제1차 저출산 · 고령사회 기본계획(2006~2010) : 새로마지플랜	• 노인의 건강증진과 의료 제공, 생활환경과 안전보장, 여가문화 및 사회활동 장려 등
제2차 저출산 · 고령사회 기본계획(2011~2015) : 새로마지플랜 2015	• 베이비붐 세대관련 총 4개 분야 36개 과제 추가 • 기존 새로마지플랜의 촛점이 수혜적 사회복지에 있고, 65세 이상 고령자 중심이었기 때문에 고령사회 대비에 한계, 이를 보완하기 위하여 베이비부머의 노령화를 반영한 계획 포함 • 고령사회 보완계획(2012) : '함께 준비하는 활기찬 고령사회' 비전 제시 • 안전한 노후소득 보장, 건강수명 연장, 적극적 노년의 삶, 안전하고 편리한 생활 등 과제 추진 • 정부, 기업, 지역사회 및 개인이 함께 준비를 해나갈 필요가 있음을 강조
제3차 저출산 · 고령사회 기본계획(2016~2020) : 브릿지 플랜	• '모든 세대가 함께 행복한 지속발전사회' 비전 제시 • '생산적이고 활기찬 고령사회' 실현 목표를 제시하였으며 노후 소득보장 강화, 활기차고 안전한 노후 실현, 중 고령자 인력활용 확대, 고령친화 경제로의 도약의 4대 추진전략 제시

출처 : 제1, 2, 3차 저출산 · 고령사회기본계획.

2) 사회서비스 시대의 노인복지

최근 우리나라의 사회보장제도는 2012년 「사회보장기본법」이 전부 개정되면서 '사회복지서비스'에서 '사회서비스' 시대로의 전환을 가져왔다. 이 법에 의하면 '사회서비스'란 국가・지방자치단체 및 민간부문의 도움이 필요한 모든 국민에게 복지, 보건의료, 교육, 고용, 주거, 문화, 환경 등의 분야에서 인간다운 생활을 보장하고 상담, 재활, 돌봄, 정보의 제공, 관련 시설의 이용, 역량 개발, 사회참여 지원 등을 통하여 국민의 삶의 질이 향상되도록 지원하는 제도를 말한다. 따라서 노인복지서비스 또한 그 대상과 내용이 확대되었으며 노인복지 분야에도 새로운 서비스 전달체계가 형성되는 과정에 있다.

2011년 제정된 「사회서비스 이용 및 이용권 관리에 관한 법률」에 근거해 현재 아동, 청소년, 임신부, 장애인, 노인 등을 대상으로 전자바우처사업이 추진되고 있으며 이 가운데 노인돌봄종합서비스와 가사간병방문서비스, 지역사회서비스투자사업 등은 노인과 직접적인 관련이 있다. 특히 노인돌봄종합서비스는 65세 이상 장기요양보험 등급외 A, B의 기준중위소득 160% 이하 노인들을 대상으로 가사・활동지원 및 주간보호서비스를 제공한다. 노인돌봄서비스는 2016년 기준 1,251억원의 예산(국비 및 지방비)이 투입되어 2,348개 기관에서 27,510명의 인력이 45,599명의 노인을 대상으로 서비스를 제공하였다(보건복지부, 2017).

3) 고령친화산업과 미래의 노인복지서비스

정부는 2006년 「고령친화산업진흥법」을 제정하였고, 다양한 분야에서 고령자를 주요 수요자로 하는 제품, 주택, 시설 또는 서비스를 연구・개발・제조・건축・제공・유통 또는 판매하는 업의 활성화를 통해서 저출산・고령사회의 성장동력을 확보하고자 하였다. 「고령친화산업진흥법」의 제2조 정의에 따르면 고령친화산업은 다양한 영역을 포괄한다. 제3차 저출산・고령사회 기본계획은 '고령친화 경제로의 도약'을 추진전략으로 제시하며 고령친화산업을 신성장동력으로 육성하려는 정책적 기조를 유지하고 있다.

한국보건산업진흥원(2014)에 따르면 고령친화산업 시장은 연평균 13.0%의 지속성장으로 2020년 약 73조원의 시장규모가 될 것으로 예상되고, 요양산업을 비롯한 다양한 분야의 새로운 인력에 대한 수요가 확대될 것으로 보인다. 특히 베이비붐 세대의 고령화는 고령친화산업의 활성화를 가져올 것으로 기대되며, 미래의 노인복지서비스는 공공기관뿐만 아니라 민간 기업에서 제공하는 비중이 확대될 전망이다.

3. 초고령사회 대비 노인복지 과제

1) 독거노인 증가에 따른 대책 마련

보건복지부는 20012년 독거노인 종합지원대책을 발표하였다. 이 대책은 독거노인 안전관리체계 구축을 위하여 독거노인에게 노인돌봄기본서비스를 통한 안부확인서비스를 제공하는 것이다. 아울러 고독사 등의 문제 예방을 위해 가족친화문화 조성, 사회적 가족 구성 지원, 소득 및 일상생활 지원 강화, 자살, 치매 및 만성질환 관리 강화 등의 서비스를 제공하며 기업이 참여하는 '독거노인 사랑잇기' 사업 등을 추진하고 있다.

장래가구추계에 의하면 2045년에는 고령자 1인 가구가 약 380만 가구가 될 것으로 전망된다. 그리고 이 가운데 66.5%는 여성이고, 특히 80세 이상의 고령자 비중이 증가할 것이다. 고령자 1인 가구는 건강상태에 대한 인식과 노후준비 현황 등에 있어서 전체 고령자보다 취약한 것으로 밝혀져 이들을 위한 보다 적극적인 조치가 마련될 필요가 있다(통계청, 2017).

2) 치매국가책임제 시행에 따른 노인복지서비스 품질 관리

인구고령화에 따른 치매환자 증가에 대응하기 위해 정부는 제3차 치매관리종합계획('16~'20)을 발표하고 지역사회 중심의 치매예방, 진단 · 치료 · 돌봄서비스 통합 제공, 치매환자 가족 부담경감, 연구 · 통계 등 인프라 확충 등 4가지 분야에 있어서 수요자 관점의 정책 과제를 제시하였다. 이와 같은 정책 환경에서 치매안심마을 운영, 보건소 치매상담센터 중심의 치매 고위험군 집중관리, 요양시설 · 주야간보호시설 내 치매전담실 설치운영, 요양 · 간호 통합형 재가서비스가 확대되고 치매환자 맞춤형 재가서비스, 치매환자가족 지원 사업 등 치매를 예방하고 치매환자와 가족을 지원하기 위한 노인복지서비스 전달체계는 양적으로 급팽창할 전망이다.

2030년 치매 인구가 127만명까지 증가할 것으로 전망되면서 정부는 2017년 9월 '치매국가책임제'를 발표하였고, 전국 252곳에 설치되는 '치매안심센터'에서 상담 · 검진부터 관리와 의료 · 요양서비스 연계까지 맞춤형 서비스를 제공할 계획이다. 따라서 이러한 서비스를 제공하는 인력의 전문성 제고 및 서비스 품질관리 시스템 구축이 시급하다.

3) 활동적 노후생활 지원을 위한 고령친화도시 조성

최근 세계보건기구를 중심으로 고령친화도시(age-friendly city) 조성을 위한 국제협력 사업이 추진되고 있다. 고령친화도시의 개념은 노인복지 정책의 영역을 노후생활 환경 전반으로 확장시키는 접근이다. 고령친화도시란 활동적인 노화(active ageing)를 위하여 건강유지, 사회참여, 사회안전망에 대한 욕구 충족 및 기회를 극대화하기 위한 인프라를 갖춘 도시이다(박화옥 등,

2011).

2006년 WHO는 33개 도시가 참여하여 고령친화도시 가이드라인을 만들었으며, 고령친화도시 조성사업에 동참하는 도시들의 네트워크를 구축해나가고 있다(Global Network of Age-friendly Cities). 서울시는 2013년 이 네트워크에 가입하였으며 최근 부산, 인천, 제주도, 용인 등 여러 지방자치단체들이 고령친화도시 조성에 관심을 보이고 있다. 고령자뿐만 아니라 지역주민 모두가 안전한 생활을 유지하고 활동적인 노후를 맞이할 수 있는 생활환경 개선은 초고령사회를 준비하는 노인복지 분야에서 간과할 수 없는 과제이다.

4) 스마트 에이징을 위한 기술 활용 확대

선진국에서는 고령사회 문제와 관련해서 보건의료 분야뿐만 아니라 ICT 등을 활용한 주거와 이동성 개선 등 새로운 이슈가 부각되고 있다. 최근 미국에서는 '성공적 고령화를 위한 기술' 정책 포럼 등 정보통신, 주택 및 교통 분야에서 노인을 위한 기술적 인프라 조성이 강조되고 있다. 일본 또한 연령이나 장애 유무와 관계없이 모든 사람이 사용하기 쉬운 설계인 유니버설디자인(universal design)이 확대되고, 'Smart-Platina 사회구상'을 통해 지역밀착형 ICT 기반 고령친화 커뮤니티 조성사업이 추진되고 있다(이미진, 2014).

최근 국내에서도 4차산업 혁명 담론이 확산되는 가운데 제론테크놀러지(gerontechnology)에 대한 관심이 증가하고 있는 추세이다. 인공지능(AI)과 정보통신기술(ICT)을 결합한 지능정보기술 시대를 맞이하여 노인복지 실천 현장에도 이와 같은 기술이 보급되어 보다 효과적이고 효율적인 스마트 에이징 서비스 전달체계 구축이 필요하다.

5) 노인인권 인식 개선

고령화 사회에 대비하기 위한 국제적인 노력으로 1991년 UN 총회에서 '노인을 위한 UN 원칙'을 채택하고, 1999년을 '세계노인의 해'로 지정하였다. 2002년에는 UN의 고령화에 대한 마드리드 국제행동계획(Madrid International Plan of Action on Ageing, MIPAA)을 발표하였다. 그러나 여성, 아동, 이주노동자, 장애인의 권리에 관해서는 국제협약이 존재하지만 노인문제에 대해서는 인권 접근이 미흡하다는 문제의식 속에 최근 유엔에서는 노인의 권리에 관한 협약을 성안하기 위한 활동이 추진되고 있다.

정부가 수립한 국가인권정책기본계획의 사회적 약자 및 취약계층 권고안에는 노인인권 관련 내용이 포함되어 있다. 급속한 인구고령화로 인해 사회보장제도의 사각지대에 놓여 있는 취약집단 고령자들이 다수 존재하며 이들을 위한 적극적 조치가 필요하다. 노인복지는 소득권, 건강권, 주거권, 사회참여권, 학대로부터 자유, 돌봄을 받을 권리 등 종합적인 노인인권 관점에서 접근할 필요가 있다.

참고문헌

박화옥, 박영란, 전병찬, 김소영. 고령화시대를 대비한 용인시 노인복지 개선 방안. 2011.
보건복지부. 제1차 - 제3차 저출산·고령사회 기본계획. 2006, 2010, 2015.
보건복지부. 주요업무 참고자료. 2017.
이미진. 고령화시대, 일본의 Smart-Platina 사회구상과 시사점, 경제와 노후생활. 2014.
통계청. 2017 고령자 통계. 2017.
한국보건사회연구원. 사회환경 다변화에 따른 가족위기 진단과 대응 전략. 2016.
한국보건산업진흥원. 고령친화산업 실태조사 및 산업분석. 2014.
한국헬프에이지. 대한민국 어르신, 안녕들 하십니까? 제5회 Age토크 자료집. 2015.

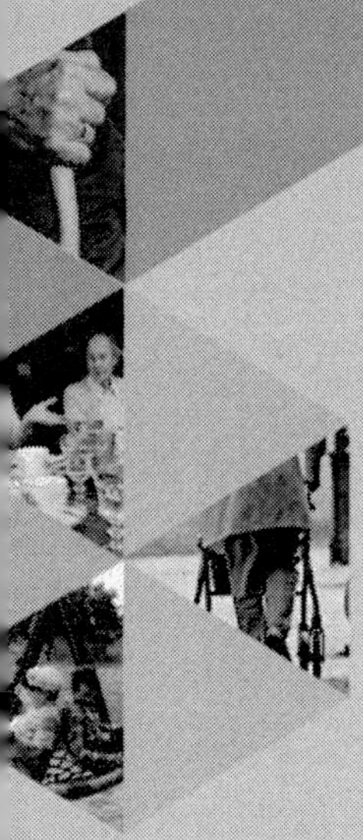

제23장

가족 돌봄

박 명 화

1. 노년기 가족의 특성

1) 노년기 가족의 형태 변화

우리나라는 현대사회에 들어오면서 가치관의 변화와 함께 사회적 규범의 변화, 여성의 사회 진출 등 사회구조적 변화로 인하여 가족의 기능과 구조적 역할에 많은 변화를 겪고 있다.

2014년 노인실태조사에 의하면 65세 이상 노인 중 독거노인가구의 수는 1998년 17.9%, 2008년 19.7%에서 2014년 23.0%로 증가하였다. 노인부부가구의 비중 또한 증가하여 2014년 노인부부가구는 44.5%로, 1998년 28.0%에 비해 매우 높은 수준이다. 반면, 자녀와 함께 거주하는 노인의 비중은 1998년 48.6%에서 2014년 28.4%로 약 2배 가량 급감하였다(표 23-1).

이와 같은 사회변화와 핵가족화로 인하여 노인돌봄과 관련된 공적 서비스가 증가하고 있음에도 불구하고, 사회경제적으로 노인 부양에 대한 책임은 결국 가족 내에서 해결해야 하는 문제로 남아있어 가족들의 부양부담은 점차 증가하고 있으며, 노인들 또한 가정 내에서 정서적・경제적으로 다양한 갈등을 겪고 있다.

[표 23-1] 노인의 가구형태

구분	1998	2004	2008	2014
노인독거	17.9	20.6	19.7	23.0
노인부부	28.0	34.4	47.1	44.5
자녀동거	48.6	38.6	27.6	28.4
기타	5.5	6.4	5.6	4.0

출처 : 정경희 등. 2014년도 노인실태조사. 보건복지부, 한국보건사회연구원; 2014.

2) 가족 돌봄의 특성

평균수명의 연장으로 노년기가 길어지면서, 노화로 인한 신체적 변화로 다양한 노인성 질환들이 증가하게 되었다. 노인성 질환은 다른 신체질환보다 장기적인 돌봄을 필요로 하며 가족은 돌봄을 제공하고 건강관리 서비스를 결정하는 일차적인 책임을 갖게 된다.

노인을 돌보는 대부분의 가정은 공식적 돌봄을 받는 경우보다 가족에게 비공식적 돌봄을 받는 경우가 훨씬 더 많은 것으로 알려져 있다. 2014년 노인실태조사에 의하면 기본적 일상생활수행능력(ADL)과 도구적 일상생활수행능력(IADL)의 항목 중 1개 이상 도움을 받는 노인의 비율은 81.7%였다. 부양자의 유형에서 가족이 91.9%로 대부분을 차지하고 있고 이 중에서도 배우자의 비중이 2008년 46.9%, 2011년 53.0%, 2014년 37.7%로 가장 높음을 알 수 있다(표 23-2). 하지만 핵가족 제도의 등장으로 인한 부부 중심의 생활 중시와 개인주의의 영향으로 인한 효의식 약화는 노부모의 가족부양을 어렵게 만드는 원인이 되고 있다. 통계청 연구(2016)에 의하면 부모의 노후 생계를 누가 돌봐야 하는지에 대한 질문에 자녀가 담당하여야 한다는 생각이 점점 줄어드는 추세이다.

[표 23-2] 가족관계별 노인의 주수발자 비율

구분	주수발자		
	2008	2011	2014
배우자	46.9	53.0	37.7
장남 · 며느리	20.6	20.5	24.0
그외 아들 · 며느리	9.4	10.5	13.6
기타	23.1	16.0	24.7
계(명)	903	1,037	1,430

출처 : 정경희 등. 2014년도 노인실태조사. 보건복지부, 한국보건사회연구원; 2014.

가족들의 노인돌봄의 형태는 말벗 되기를 포함한 기본적인 정서적 도움 외에도 청소 · 식사준비 ·

세탁 등의 도구적 도움, 현금지원과 현물지원 등의 경제적 도움 등이 대표적이며, 이 외에도 가족부양자가 노인을 돌보는 양상은 가족의 특성과 노인과의 관계에 따라 다양하게 나타날 수 있다. 이처럼 가족은 노인의 일상생활 수행과 안전, 치료, 자가간호를 유지시키기 위해 다양한 역할을 맡게 됨으로써 노인에게 할애해야 하는 시간이 많아지고, 이에 따라 가족들의 돌봄부담이 커지고 있다. 또한, 가족의 부담은 노인을 주로 돌보는 가족뿐만 아니라 가족 전체의 안녕에도 영향을 미칠 수 있으며 가족부양자의 과도한 부담은 부양자의 우울, 노인 학대, 노인 유기 또는 죽음에까지 이르게 할 수 있다. 따라서 노인을 돌보는 가족의 부양부담을 파악하여 적절한 지원을 제공하는 것은 노인환자와 가족 전체의 안녕을 위해서도 매우 중요하다(최인희 등, 2014).

2. 노인을 돌보는 가족의 부담감

노인을 돌보는 대부분의 가족들은 다양한 수준의 신체적, 정서적, 사회적, 경제적 부담감을 경험하게 된다.

1) 가족의 돌봄부담의 유형

(1) 정서적 부담

노인을 돌보는 주부양자는 노인 상태의 변화나 돌보는 역할, 재정적 상태 등에 대한 확실한 정보가 없을 때 불안을 느끼게 된다. 가족구성원으로서 돌봄을 제공하는 것이 당연시되어 다른 가족구성원의 도움을 전혀 받지 못하는 경우도 생기며, 이러한 헌신적인 노력에도 불구하고 노인의 건강상태가 악화되거나 돌봄 제공에 대한 어떠한 보상도 얻지 못할 때 주부양자들은 분노와 무기력 등을 경험하게 되고 이로 인하여 우울증 발생 위험이 매우 높아지게 된다. 또한 돌보는 노인에게 화를 내거나, 충분히 잘 해주지 못하고 있다고 생각할 때 가족들은 죄책감을 느끼기 쉬우며, 이러한 죄책감으로 인해 노인의 치료나 노인을 위한 의사결정을 내려야 하는 상황에서 잘못된 결정을 내릴 수 있다.

(2) 신체적 부담

노인을 돌보는 가족들은 돌봄부담으로 인해 수면 부족과 피로감을 호소할 수 있다. 또한 심장질환, 요통, 고혈압, 관절염 등 이미 가지고 있던 신체 질환이 악화되기도 하고 새로운 질병이 발생할 수도 있다. 피로와 정신적 스트레스로 인해 음주, 흡연, 과식, 항우울제나 수면제 복용 등의 부적절한 대처양상이 시작되면 각종 신체 질환을 유발하여 신체적 부담을 가중시킨다.

(3) 가족관계의 부정적 변화

노인의 일상생활 의존도의 심화와 가족의 돌봄태도나 돌봄방법에 대한 의견 차이 및 의사소통의 부족은 가족 간 갈등을 일으키는 원인이 된다. 돌봄을 담당하지 않는 가족구성원들은 주부양자의 돌봄방식에 대해 불필요한 조언을 하거나, 비난 또는 힐책을 하기도 한다. 이러한 가족구성원의 태도에 대해 주부양자는 자신의 어려움을 이해하지 않는 것에 대해 불만을 갖게 되며, 다른 가족이 충분한 도움을 주지 않는 것에 대해 화를 내는 등의 부정적 반응을 보이게 된다. 동거 및 별거 가족 내에서 적절한 역할분담이 이루어지지 않을 경우 부양자는 자신의 역할수행능력을 초과하는 역할들을 동시에 수행해야 하므로 노인대상자를 위한 역할 수행의 효율성이 낮아지게 된다. 나머지 가족들은 부양자가 적절히 수행하지 못한 역할 책임에 대해 비난을 하게 됨으로써 가족갈등이 야기되게 된다. 이처럼 의사소통의 단절과 상호이해 부족은 가족 갈등을 심화시키며, 결국 전체 가족관계가 부정적 방향으로 변화하게 된다. 이때 전문가를 통한 적절한 지원과 협조가 이루어지면 역기능적 가족 상호작용의 연쇄과정이 차단되어 악순환의 과정을 밟지 않게 될 가능성이 높아진다.

(4) 사회적 부담

가족부양자가 노인을 돌보는데 소요하는 시간이 길어지게 되면 사회적 관계, 여가활동, 사회적 활동 참석 등이 제한되게 된다. 또한 가족부양자는 개인적 시간이 생기더라도 노인 부양에 대한 중압감으로 인하여 개인적인 용무나 사회적 활동에 쉽게 참여하지 못하는 경향이 높아진다. 이러한 양상이 누적되면 사회적 접촉이 단절되고, 사회적 역할을 상실하게 됨으로써 가족부양자는 자아상실을 경험하게 된다.

(5) 경제적 부담

노인의 일상생활 의존도가 증가하거나 인지기능이 저하되는 등 신체적 · 정신적 문제가 생기면 재정 사항을 노인 스스로 처리할 수 없게 되므로 재산이나 법률에 관한 문제가 생길 수 있다. 또한 노인에게 돌봄을 제공해야 하는 시간이 길어지면서 가족부양자가 직업활동을 할 시간이 줄어들거나 직업을 포기해야 하는 상황이 발생하기도 하며, 노인의 돌봄 요구가 높아지면 치료 및 간호, 요양시설 입소 등 관련 서비스에 대한 비용이 점차 상승하게 되므로 경제적 부담이 증가하게 된다.

2) 가족 부담에 영향을 미치는 요인

노인을 돌보는 가족이 느끼는 부담은 노인의 특성과 돌보는 가족의 특성에 따라 다양하게 나타날 수 있다. 모든 가족이 동일한 종류나 정도의 부담을 느끼는 것이 아닐 수 있으므로 해당 가족에게 부담을 주는 원인을 잘 파악하는 것이 부담을 줄이는 데 도움이 된다.

(1) 노인의 특성

노인에게 심장발작이나 뇌졸중, 암 진단과 같은 갑작스런 질병이 발생했을 때, 초기 급성기 동안 가족들의 스트레스는 더욱 심화된다. 또한 노인이 지닌 질병이 심각할수록 가족들은 정서적, 신체적, 경제적으로 부담을 느끼며, 질병으로 인한 일상생활활동의 제한 정도에 따라 도움이 필요한 기본적인 활동(세수, 목욕, 식사, 화장실 이용 등) 또는 도구적 일상활동(외출하기, 장보기, 세탁하기 등)에 대한 의존도도 달라지게 된다.

(2) 가족의 특성

전반적인 부양부담은 여성이 남성보다 많이 느끼며 건강상태도 여성이 남성보다 더 나쁘다고 호소하는 것으로 보고되고 있다. 이는 일반적으로 여성이 가족 돌봄에 있어 더 많은 책임을 떠맡고 있기 때문일 수 있다. 여성이 신체적으로 대상자를 돌보는 일(목욕, 대소변 관리)을 더 많이 하고 우울이나 무기력 등의 정서적 스트레스를 자주 경험하는데 반해 남성은 자신의 역할 범위를 정하여 범위 내에서 노인을 돌보는 경향이 높고 주변의 도움을 더욱 적극적으로 요청하는 등 성별에 따라 가족부양자로서의 역할과 방법에 차이가 있다. 가족의 성격 특성 중 신경증적 성향을 가진 가족의 경우 정서적 스트레스를 상대적으로 많이 받는 것으로 알려져 있다(Kim et al., 2016).

노인을 주로 돌보는 가족은 배우자, 아들, 며느리, 딸 등으로서 일반적으로 배우자가 생존하고 건강한 경우, 배우자가 주로 돌보지만 그렇지 못한 경우 자녀에게 의존하게 된다. 주부양자가 배우자인 경우, 과거의 부부 관계가 현재의 부부 친밀감에도 영향을 미치게 된다. 남편이나 아내로서의 역할을 더 이상 하지 못하는 노인에게서 느끼는 상실감으로 인한 분노나 우울 등 정서적 부담이 다른 관계에서 배우자에게 보다 높게 나타난다. 아들 또는 며느리의 경우에는 의무적 역할 수행이 많아짐으로 인한 좌절감과 무기력감, 구속감이 높으며 과거 대상자에게 가졌던 부정적인 경험들이 현재의 관계에 영향을 주어 부담이 높아질 수 있다. 주부양자가 딸인 경우, 애정을 중심으로 한 책임의식은 높으나 남편이나 자녀에 대한 책임감과 다른 형제에 대한 원망으로 인해 가족 갈등을 경험할 위험이 높다.

가족이 노인을 돌보는 시간, 역할(의사소통, 이동, 의복, 식사, 개인위생, 보호감독)의 유형, 돌봄을 도와주는 사람의 유무에 따라 가족의 돌봄 부담에는 차이가 있다. 노인을 주로 돌보는 가족원의 건강상태도 전반적 부담에 영향을 미친다.

3) 가족 부담에 대한 효과적인 대처 방법

(1) 정서적 부담을 줄이는 방법

돌봄이 필요한 노인의 상태 변화와 관련된 실제적 문제(일상생활의 어려움, 증상 악화 등)에 대한 대처전략을 우선적으로 수립한 후, 가족의 역할 변화에 따른 심리적 문제로 초점을 옮겨 두려움, 분노, 불안 등의 문제를 처리한다. 실제적 문제에 대한 대처방법이 수립되지 않은 상태에서는 정서적 상태의 변화도 어렵기 때문이다. 만약 노인의 건강문제의 악화와 같이 해결이 어려운 문제로 인해 부정적 정서가 발생할 때는 부정적 정서를 있는 그대로 받아들이는 것도 방법이 될 수 있다. 가족이 느끼는 부정적 감정이 보편적인 것이되 훈련을 통해 조절할 수 있다는 것을 인식하도록 하며, 주로 어떠한 상황이 부정적 정서를 유발하는지 확인하고 이에 대해 평소에는 어떻게 대처했는지 대처 양상을 정확히 파악하고 분석한다. 부정적 감정에 대한 원인을 파악하는 것은 문제해결을 위한 전략을 세우는 데 도움이 된다.

(2) 신체적 부담을 줄이는 방법

주부양자가 충분히 쉬지 못해 쉽게 피곤함을 느끼는 경우 가족들이 역할을 나누어 노인을 돌보는 것이 가장 안전하고 경제적인 방법이다. 가족부양자 스스로 자신의 한계를 인정하는 것이 중요하며, 주변사람들이 도와줄 수 있는 구체적인 활동목록을 만드는 것이 도움이 된다. 또한, 규칙적인 생활습관을 통해 스트레스를 없애고 숙면을 위한 조용한 환경을 만드는 것이 중요하며, 최소 주 3회 이상 규칙적인 운동은 체력단련뿐 아니라 스트레스 해소에 도움이 된다. 이 외에도 1년에 1회 정기적인 건강검진과 균형 잡힌 세끼 식사, 올바른 생활습관(예 : 금연, 절주) 등은 고혈압, 당뇨, 고지혈증, 비만 등의 만성질환을 예방하며 신체적 부담을 줄이는데 도움을 준다.

(3) 가족관계의 부정적 변화를 줄이는 방법

가족구성원 개인 혹은 가족전체를 집단으로 전문가에게 상담 받도록 하여 각각의 가족이 당면한 문제와 가족이 담당할 수 있는 기능과 장점을 파악하도록 한다. 가족내 문제 해결을 위해 가족구성원의 기능과 장점을 강조하고, 가족구성원 스스로가 의사소통의 장애 또는 부재를 해결하도록 동기를 부여한다. 가족 내 의사소통을 효과적으로 개선하기 위해 서로에 대한 감정 및 생각을 솔직하게 말하도록 돕는다. 이 때, 도움이 되는 가족지원서비스를 연계해 줄 수 있다.

(4) 사회적 부담을 줄이는 방법

24시간 생활시간 평가표를 작성하여 가족의 하루 일과시간을 점검한 후, 대상자를 돌보는데 따르는 역할부담이 과중하다고 평가되면 가족 간에 협의하여 시간계획을 조정하도록 한다. 친구와 친척을 자주 만나거나 여행을 다니거나 영화를 보러 가는 등의 사회활동이 기분전환 및 건강유지에 도움이 된다.

(5) 경제적 부담을 줄이는 방법

가족들이 부양을 시작한 초기에 노인의 재산문제에 대해 정리해 놓도록 하며(성년 후견인 제도를 참고할 수 있다 : 자신의 힘으로 의사결정이나 사무를 처리할 능력이 부족한 성년자에게 제공하는 법률 지원), 지역사회의 관련 기관(보건소, 국민건강보험공단 등)을 통해 관련 시설 및 서비스에 대해 문의하여 가족의 부담을 줄일 수 있는 서비스를 연계한다.

3. 노인을 돌보는 가족을 위한 지원서비스

가족이 노인을 돌보는 데 필요한 정보를 얻고, 필요한 지원서비스를 받을 수 있도록 적극적인 도움이 필요하다.

1) 가족 지원서비스의 역할

가족 지원서비스를 통해 가족들은 비슷한 관심을 가진 다른 가족과 감정 및 경험을 나눌 기회를 가질 수도 있고, 노인을 돌보는 것에 대해 주변의 지지를 받게 된다. 또한 가족 지원서비스는 노인의 질환에 대한 정보, 가족들이 이용할 수 있는 지역사회 자원에 대한 정보, 노인의 증상에 효과적으로 대처하는 방법 등에 관한 정보를 제공한다. 가족 지원서비스는 가족이 필요로 하는 휴식 제공과 고립감 및 외로움 감소에도 도움이 될 수 있다.

2) 가족 지원서비스의 종류

국내에서 노인을 돌보는 가족부양자를 지원하는 방법으로 가족에게 필요한 정보와 지지를 제공하는 가족 교육 및 지지 프로그램, 가족 상담과 치료, 자조모임, 가족휴직제도 및 휴가제도 등이 제공되고 있다.

(1) 가족 교육 및 지지 프로그램

가족 교육 및 지지 프로그램은 가족이 필요한 정보를 교육하고 가족을 정서적으로 지지한다. 또한 가족이 부양역할을 잘 수행하고 부양부담을 관리하도록 한다. 가족생활시간을 관리하는 방법을 배워 생활시간을 잘 관리하도록 하며 전체 가족 성원의 역할분석을 통하여 가족 간의 역할을 재조정한다(박명화 등, 2017). 가족 교육 및 지지모임이 조직화하고 가족간의 연계를 강화할 수 있으며 부양가족의 권익을 옹호하는 정책 및 사업의 발전 계기가 될 수 있다. 가족 교육 및 지지 프로그램은 집단으로 여러 가족을 모아서 할 수도 있고 도움이 필요한 가족을 중심으로 가족 방문교육을 하거나, 가족 상담을 제공할 수 있다(김태희 등, 2015).

(2) 가족 상담 및 치료

가족 상담이나 치료가 필요한 경우는 가족의 기본적인 기능을 수행할 수 있는 능력이 부족하거나 노인을 주로 돌보는 가족이 나타내는 증상이 가족 내의 고통이나 역기능을 표현하고 있다고 판단될 때나 한 개인의 문제보다 가족 간 관계에 돌봄 문제가 있다고 판단될 경우이다. 가족 상담 및 치료의 방법으로는 전문상담자와 직접적으로 대면하여 상담하는 방법과 전화상담이나 인터넷 상담 같은 비대면적 상담을 받을 수 있다. 치매상담콜서비스(1899-9988)는 전화 비대면상담의 대표적 예로 치매관련 현장을 경험한 간호사, 사회복지사, 임상심리사, 정신보건전문요원 등이 주요 서비스 전달인력이 되어 치매환자, 가족, 간병인, 일반 국민 등 치매상담이 필요한 경우에 정보제공과 돌봄상담을 제공하고 있는 서비스이다. 이러한 가족 상담과 치료를 통해 가족은 노인을 돌보는 현재 상황을 보다 긍정적으로 바라 볼 수 있고 가족구성원의 역할 분석을 통한 역할 재조정이 이루어질 수 있으며, 가족이 필요로 하는 지지자원 및 서비스와 연결할 수 있다(박명화 등, 2017).

(3) 가족 자조집단

가족 자조집단은 특별한 목적을 이루기 위해 가족들이 함께 모이는 모임이며, 서로의 경험이나 문제를 나누고 도움을 주고받는 집단이다. 가족 자조집단을 통해 가족은 고립감을 줄이고, 질환에 대해 더 잘 이해할 수 있게 되며, 가족 자신의 요구를 해결하는 방법에 대한 정보를 획득하게 된다. 자조모임을 계획할 때는 여러 가족이 참여가 가능한 시간과 장소 등 가족의 편의를 최대한 고려하여야 한다.

(4) 가족돌봄휴직제도

가족부양자가 직장생활과 돌봄을 양립할 수 있도록 지원하는 대표적인 제도로, 가족이 질병, 사고, 노령으로 인해 돌봄이 필요한 경우에 연 90일까지 사용할 수 있는 휴직제도이다. 2012년 8월부터 300인 이상 사업장을 대상으로 시행되고 있으며, 휴직기간을 근속시간에 포함시키는 등 가족부양자가 제도이용으로 인한 불이익을 받지 않도록 지원하고 있다.

(5) 가족휴가제도

대표적인 가족휴가제도로 치매가족휴가제도가 있으며, 장기간의 돌봄으로 지친 치매노인 가족이 휴식을 취할 수 있도록 지원한다. 재가급여를 이용하는 치매수급자에게 최대 연간 6일 단기보호기관이나 재가급여를 제공하여 가족이 단기간 휴식을 가질 수 있도록 도와주는 제도이다.

참고문헌

김태희 등. 헤아림: 치매 알기. 보건복지부, 중앙치매센터; 2015.

박명화 등. 노인간호학. 정담미디어; 2017.

박명화 등. 장기요양 가족상담지원프로그램. 보건복지부, 국민건강보험공단; 2017.

박명화 등. 치매가족지지프로그램. 한국치매협회; 2017.

정경희 등. 가족구조 변화와 정책적 함의. 한국보건사회연구원; 2012.

정경희 등. 노인실태조사. 보건복지부, 한국보건사회연구원; 2014.

최인희, 김영란, 이아름, 박신아. 노년기 가족돌봄의 위기와 지원방안 연구. 한국여성정책연구원; 2014.

통계청. 2016 고령자 통계. 통계청; 2016.

Kim SK, Park M, Lee Y, et al. Influence of personality on depression, burden, and health-related quality of life in family caregivers of persons with dementia. Int Psychogeriatr 2016;29(2):227-237.

제 3 편

초고령사회의 보건의료 대응

AGING AND PUBLIC HEALTH

제 1 부

선진국의 노인보건정책

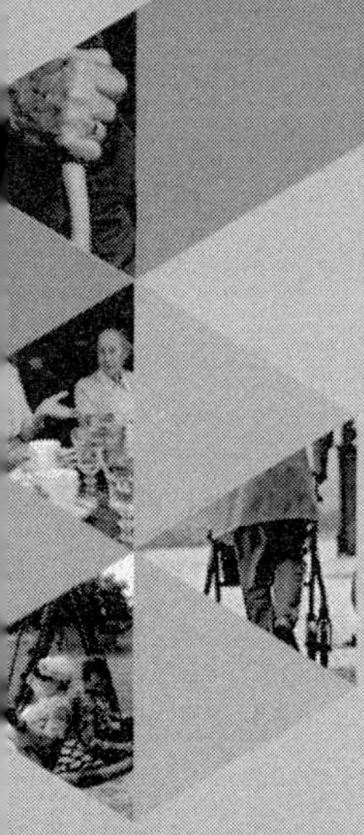

제 24 장

미국의 노인보건의료

이 용 주

1. 서 론

1) 노인의 인구 증가와 보건의료 정책변화

미국은 2012년 통계 기준 약 3억 천만의 전체 인구 중 2차 세계 대전 이후 1946년부터 1964년 사이에 태어난 베이비 부머(baby boomer)가 차지하는 비율은 약 4분의 1에 달하는 7천 6백만 명인 것으로 나타났다. 또한 2015년과 2060년 사이 65세 이상의 인구는 약 4천 8백만 명에서 9천 8백만 명으로 두 배가 되고, 80세 이상 인구는 이 기간 동안 약 1,100만에서 약 3,100만으로 세 배가 될 것이며, 90세 이상의 인구는 2050년까지 200만 명에서 800만 명으로 4배 증가할 것으로 전망하고 있다(National Center for Health Statistics, 2013).

65세 이상의 노인인구 중 약 31%는 4가지 이상의 만성질환을 보유하고, 그중 3명 중 1명은 장기요양이 필요하여 요양원에서 거주할 확률이 높고 현재 14백만의 노인인구가 현재 요양원에서 거주하고 있다고 보고하고 있다(Centers for Medicare and Medicaid Services, 2017). 이렇게 인구가 고령화 되면 고령인구에 지출되는 건강보험·의료급여 등의 의료비의 비중은 증가하고 (Pieters et al., 2000), 노인의 상병 구조도 만성질환 중심으로 변화하면서 완치가 불가능한 질병을 관리하는 지출 비용 또한 증가한다. 또한 의료비 뿐 아니라 돌봄의 요구도가 높은 노인인구수의 증가와 비율 증가는 보건의료와 더불어 사회복지서비스의 제공 및 통합이 필요하게 되었다(노재철, 2013).

2) 보건의료와 장기요양, 사회복지서비스

미국에서 노인을 위한 서비스는 보건의료서비스, 그리고 돌봄을 제공하는 장기요양 및 지원와 사회복지서비스라고 볼 수 있다. 미국은 이미 90년대부터 노령인구의 비율과 수가 증가함에 따라, 돌봄과 여러 다양한 서비스의 요구도가 높아지고, 보건의료서비스의 이용 빈도와 비율 증가와 장기요양 및 지원(Long-Term Services and Support, LTSS)이 급격히 증가되는 것을 겪었다. 특히, 미국은 이미, 보건의료서비스 중 가장 고가인 입원서비스에 대한 공공 보험의 재정의 압박을 메디케어 도입 직후 경험하였고, 새로운 지불 제도의 도입 및 다양한 방법으로 노인 대상 보건 및 요양 서비스의 비용 및 부담에 대한 효율성을 도모하고자 노력하였다.

미국은 연방정부의 보건부(Department of Health & Human Services, DHHS)에서 노인복지정책으로 소득보장, 보건의료와 식품증서와 같은 제반 서비스 프로그램이 집행된다(노재철, 2013). 미국 노인 보건의료에 관하여서는 1935년 제정된 사회보장법(Social Security Act)과 1965년의 노인복지법(Older American Act)을 들 수 있다. 뉴딜정책의 일환으로 시작된 사회보장법(Social Security Act)은 1950년대가 되어서야 정착되었고, 60년대 개정 이후로 미국의 빈곤율을 크게 떨어뜨렸다. 공공의료보험제도가 없던 20세기 초 이전에는 미국의 저소득층 및 노령인구의 절반 이상이 아무런 보험의 혜택을 받지 못했기 때문에 이 문제를 해결하기 위해 1965년 메디케어(Medicare)와 메디케이드(Medicaid)를 도입하였다. 메디케어(Medicare)는 65세 이상의 국민과 장애인을 위한 보험제도로 2010년 기준으로 4천8백만 명의 미국인이 이 제도의 혜택을 받았으며, 메디케이드(Medicaid)는 저소득층을 대상으로 하는 보험제도로 인정해 2010년 기준 4천9백만 명에게 혜택을 주었다. 일부 사람들은 메디케어와 메디케이드의 혜택을 동시에 받을 수 있는데, 그 인구는 2001년을 기준으로 650만 명에 달하였다(Centers for Medicare and Medicaid Services, 2017).

2. 본 론

미국은 노인들의 단기 입원 비용을 제공하는 공공보험인 메디케어와, 빈곤층 장애인과 임산부를 대상으로 재정이 지원되는 메디케이드가 미국내의 가장 주요한 재원 및 서비스제공체계의 근간이라고 볼 수 있다. 이 두 재원을 중심으로 미국의 노인을 대상으로 하는 보건의료체계에 대한 고찰을 하고자 한다.

1) 공공재원

(1) 메디케어(Medicare)

메디케어는 65세 이상 노인이나 그 밖의 건강상 장애가 있는 자들을 위한 5700만명이 가입한 연방의료보험제도로, 병원보험 신탁기금 및 보충의료보험 신탁기금을 통해 지원된다(Centers for Medicare and Medicaid Services, 2017).

급여종류 또는 형태에 따라 병원보험인 파트 A, 진료보험인 파트 B, 메디케어 어드밴티지(Medicare Advantage)인 파트 C, 그리고 약제보험(Drug Benefit Coverage)인 파트 D로 나뉜다. 이 중 메디케어 어드밴티지는 연방정부가 운영하는 기존의 Part A와 Part B 대신 민간보험상품을 통해 급여를 지급받는 것으로, 어드밴티지 가입자는 Part A와 Part B 가입자보다 평균 월 $135를 더 지불하고 치과나 안과 등의 진료에 대한 추가급여를 받을 수 있다. 하지만, 메디케어 가입자가 Part A와 B가 아닌 어드밴티지를 이용할 경우, 연방정부는 참여 민간보험사에 지불해야 하는 보조금 등으로 인해 2009년 평균 13%, 하와이 주의 경우 평균 38%까지 많게 급여비를 지불한 것으로 나타났다(Biles et al., 2010). 반면, 메디케어 독립 의회자문기구인 메디팩(Medicare Payment Advisory Commission, MedPAC)에 의하면 이러한 어드밴티지 프로그램에 대한 정부의 초과지불금액만큼 더 좋은 급여가 소비자들에게 제공되지는 않고 있어, 개혁안은 2011년 메디케어 어드밴티지 기준 보험료를 2010년 수준으로 고정시키는 것을 시작으로, 3년, 5년 그리고 7년이 지나면서 단계적으로 점차 그 기준 보험료를 낮추기로 하였다(남궁은하, 2010). 메디케어와 관련된 또 다른 중요한 개혁은 약제비 본인부담 경감에 대한 것이다. 메디케어 약제보험인 Part D는 보험의 연간 공제액과 처방약 구입비가 $2,830~$4,550, 보장갭(Coverage Gap, 일명 '도넛 홀)에 해당하는 경우 그 비용 전부를 해당 가입자가 부담하도록 해왔다. 2007년에는 전체 Part D 가입자의 14%에 해당하는 약 3천4백만의 노인이 이 도넛 홀에 빠졌던 것으로 나타났다(Hoadley et al., 2008). 하지만, 개혁 법안은 2010년 모든 도넛 홀에 빠진 Part D 가입자에게 $250의 약제비를 환급하는 것을 시작으로 점차 약제비 본인부담률을 감소시키기 위해, 2011년부터 제약사의 동의 아래 Part D 가입자는 도넛 홀에 해당하는(누적 약제비 지출금액이 $2,830~$4,550 사이에 해당하는 경우) 총 브랜드 약값의 50%를 할인을 받을 수 있다. 메디케어는 단계적으로 도넛 홀에 해당하는 브랜드 약제(2013년부터) 및 일반복제약(2011년부터) 구입을 위한 추가 보조금을 지급하여, 현재 보장 갭(coverage gap)에서의 본인 부담률 100%를 최종적으로 2020년까지 25%로 낮출 계획이다. 또한, 본인부담률조정에 있어 브랜드약품과 일반복제약이 구별되어 이루어진다. 브랜드약제의 경우 가입자는 제약사로부터 약값의 50%를 할인을 받고 연방정부로부터 25%의 보조금을 지원받아(2013년부터 단계적으로) 최종적으로 전체 약제가의 25%를 지불하는 반면, 일반복제약의 경우는 메디케어(정부)에서 일반복제약 구입비용의 75%를 보조함으로써, 가입자는 나머지 25%만 지불하게 된다(남궁은하, 2010).

① 호스피스(Hospice in Medicare)

미국은 메디케어 연간 예산(6000억달러 ; 한화 약 712조원)의 30%가까이가 삶의 마지막 6개월 동안의 치료비로 지출된다. 이러한 고부담 생애 말기 치료비의 부담과 더불어 환자의 생애 말기 삶의 질을 보장하기 위한 생애말기케어(end-of-life care)를 메디케어를 통하여 1982년부터 지원이 되어 왔다. 생애 마지막 최장기 6개월까지 호스피스와 완화의료에 관한 전반적인 서비스를 메디케어를 통하여 제공이 된다. 2009년 비영리 국가호스피스 완화의료기구(National Hospice and Palliative Care Organization)의 보고에 의하면, 메디케어는 모든 호스피스 서비스의 83.9%에 해당하는 서비스 비용을 지불했고, 반면 메디케이드는 4.9%, 민간보험사의 부담은 8.6%에 달했다(National Hospice and Palliative Care Organization, 2010).

치료효과가 없다고 판단되는 의사의 소견이 확정되고 난 뒤, 환자의 호스피스 동의가 이루어지면, 메디케어(파트 A) 또는 메디캘을 통해 간호비용 전액이 지불되게 되어 환자의 본인부담은 아예 없어진다. 신청 자격에는 암, 치매 등 치료가 어렵다고 판정된 장기 투병 환자들이 우선이다. 시한부(6개월) 선고를 받은 환자들을 중심으로 하지만 회복세가 있을 경우엔 일반 치료를 다시 받는 경우도 흔한 것으로 알려졌다. 서비스 제공 장소에는 병원, 요양원(nursing home), 가정, 그 밖의 요양 보호시설 및 호스피스 기관 등이 포함된다.

메디케어 환자 2014년에는 총 170만 여명으로 기록돼 사망 환자 중 50% 가량이 호스피스 서비스를 이용하고 있고, 전국에 2014년 기준으로 약 6100개의 호스피스 제공기관이 활동하고 있다. 2013년에 사망한 암환자의 47%가 호스피스 서비스를 이용하였고 평균 이용기간은 17일이었다(Medicare Payment Advisory Commission, 2016).

일반적으로 호스피스 케어에는 간호사, 영양사, 성직자, 사회복지사 등 다학제 팀으로 구성된 팀에 의해 다양한 서비스가 제공된다. 지정된 간호사가 직접 주 2~3회씩 방문해 필요한 도움을 제공하고 최소 매 2주 단위로는 의사와 환자상태 검토·치료계획을 세우도록 규정돼 있으며, 환자의 상태를 보고하고 추후 필요하게 될 치료와 조치들을 준비한다. 이런 간호시스템은 24시간 365일 당직시스템으로 운영되며, 환자의 상태가 악화가 되어, 통증관리가 필요하면 의사의 처방에 의해 2~3시간 안에 환자 집에서도 통증 관리가 시작되도록 시스템이 구축이 되어 있다. 병원 응급실을 가지 않고도 대부분의 상황에 대처가 가능한 것이다. 당연히 암성통증관리를 위한 아편 관리(opioid)는 중요한 부분을 차지하고, 호스피스 의료의 질 관리 차원에서 메디케어가 모니터링을 한다. 또한 대부분의 경우 환자들에게 신체적 도움(목욕, 청소 등)을 주는 가정관리보조원(home care aide) 일주일에 3~5회(매번 1~2시간) 제공해 환자의 위생상태를 점검한다.

사회복지사는 월 1회 이상 방문하여 상담치료를 돕고 있다. 각 호스피스는 종교인(주로 목사)을 전속으로 고용하여 환자가 사망 후 1년 뒤까지는 가족들의 정신건강을 위해 지속적인 관리를 하게 돼 있다. 그 밖의 사후 가족상담 및 법적인 상담 제공 등 다양한 서비스가 메디케어의 호스피스를 통하여 이루어지고 있다(Centers for Medicare and Medicaid Services, 2017).

(2) 메디케이드(Medicaid)

메디케이드는 주마다 지정한 빈곤선 이하의 저소득층, 어린이, 임신부, 노인 및 장애인을 포함하여 수백만 명의 미국인에게 건강보험 혜택을 제공한다. 메디케이드는 연방정부 요구사항에 따라 기본형 서비스를 충족해야 하며, 그 밖의 선택적 서비스는 주에서 관리하며, 주와 연방정부가 공동으로 자금을 지원하고 있다. 2017년 3월까지 대략 6천 9백만명이 메디케이드에 가입하였다(Centers for Medicare and Medicaid Services, 2017).

각 주는 자체 메디케이드 프로그램을 수립하고 관리하며 광범위한 연방 지침에서 서비스 유형, 금액, 기간 및 범위를 결정한다. 연방법은 주정부에 특정 "의무적인" 급여(Mandatory Benefit)를 제공하고 "선택적인" 급여(Optional Benefit)를 선택할 수 있도록 되어 있다. 법으로 정해진 필수(의무적인) 혜택에는 입원환자 및 외래환자 병원서비스, 의사 서비스, 검사실 및 엑스레이 서비스, 가정건강서비스 등이 포함되고, 선택적 혜택에는 약처방, 사례 관리, 물리치료 및 작업치료와 같은 서비스가 포함되어 있다.

또한 메디케이드는 장애가 있는 상태 및 만성질환의 결과로 장기요양보호서비스를 필요로 하는 어린이, 성인, 노인들에게 장기요양서비스를 위한 전국의 주요 지급원 역할을 하고 있고 여러 운송수단과 제도적 치료에서 지역사회 기반의 장기요양서비스 및 지원에 이르기까지 다양한 서비스를 제공하고 있다(Centers for Medicare and Medicaid Services, 2017).

[표 24-1]은 메디케어와 메디케이드의 운영주체와 대상 그리고 재원을 비교하여 놓았다. 메디케어가 연방차원으로 일괄적으로 운영되는데 비하여 메디케이드는 각 주별로 차별화 할 수 있는 여지가 높으며, 노인이 장기요양이 필요한 경우 메디케이드에서 많은 부분을 지원을 받는다고 볼 수 있다.

(3) 메디케어와 메디케이드의 지원하 보건의료비 지출비용

2013년 미국내 전체 보건의료비 지출 중 메디케어와 메디케이드가 40%를 차지했지만, 1인당 두 개의 공공보험으로 지출되는 비용은 2013년에서 2023년 사이의 민간보험으로 지출되는 비율의 증가보다는 더디게 증가하였다.

[표 24-1] 메디케어와 메디케이드 자격 및 수혜 조건 비교

	메디케어	메디케이드
운영주체	연방정부	주정부
대상	65세 이상 노인, 장애인(65세 미만), 말기 신장질환자	저소득층(주마다 다름), 노인, 장애인, 임산부
자격요건	20년 이상 사회보장세 지불한 자	소득, 재산 요건에 충족하는자
재원	사회보장세, 본인부담액(수혜조건에 따라 다름)	연방정부와 주정부의 공동기금(Matching Joing Fund), 주정부예산, 본인부담액, 공동부담액 등 주정부 사정에 따라 다양함
보장성	파트A(기본보장, 병원입원보험), 파트 B(외해서비스, 추가검사 등), 파트 C(메디케어 어드밴티지), 파트 D(처방약지원) : B,C,D는 보충형	주마다 급여 범위 다양하나 기본서비스 보장해야 함(입원비, 외래서비스, 장기요양, 의사서비스 등). 그 밖의 서비스 급여는 주마다 선택적으로 운영함

출처 : Medicare made clear, United Health Care Services; 2015.

[그림 24-1]에서 보듯이, 병원치료서비스 지출에는 메디케어가 26%, 메디케이드가 17%이고 의사 서비스 지출은 메디케어가 22%, 메디케이드가 9%를 차지한다. 장기요양서비스 지출비용은 메디케어가 22%, 메디케이드가 30%로 지출비용이 총 50%로 의료서비스별 지출에서 가장 높다. 처방약제비 지원의 부분은 메디케어가 28%, 메디케이드가 8%를 부담하고 있는 것으로 나타났다 (Centers for Medicare and Medicaid Services, 2017).

그림 24-1 2014년도 미국 총 의료비 중 메디케어와 메디케이드 부담 비중

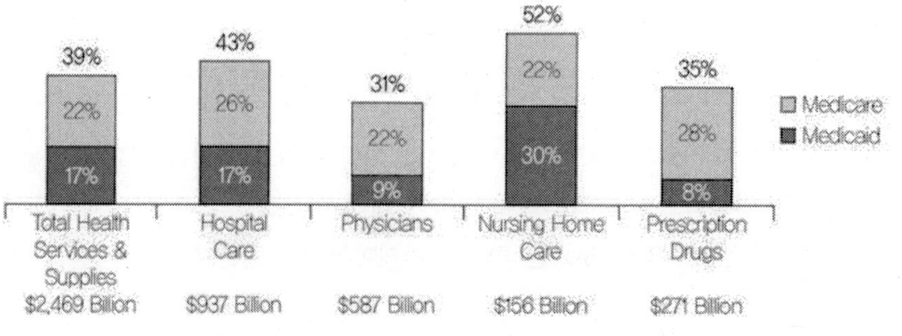

주석 : Includes neither spending on CHIP nor administrative spending. Definition of nursing facility care was revised from previous years and no longer includes residential care facilities for mental retardation, mental health or substance abuse. The nursing facility category includes continuing care retirement communities.

출처 : CMS, Office of the Actuary, National Health Statistics Group, National Health Expenditure Accounts, 2015. Data for 2013.

[그림 24-1]에서 보듯이, 장기요양서비스의 비용의 상당 부분은 주정부의 공공보험인 메디케이드를 통하여 지불됨을 알 수 있다.

2) 장기요양서비스(Long-Term Care)

(1) 정의 및 재원

장기요양서비스는 허약한 노인과 만성질환, 상해, 신체적·정신적 장애, 또는 기타 건강과 관련된 조건 때문에 자기 관리 능력이 제한된 성인들의 욕구를 충족시킬 수 있는 광범위한 보건, 개인 위생 및 지원 서비스가 포함된다(National Center for Health Statistics, 2013). 장기요양 및 지원 서비스는 옷입기, 목욕, 화장실 이용, 식사와 같은 일상생활활동(Activities of Daily Living, ADL) 지원과 투약 관리, 가사일, 돈관리, 청소, 장보기, 전화사용과 같은 일상생활의 도구적 활동(Instrumental Activities of Daily Living, IADL)에 도움을 주고, 최적의 신체 기능 및 삶의 질을 향상시키기 위해 특수장비, 보조장치나 다른 사람들로부터의 도움을 포함할 수 있다(Kane & Kane, 1995; National Center for Health Statistics, 2013). 미국내에서는 장기요양시설(Nursing Home)로 거처를 옮기는 형태나, 지역사회내에서 본인의 자택, 그룹홈(group home), 도움을 부분적으로 받은 형태의 거주형태(assisted living or personal care homes)로 지원이 된다(U.S. Department of Health and Human Services, 2017; National Center for Health Statistics, 2013).

미국은 노령인구와 비율의 증가함에도 불구하고, 2002년부터 2010년의 메디케어 수혜자들의 자료를 바탕으로 본 돌봄 요구도의 변동을 보면, 인구 비율 중 노령인구는 증가하였으나, 대체로 요구도는 다소 감소하는 경향을 보여주고 있다. [그림 24-2]의 일상생활능력의 다소 감소추세는 2002년 메디케어 수혜자에 비해 최근 노인들의 신체적 건강상태의 호전을 보여준다고 볼 수 있다.

그림 24-2 미국 노인인구의 일상생활능력과 도구적 일상생활능력의 비율 변동 경향

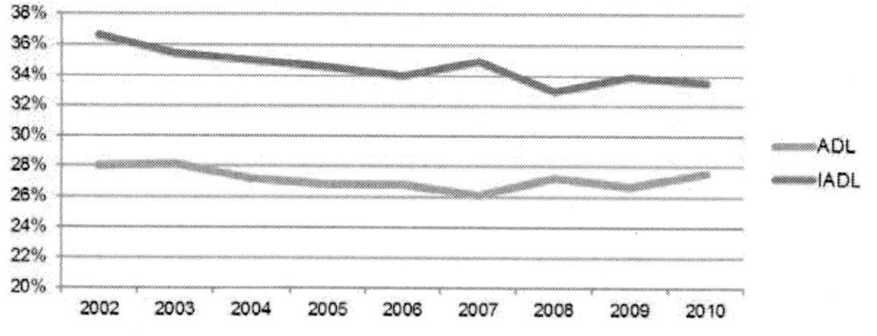

출처 : Centers for Medicare and Medicaid Services. Analysis of Medicare Current Beneficiary Survey 2002-2011.

미국에서의 장기요양서비스(Long-Term Care: LTC)는 돌봄이 요구되는 노인과 장애인의 요구에 보다 잘 부응하기 위해 지난 몇 세기 동안 진화해왔다. 장기요양서비스의 지원은 시설을 통한 장기요양서비스, 요양원(Nursing home), 사회복지 서비스 및 지역사회 재가 서비스(Home and Community-Based Services, HCBS) 발전 및 통합 및 개혁을 통하여 잘 보여주고 있다. 이러한 이정표에는 장기요양지원의 자금지원의 근거가 되는 핵심 법률 및 법원 결정을 통하여 여실히 보여주고 있다.

특히 최근 정책변화를 보면(표 24-2 참조), 정부의 관리가 이루어지는 시설에서 제공되는 장기요양은 안전과 질적 향상도모에 힘써 왔으나(Kane et al., 2003), 양적인 팽창과 관리의 한계에 부딪쳐 장기요양서비스의 정책 방향은 독립적인 노인의 지역사회내의 재가 서비스 확장 모색에 힘써 왔음을 여러 실증 연구를 통하여 보여주고 있다(Muramatsu et al., 2008).

2014년 Centers for Medicare and Medicaid Services의 비용 추정 보고서에 의하면, 총 장기요양의 비용부담 중 반 이상(51%)이 메디케이드를 통하여 제공됨을 보면 알 수 있다.

그림 24-3 장기요양서비스 및 지원의 재원 구성

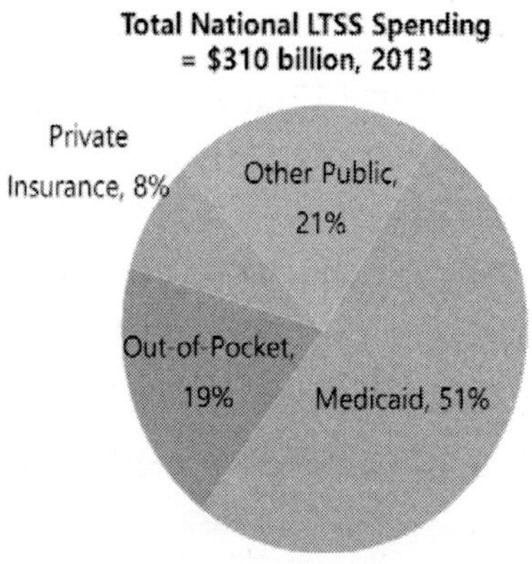

주석 : Total long-term care expenditures include spending on resigential care facilities, nursing homes, home health services, personal care services (government-owned and private home health agencies), and §1915(c) home and community-based waiver services (including home health). Long-term care expenditures also include spending on ambulance providers. All home and community-based waiver services are attributed to Medicaid.

출처 : KCMU estimates based on CMS National Health Expenditure Accounts data for 2013.

연방정부의 관리하의 메디케어는 65세 이상의 입원 서비스를 중심으로 개발되어 왔다. 노인이 병원 입원을 하거나, 퇴원 후의 아급성 기관(post-acute care)에서 케어를 받거나, 가정간호(home health), 시설에서 제공되는 재활 서비스(Inpatient rehabilitation facility, IRF)나 전문의료인력의 서비스가 제공되는 전문요양기관(skilled nursing facility, SNF)의 경우 메디케어의 지원으로 급여가 제공된다.

메디케이드가 시설 중심의 요양원(nursing home)의 비용을 대부분 지원하는데 이는 연방과 주정부의 연합기금(Joint State and Federal Funding)으로 지원이 된다. 요양원의 지원은 1965년부터 제공되었고, 요양시설의 대안책인 지역사회내의 재가 서비스(Home and Community Based Services, HCBS)는 1983년부터 주정부의 지원 하에 메디케이드에서 제공되었다. 그 밖의 민간보험이나 본인 부담금으로 인한 재원이 그 나머지 부분을 차지하고 있다(Centers for Medicare and Medicaid Services, 2017).

2011년 총 3조 976억 달러의 메디케이드 예산 중 9%의 노인이 총 메디케이드의 21%를 소진하였고, 15%의 장애인이 42%의 예산을 사용하였다. 이에 비해 48% 해당하는 메디케어 대상 어린이의 총 사용액이 5분의 1을 사용한 것을 보면 장애가 있는 노인의 자원 소비량 비중이 매우 높음을 알 수 있다(Rudowitz et al., 2017).

[표 24-2] 미국내 최근 장기요양서비스 및 지원에 관한 법령 변화

연도	개혁 내용
2010	Affordable Care Act (ACA)은 메디케이드 프로그램에 따라 장기요양인프라의 개선을 장려하고 지역사회기반 재가 서비스(HCBS)를 확대할 수 있는 새로운 옵션을 제공한다. 규정에는 Balancing Incentive Program, Community First Choice 주 계획 옵션 및 MFP (Medicaid Money Follows the Person) 확장이 포함된다. 또한 2014년 1월 1일부터 5년간, 주정부는 HCBS를 받는 기혼 메디케이드 신청자의 자격 여부를 결정할 때 배우자 빈곤 기준을 적용해야 한다. 그 이전에는 이러한 표준이 요양원 거주자의 배우자에게만 적용되었다. ACA에 따라 개별 보험료 기부로 자금을 조달한 국가의, 자발적 장기요양서비스 및 지원(Long Term Services and Supports : LTSS) 보험 프로그램을 제공하기 위해 지역사회 생활보호 서비스 및 지원(Community Living Assistance Services and Supports : CLASS) 법이 제정된다.
2013	미국 납세자 구제법(American Taxpayer Relief Act of Class Act)은 CLASS 법을 폐지하고 장기요양위원회(Commission on Long-Term Care)를 설립한다. 장기요양위원회는 의회에 LTSS 정책 및 프로그램 문제를 검토하는 보고서를 제출. 이 보고서는 서비스 제공 및 인력에 관한 권고안이었으나, 자금조달 권고에 대한 합의가 이루어지지 않았다. 대신에 보고서는 회원들이 제안한 금융 접근법을 제시하였다
2014	연방정부기관인, Center for Medicare and Medicaid에서는 메디케이드의 서비스 제공 기반을 "가정과 지역사회 기반"으로 우선시하도록 간주하기 위한 질적 지표를 명하는 새로운 규칙을 완성하였다
2015	Center for Medicare and Medicaid는 성능 표준의 향상을 반영하면서 요양원에 대한 등급별 질 평가 시스템을 개정하였다.

출처 : Centers for Medicare and Medicaid Services, 2017.

메디케이드 수혜 대상자들 중 장애인과, 노인 어린이를 구분하여 1인당 사용 비용을 비교해 보면 노인인구의 공공재원사용비용이 평균 $18,439(최대 $31,199-최소 10,518)로 장애인(평균 $17,709, 최대 $33,808-최소 $10,142)나 어린이(평균 $1,656, 최대 $5,214-$1,656)로 가장 높게 나타남을 알 수 있다(Rudowitz et al., 2017).

3) 서비스 공급체계

(1) 시설보호(Long-Term Care Facilities)

장기요양보호를 위한 시설로는 요양원과 거소보호시설(board and care facilities)이 있는데 요양원은 주정부의 인가조건이 충족되어야 설립이 가능하지만, 거소보호시설은 주 정부로부터 인가받을 필요가 없으며 최소한의 시설기준 및 자격조건을 갖추지 않아도 되고 가장 흔한 영리추구기관으로서 시설이 호화스럽거나 열악한 것 등 다양해서 입소 비용은 노인의 경제적 부담능력에 따라 달라진다.

① 요양원의 형태와 운영방식

시설보호 현황의 대표적 형태라고 할 수 있는 요양원은 보건의료서비스(medical care service)의 제공 수준에 따라 전문요양시설(skilled nursing facility, SNF)과 일반요양시설(intermediate nursing facility, INF)의 두 가지 형태로 구분된다.

전문의료인의 간호와 처치가 필요한 경우인 전문요양시설은 메디케어의 지원 하에 운영이 되고, 일반요양시설은 주정부의 메디케어의 재원이 대부분인 것과 시설 내의 인력 구성에서 차이를 보인다.

전문요양시설은 거동이 불편하고 비교적 난이도가 높은 환자들을 대상으로 국가에 의해 자격이 주어지고 등록된 간호사에 의해 24시간 간호가 제공되는 시설이며, 퇴행 만성질환자가 많다. 주요 서비스는 의사진료 및 응급처치, 수액 요법, 상처치료, 투약, 간호 식이요법, 재활, 검사 및 방사선 치료, 치과치료, 급식, 세탁, 오락 등이 있다.

일반요양시설은 입소자의 건강상태가 비교적 양호하여 지속적 관찰은 필요하되 정기적인 전문 치료 서비스가 제공되지 않아도 되는 노인들이 대상이며, 입소자 대부분 보행이 가능하므로 일상생활 수행 보조, 레크리에이션, 사회적 지지 프로그램 등의 서비스를 제공받게 되고 간호서비스는 주 7일 중 하루 8시간만 제공받고 나머지는 보조인력 서비스를 받게 된다.

한편 장기요양시설의 개설 형태에 따라 단독형(individual home), 병설형(infirmary), 복지타운형(welfare town) 등으로 나눌 수 있다. 단독형은 주로 개인이 운영주체가 되어 설립하는 경우로 민간사업자가 각 지역에 개설하여 분점형식으로 운영하거나 이미 개설 운영 중인 단독형 요양시설들이 제휴를 맺어 시설협의회를 구성하여 운영한다.

병설형은 전문의료기관이 운영주체가 되어 병원에 부설된 형태로 운영하는 것으로, 하버드대 의대 부설 히브루 노인복지센터(Hebrew Rehabilitation Center for Aged) 등이 그 예이다. 이 시설은 노인주택과 연구소도 함께 운영하고 있는데, 노인주택에서는 쇼핑센터, 문화시설 등도 갖추고 통합복지서비스를 제공하고 있다. 따라서 이 시설은 오히려 복지형타운에 가깝다고 할 수 있다. 복지타운형은 요양 및 재활이 필요한 대상자들에게 노인주택, 요양시설, 재가복지서비스센터, 생활지원센터 등을 동일지역 내에 설립하여 운영하는 형태이다.

② 장기요양시설(Nursing Home) 재원

이용자의 재원은 일반적으로 본인부담(31%) 이외에 메디케이드(44%), 메디케어(14%), 민간보험(7%), 기타(5%) 등으로 충당되는데, 메디케어에서는 인증된 전문요양시설에 입소한 65세 이상의 노인들에게 비용의 일부를 부담해주고 있다. 이 경우 급여기준은 3일 이상 입원하고 14일 이내에 요양원 후송된 경우에만 100일 한도 내에서 급여를 인정하고 있다. 요양시설의 설립 및 운영은 주정부의 인가 사항이므로 구체적인 운영 내용은 주(State)에 따라 다르다.

(2) 재가서비스

미국은 1960년대부터 시작된 탈시설화(deinstitutionalization) 운동 영향으로 노인을 위한 사회적 부양이 시설보호에서 지역사회 중심의 혹은 가정 중심의 재가보호로 전환되었다(홍미령, 2001). 이와 같은 지역사회보호는 가정간호보호, 가족보호지원, 주간보호, 단기보호, 위탁보호 등이 주류를 이루고 있으며 65세 노인인구 중 시설에서 보호되고 있는 노인은 5.0%로서 이러한 현상은 노령인구의 지속적인 증가에도 불구하고 80년대 이후 큰 변함없이 계속되고 있다(윤현숙, 2001). 주된 이유는 익숙한 본인의 자택과 지역사회에 대한 애착 및 정서적 지원, 시설 설비나 경영에 대한 불안감 등을 들 수 있다. 미국은퇴자협회에서는 재가보호가 장기요양보호를 받아야 할 고령자와 요양보호자 모두에게 정신적 만족감을 줄 수 있다는 점을 들어 재가 보호를 적극적으로 권장하는 운동을 전개하였다(이미애, 1998). 이처럼 재가보호로의 전환은 가족의 부양부담을 줄여 계속해서 가족이 노인을 돌볼 수 있도록 하는 것이 노인과 가족의 삶의 질을 높일 수 있고 비용 면에서 효과적일 수 있다는 주장에서 이뤄졌다. 그러나 각종 연구결과를 보면 노인들은 재가서비스를 선호하고 시설서비스보다 효과가 높다는 것이 입증되었으나, 비용 면에서는 시설서비스보다 재가보호서비스가 비싼 것으로 나타나고 있다(최병호, 2002). 또한 노인복지법 제3조에 근거하여 장기요양보호 노인을 돌보는 가족부양자의 부담을 덜어주고자 가족부양자지원 프로그램(National Family Care Giver Support program : NFCSP)이 제공되고 있다. 이용가능 서비스 정보제공, 서비스 이용의 접근성을 높이기 위한 교통수단 제공, 개별상담, 지지 집단의 구성 및 운영, 가족부양자의 의사결정 및 문제해결능력 향상을 위한 훈련, 일시적으로 부양책임에서 벗어나 휴식을 취할 수 있는 휴식서비스, 가사보조 등의 서비스가 제공된다(Administration for Community Living, 2017). 가정간호서비스(Home Health Care Service)를 제외한 다양한 재가서비스 중 사회복지서비스는 프로그램 기금(Grant) 형태로, 연방 혹은 주정부의 담당 기관에서 제공되고 있다(Administration for Community Living, 2017).

① **가정간호서비스**(Home Health Care Service) : 메디케어 지원하

1960년대 중반 의료보험 실시와 더불어 시작된 제도로서, 주로 저소득층 및 노인 환자들을 대상으로 가정에서 간호・물리치료・언어치료・영양지도 등 서비스를 제공한다. 서비스 범위는 고도의 의료기술이 필요한 간호로부터 일상적인 혈압체크에 이르기까지 다양하며, 의료보험(Medicare)이 적용된다. 운영주체는 병원, 보건소, 민간단체 등 다양하며 방문간호사협회가 전국적으로 구성되어 주 정부 또는 지방정부의 감독 하에 행정관리업무를 담당하고 있다. 이 서비스는 적절한 시기에 조기 퇴원해서 가정에서 저렴한 비용으로 서비스를 받음으로써 의료비 부담을 줄일 수 있으며, 병원 측에서도 불필요한 장기입원환자를 줄여 병상회전율을 높이고 응급환자를 신속히 입원 치료하여 의료자원을 효율적으로 활용할 수 있다.

② **가정봉사원서비스**(Home-helper service) : 메디케이드 지원하

현재 미국에서는 책임 있는 지역사회기관에 의해 고용 훈련된 전문가가 노인 또는 장애인 가정에 파견되어 빨래, 식사준비, 시장보기 등 가사 원조(homemaking), 제한된 범위 내에서의 간호 및 간병 등 서비스를 제공한다. 미국의 가정봉사원서비스는 1939년 주로 어머니가 부재중인 가정의 어린이를 대상으로 방문주부(visiting housewives)에 의한 가사원조가 시행된 이래 1968년 근로여성, 입원한 여성의 가족, 신체장애자를 가진 어머니, 특히 빈민과 저소득층 가족 등으로 서비스 대상이 확대되고 보다 다양한 서비스를 제공하게 되었다. 이 서비스는 주 정부에 의해 무상으로 제공되며, 가정봉사원은 전국가정봉사원 및 가정건강보조원서비스 심의회가 정한 기준에 따라 건강 및 관련문제들에 대한 훈련을 받고 사회복지사 등 전문가의 지도 하에 업무를 수행한다.

③ **주간보호서비스**(Adult day care center)

미국의 주간보호서비스(day care service)는 1945년 보스턴의 아담스복지관(Adams House)에서 정신질환자를 위한 주간보호사업으로 시작된 이래 1970년대 초부터 실시해 온 프로그램으로, 낮 동안에 식사・보건 및 재활서비스・신체적 보호・사교적 활동 등 포괄적인 서비스를 제공한다.

미국 전역에 걸쳐 주간보호케어센터(Adult day care center)가 설치되어 건강 지향적 서비

스, 사회적 서비스, 특수질환자를 위한 서비스를 제공하고 있는데, 주된 서비스인 사회적 서비스에는 개별관리, 보건교육, 교통편의, 급식, 이·미용, 상담서비스, 취미활동, 그리고 가족부양자를 위한 휴식보호 서비스(respite care) 등이 있다. 이 센터는 대상 노인이 신체적 자립도가 낮고, 치료적 성격의 서비스가 많다는 점에서 보다 건강한 노인을 대상으로 순수한 여가 제공에 중점을 두고 있는 노인센터(senior center)와 차이점이 있다.

④ 급식 및 기타 사회복지서비스

미국에서는 노인복지법에 근거하여 노인급식서비스 프로그램이 매우 활성화되어 있다. 노인급식 프로그램은 집단급식과 가정배달급식으로 구분된다. 집단급식 프로그램은 노인복지회관, 공공시설 등에 노인전용급식소를 마련하여 노인들에게 영양가 있는 음식을 제공하고 사교의 기회를 통한 고립감 해소를 도모한다. 가정배달 프로그램은 질병 등으로 참여할 수 없는 노인에게 가정으로 음식을 배달해 주는 제도이다.

또한 다목적노인센터(multipurpose senior centers)를 설치하여 노인이 지역사회에서 일상생활을 해나가는데 필요한 각종 서비스를 종합적으로 제공해 주고 있다. 주요 서비스는 상담, 건강검진, 영양교육, 오락 및 사교적 활동 등이 있다.

(3) 서비스 제공 기관과 인력 분포

2012년 기준으로 미국의 장기요양보호서비스 제공업체는 주간보호센터(adult care centers) 4,800개, 가정간호서비스 제공기관(home health agency) 12,200개, 호스피스(hospices) 3,700개, 장기요양시설(nursing homes)은 15,700개, 요양원 외 시설기관(residential care communities) 22,200개가 있는 것으로 조사되었다. 약 58,500개의 규정된 장기요양서비스 제공자 중 약 2/3가 요양원을 비롯한 시설(residential settings)에서 서비스를 제공하였고(요양원 26.8%, 복지형타운 37.9%), 약 1/3은 지역사회내의 재가서비스 형태로 서비스를 제공하고 있었다(주간보호서비스 8.2%, 재가서비스 20.9%, 호스피스 6.3%)(US Department of Health and Human Services, 2013).

(4) 지역사회 재가서비스(Home and Community-Based Services, HCBS)와 환자중심케어(Person Centered Care)

앞장에서 고찰에서 본 것과 같이, 보건의료체제 자체를 민간시장에 맡겨 민간보험과 본인 부담으로 모두 채워질 것으로 보여졌던 미국내 노인을 위한 보건의료서비스의 상당부분은 정부의 몫으로 보여지고 있다. 특히 주정부의 메디케이드를 통하여 관리되고 제공되는 장기요양의 부분의 재정적 부담은 상당하여 이미 몇 세기 전부터, 그 대안책으로 지역사회내의 독립성을 유지하는 노인들은 본인의 자택에서 돌봄을 받을 수 있는 체계를 지원해오고 있었다. 상당부분의 노인을 위한 보건의료서비스 및 장기요양서비스는 연방정부와 주정부의 부담으로 지원이 이루어져 왔으며, 그 운영에 있어 효율성을 높이면서, 소비자의 선택을 늘리는 방향으로 그 방향이 지속적으로 이루어졌다고 보여지고 있다.

① **가정 지역사회 기반 기권 프로그램 개요**(The Medicaid Home and Community-Based Services Waiver Program, 1915(c) HCBS Waiver)

사회보장법에 근거한 메디케이드 가정 지역사회 기권 프로그램은 주 정부에게 도움이 필요한 개인에게 다양한 서비스의 선택을 제공할 것을 도와주고 있는 것을 근간으로 한다. 이 프로그램을 통해, 주정부는 메디케이드의 수혜를 받지 않은 사람에게 서비스를 제공하도록 하면서 어떤 특정 기본서비스를 철회할 수 있도록 한다. 이 프로그램 대상자는 대체로 장기요양서비스와 돌봄이 요구되는 서비스를 대상으로 이루어지고 있다.

이 프로그램은 연방, 주 정부, 그리고 지방정부의 프로그램에 적용이 가능하다. 예를 들어 메디케이드나, 노인프로그램의 기금운영에도 적용이 가능하다. 현재 31개 주에서 216개의 HCBS 1915(c) 기권프로그램이 운영되고 있다.

이와 더불어 도움이 필요한 환자, 즉 지역사회 노인에게 케어를 받을 선택권을 주게 되었다. 환자 중심의 케어(Person Centered Care, PCC)란 장기요양서비스 및 지원 (LTSS)을 제공함에 있어 모든 사람들에게 실질적인 최고의 삶의 질을 보장하도록 해줘야 하며, 케어 제공에 있어 소비자 혹 환자의 선택과 선호를 최대한 보장해줘야 한다고 말하고 있다(Administration for Community Living, 2017).

이는 1999년 미 최고법원의 옴스테드(US Supreme Court Olmstead Decision, 1999)에 근거하여, 장기요양서비스를 필요로 한 경우, 소비자(장애가 있는)는 본인이 선호하는 장소(setting)에서 제공받을 수 있음을 강조하고 있다. 옴스테드 결정에 의하면, 공공 서비스 제공기관은 "장애, 혹은 도움이 필요한 자격을 부여받은 개인은 가장 적절하게 통합된 (제공)장소에서 서비스를 제공해야 한다"라고 선언하고 있다. 이 결과, 메디케이드를 통한 장기요양서비스를 결정함에 있어, 소비자에게 "탈" 시설 서비스의 옵션을, 즉 재가 서비스 옵션을 권장하는 편향을 보여주게 되었다(Ng et al., 2016).

오바마케어, Affordable Care Act (ACA)를 통하여 메디케이드의 수혜 대상자를 확장하는 가운데, 장기요양서비스의 가장 주안점은 요양원에서 제공되는 장기요양은 감소시키고, 대신 지역사회의 재가서비스(HCBS)를 지속적으로 확장시키는 결과를 보였다. 1995년 18%에 지나지 않았던 메디케이드 지역사회 재가서비스의 비중이 2013년에는 51%를 육박하는 결과를 보여주었다(그림 24-4). [그림 24-4]는 메디케이드내에서 지불되고 있는 요양원(Nursing home) 서비스 비용과 지역사회내의 재가서비스(Home and Community-Based Services, HCBS)를 위한 지출비용의 변화추이를 보여주고 있다. 이 증감 추이는 각 주의 정책에 따라 편차가 존재하겠으나, 미국의 노인의 보건의료정책 특히 장기요양에 대한 방향성을 단적으로 보여준다.

그림 24-4 메디케이드내 요양시설 및 지역사회 재가서비스의 비용 비율 추이

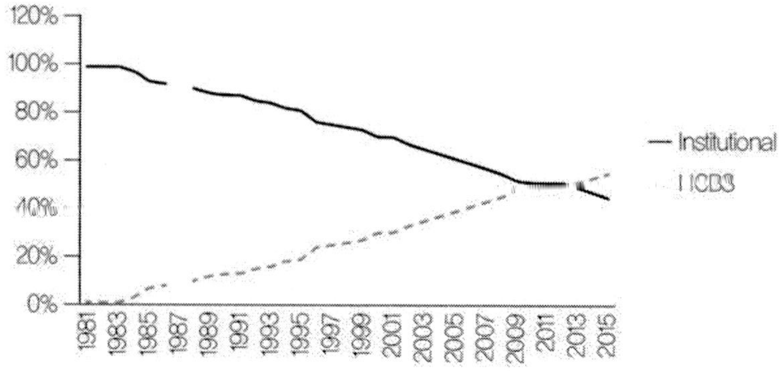

출처 : Eiken S, Sredl K, Burwell B, Woodward R. Medicaid Expenditures for Long-Term Services and Supports (LTSS) in FY 2015. (Data for 1987 were omitted due to inconsistency)

3. 결 론

미국의 노인 보건의료체계를 한 그림에 넣기 어려운 복잡한 형태로 발전되어 왔고, 현재 그 변화는 진행중이다. 각 주(State)의 상황에 맞게 또한 가감이 된 부분이 있어 더욱 일반화하기 어렵다고 볼 수 있다. 미국의 경우는 이미 고령화가 상당히 진전되었고 높은 의료비를 이미 지불하고 있는 보건의료체계에서 노인에게 양질의 서비스와 보장성을 동시에 추구하는 것이 얼마나 어려운지를 보여주는 예라고 보여진다.

참고문헌

남궁은하. 미국의 건강보험개혁: 노인관련 법안을 중심으로. 보건복지포럼 2010:75-88.
노재철. 주요국가의 노인 보건의료보장에 대한 비교법적 검토와 시사점. 호서대학교 법학연구 2013;16(2).
윤현숙. 미국의 노인보건정책과 관련법. 한국노인문제연구소. 주요선진국의 노인보건복지정책.

2001:23.

이미애. 미국・영국의 고령자 간병정책. 한국노인문제연구소. 각국의 고령자 간병보험제도. 1998.

장동민. 미국 장기요양보호정책의 운영 경험 및 개혁 논의의 시사점. 보건과 사회과학 2005;18:101-140.

최병호. 독일과 미국의 노인장기요양제도 비교연구. 보건경제연구 2000;8(2):37-64.

Administration for Community Living, 2017 https://www.acl.gov/about-community-living.

Biles B, Arnold G. March 2010 Working Paper: Medicare Advantage Payment Provision. Department of Health Policy, George Washington University; 2010.

Centers for Medicare & Medicaid Services. LTTS Models. https://www.cms.gov. 2017.

Hoadley J, Thompson J, Hargrave E, Cubanski J, Neuman T. Medicare Part D 2009 data spotlight: the coverage gap. http://www.kff.org/medicare/upload/7834.pdf. Accessed on November 19, 2008.

Kane RA, Kling KC, Bershadsky B, et al. Quality of life measures for nursing home residents. J Gerontol A Biol Sci Med Sci 2003;58(3):240-248.

Kane RL, Kane RA. Long-term care. JAMA 1995;273(21):1690-1691.

Medicare Payment Advisory Commission. Report to the Congress: Medicare payment policy. Hospice services. Chapter 11. Washington, DC: MedPAC; 2016.

Muramatsu N, Hoyem RL, Yin H, Campbell RT. Place of death among older Americans: Does state spending on home- and community-based services promote home death? Med Care 2008;46(8):829-38.

Musumeci M, Young K. State variation in Medicaid per enrollee spending for seniors and people with disabilities. Melano Park: Henry J. Kaiser Family Foundation; 2017.

National Hospice and Palliative Care Organization. NHPCO facts and figures: hospice care in America. Washington, DC: National Hospice and Palliative Care Organization; 2017.

Ng T, Harrington C, Musumeci M, Ubri P. Medicaid Home and Community-Based Services programs: 2013 update. Melano Park: Henry Kaiser Family Foundation; 2016.

Pieters D. Changing work patterns and social security, London, Boston: Kluwer Law International; 2000:71.

Rudowitz R, Garfield R, Young K. Overview of Medicaid per capita cap proposals, Melano Park: Henry Kaiser Family Foundation; 2016.

U.S. Department of Health & Human Services, Centers for Disease Control and Prevention. Long-term care services in the United States: 2013 overview. College Park: National Center for Health Statistics; 2013.

U.S. Department of Health & Human Services. What is long-term care? Washington, DC: HHS; 2017. https://longtermcare.acl.gov/the-basics/what-is-long-term-care.html.

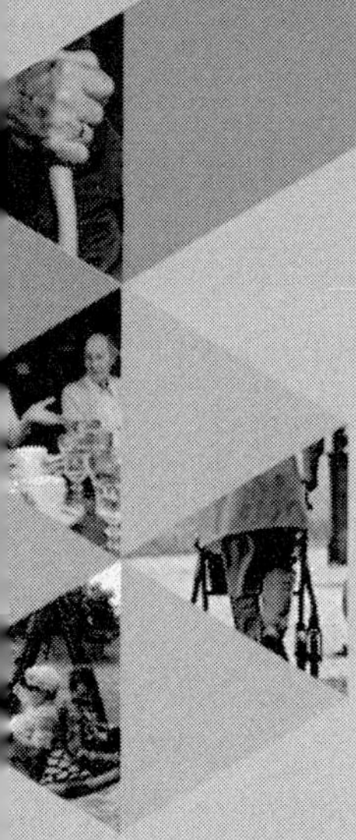

제 25 장

일본의 노인보건의료

남 상 요

1. 노인 보건 · 의료 · 요양 · 복지 제도의 개요

1) 건강보험법과 노인복지법, 노인보건법의 제정

일본에서는 1922년 건강보험법이 제정되었으며 1950년 사회보장심의회에 의한 사회보장구상에 따라 확충되고 정비되어 왔다. 일본에서의 국민개보험체제 추진은 1957년도부터 4개년 계획으로 진행되어 1961년 4월에 실현되었다. 현재 일본의 의료보험제도는 피용자보험(직장의료보험), 국민건강보험(지역의료보험), 후기고령자의료제도의 3개의 제도로 이루어져 있다.

경제의 성장과 의료시설의 양적 증가와 더불어 인구의 고령화가 시작되면서 일본은 1963년 노인복지법을 제정하고 노인 보건 · 의료 대책을 종합적 체계적으로 추진하기 시작하였다. 가장 먼저 시행한 것은 노인에 대한 건강진단이다. 이는 질병의 예방, 조기발견 및 조기치료를 위하여 시 · 정 · 촌[1]이 65세 이상의 노인에 대하여 매년 건강진단을 실시하는 것이다. 1970년에는 65세 이상의 노인인구가 전 인구의 7%를 넘는 고령화 사회에 진입하였다.

1) 시 · 정 · 촌(市 · 町 · 村) : 일본의 기초자치단체로서 우리나라의 시 · 읍 · 면에 해당되며 전국에 1,727개의 시 · 정 · 촌이 있다.

1972년 6월에는 노인복지법의 개정이 행하여져 1973년부터 일부 부담금을 공비(公費)로 부담하는 노인의료비 지급제도가 발족, 노인의료비를 무료화함으로 노인에 관한 의료비의 보장이 시작되었다. 1978년에는 노인보건학급, 노인건강진단, 노인의료비 지급제도, 재택 노인 기능회복훈련사업, 노인건강상담사업, 재택 노인 가정간호방문 지도사업을 내용으로 하는 노인보건 · 의료종합대책개발사업을 시범지역을 통해 실시하도록 하였다. 그 후 1982년 8월에는 노인보건법이 제정되고 1983년부터는 노인보건법에 준한 보건의료 대책이 종합적 체계적으로 시행되게 되었다. 노인보건법에 의해 규정된 보건사업에는 ① 건강수첩의 교부, ② 건강교육, ③ 건강상담, ④ 건강진단, ⑤ 의료, ⑥ 기능 훈련, ⑦ 방문 지도의 7가지 사업이 있으며 이 사업의 실시 주체는 시 · 정 · 촌이다.

2) 노인의료시설의 체계화와 국민의료종합대책

1983년 노인보건법의 시행과 더불어 의료보험에서의 노인의료수가가 신설되고 노인 병원의 의료는 일반의료로부터 독립된 범주에서 관리되어 왔다. 1985년에는 의료비 억제를 위한 의료계획에 의한 병상 수의 규제가 시행되어 더 이상의 시설 증가가 억제되었고 이어서 의료시설기능의 체계화가 시작되었다.

일본의 노인의료의 흐름을 바꾼 것은 1987년 6월에 발표된 국민의료종합대책으로 여기에서 비로소 노인의료시설의 의료기관에서 차지하는 위치와 그 성격이 정식으로 자리잡게 되었다.

일본의 노인의료시설기능 체계화에서 전환점은 장기 입원의 노인 환자를 병원에서 분리하여 집중적인 재활치료를 통해 자택 복귀를 목표로 하는 노인보건시설과 간호료, 검사료, 투약료를 포괄한 정액 방식의 입원관리료를 채용한 개호력 강화 병원의 등장이다. 요양형병상군은 이 두가지 시설의 등장으로 시작되었다. 모든 병원들이 급성기 아니면 만성기를 택일하지 않으면 안될 상황에서 의료수가인상, 요양비의 중점 지급 등 후생성의 강력한 정책 유도에 의해 일반병원에서 노인병원으로의 전환이 급증하였다.

3) 고령자 보건 · 복지 종합추진계획

고령자를 위한 노인복지시설 확보와 서비스 체제정비를 위하여 1989년부터는 단계별로 고령자 보건복지 추진 종합계획이 실시되었다. 처음에 시작된 것은 1989년부터 시작된 고령자 보건복지 추진 10개년 전략(골드 플랜)이다. 골드플랜에는 와상 노인 방지를 위한 와상 노인 제로작전이라는 것이 있다. 이는 와상 노인 문제해결을 위하여 '와상 노인은 예방될 수 있다'라고 하는 의식을 국민에게 침투시켜 와상 노인이 생기지 않도록 하기 위한 것이다.

1989년 개시된 골드 플랜을 계기로 보건 · 의료 · 복지의 연계와 통합의 중요성이 강조되기 시작하였다. 고령자 보건복지 추진 10개년 전략은 재검토되어 신골드플랜으로 이름을 바꾸어 1999

년 마무리 되었는데 다시 2000년부터 2004년까지 5개년 계획으로 『골드 플랜 21』이라는 이름으로 추진되었다. 골드 플랜 21의 내용은 방문서비스(방문 간병, 방문간호 스테이션), 통원 서비스(데이 서비스, 데이 케어), 단기 입소 서비스, 시설 서비스(개호노인복지시설, 개호노인보건시설), 생활지원서비스(치매 대응형 공동생활 개호, 케어 하우스, 고령자 생활복지센터) 등의 서비스기반 정비와 이를 지원하기 위한 지원시책으로 이루어져 있다.

1990년 6월에는 노인복지법 등 복지 관련법 개정의 일환으로서 노인보건법도 개정되어 1993년도를 목표로 도・도・부・현[2] 및 시・정・촌 노인보건계획이 노인복지계획과 일체화 되도록 하였다.

노인보건복지계획은 주민에게 가장 가까운 행정 주체인 시・정・촌이 지역의 고령자의 욕구와 장래 필요한 보건복지서비스의 양을 감안하여 필요로 하는 서비스 제공 체제를 계획적으로 정비하는 것을 그 내용으로 한다.

도・도・부・현은 노인보건복지권을 설정하여 도・도・부・현 노인보건복지계획을 작성하도록 되어 있다. 1991년 9월에는 노인방문간호제도의 신설, 간병에 주안점을 둔 공비(公費)부담률의 인상, 본인일부부담의 개정 등을 주축으로 하는 노인보건법의 개정이 행하여 졌으며 이어서 1994년, 1997년에는 노인보건제도, 노인보건법의 일부 개정이 행해졌다. 1994년에는 간병인 해소책을 위해 과거 일정수의 간병 직원이 있는 경우 환자 6인당 1명의 간호 체제를 특례로 인정한 데에서 간호 6 : 1, 간병 6 : 1 합해서 3 : 1이 노인 병원의 기본적인 간호 간병 체제로 인정되었다.

4) 개호보험, 고령자 의료제도의 시행과 2025모델

2000년 4월에는 노인요양을 지원하기 위한 개호보험[3]법의 시행과 더불어 노인보건시설 요양비, 노인방문간호 요양비, 노인의료비의 일부가 개호보험제도로 편입되게 되었다. 만성기 의료서비스와 간병서비스를 일체화하여 포괄적으로 제공하는 개호보험의 실시와 함께 보건・의료・복지통합화의 모델의 하나로 병원을 중심으로 하는 노인시설, 요양원, 방문간호 스테이션, 재가간병지원센터 예방건강증진시설 등 보건・의료・요양・복지를 망라한 복합체모델이 제기되었다.

2002년에는 의료 수급 대상 연령이 75세 이상으로 조정되어 환자 부담의 정률 10% 부담(일정소득 이상자는 20% 부담)이 시행되었다. 2005년에는 개호보험 개정이 이루어지고 이에 따라 2006년부터 시・정・촌이 지역 지원사업을 신설하여 65세 이상의 생활기능평가와 개호예방사업을 실시하게 되었다. 2008년도부터는 노인보건법을 고령자 의료확보에 관한 법(고령자 의료제도)으로 개정하고 75세 이상의 후기 고령자를 대상으로 건강증진법과 연계하여 건강진단, 치주질환 검진,

---

2) 도・도・부・현(都・道・府・県)은 광역자치단체로서 1도(동경도), 1도(홋카이도), 2부(오사카부, 교토부), 43개현이 존재한다.

3) 일본에서 개호(介護)는 주로 노인을 대상으로 입욕, 배설, 식사, 기타 일상생활동작을 지원하는 용어로 쓰인다. 일본의 개호보험은 우리 나라의 장기요양보험에 해당된다.

골다공증 검진, 암 검진 등의 노인보건사업을 계속하고 있다.

2011년의 개호보험법개정에서는 지역포괄케어 시스템의 구축을 목표로 의료와 개호의 연계 강화, 개호 인재의 확보와 서비스 질의 향상, 인지증(치매) 대책의 추진이 실시되었다.

2012년에는 사회보장과세의 일체 개혁에 관한 법률이 국회에서 제정되어 2025년을 목표로 지역에 있어서의 의료 개호의 종합적인 확보를 위한 사회보장제도 개혁이 이루어졌다. 의료개혁의 내용은 고도급성기에서부터 재가 의료, 개호까지의 일련의 서비스를 종합적으로 제공하는 체제를 실현함으로 환자의 조기 사회복귀를 추진하여 생활에 익숙한 지역에서의 계속적인 생활을 가능하도록 하는 것이다.

2014년에는 지속 가능한 사회보장제도의 확립을 도모하고 지역포괄케어 시스템을 구축하는 것을 통해 지역의 의료 및 개호의 종합적인 보장을 추진하기 위한 의료 개호 종합확보법이 시작되었고 2017년에는 개호 요양 병상의 폐지에 대한 대안으로 신설되는 개호 요양원, 피고용자 보험의 개호 납부금에 대한 총 보수 비율의 도입, 공생형 서비스의 창설, 일정 소득 이상의 고령자에 30% 부담의 도입, 고령자의 자립 지원・중증화 예방을 위한 보험자 기능 강화 및 인센티브 부여 등을 내용으로 하는 지역포괄케어 시스템 강화 법안이 시행되게 되었다.

2018년은 개호보험수가와 의료보험 의료수가를 동시에 개정할 뿐만 아니라, 제7차 의료계획・제7기 개호보험사업 (지원) 계획・제3기 의료비 적정화 계획이 시작되는 해로써 고령화에 대비한 사회보장제도 개혁을 위한 2025 모델의 성패는 2018년의 정책방향에 따라 좌우된다 해도 과언이 아닐 것이다.

2. 노인보건제도와 고령자 의료제도

1) 노인보건제도

노인보건법에 의한 의료의 대상은 각 의료보험에 가입한 자로서 65세 이상의 노인으로 시・정・촌장에 의하여 장애가 있다고 인정된 자이다. 의료의 급여는 시・정・촌장이 행하고 의료서비스를 받고자 하는 자는 의료기관에 각각 가입하고 있는 의료보험의 피보험자증에 노인보건법에 의한 건강수첩을 첨부하여 제시해야 한다.

노인보건사업은 장년기부터의 건강 구축, 뇌졸중, 심장병 등 생활 습관병의 예방, 조기발견, 조기치료를 도모함과 동시에 고령자가 개호를 요하는 상태가 되는 것을 예방하여, 자립을 촉진하고 원조하는 것 등을 주안점으로 한다. 의료 등 이외의 보건사업은, 아래의 6개 사업이 되며, 시・정・촌이 40세 이상 거주자를 대상으로 시행하고 있다.

[표 25-1] 보건사업 일람

종류		내용
건강 수첩 교부		건강검사, 건강교육, 건강상담, 기능 훈련, 방문지도 기록
건강 교육		고혈압, 고지혈증, 당뇨병, 치주질환, 골다공증예방을 위한 개별 교육과 지도
건강 상담		대상자 및 가족의 심신 건강에 대한 상담과 조언을 행함
건강검사	기본 건강검사	문진・신체계측・이학적 검사・혈압측정, 검뇨, 순환기 검사, 중성 지방・간 기능검사, 혈당검사 등을 시행하고 의사의 판단에 따른 특수 검사도 실시
	기타 검사	치주질환, 골다공증에 대한 문진・검사 수행
	건강도평가	생활습관 행동 및 사회・생활환경을 조사하고 구체적인 개선 방법을 제시
	수진 지도	의료기관으로 수진 지도
기능 훈련		낙상 예방, 요실금 예방, 체력 증진 등을 목적으로 한 체조와 서예, 도예 등 수공예, 레크레이션 및 스포츠, 교류회, 간담회 등
방문 지도		개호 예방, 생활 습관병 예방, 가정 요양 방법, 주택 개조, 복지 용구 사용에 관한 지도와 가족 개호 담당자의 건강관리에 관한 지도

2) 고령자 의료제도

2008년부터 75세 이상의 후기 고령자에 대한 의료는 노인보건법이 개정된 고령자 의료 확보에 의한 법률에 준하여 제공되고 있다. 2008년의 제도 발족 시에는 1,300만명이 국민건강보험에서 후기 고령자 의료제도로 이행하고 미래에는 더욱 증가할 것으로 전망되고 있다.

고령자 의료제도의 운영주체는 도・도・부・현 단위로 설치된 고령자 의료 광역연합이며 여기에서 보험료의 결정과 의료급여를 행한다. 의료급여의 재원은 후기 고령자의 보험료가 약 10%, 현역 세대로부터의 지원금이 약 40%, 공비부담부분이 약 50%로 구성되어 있다. 현역 세대로부터의 지원은 국민건강보험(약 3,800만명)의 가입자수에 따라 지원되며 대상자는 75세 이상의 후기 고령자이다.

3) 노인 보건제도와 고령자 의료제도의 차이점

지금까지의 「노인보건법」에 의한 노인의료제도와 크게 다른 점은 기존에는 다른 건강보험 등의 피보험자 자격을 가진 채 노인 의료를 적용한 반면, 후기고령자 의료제도는 적용 연령(75세 이상)이 되면 현재 가입하고 있는 국민건강보험이나 건강보험에서 전환되고, 후기 고령자 만의 독립적인 의료제도에 편입된다는 점과 징수 방법이 연금에서 특별 징수(공제) 되고 주치의에게 진료 보수가 지급(포괄 지불 제도) 된다는 점 등을 들 수 있다.

요양 급여에 있어서의 자기 부담금 비율은 원칙적으로 10%인데 현역에 있을 때와 동등한 수준의 수입이 있는 경우에는 30%를 부담한다. 그러나 현역 수준 소득자라도 기준 수입액 미만인 경우는 10%만 부담하게 된다. 고액요양비제도에 의해 동일 의료기관에서 1 개월의 의료비가 한도를 초과하면 그 한도 이상의 지불은 필요 없다. 한도액은 70-74세인 경우 국민건강보험에서의 상한액과 동일하다. 개호보험의 창구 부담의 합계가 1년 동안 일정액을 초과한 경우 보험자에게 신청하면 한도액을 초과한 금액이 환불된다(고액 개호 합산 요양비).

후기 고령자 의료제도에서 받을 수 있는 의료급여는 요양의 급여(질환이나 치료를 받았을 때), 입원시 식사 요양비(요양 병상에 입원하였을 때 식비와 거주비), 보험 외 병원 요양비(이용자의 요구에 의해 특별 병실을 제공받았을 경우), 방문 간호요양비, 특별요양비(자격증명서를 갖고 있는 사람이 질병이나 상처의 치료를 받았을 경우), 이송비(긴급입원이나 전원으로 이송이 필요해졌을 때 지급) 등으로 의료급여는 신설된 고액 개호 합산요양비를 제외하고 구 노인보건제도와 동일하다.

[표 25-2] 노인 보건제도와 고령자 의료제도의 비교

항 목	노인 보건제도	고령자 의료제도
1. 주 체	시・정・촌	고령자 의료 광역 연합(도도부현)
2. 사무집행체제	모두 시・정・촌에서 시행(보험료 징수 사무는 제도상 없음)	신청의 접수 등 보험료 징수와 보험료의 부과, 재정운영, 영수증 점검
3. 대상자	75세 이상(65세 이상 75세 미만으로 장애가 있는 사람을 포함)	
4. 자격 취득일	75세 생일이 있는 달의 익월 1일(생일이 1일이라면 해당 월)	75세 생일
5. 피보험증	가입 의료보험으로부터 세대에 1장 또는 개개인에게 교부	후기 고령자 의료제도로부터 피보험자 개인에게 교부
6. 일부 부담금	10%(현역 이자 소득자는 30%)	
7. 보험료	노인보건제도에서의 보험료 부담은 없음(각각 가입한 의료보험으로 대응)	광역 연합이 조례에서 정한 보험료율에 의해 산출한 보험료를 납부한다(보험료는 연금에서 공제).
8. 일부 부담금	갹출금 50% / 국고 부담 33% 현 부담 8% / 시정촌 부담 8%	지원금 40% / 보험료 10% 국고 부담 33% / 현 부담 8% 시정촌 부담 8%
9. 급 여	요양 급여 / 각종 요양비(입원시 식사, 입원시 생활, 방문간호, 이송비, 고액요양비)	
10. 보건사업	시민 검진으로써 실시	광역 연합으로부터 시정촌이 위탁을 받아 실시

3. 노인의료공급체계와 노인의료 수가체계

1) 노인의료공급체계

의료공급체계에 있어 일본은 우리나라와 달리 종합병원제도를 폐지하고 대신 지역별로 지역의료지원 병원제도를 두고 있으며 의료보험 수가도 병원 종별 제도가 아닌 병동 종별로 되어 있는 게 특징이다. 병동 종별로 우리나라에는 없는 아급성기 환자를 대상으로 하는 회복기재활병동, 지역포괄케어병동이 있으며 만성기 노인 환자를 위한 의료보험 적용 대상이 되는 요양병동과 개호보험의 대상이 되는 요양병동이 있다. 이중 개호보험 대상이 요양 병동은 단계 구조조정을 통해 2018년까지 모두 노인보건시설이나 노인요양시설 등으로 전환될 예정에 있다.

이밖에 치매환자를 위한 치매치료병동과 치매요양병동과 임종을 앞둔 말기 환자를 돌보기 위한 완화케어병동 등도 운영되고 있다. 또한 의료시설과 요양시설의 중간에 주로 재활을 통한 가정

[표 25-3] 일본의 병동 제도

	급성기	회복기		유지기(만성기)	
의료 법상의 병상 구분	일반 병상	일반 병상 / 요양 병상		요양 병상	
병동 시설 종별	일반 병동 (고도급성기 · 급성기)	회복기 재활 병동	지역 포괄 케어 병동	요양 병동 (의료형 / 개호형)	개호 노인 보건 시설 / 자택
지불제도	의료보험(진료비 급여)				개호보험(요양 급여)
목적	급성기 의료제공	ADL향상, 와상 방지, 가정 복귀	응급 환자수용, 재가의료지원	자립생활 지원	일상생활의 자립
기본 입원료 (1일당)	일반 병동 기본 입원료	회복기 재활 병동 입원료	입원료 입원 의료 관리료	입원 기본료 (3단계)	–
특유 가산 등	ADL 유지 향상 등 체제 가산, 초기 가산	체제 강화 가산, 휴일 가산, 재활 충실 가산	간호 직원 배치 가산, 간호 조무사 배치가산, 구급 · 가정 등 지원 병상 초기 가산 등	만성 유지 투석 관리 가산, 재택 복귀 기능 강화 가산 등	생활 행위 향상 재활 실시 가산, 재활 관리 가산
간호 단위	7 대 1, 10 대 1, 13 대 1, 15 대 1	13 대 1, 15 대 1	13 대 1	20 대 1, 25 대 1	–
산정 기간 상한	90일	90~180일	60일	없음	–
주요 시설 기준	병실(6.4m^2 이상 / 인당)	병실(6.4m^2 이상 / 인당), 재택 복귀율 70% 이상	병실(6.4m^2 이상 / 인당), 입원의료관리료	병실(6.4m^2)	재활을 수행하는 데 적절한 전용 객실 등

복귀를 목표로 하는 노인보건시설이라는 중간 시설이 있으며 그밖에도 재활과 재가 지원을 위한 각종 복지시설들이 완비되어 있다. 일본은 우리나라보다는 의료시설과 요양시설의 기능이 분화되어 있으며 기능 분화와 더불어 제도적으로 병원과 병원의 연계, 의료와 요양서비스의 연계에도 힘을 쏟고 있다.

2) 노인의료 수가체계

2008년에는 새로운 고령자 의료제도의 창설을 계기로 2006년의 진료 보수 개정에서 그동안 시행해왔던 노인진료보수체계를 정비하여 노인진료보수 수가체계를 의과진료보수 수가표와 별도로 취급하던 것을 중단하고 일원화 하였다. 일본의 노인의료수가는 일당정액제인데 표와 같이 3 구분으로 하여 의료를 필요로 하는 경우에만 의료기관을 이용할 수 있도록 중증도가 높을수록 수가를 높게 책정하여 의료 필요도가 낮은 환자를 입원시키지 않도록 유도하고 있다.

[표 25-4] 일본의 노인의료수가 의료 구분

의료 구분 3	상 태	의사 및 간호사에 의한 24시간 체제의 감시와 관리를 필요
	의료 처치	중심정맥영양, 24시간 수액 주사, 인공호흡기 장착 등
의료 구분 2	상 태	근이완증, 다발성경화증, 파킨슨병 관련
	의료 처치	투석, 객담 흡입, 기관절개 등
의료 구분 1	의료 구분 1, 2에 해당하지 않는 경우(재가 케어에 근접한 경증)	

일본은 매 2년마다 정기적으로 의료보험 수가 개정 작업을 시행하고 있는데 가장 최근인 2016년 초에 시행된 진료 보수 개정은 다음과 같은 4가지 관점에 의해 진행되었다. (1) 의료 기능의 분화와 강화, 연계와 지역포괄케어 시스템을 추진하는 관점, (2) 환자에게 안심・안전하고 납득할 수 있는 효율적이고 질 높은 의료를 실현하는 관점, (3) 중점적인 대응이 요구되는 의료 분야를 충실하게 하는 관점, (4) 효율화・적정화를 통해 제도의 지속 가능성을 높이는 관점

2016년 새로이 개정된 보험 수가 항목 중 노인 진료와 관련된 개별 항목을 살펴보면 요양 병동 입원기본료의 기준을 의료 구분 2,3의 중증도가 높은 환자 비율이 50% 이상이 되면 보다 많은 수가를 받을 수 있도록 조정하였고 지역포괄케어병동 입원료 중에서 종래 포괄되었던 수술과 마취에 관한 비용을 행위별로 전환하였다. 지역 포괄 진료 가산에 대해서는 상근 의사의 배치 수를 3인 이상에서 2인 이상으로 기준을 완화하였다.

치매 환자의 주치의 기능을 평가하기 위하여 지역 포괄 진료료를 신고한 의료기관에 관해 치매 지역 포괄 진료료, 치매 지역 포괄 진료 가산 등을 설정하여 산정이 가능하도록 하였다. 재가 요양을 지원하는 진료소와 병원에 대하여는 완화 케어에 관하여 충분한 경험을 가지고 있고 간병의

실적이 있는 시설의 경우에는 재가 완화 케어 충실 진료소 가산이나 병원 가산이 가능하도록 하였다. 회복기 재활 병동에 관하여는 결과에 대한 평가를 도입한 것이 커다란 특징이다.

3) 노인의료공급체계와 노인의료 수가 개편방향

2025모델을 감안하여 향후 노인의료 수가는 다음과 같은 방향으로 개편될 예정이다.

(1) 의료 · 요양 공급체계의 기능 분화와 연계

급성기, 아 급성기, 회복기, 유지기 등으로 기능을 분화하고 노인환자의 경우 요양 병동 뿐 아니라 아 급성기 재활을 담당하는 회복기 재활 병동과 완화 케어를 위한 병동, 치매환자를 위한 치매 치료 병동, 치매 요양 병동 등이 세분화되어 있고 의료와 요양의 중간 시설도 개설되어 다양한 니-드에 대응하고 시설간 연계에 의해서 지역주민을 위한 종합적인 포괄 케어를 추진한다.

(2) 개호보험에서의 예방프로그램에 대한 급여

생활 기능 저하를 예방하기 위한 근력 향상 트레이닝, 낙상 예방을 위한 보행 능력 향상 프로그램, 치매 예방을 위한 지역치매예방 프로그램, 저 영양관리를 위한 영양관리, 구강 케어를 위한 이닦기 수행과 의치 조정 등을 예방차원에서 개호보험에서 수가화한다.

(3) 재가 지원 기능의 확충

재택 요양 지원진료소와 재택 요양 지원 병원을 지정하고 단골의사제도를 도입하여 각종 재택 의료 지원제도를 운영한다. 재가 의료서비스는 의사의 왕진을 비롯하여 방문간호, 방문재활 서비스, 방문 투약 지도와 방문 영양, 재가 호스피스, 재가 암 환자 케어 등이 종합적으로 포함된다.

(4) 지역중심의 포괄적인 케어 제도 확립

지역을 중심으로 보건 · 의료 · 요양 체계가 통합이 되어야만 지역주민이 자신이 살던 지역에서 종합적이고 계속적인 케어 서비스를 받을 수 있다. 이를 위해서는 지역의 보건 · 의료 · 요양시설이 상호연계하여 지역단위의 종합적인 전달체계를 확립하여야 한다. 지방자치단체가 중심이 되어 지역에 입각한 의료 · 요양 공급체계를 갖추고 지역단위의 의료복지 계획을 수립한다.

(5) 인력양성과 확충

일본의 시설과 장비는 세계최고수준이나, 의료인력은 OECD국가 중 최저수준이다. 지금과 같은 체제로는 의료 · 요양 현장에서의 인력난과 이직 현상이 심화되어 갈 것이다. 근무여건을 개선하고 인력을 확충하여 의료종사자의 부담을 줄이고 서비스의 질을 확보할 수 있는 방안을 강구할 예정이다.

4. 개호보험제도

1) 개요

일본의 개호보험제도는 1990년대 중반부터 검토되기 시작하여 1997년 개호보험법이 성립, 2000년 4월부터 실시되었다. 인구의 고령화와 더불어 국민 의료비가 증가하고[4] 병약한 노인을 돌보기 위한 가족의 부담이 커가는데 비해 복지제도에 있어 서비스에 선택권이 보장되지 않고 의료제도만으로는 요양을 위한 환경조성에 어려움이 있어 노인을 돌보기 위한 새로운 재원을 만들어 노인보건의료복지제도의 체계화, 효율화를 꾀하기 위한 것이 개호보험제도이다. 개호보험의 취지는 노인의 케어에 대한 사회적 지원, 자립지원, 이용자 본위의 서비스 종합화 등이다. 사회보험방식에 의하여 개호 비용을 국민전체가 공평하게 부담함과 동시에 재택 케어의 추진을 도모함으로 재정의 안정을 꾀하려는 것이 개호보험의 목적이다.

일본의 개호보험제도는 독일의 장기요양제도를 모델로 한 세계 두 번째의 사회보험방식에 의한 강제보험이다. 일본은 세 차례에 걸친 노인보건의료복지 종합계획(골드 플랜)을 마치고 노인의료보건복지에 관한 하드웨어와 소프트웨어 인프라를 어느 정도 갖추었다. 양적인 성장을 마치고 소프트 개발에 참여하여 지금까지의 시설 위주의 정책에서 재가 중심의 정책으로 방향전환을 꾀하고 있다.

개호보험으로 인하여 고령자 개호에 관하여 의료와 복지로 따로따로 구분되어 운영되어 오던 서비스가 개호보험이라는 하나의 통일된 제도로 운영되게 되었다. 즉 그동안 특별양호노인홈에서의 서비스, 홈 헬프 서비스 단기입소거주, 데이 서비스, 복지 용구의 급여나 대여 등은 노인복지제도안에서 노인보건시설서비스, 노인방문간호 등은 노인보건체계나 의료보험체계안에서 수행되어 오던 것이 개호보험실시와 더불어 모두 개호보험체계안으로 편입되게 되었다. 개호보험의 실시로 병원에서의 사회적 입원도 어느 정도 시정될 것으로 기대되며 다양한 민간사업자의 참여가 가능해져 비용의 효율화를 꾀할 수 있게 되었다.

2) 보험급여의 수속

개호보험을 이용하기 위해서는 요개호인정신청을 해야 한다. 인정 신청은 신청서 기입 후에 가족이나 본인이 직접 시・정・촌의 담당 창구에 접수한다. 근처 병원이나 복지시설 등 지정거택개호 지원사업자에게 대행 신청을 의뢰할 수도 있다. 신청 수속이 끝나면 방문조사가 행해진다. 방문조사는 인정조사표에 의해 행해지는데 방문조사원은 시・정・촌 직원이나 개호지원전문원(케어 매니저)이 담당한다. 방문조사에서 행하는 질문은 85항목에 이른다.

4) 2000년 일본의 총의료비는 약 30조엔으로 이중 1/3이 노인의료비에 해당한다.

개호도의 판정은 2차에 걸쳐서 이루어지는데 1차 판정에서는 방문조사 결과를 컴퓨터에 입력하여 요 개호도를 판정한다. 다음에 1차 판정 자료를 참고로 특기사항이나 주치의의 의견서를 추가하여 개호인정심사회에 의한 2차 판정이 행해진다. 신속한 처리를 위해 심사위원회는 복수의 합의체로 구성된다.

3) 급여의 개요

개호보험에서 급여 대상이 되는 서비스는 재가서비스와 시설서비스로 나누어진다. 비교적 상태가 경증인 경우는 요개호상태발생의 예방이라는 관점에서 재택서비스를 제공하고 있다. 재가서비스의 내용은 ① 방문 개호(홈헬프), ② 방문 입욕, ③ 방문・통원 재활(데이케어 등), ④ 방문간호, ⑤ 거택요양관리지도, ⑥ 통원 개호(데이 서비스), ⑦ 단기 입소, ⑧ 치매 대응형 공동 생활개호(그룹 홈), ⑨ 유료 노인 홈 등의 관한 개호, ⑩ 복지 용구의 대여, 구입비의 지급, ⑪ 주택개조(손잡이의 설치, 단차의 해소 등)의 비용지급 등이다. 중증에 해당하는 요 개호자에 대해서는 재택・시설 양면에 걸친 다양한 서비스를 제공하는데 개호보험 시설에는 ① 지정개호노인복지시설(특별양호노인홈), ② 개호노인보건시설, ③ 지정개호요양형 의료시설 등이 있다.

4) 개호보험 시행 평가에 따른 개정

2000년 개호보험 시작 후 5번의 개정이 시행되었다. 최초의 개정은 2005년으로 개호보험 시행 결과에 대한 평가를 바탕으로 한 재검토가 이루어졌고 그 주요한 내용은 시설케어 중심에서 재가케어로의 방향전환, 건강증진을 통한 개호 예방의 강화로 중증화 방지, 복지용구의 활용과 주택개조, 새로운 형태의 재가케어 시설 정립 등이다. 2008년 개정에서는 개호서비스사업자의 부정행위가 발각됨에 따라 재발방지와 개호사업운영의 적정화를 위한 사업자에 대한 규제의 강화가 실시되었다. 2011년에는 지역포괄케어 추진을 목표로 개호 서비스 기반 강화를 위한 개호 보험법 개정이 이루어졌고 이와 함께 독거노인에 대한 24시간 정기순회, 개호직원에 의한 객담흡인 허용, 재정안정화기금의 활용 등이 결정되었다. 2014년에는 지역에 있어서의 의료 및 개호의 종합적인 확보를 추진하기 위한 관계 법률의 정비가 이루어져 지역포괄케어 시스템의 추진에 관한 보다 구체적인 방안이 마련되게 되었다. 각 시・정・촌(시읍면)에서는 노인 복지법 및 개호 보험법에 따라 3년을 단위로 하는 시・정・촌별 노인복지계획과 개호보험 사업계획을 책정하고 있다. 2017년 개정에서는 보험자기능의 강화와 개호의료원의 창설 등 지역포괄케어 시스템의 심화추진과 이용자 부담의 인상을 내용으로 하는 개호보험제도의 지속가능성의 확보에 관한 개정이 이루어졌다.

[표 25-5] 개호보험 3시설의 개요

구분	시설 종류		
	특별양호노인요양원[5]	노인 보건 시설	개호 요양형 의료 시설
기본적인 성격	요 개호 고령자를 위한 생활 시설	요 개호 노인 재활 등을 제공하며 재택 복귀를 목표로 하는 시설	의료가 필요한 요 개호 고령자 장기 요양 시설
정의	65세 이상인 자로 신체상 또는 정신상의 현저한 장애로 상시 개호를 필요로 하며 자택에서 돌보기가 곤란한 사람을 입소시켜 양호하는 것을 목적으로 하는 시설 [노인 복지법]	요 개호 자에 대하여 시설 서비스 계획에 따라, 간호, 의학적 관리 하에 있어서의 개호 및 기능 훈련, 기타 필요한 의료 및 일상 생활상의 수발을 목적으로 하는 시설	요양 병상 등을 보유하는 병원 또는 진료소로서 요양 병상에 입원하는 요 개호자에 대하여 요양 상의 관리와 간호, 수발 및 기능 훈련 기타 필요한 의료를 행할 목적으로 하는 시설 [구 의료법]
개호 보험 법상의 유형	개호 노인 복지 시설 [개호 보험법]	개호 노인 보건 시설 [개호 보험법]	개호 요양형 의료 시설 [구・개호 보험법]
설치 주체	지방공공단체 / 복지법인	지방공공단체 / 의료법인	지방공공단체 / 의료법인
1인당 거실 면적	10.65㎡ 이상	8㎡ 이상	6.4㎡ 이상
정원수	원칙 1인실	4명 이하	4명 이하
의사의 배치 기준	필요 수(비상근 가능)	상근 1 이상 100 : 1 이상	3 이상 48 : 1 이상
시설 수	7,552개	3,932개	101,681개

출처 : 개호보험3시설의 개요. 개호급여비실태조사. 동경: 제45회 개호보험부회자료; 2013.

5. 사회보장제도 개혁과 2025모델

1) 2025 모델

2016년 현재 일본은 초고령사회로 넘어가 노인인구의 비율이 20.5%에 달하고 2025년에는 30%를 초과할 것으로 여겨져 노인관련 제도개혁이 시급한 상황이다. 제2차 세계대전 후의 베이

5) 의료적으로는 별로 문제가 없으나 제3자의 개호가 필요해 지면 노인 홈이나 특별양호노인홈(노인요양원)에 입주하는 경우가 있다. 특별양호노인홈은 보통의 노인 홈보다 개호하는 데 부담이 더 큰 고령자가 입주하는 개념의 시설이나 그 구분이 불분명하여 입주자가 크게 중복되고 있다. 노인 홈은 전국적으로 부족하여 대부분이 노인 병원에 입원하고 있다.

비 붐 시대에 태어난 사람들이 75세가 되는 2025년에는 65세 이상의 노인인구가 30.3%에 달하며 75세 이상의 후기 고령자가 18.1%로 5인 중 1인이 후기 고령자가 되는 등(国立社会保障・人口問題研究所. 2012) 의료・요양의 수요가 급증하여 새로운 사회보장제도가 필요하게 되었다.

특히 도심부의 지역거점 병원에 노인 환자가 쇄도할 것으로 예상되나 이러한 수요에 대처하지 못할 경우 수많은 의료 난민, 요양 난민이 발생할 우려가 대두하고 있다. 이에 따라 환자 니-드에 따른 병원병상기능의 역할분담과 의료기관간 의료와 요양 간의 연계 강화를 통한 효과적이고 효율적인 의료・요양 서비스 제공체제를 구축하기 위하여 2011년 '사회보장과 세 일체 개혁'에 대한 논의를 통해 마련된 것이 2025모델이다.

2025모델은 '상호연계의 심화, 시설에서 지역으로, '의료에서 요양으로'를 모토로 궁극적으로 지역포괄케어 시스템과 재가케어 중심의 서비스(방문진료, 방문간호, 방문재활, 방문영양지도, 방문복약지도 등)를 실현할 것을 제시하고 있다. 이러한 2025모델을 달성하기 위해 2014년 의료・요양 종합 확보 추진법이 제정되었고 2015년부터는 지방자치단체별로 지역의료구상을 책정하고 지역별로 2025를 상정한 의료수요도와 병상의 필요량을 추계하여 고도급성기, 급성기, 아급성기, 만성기로 기능 분화를 추진하고 있다. 후생성은 지역의료구상을 위한 가이드 라인도 제시하고 있다.

그림 25-1 일본의 2025모델의 이미지

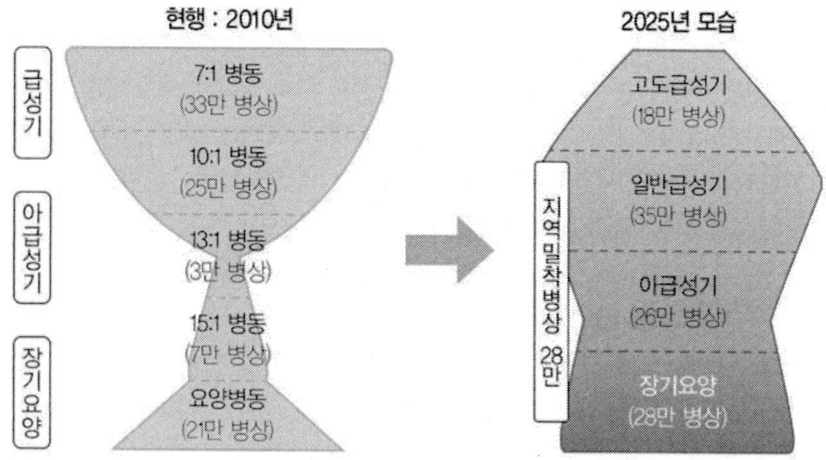

출처 : 남상요. 일본의 제도를 통해 살펴 본 우리나라 노인의료공급체계와 노인진료수가 개선방안. HIRA정책동향 2016;10(3):28-34.

일본의 의료공급체계는 현재 급성기와 만성기로 이분화되어 일반급성기가 차지하는 비중이 높고 만성기 병상도 어느 정도 충족되고 있으나 아급성기 병상이 부족한 형편이다. 이를 개편하여

2025년에는 일반급성기를 고도급성기와 일반급성기로 나누고 부족한 아급성기 병상을 확충하고 지역 밀착형 병상을 신설하여 변화하는 수요에 대응할 계획이다. [그림 25-1]에서 알 수 있듯이 2025모델의 주안점은 아급성기의 확충이다. 아급성기는 다시 급성 후기와 회복기 재활, 경도급성기와 만성기 응급, 완화 케어와 터미널 케어로 세분화된다. 향후 아급성기 보험 수가는 이러한 틀 안에서 개정될 것으로 보인다.

2025모델의 기본적인 생각은 일반급성기 병상을 기능에 따른 평가를 통해 고도급성기와 일반급성기로 나누고 평균재원일수를 단축하며, 장기입원환자 평가의 적정성, 중증도, 간호필요도를 재검토하여 입원초기부터 재활을 추진하겠다는 것이다. 이와 더불어 급성기를 벗어난 환자를 위한 아급성기 병상을 정비하여 재가 생활복귀지원과 재가 응급환자를 위한 병상 기능을 명확히 한다는 것이다. 또한 장기요양환자를 위한 병상을 정비하고 의료 자원이 적은 지역의 실정을 배려한 평가와 진료소의 기능에 따른 평가도 추진하고 있다.

재가 의료의 경우에는 질 높은 재가 의료 서비스 제공의 추진과 재가요양지원 진료소의 확충 등을 내용으로 하고 있다. 외래 의료에 있어서는 외래의 기능 분화와 연계를 추진하여 주치의 기능을 평가하고 주치의에 의한 타 병원에 대한 소개율, 대형 병원으로부터의 역 소개율에 대한 수가도 조정할 예정에 있다.

2) 지역포괄케어 시스템

2025모델은 병원 완결형에서 지역 완결형으로의 이행을 위한 기초 작업이라 할 수 있다. 이는 앞으로 노인이 살던 곳에서 건강하고 활력 있는 생활이 가능하도록 지역 전체가 지원해 나가는 시스템을 만들려는 것이다. 2025모델에서 궁극적으로 지향하고 있는 바는 지역을 중심으로 주민 전체에게 보건의료복지요양을 포괄하여 제공하는 지역포괄케어의 실천이다. 지역포괄케어란 치료(cure)뿐 아니라 보건서비스, 건강증진, 재가 케어・재활・복지, 개호 서비스 모두를 포함하는 것으로 시설케어와 재가케어와의 연계 및 주민 참가를 기준으로 생활면에서의 노말라이제이션을 염두에 둔 전인적 의료케어를 말한다(山口昇, 2000).

지역포괄케어를 실천하기 위한 방침으로는 (1) 의료와의 연계를 통한 재택 의료, 방문간호, 재활의 충실, (2) 노인요양시설과 24시간 대응 순회 서비스 등을 통한 요양서비스의 충실, (3) 예방의 추진, (4) 간병, 배식, 쇼핑 등 다양한 생활지원 서비스의 확보와 권리옹호, (5) 노인이 되어도 평소의 생활이 유지되는 고령자 주택의 정비 등을 들 수 있다.

지역포괄케어 시스템의 실천을 통해 와상의 감소, 보건의료복지의 통합과 종합적이고 일체 적인 서비스의 제공, 의료비 증가율의 둔화, 인구 감소 방지를 통한 지역의 활성화, 노인장기요양보험제도와의 일체화 등의 효과를 기대할 수 있어 노후에도 안심하고 살 수 있는 지역 만들기가 가능하게 된다.

그림 25-2 지역포괄케어 시스템의 형태

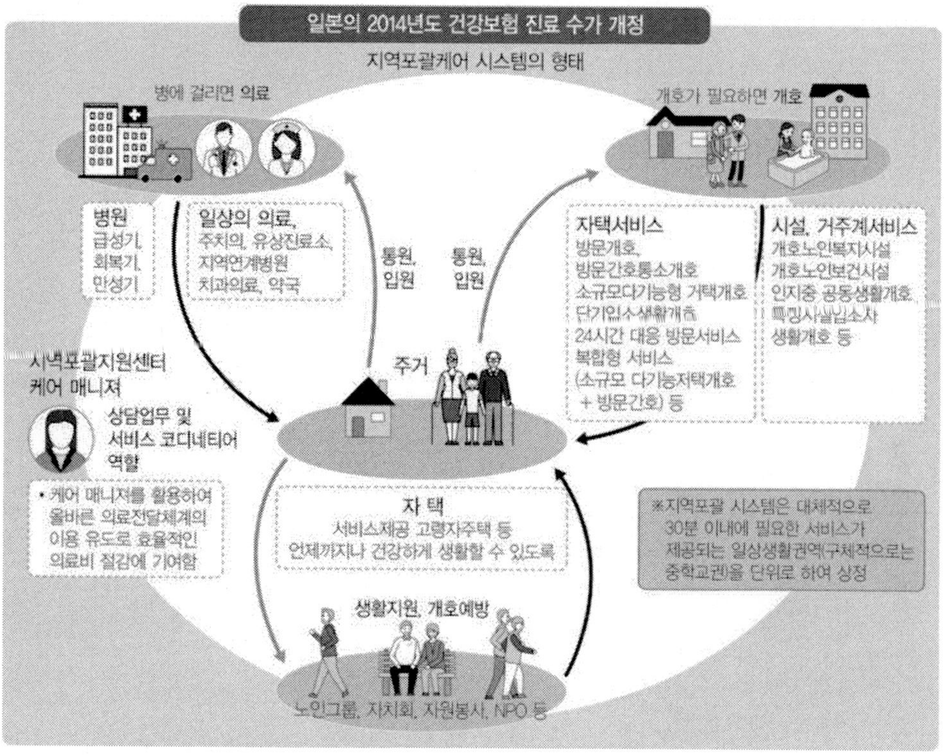

출처 : 2014년도 진료수가 개정의 개요. 동경: 후생노동성 보험국 의료과; 2014.

지역포괄케어 시스템은 2011년 개정된 개호서비스의 기반 강화를 위한 개호 보험법 등의 일부를 개정하는 법률에 근거하여 2012년 4월부터 시행하였다. 따라서 2012년을 지역포괄케어 원년이라 할 수 있다. 지역포괄시스템은 일상생활권에 있어서의 서비스의 제공을 목적으로 한다. 주요 서비스는 예방, 개호, 의료, 생활지원, 주거의 5가지 요소로 구성된다. 지역포괄케어 시스템이 정책으로 주목받기 시작한 것은 2005년 개호 보험법 개정에서 제도화된 지역포괄지원센터의 탄생으로부터 비롯된다. 2014년 진료보수개정에서 지역포괄케어 병동입원료가 신설되었다. 지역포괄케어 병동은 급성기의 환자를 받는 것을 시작으로 지역포괄케어 시스템을 지원하는 병동이다.

지역포괄케어 시스템은 주택 제공을 기본으로 생활상의 안전과 안심 건강을 확보하기 위하여 의료, 개호, 예방뿐 아니라 복지서비스를 포함한 다양한 생활지원 서비스가 일상생활의 장에서 적절히 제공될 수 있도록 하는 지역에서의 체제이다. 구체적으로는 고령자의 일상 생활권(30분에 갈 수 있는 지역으로 중학교구를 상정)에 있어서 의료, 개호, 예방, 주거, 생활지원(돌봄, 배식,

쇼핑) 등의 5가지 시점에서 조치가 포괄적, 계속적으로 행해지는 것이 필요하다. 이것을 지역포괄 시스템에 있어서의『5가지 구성 요소』라고 한다.

지역포괄케어 시스템의 비용부담에 관한 기본 철학은 자조(自助)・호조(互助)・공조(共助)・공조(公助)이다. 공조(公助)는 세금에 의한 공공의 부담을 말하며 공조(共助)는 개호보험 등 위험을 공유하는 동료(피보험자) 사이의 부담이며, 자조(自助)는 '자신의 일은 스스로 하는 것'인데 여기에는 시장 서비스의 구입도 포함된다. 이에 대해 호조(互助)는 '서로 의지하고 있다'는 의미에서 '공조'와 공통점이 있지만, 비용 부담이 제도적으로 뒷받침되지 않는 자발적인 것을 말한다.

그림 25-3 지역포괄케어 시스템의 5가지 구성요소와 비용부담에 대한 철학

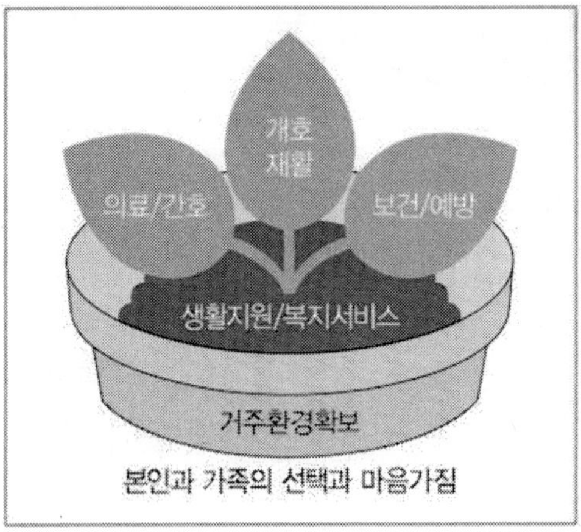

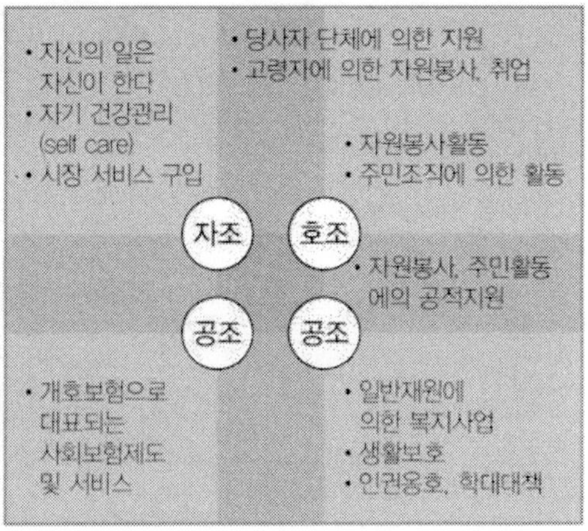

출처 : 지역포괄케어 시스템에 대하여. 동경: 후생노동성노건국 자료; 2013.

6. 지역에 있어서의 의료 및 개호의 종합적인 추진

1) 의료・개호 종합확보촉진법의 시행

2014년부터 시행된 의료・개호 종합확보 촉진법은 새로운 재정 지원 제도로서 도・도・부・현은 후생 노동성이 정하는「종합 보장 정책」에 입각하여 지역의 실정에 따라「개호 종사자의 확보에 관한 사업」을 포함한 지역의 의료 및 개호의 종합적인 보장을 위한 사업의 실시에 관한 계획을 만들어야 한다. 이법의 정식 명칭은「지역의 의료 및 개호의 종합적인 보장을 추진하기 위한 관계 법률의 정비 등에 관한 법률로「의료법」및「개호 보험법」,「지역의 공적 개호 시설 등의 계획적인

정비 등의 촉진에 관한 법률」 등의 일부 개정과 관련하여 추진되도록 구성되어 있다. 이 법은 고령화가 진행되는 가운데 사회보장제도를 유지해 나가기 위한 의료・개호 제공 체제의 구축과 의료・개호를 대상으로 한 새로운 세제 지원 제도의 확립, 지역포괄케어 시스템 구축 등을 통해 지역의 의료와 개호의 종합적인 보장을 추진하는 것으로 그 주요내용은 다음과 같다.

(1) 새로운 기금의 창설과 의료・개호의 연계 강화(지역 요양시설 정비 촉진법 등 과의 관계)

각 지역에 있어서의 병상의 기능 분화와 제휴, 재택 의료의 추진, 개호 서비스의 확충, 의료 종사자 등의 확보・육성을 추진한다.

(2) 지역의 효율적이고 효과적인 의료 제공 체제의 확보(의료관련)

각 지방자치단체는 각 의료기관의 현황과 향후의 방향성을 보고받아 지역의 의료 제공 체제가 지향해야 할 지역 의료 구상(비전)을 책정한다. 또한 의사가 부족한 의료기관에 의사의 확보를 지원하는 지역 의료 지원 센터의 기능을 법률적으로 인정한다.

(3) 지역포괄케어 시스템의 구축과 비용 부담의 공평화(개호관련)

재택 의료 개호 연계 등 지역 지원 사업과 지역에서의 포괄적인 지원 서비스 제공 체제를 구축한다. 또한 전국적으로 일률적으로 시행되는 예방 혜택을 지역 지원 사업으로 전환하고 다양화를 도모한다.

2) 지역의료계획

지역에서의 의료계획은 다양화 고도화하는 국민의 의료 수요에 대응하기 위하여 지역의 체계적인 의료제공체제를 정비촉진하기 위하여 의료자원의 효율적인 활용 의료시설간의 상호의 기능 연계와 확보 등을 목적으로 1986년부터 시행된 제도이다. 의료 계획은 각 도도부현이 지역의 실정에 맞추어 주체적으로 작성하는 것인데 후생 대신은 의료제공체제의 확보에 관한 기본방침을 정해 이 방침에 의해 각 도도부현은 의료계획을 책정한다.

2014년에는 의료법을 개정하여 베이비 붐 세대가 75세 이상이 되는 2025년에 효율적이면서도 질 높은 의료를 제공할 수 있도록 의료기능의 분화와 연계를 내용으로 하는 병상기능보고제도를 실시함과 동시에 2015년에는 의료계획의 일부로 지역의료구상을 책정하도록 하였다. 지역의료구상의 내용은 주로 2025년의 의료수요, 2025년에 지향해야 할 의료제공체제, 의료제공체제를 실시하기 위한 시책 등이다. 이러한 지역의료구상을 위한 도도부현단위의 사업을 지원하기 위해 소비세 증세에 의한 재원을 활용한 새로운 재정지원제도가 2014년부터 설치되었다.

의료계획에 있어 특별히 중요한 것은 5질병 5사업 및 재가 의료에 관한 의료제공체제의 구축이다. 지역별 인구, 교통사정이나 의료자원의 상황 등이 각기 다름으로 각 도도부현이 지역의 실정에 맞는 의료계획을 책정하여 지역의 의료 기능의 적절한 분화와 연계를 추진하여 지역전체에서 필요한 의료가 제공될 수 있는 체제를 구축하여 의료에 대한 국민의 안심과 신뢰를 확보하는 것이 의료계획의 목표이다. 의료계획에는 다음과 같은 사항을 기재하도록 되어 있다.

① 5질환(암, 뇌졸중, 급성심근경색, 당뇨병 및 정신질환)의 치료 혹은 예방에 관한 사항, ② 5사업(구급 의료, 재해시의 의료, 벽지 의료, 주산기 의료, 소아 의료 확보)에 관한 사항, ③ 사업목표에 필요한 사항, ④ 의료 연계 체제, ⑤ 의료기능에 관한 정보제공의 추진에 관한 사항, ⑥ 재가 의료의 확보에 관한 사항, ⑦ 의료종사자의 확보에 관한 사항, ⑧ 의료안전확보에 관한 사항, ⑨ 지역의료지원병원의 정비 목표 등 의료 기능을 고려한 의료제공시설의 정비 목표에 관한 사항, ⑩ 2차 의료권 및 3차 의료권의 설치에 관한 사항, ⑪ 기준병상수에 관한 사항, ⑫ 기타

참고문헌

남상요. 일본의 의료제도와 병원경영. 서울: 수문사; 2001.

남상요. 일본의 노인의료관련 수가. 서울: 대한노인요양병원협회; 2014.

남상요. 일본의 제도를 통해 살펴 본 우리나라 노인의료공급체계와 노인진료수가 개선방안. HIRA정책동향 2016;10(3):28-34.

醫療保険制度研究會. 目で見る醫療保険白書. 東京：ぎょうせい； 2000.

ウィキペディアフリ百科事典. 後期高齢者医療制度. https://ja.wikipedia.org/wiki, 2017년 10월 10일 접속.

介護保険３施設の概要. 介護給付費実態調査. 東京：第45回介護保険部会資料; 2013.

厚生労働統計協会. 国民衛生の動向 2014/2015. 東京：厚生労働統計協会; 2014;61(9).

厚生労働統計協会. 国民衛生の動向 2017/2018. 東京：厚生労働統計協会; 2017;64(9).

厚生労働省. 平成28年診療費改正のポイント. 東京：厚生労働省; 2016.

国立社会保障人口研究所. 日本の将来推計人口. 東京：国立社会保障人口研究所; 2012.

社保審介護給付分科会. 施設居住系サービスについて. 東京：社保審介護給付分科会資料; 2014.

地域包括システムについて. 東京: 厚生労働省老健局; 2013.

2014年度診療報酬改正の概要. 東京: 厚生労働省保険局医療課; 2014.

日本ビズアップ株式会社. 2018年度介護保険制度改正の概要−地域包括ケアシステムの深化・推進. 東京：医業経営情報REPORT; 2017.

日本ビズアップ株式会社. 持続可能な社会保障制度の確立を図る医療・介護一体改革法案の概要. 東京：医業経営情報REPORT; 2014.

宮嵜 雅則. 平成28年度診療報酬改定の概要. 東京：厚生労働省 保険局; 2016.

武藤正樹. 2025年へのロードマップ. 東京：医学通信社; 2014.

武藤正樹. 医療が変わる to 2020. 東京：医学通信社; 2011.

山口昇. 保健医療福祉が統合された御調町の地域包括ケアシステム. 尾道：公立みつぎ総合病院内部資料; 2000.

山井和則, 齋藤彌生. 介護保険のすべて. 東京：東洋經濟新聞社; 2000.

제 26 장

호주의 노인보건의료

백 상 숙 · 김 소 윤

1. 인구 · 사회적 환경

호주(Commonwealth of Australia)는 6개의 주(State)와 2개의 자치 영토(Territories)로 구성된 연방정부로, 입헌군주제 국가이다. 세계에서 6번째로 국토의 크기가 큰 반면 인구수로는 세계 56위로 인구밀도가 낮다. 특히 도시화가 상당히 진행되어 인구의 89%(2015년 기준)가 도시에 집중되어 있다. 이 결과로 시골과 외딴 지역의 인구밀도는 더욱 낮고 의료 인프라가 부족한 실정이다. 도시에 살고 있지 않은 11% 국민의 상대적으로 열악한 보건의료서비스의 접근성 문제를 해결하는 것은 정부 정책의 우선순위이다. 그 일환으로 일차 의료 및 예방활동이 강화되고, 방문(Outreach) 및 원격건강서비스(Telehealth)가 발전해 왔다.

대부분의 다른 선진국들과 마찬가지로 호주의 인구구조는 낮은 출산율과 평균수명의 연장으로 인하여 고령자 인구 비중이 높은 모습이다. 2016년 65세 이상 노인인구 비율은 15.2%로 한국보다 앞서 고령화가 진행된 국가이다. 특히 85세 이상 초고령 인구의 증가세가 급격하다. 지난 20년간 65세 이상 노인인구 비중이 12%(1996년)에서 15.2%(2016년)로 상승하는 동안 85세 이상 인구 비중은 1.1%에서 2%로 증가하였다. 호주 여성의 교육 수준, 사회경제적 지위의 향상으로 인한 합계출산율의 저하는 1960년대 후반부터 본격화되었다. 대체출산율 이하로 떨어진 1976년 이후 1.8명에서 1.9명 사이를 기록하던 수치는 2001년 최저치(1.74명)를 기록하였다. 정부의 다양한 인구부양 정책에 따른 변동이 있지만, 지난 십 년간(2004년~2015년) 대체출산율은 1.8명 수준에서 더 이상의 하락이 없었다. 임신연령의 고령화와 출산하지 않는 여성의 증가에도 불구하고, 이민 정책, 출산 장려 정책 등 지속적인 인구 부양책으로 생산가능인구(15-64세)의 비율은 1996년 66.6%에서 2016년 65.9%를 기록하며 0.7% 감소하는데 그쳤다. 호주통계청의 2016년 인구센서스 결과보고서에 따르면 호주 국민의 49%가 이민 1세대 혹은 2세대(본인이 국외 출생자 혹은 부모 중 한 명이 국외 출생자)로 반세기 전 불과 18%이던 구성비가 2.7배 증가하였다. 이는 노인인구의 언어 및 문화적 배경의 다양성을 의미하는 것으로 이러한 변화가 반영된 정책들도 개발되어 왔다. 초고령 인구 비중의 급속한 증가에 대응하기 위하여 호주정부는 지속가능한 보건의료체계를 핵심 목표로 2012년부터 단계적 노인보건 개혁(Aged care reform)을 진행 중이다. 2014년 2단계 개혁에 돌입한 후 2017년 2월부터 3차 단계의 변혁을 추진 중에 있다.

2. 전국민 건강보장

1) 메디케어

호주는 국가의 권한이 중앙정부와 주정부에 대등하게 분배되어 있는 정치 형태인 연방제 국가이다. 하지만 보건의료에 관하여는 1946년 국민투표를 통해 개정된 헌법(Section 51 (xxiiiA) of the Commonwealth Constitution)에 근거하여 중앙정부가 국민의 보건의료서비스 제공과 관련한 대부분의 법 제정 권한을 갖게 되었다. 이러한 권한 집중으로 보건의료에 관하여 중앙정부 주도로 비교적 일관된 정책들이 추진력을 갖고 발전해올 수 있었다. 하지만 내부적으로 많은 찬반 논쟁이 있어 왔으며, 그간 권한의 일부가 주정부로 분산되면서 필연적으로 발생하게 된 매우 복잡한 보건의료관리운영체계, 정부간 책임소재의 불분명, 정부간 모호한 역할의 경계, 정부간 의사소통의 문제 등이 존재하게 되었다. 책임소재가 복잡하게 얽혀 있으나 정부의 주요 역할을 요약하면 다음과 같다. 중앙정부(Australian Government)는 국가 수준의 보건의료 정책을 세우고 호주의 건강보장제도인 메디케어(Medicare)를 운영하며 보건의료서비스 이용자와 공급자에게 필요한 재정적 지원 및 지역기반 노인케어 서비스 규제를 담당한다. 주정부(State and Territory Governments)는 공공병원 서비스를 제공하고 보건의료인력 및 일차보건의료를 관리한다. 지방정부(Local Governments)는 환경보건 서비스를 제공하고 주정부의 공중보건 및 건강증진 활동의 일부를 보조한다.

호주는 세금으로 재정을 조달하여 국가가 전 국민의 의료를 보장하는 보편적 건강보장제도 메디케어를 갖추고 있다. 노동당 집권 시기였던 1975년 호주에서는 처음으로 전국민 건강보장을 위해 메디뱅크(Medibank)를 도입하였다. 이후 정권이 바뀌면서 전국민의 건강보장이라는 취지가 퇴색하였다. 1984년 노동당이 재집권하면서 전국민 의료보장제도를 부활시키고, 기존의 변모된 메디뱅크와 차별성을 두기 위해 메디케어라는 명칭을 사용하게 되었다. 메디케어는 국민보건의료의 주된 재정원으로 일차보건의료의 재정을 담당하고 있으며, 공공병원 재정을 지원하고 있다. 모든 국민은 메디케어 제공 번호가 있는 모든 의료인(medical practitioners, eligible midwives, nurse practitioners and allied health professionals)과 공공병원으로부터 무료로 치료받을 수 있다.

그림 26-1 의료서비스 이용자, 제공자, 제3자 간 보건의료재정 흐름도

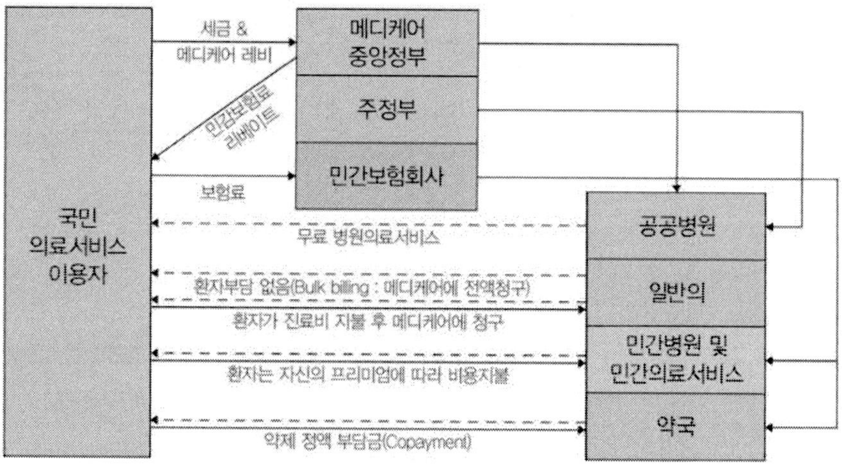

주 : 실선 화살표(재원흐름), 점선 화살표(서비스 흐름).

의료서비스 이용자와 서비스 제공자 그리고 비용을 지불하는 제3자간 서비스 흐름과 보건의료재정(실선 화살표)의 흐름을 도식화 하면 [그림 26-1]과 같다. 호주 국민은 세금과 메디케어 부담금(Medicare levy)을 국가에 지불하고, 모든 공공병원서비스와 일반의(Bulk Billing 계약된 경우) 진료를 무료로 받는다. 응급이 아닌 선택수술 시 공공병원 대기시간 문제, 메디케어에서 지원하지 않는 치과를 비롯한 일부 의료서비스 부담, 급여목록에 없는 약제비용 부담 등을 해소하기 위해 민간의료보험을 보충적으로 가입할 수 있으며, 이 경우 환자는 보험료의 일부를 정부로부터 돌려받는다. 메디케어에서 무료 제공하고 있는 병원 서비스의 경우에도 병원대기시간 문제, 진료의사 선택권, 민간병원의 서비스 선호 등을 이유로 민간보험에 중복 가입할 수 있으며 역시 지불한 보험료는 리베이트 형식으로 일부 상환 받는다. 호주 국민의 3분의 1 가량이 보충적 혹은 중복

적 기능의 민간보험에 가입되어 있다. 약제는 정액(copayment)의 본인부담금이 있으나, 노령연금이나 장애연금 수급자는 부담금이 전액 면제되거나 소액만을 지불한다.

2) 보건의료 거버넌스

소유권, 재정, 서비스 제공, 규제의 측면에서 볼 때 중앙정부, 주정부 그리고 민간의 보건의료 거버넌스를 [표 26-1]에서 보여주고 있다. 보건에 관한 지방정부의 기능은 제한적일뿐 아니라 주정부의 역할을 보조하는 성격이 강하므로 따로 언급하지 않았다. 중앙정부는 메디케어 재정을 조달하고 의료수가(Medicare Benefits Scheme, 이하 MBS)와 의약품 수가(Pharmaceutical Benefits Scheme, 이하 PBS)를 지급한다. 또한 보훈부(Department of Veterans' Affairs, 이하 DVA)의 재향군인 의료지원사업의 재정을 담당하고 민간보험에 가입한 국민의 의료비를 지원하고 있다. 노인보건을 위하여 재택 고령자의 지역기반 보건의료서비스를 재정지원하며 관련 서비스의 규제를 담당한다. 중앙정부의 기능은 재정조달과 규제에 집중되어 있으며, 직접 제공하는 서비스는 제한적이다. 예를 들면 중앙정부의 호주청각공사는 전국 110개 이상의 청각센터 네트워크를 통해 청각검사, 정기검진, 훈련 및 교육, 보청기 보수, 치료 서비스를 직접 제공한다.

[표 26-1] 호주 정부와 민간의 보건의료 거버넌스

기능	중앙정부	주정부	민간/NGO
소유권		공공병원 지역·공중보건	민간병원 노인케어시설(ACFs) 민간보건의료시설
재정	노인입주시설(RACFs) 지역기반 노인케어 의료수가(MBS) 의약품 수가(PBS) 보훈부(DVA) 민간보험 리베이트	공공병원 지역·공중보건 구급차, 공공 치과서비스 재해보상 장애 보건의료서비스	민간보험 재해보험
서비스 제공	호주 청각 공사 (Australia Hearing)	공공병원 지역·공중보건 응급수송	민간병원 노인입주시설 민간의료서비스
규제	재가/입주 노인 케어 식품 표준 건강보험	공공·민간병원 지역·공중보건 보건의료인력	

출처 : Dwyer J and Eagar K, 2008. p. 4. 원 자료 발간 이후 정책과 제도의 변경사항 업데이트 및 재구성.

주정부는 공공병원과 지역공중보건 시설을 소유하고, 서비스를 직접 제공한다. 뿐만 아니라 보

건의료기관과 인력의 규제를 담당한다. 보건의료에서 민간의 역할은 민간병원, 민간의료기관 그리고 대부분의 노인케어시설(Aged Care Facilities : ACF)을 소유하고 서비스를 제공하는 것이다. 특히, 비정부기관(Non-Government Organization, 이하 NGO)은 다수가 종교기반의 비영리 조직이며 중앙정부로부터 재정지원을 받아 재가서비스의 85%, 노인입주시설(Residential Aged Care Facilities : RACF)의 65%를 담당하고 있다. 민간 소유의 병원은 전체 재정의 3분의 1 정도를 중앙정부로부터 지원 받고 있으며 나머지는 민간보험과 재해보험에서 충당한다.

호주의 보건의료체계는 공공과 사립제공자, 다양한 세팅과 참여자, 특히 복잡한 재정지원 구조로 얽혀있다. 모든 수준의 정부에서 공공보건의료서비스를 제공하고 있으며, 민간은 민간 병원, 재가서비스 제공기관, 노인케어시설, 의료센터, 약국 등을 통해 서비스를 제공할 수 있다. 보건의료서비스 공급자 입장에서 제공 주체, 장소, 재정은 복잡하지만 서비스 이용자 관점에서는 보다 단순하다. 의료, 병원, 의약품의 세분야를 통해 서비스를 제공 받는다. 공공병원서비스 이용시 환자는 의사를 선택하거나 입원 시기를 임의 지정할 수는 없다. 의사가 입원을 의뢰하고 병원서비스 이용 시기를 지정하며, 의뢰된 경우 치료비는 무료이다. 민간보험에 가입한 환자는 원하는 병원이나 의사를 선택할 수 있으며, 임상적으로 필수적이지 않은 선택 수술 혹은 미용 수술을 받을 수 있다. 민간보험에 가입되어 있는 환자라도 필요에 따라 공공병원을 이용할 경우 무료이다. 외래의 경우 일반의 진료는 무료이지만 전문의 진료는 85%를 메디케어에서 지원한다. 처방약의 경우 환자 부담금이 있으며, 약제급여제도(Pharmaceutical Benefits Scheme)를 통해 지원금을 받기 위해서는 메디케어 카드를 소지하고 있어야 한다.

3. 일차보건의료 중심의 보건의료전달체계

1) 일차의료의 역할과 비중

보건의료는 크게 일차보건의료서비스, 병원서비스, 기타서비스(일차에서 의뢰 받은 의료서비스, 보건연구 및 행정, 보건의료 용구 서비스)로 이루어진다. 호주에서의 일차보건의료는 전문적인 의료서비스를 받기 위해서 통과해야 하는 관문(Gateway) 역할을 한다. 병원 입원, 외래 혹은 전문의 치료 이외의 모든 보건의료적인 활동을 일차보건의료로 정의하고 있다. 주요 활동분야는 건강증진, 예방, 조기 개입, 급성 혹은 만성적 상태의 치료이며 다양한 세팅에서 다양한 보건의료 전문인력이 담당하고 있다. 주된 세팅은 일반의 진료소이고 그 외 지역보건센터, 보건의료전문가 진료소(Allied health practices), 원격진료 등이 있다. 일반의, 간호사, 전문간호사, 보건의료전문가(Allied health professionals), 약사, 치과의사, 원주민 보건전문가(Aboriginal health practitioners) 등이 독립적으로 활동하기도 하지만, 다학제 팀 접근 방식으로 서비스를 제공하는 경우가 많아지고 있다. 일차보건의료서비스의 광범위한 이용과 충실한 관문역할은 수치로도 드러나는데, 해마다 일반의가 의뢰 없이 환자를 치료한 건수가 모든 공공병원의 입원, 외래, 응급 건수를 합한 것보다 두 배 이상 많다. 예를 들면, 2014-15년 일반의 진료건수는 (139 million episodes, 2014-5년) 같은 기간공공병원 외래, 입원, 응급 진료 건수(각각 35, 10.2, 7.4 million episodes) 총합의 2.6배 수준이다. 같은 기간 보건의료비 지출은 일차보건의료(전체 지출의 35%, $56 billion)와 병원서비스(39%)가 비슷한 수준이었다.

그림 26-2 일차보건의료와 병원 및 전문의 서비스

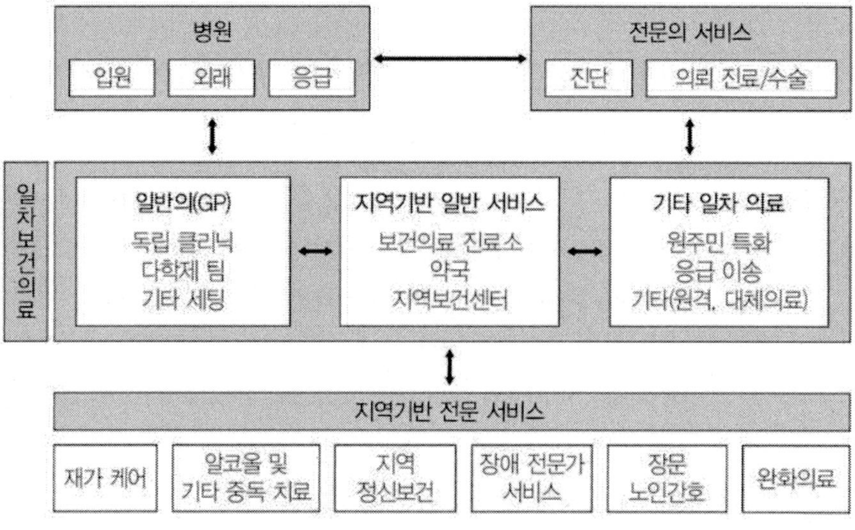

출처 : AIHW, 2014, p.359.

2) 일반의사(GP) 진료와 성과연동지불제도

[그림 26-2]는 호주의 보건의료체계 중심인 일차보건의료와 다른 수준의 보건의료서비스의 상호작용을 보여준다. 일반의사는 많은 경우 다학제팀의 일원으로 일하며, 의료기관외에도 노인케어시설, 노인입주시설, 환자의 거주지, 원격진료 등의 다양한 세팅에서 서비스를 제공한다. 특히 일반의사가 노인입주시설 혹은 가정에 방문하여 서비스를 제공하거나 일반진료 시간외 서비스를 제공할 경우, 당뇨 혹은 천식 등의 만성질환자에게 일련의 포괄적인 서비스를 제공하는 경우 성과연동지불제도(Pay for performance)의 일종인 진료인센티브 프로그램(Practice Incentives Program, PIP)에 따라 인센티브를 받는다. 일반의사 외에도 지역 내에서 여러 보건의료 전문가

(물리치료사, 발전문치료사, 영양사, 작업치료사, 언어치료사 등) 및 간호사의 서비스와 지역보건센터의 활동이 일차 보건의료에 포함된다. 더불어 상대적 소외 계층인 호주 원주민을 위한 특화 의료서비스, 대체의학, 원격진료 등이 일차보건의료서비스이다(그림 26-2).

3) 일차보건의료 네트워크

호주정부는 고령화, 이용자의 기대감 상승, 첨단기술의 발전, 만성질환 유병률 증가와 2개 이상 복합질환자 증가, 소외계층의 보건의료 접근성 문제 등에 대처하기 위하여 2015년 일차보건의료 자문그룹(Primary Health Care Advisory Group)을 세웠다. 그룹의 조사에 따르면 환자는 분절화된 서비스를 경험하고 있으며, 적절한 서비스를 찾는데 어려움과 이용자의 무력함을 당황스럽게 느끼고 있었다. 이에 호주 정부는 2015년 7월 의료의 효율성 및 효과성 제고와 조화로운 케어(Coordination of care)를 목표로 전국에 31개의 일차보건의료 네트워크(Primary Health Networks)를 설립하였다. 조화로운 케어는 환자가 적절한 시기와 장소에 적절한 서비스를 받을 수 있도록 관련자들이 협업할 때 달성된다. 일차보건의료 네트워크는 6개 중점 분야(노인케어, e-헬스, 정신보건, 원주민 건강, 공중보건, 보건인력)를 지정하여 지역병원 네트워크(Local Hospital Networks)와 협력하여 보다 조화로운 서비스를 제공하고, 불필요한 중복 서비스를 줄이고, 복합 만성 질환 관리의 개선을 위해 노력하고 있다.

4. 보건의료 비용

호주의 보건의료 지출비용은 GDP의 9.8%(155억 달러, 2013-4년) 수준이다. 비용의 68%(중앙 41%, 주 27%)는 정부가 32%는 민간이 담당한다. 민간 비용의 비중은 개인부담금(out-of pocket payment, 18%), 민간보험(8.3%), 재해보상제도(Accident compensation scheme, 6%)순이다. 개인부담금은 비급여 약제비(38.2%), 치과서비스(19.2%), 진료비(11.8%) 순으로 나타났다. 메디케어는 기본적으로 소득에 부과되는 2%의 메디케어 레비(medicare levy)로 운영된다. 연간 수입 $21,335 미만 저소득층(연금을 수령하는 고령자의 경우 연간 수입 $33,738 미만)은 메디케어 레비 면제 대상이며 고소득층(개인 연간 소득 $90,000 초과, 가족의 연간 수입 $180,000 초과)은 소득별로 1~1.5%의 추가 비용을 내야 한다. 추가 부과금(Medicare levy surcharge)을 내지 않고 민간보험을 들 수도 있는데, 민간보험 가입자는 민간환자(Private patient) 자격으로 공공병원과 민간병원을 모두 이용 가능하며 메디케어는 민간자격 환자 의료비의 75%를 지원해주고 있다. 고소득자의 의료비 분담을 유도하고, 응급하지 않은 의료이용을 민간병원으로 분산시키기 위하여

정부는 민간보험 가입을 장려하고, 민간보험 가입자의 부담을 줄여주기 위하여 보험료의 30%까지 환급(Rebate)해주고 있다. 메디케어 레비 외에도 중앙정부의 조세수입과 주정부의 지방세 중에서 부가세(Goods and Service Tax)의 일부를 보건의료서비스 제공을 위한 재원으로 사용하고 있으며 조세의 비중이 높다.

그림 26-3 호주 보건의료서비스의 재정과 책임(2013-4)

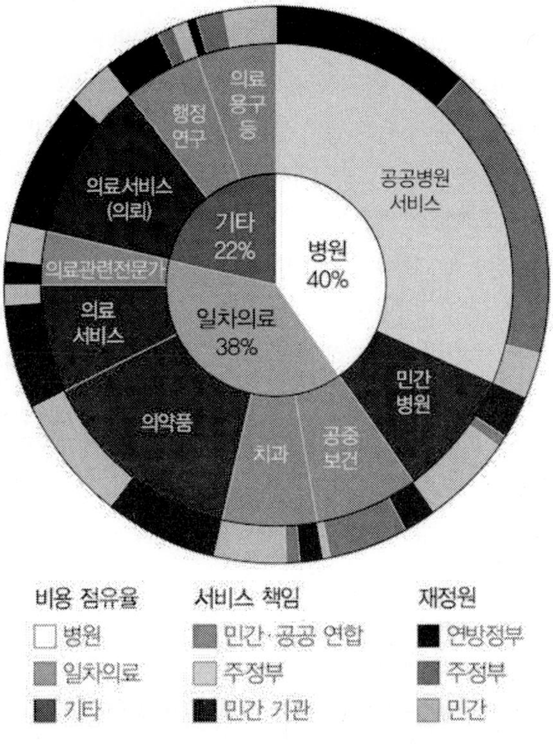

출처 : AIHW, 2016.

[그림 26-3]은 보건의료서비스의 종류를 병원, 일차보건의료, 기타로 나누어 각 부분별 서비스 책임주체와 재정지원 현황을 보여주고 있다. 일차보건의료와 병원서비스 재정은 비슷한 규모로 전체의 대략 78%을 차지하며 나머지 22%는 기타 서비스이다. 공공병원서비스 제공 책임은 주정부에 있고, 민간병원, 의약품, 의료서비스 제공은 주로 민간이 맡는다. 반면, 지역공중보건, 치과, 보건의료전문가, 행정 및 연구, 의료용구 서비스의 경우 책임은 공공부분과 민간이 함께 담당한다. 대부분의 일반의사와 전문의사의 서비스가 중앙정부재정으로 제공되는 반면 대부분 치과의사의 서비스는 환자가 주로 비용을 부담한다. 주정부는 세금으로 공공병원, 공중보건, 의료용구, 행

정 및 연구, 민간병원, 치과의 서비스를 지원하고 있다.

5. 지역기반 노인케어 서비스

1) 지역기반 노인케어 서비스의 비전과 개혁

65세 이상(원주민의 경우 50세 이상) 노인이 더 이상 독립적으로 생활할 수 없을 때 집, 노인입주시설 혹은 지역 내 다양한 시설에서 장단기 노인보건복지서비스(My Aged Care)를 받을 수 있다. 이러한 노인케어 서비스는 기본적으로 이용자 공동부담금(Co-payment)이 있다. 수입과 자산평가(means test)에 따라 부담금액이 책정된다. 이용 노인의 3분의 1 정도는 수입과 자산평가에 따라 연방정부가 비용을 전액 부담하고 있으며, 3분의 2는 정부의 지원금에 일정 본인 부담금을 지불하고 있다. The Aged Care Act 1997에 근거하여 중앙정부가 재정지원과 규제를 담당하고 있다. 전통적으로는 종교기반 민간 자선단체 및 기관에게 서비스 공급을 의지해 온 호주는 고령화에 따라 서비스 수요가 증가하는데 대응하여 제도를 개혁 중에 있다. 2012년부터 2022년 완료를 목표로 다음의 다섯 가지 비전을 갖고, 단계적 개혁을 진행 중이다(2012-2022 Aged care Reforms). 첫째, 적정 부담의 지속 가능한 서비스를 제공하며, 둘째, 서비스 이용자 중심의 선택권을 보장하고 운영에 있어서 유연성을 갖추었으며, 셋째 가능한 오래 지역사회의 일원으로 집에 머물 수 있도록 지원하고, 넷째, 산업체가 투자하고 성장할 수 있는 분야로 성장하며, 다섯째, 적절한 보상을 받는 다양한 일자리를 창출한다.

처음 2년간 도입된 주요 변화는 「My Aged Care」라는 플랫폼의 도입, 지역기반 서비스 개혁, 노인케어 질관리원(Australian Aged Care Quality Agency) 설립, 노인케어 가격위원회(Aged Care Pricing Commission) 도입이다. 호주는 근거기반, 노인환자 중심의 다양한 보건복지서비스를 개발해오는 과정에서 서비스의 중첩과 혼재를 겪어왔다. 이로 인하여 서비스 이용자는 물론 서비스 제공자조차 환자에게 어떤 프로그램이 적합한지 판단이 모호한 상황이 발생하게 되었다. 이에 서비스에 관한 정보제공 및 공유, 서비스 의뢰 및 개시를 할 수 있는 단일 접근포탈의 필요성을 절감하여 「My Aged Care」 플랫폼을 신설하는 것을 첫번째 과제로 삼았다. 「My Aged Care」 서비스는 인터넷 기반이지만 전화로 이용 가능하며 지역 내 의료인 혹은 환자의 가족이 의뢰할 수 있다. 하지만 인터넷 매체 이용에 있어 고령 이용자의 접근에 어려움이 동반된다는 논란이 도입초기부터 있어 왔으며, 평가는 아직 유보적이다. 그럼에도 불구하고 노인케어서비스 이용을 위한 하나의 관문으로 서비스 이용자, 제공자는 물론 담당관리자가 함께 이용하는 포탈로서 효율성 면에서 큰 의미를 갖는다. 2013년부터 도입되어 단계적으로 적용되었으며 2015년 7월 1일 호주 전역에 걸쳐 전면 시행되고 있다. 포탈에서 제공하는 서비스는 맞춤 서비스 찾기, 원하는 서비스의 이용비용 산출, 서비스 적합성 인정평가, 서비스 의뢰, 환자 기록 관리 등이다.

2) My Aged Care 서비스 인정평가 및 의뢰경로

「My Aged Care」를 통한 서비스 의뢰는 의료진, 노인 당사자, 노인의 가족, 법정대리인, 서비스 제공자 등이 할 수 있으며 포탈에 등록된 노인은 1차 스크리닝을 받는다. 이번 개혁을 통해 국가 표준 스크리닝 도구와 인정평가서가 개발되었다(National Screening and Assessment Form). 1차 스크리닝 후 기본적인 수준의 복지지원 서비스가 필요하다고 판단될 때는 지역의 인정평가 서비스(Regional Assessment Service)팀이 평가를 진행한다. 초기 스크리닝에서 의료와 복지가 통합된 서비스가 필요하다고 인정되는 대상자는 노인케어인정평가팀(Aged Care Assessment Team : ACAT)으로부터 포괄적인 평가를 받는다. 모든 인정평가는 대면평가로 노인에 대한 전인적인 검토를 통해 이루어진다. 엄밀하고 다각적인 평가 후 환자와 함께 필요한 케어플랜을 작성하며, 서비스 개시 후에도 지속적으로 케어 매니저를 통해 모니터링하고, 환자의 서비스 요구도에 변화가 발생하면 다시 포괄적인 인정평가를 받아야 한다. 케어플래닝 과정은 환자가 정한 구체적인 목표를 세우는 것으로 시작되며, 목표를 이룰 수 있도록 계획되고, 필요한 서비스의 종류와 서

그림 26-4 My Aged Care 서비스 인정평가 및 개시 경로

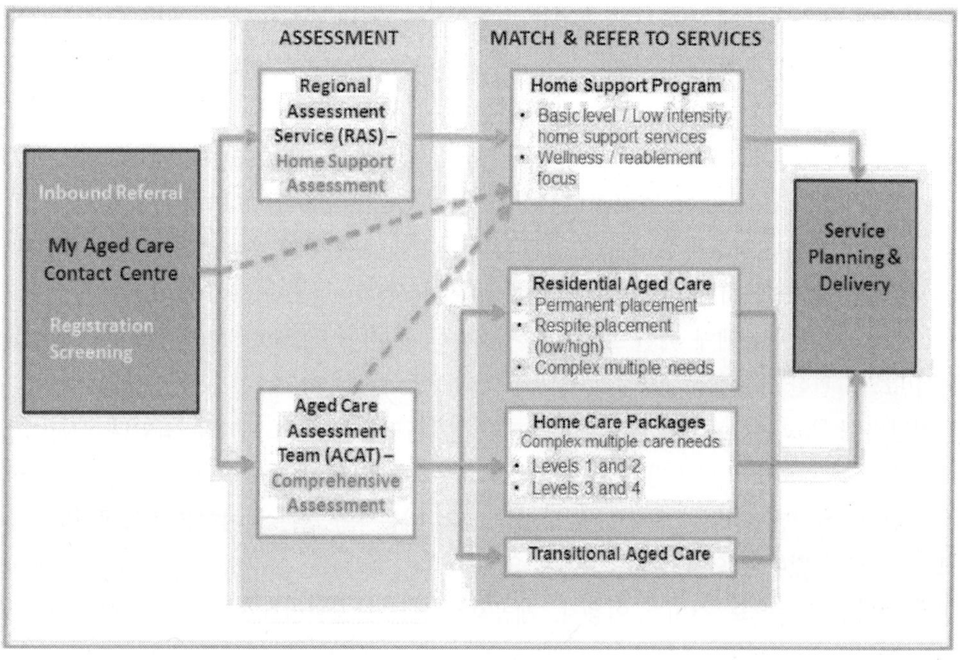

출처 : CDoH. My Aged Care Changes. 2015.

비스 별 시간 할당은 환자가 선택한다.

3) 서비스 종류

서비스가 이루어지는 세팅에 따라 재가서비스, 노인입주시설 서비스, 유연한 통합서비스(Flexible care)로 분류할 수 있다.

(1) 재가서비스

중앙정부의 재가지원프로그램(Commonwealth Home Support Programme, 이하 CHSP)은 필요에 따라 노인의 주요 돌봄제공자에게 휴가를 주는 일시돌봄서비스와 함께 제공된다. CHSP는 집 혹은 노인보건시설에서 받을 수 있다. 기본적인 복지지원 서비스 대상자에게 사회적 지지, 이동, 집안일, 개인위생, 집안보수, 간호, 식사, 보건전문가서비스 등이 제공된다.

인정 평가 결과 집에서 독립적으로 생활하기 위하여 보다 복합적인 서비스가 요구되면 재가케어패키지(Home Care Package, 이하 HCP) 프로그램을 제공 받는다. HCP는 환자가 주도적으로 자신의 케어를 선택한다는 원칙(Principle of Consumer Directed Care)에 따라 개인맞춤형 서비스로 제공된다. HCP는 환자의 요구도에 따라 4단계로 나뉜다(기본-초-중-고도, Level 1~4). 서비스 제공자는 $22.04(Level 1)에서 $133.99(Level 4)의 일당요금을 정부로부터 지원받으며, 이용자는 수입과 자산에 따라 자신의 고령자 기본연금의 17.5%를 넘지 않는 선에서 요금을 지불할 수 있다.

(2) 노인입주시설 서비스

집에서 독립적인 생활이 어려운 노인은 입주시설에 영구 혹은 단기로 입소하여 서비스를 받을 수 있다. 중앙정부와 서비스 이용자가 서비스 제공자에게 비용을 지불하는데, 정부의 지원금은 The Aged Care 1997 법에 근거하여 서비스 비용산출도구(Aged Care Funding Instrument)를 이용하여 산출한다. 입주노인은 고령자 기본연금의 85% 금액을 요금으로 지불한다. 수입과 자산이 높은 일부 입주자는 추가비용(means-tested care fee)을 지불해야 한다.

(3) 유연한 통합서비스

The Aged Care 1997 법에 따라 재가 혹은 노인입주시설 서비스 이외 다른 방식의 접근이 필요한 고령자에게 다음의 4가지 서비스가 제공되고 있다.

① **전환기 케어**(Transition care) : 중앙정부와 주정부가 공동으로 재정을 분담하며 병원에서 퇴원하는 노인을 대상으로 최대 12주간 재활과 케어 서비스를 제공한다. 특정 치료요법 중심, 목적 지향적, 제한적 기간만 이용 가능하며 주로 저강도 집중 재활 치료, 상처 진료, 개

인 돌봄 케어로 이루어진다.

② **단기 회복 케어**(Short-Term Restorative Care) : 재가 노인을 대상으로 노인시설입주를 지연시킬 목적 혹은 의료기관 이용을 예방하려는 목적으로 제공된다. 최대 8주간 노인의 기능과 집에서 독립적으로 생활할 수 있는 능력을 개선시킬 수 있도록 케어가 제공된다.

③ **다목적 서비스 프로그램**(Multi-Purpose Services Programme) : 외진 시골 지역에 의료복지통합서비스를 제공하는 프로그램이다.

④ **혁신 케어 프로그램**(Innovative Care Programme) : 고령자의 개인적 특성으로 인하여 정부의 주요정책에서 소외된 그룹을 대상으로 소규모로 진행되는 프로그램이다.

6. 지역 연계 중심의 병원서비스

노인의 경우 만성질환, 복합질환, 기능저하를 겪고 있는 경우가 많아 의료이용이 빈번할 뿐만 아니라 급성기 상황으로 병원을 이용한 이후 재활의료, 전환기 의료 등의 필요성이 증가한다. 호주에서는 이러한 노인의 특성을 반영하여 케어를 조정하고 지역기반의 서비스로 연계하기 위하여 병원 내에도 다양한 서비스, 시스템 및 인력을 갖추고 있다.

2015-6년 기준 701개의 공공병원(61,000병상)과 630개의 민간병원(33,100병상)이 있다. 공공병원은 외래와 응급서비스의 대부분을 담당하고 있으며 선택수술이 필요한 환자들이 민간병원을 주로 이용하고 있다. 2013-4년 응급실 입원 환자의 19.6%가 65세 이상 노인이었으며, 응급실 이용 노인의 비중은 2004-5년에서 2013-4년까지 매년 평균 6.5%씩 증가하였다. 85세 이상 초고령자의 이용 비중은 연 평균 8.3%씩 상승 중이다. 결과적으로 10년 만에 응급실 이용 노인의 수는 두 배 이상 늘었다. 2004-5년 병원 입원 환자의 35%가 65세 이상 노인이었으나 2013-4년 40%로 늘었다. 85세 이상 초고령자의 입원 비중은 지난 10년간 연 평균 7%씩 상승하였다.

호주의 공공병원은 다양한 인구집단을 대상으로 하는 특별서비스를 선택적으로 운영할 수 있는데, 2015-6년 기준 가장 많이 채택된 서비스 종류는 총 373개 병원에서 제공하고 있는 가정간호/방문진료 서비스(Domiciliary Care)였고, 다음으로는 285개 병원이 운영하고 있는 너싱홈케어(Nursing home care)이다. 이러한 노인친화적 병원서비스의 명칭과 운영지침 등은 각주마다 다소간 차이가 있는데, 여기에서 소개하는 내용은 뉴사우스웨일즈 주(State of New South Wales) 사례이다.

1) 의료서비스 혁신처

병원의 관리 책임이 있는 주정부는 보건부 내 의료서비스 혁신처(Agency for Clinical Innovation, NSW, 이하 혁신처)를 두어 변화하는 환경에 대응하는 의료서비스 혁신을 주도하고 있다. 역사적으로 볼 때 병원서비스는 한가지 상병을 빠르게 진단하여 수술 및 의료적 처치를 하도록 디자인되었으며, 이러한 서비스가 복합질환을 지닌 노쇠한 노인환자에게는 적합하지 않다고 판단한 혁신처는 노인의료서비스 개선을 위한 노력을 지속하고 있다. 혁신처는 임상 의료진, 소비자 및 관리자와 협력하여 더 나은 의료서비스를 설계하고 개선된 서비스 모형이 임상에서 적용될 수 있도록 지원하는 업무를 담당한다. 구체적으로 서비스 모형개발 및 평가, 임상적용 지원, 의료서비스 혁신에 관한 전문가 상담지원, 정보교류, 의료인의 전문성 및 역량 강화 활동을 하고 있다.

2) 통합 환자이송관리 시스템(The NSW Patient Flow Systems Programs)

환자의 대기시간을 줄이고, 필요한 때 필요한 서비스를 받을 수 있도록 구축된 시스템이다. 병원의 의료진은 환자의 흐름을 관리하는 포탈(Patient Flow Portal)을 통해 병원 내에서의 이동뿐만 아니라 같은 의료구역(Local Health District) 내에서 의료기관 간 환자 이송을 예약할 수 있다. 특히, 복합질환 혹은 만성질환을 지닌 노인이 지역 내 거주공간으로 퇴원할 때 병원 의료진(Nursing Unit Manager/Continuing Care Coordinator/Senior Medical Officer)은 통합 환자이송관리 시스템에서 일반의(환자의 지역내 주치의)와 원격진료 컨퍼런스(Discharge Case Conference with GP)를 예약한다.

3) 노인케어 응급서비스 팀(Aged-Care Service Emergency Team)

응급실을 방문하는 노인은 종종 노인병적 특성을 수반하므로 일반환자와는 다른 접근이 필요하다. 70세 이상(원주민 50세 이상) 노인환자에게 전문적인 진단과 치료를 제공하기 위하여 응급의학전문의를 포함한 다학제 노인케어 응급서비스 팀이 상시로 운영된다. 팀의 역할은 첫째, 응급실에 방문한 노인환자의 요구를 포괄적이고 전인적 관점에서 평가하고, 둘째, 적절한 서비스에 관하여 노인환자와 그들의 보호자에게 정보를 전달하고, 셋째, 방문한 주목적의 치료 외에도 환자에게 필요한 재가 서비스, 정신보건 서비스, 장애 관련 서비스를 연계시켜주고, 넷째, 입원부터 퇴원 후의 서비스에 대한 케어 제공 계획을 세우는 것이다.

4) 노인급성기케어유닛(Acute Care of the Elderly Unit)

70세 이상(원주민 50세 이상)의 입원 노인을 대상으로 다학제 팀의 서비스를 제공한다. 첫째, 다학제 팀의 의료진이 노인의 상태를 포괄적으로 평가하고 환자 별로 필요한 진료과에 정보를 제공한다. 환자가 입원한 주요 원인 질병뿐만 아니라 환자의 만성질환, 신체적, 심리적 상태 등을 고려하여 노인환자의 기능 향상과 독립성 증진에 초점을 맞추어 서비스를 제공한다. 팀은 퇴원계획단계에서 일반의와 연계하여 퇴원 후 집 혹은 노인입주시설에서 가능한 독립적인 생활을 할 수 있도록 노력한다.

병원의 노인 특화 서비스에서 다학제 팀원이 함께 노인의 상태를 전인적, 포괄적으로 평가하고, 환자가 가능한 빨리 퇴원하여 지역 내에서 독립적으로 생활할 수 있도록 케어를 조정하며, 지역 내 의료인(일반의, 약사)과 병원의 의료진이 연계하여 환자의 케어플랜을 마련한다. 연계의 역할을 하는 병원 내 전문가는 Nursing Unit Manager, Continuing Care Coordinator, Senior Medical Officer, Aged Care Coordinator or Discharge planner, Aged Care Liaison Officer 등이 있다.

7. 지역기반 노인보건인력

1) 국가 차원의 센서스

호주 중앙정부는 2003년부터 4년마다 노인보건인력 센서스(National Aged Care Workforce Census and Survey)를 실시하고 있다. 가장 최근 센서스는 2015-6년에 실시하였으며 여기에서 소개하는 호주의 노인보건인력 현황은 해당 센서스 결과보고서를 토대로 하였다. 전국의 노인입주시설과 재가에서 서비스를 제공하는 인력을 대상으로 실시하며 조사결과는 관련 정책 결정을 위한 근거자료로 활용된다. 2016년 노인보건서비스에 종사하는 인력은 총 366,027명으로 2012년보다 4% 증가하였다. 이 중 235,764명은 노인입주시설에서 130,263명은 재가의 노인에게 서비스를 제공하는 기관에서 근무한다. 인력은 관리직, 행정직, 보조직 등 간접 업무 종사자이거나 직접 대면인력으로 분류되는 전문간호사(nurse practitioners, 이하 NP), 등록간호사(registered nurses, 이하 RN), 간호조무사(enrolled nurses, 이하 EN), 노인요양보호사(personal care attendants, 이하 PCA, 혹은 community care workers, 이하 CCW), 보건의료전문가(allied health professionals, 이하 AHP), 보건의료전문가 보조(allied health assistants, 이하 AHA)이다.

2) 노인보건인력 양성

노인보건인력의 교육은 전문성에 따라 대학 혹은 등록훈련기관(Registered Training Organisation)에서 제공된다. 호주 중앙정부는 직업교육 및 훈련에 관한 시스템 내 문제점과 등록훈련 및 교육기관의 문제를 감지하고 대응하는 규제기관 호주직업기술질관리원(The Australian Skills Quality Authority)을 두고 있다. 노인보건인력 중 양적으로 가장 큰 비중을 차지하는 노인요양보호사가 되기 위해 등록훈련기관에서 6개월 혹은 1년 과정을 수료하며, 보건의료전문가(AHP)와 간호사(NP, RN)가 되려면 대학에서 3년의 과정을 이수하고 1년의 인턴과정을 거친 후 등록협회에 등록하여야 활동할 수 있다. 등록훈련기관 및 기술전문대학의 노인보건인력 양성코스는 교육수준에 따라 8단계(Certificate I-IV, Diplomas, Advanced Diplomas, Vocational Graduate Certificate, Vocational Graduate Diploma)로 나뉘어 있다.

노인요양보호사가 되기 위하여 Certificate Ⅲ 혹은 Ⅳ in Ageing Support를 수료하여야 한다. 레벨 Ⅳ 코스의 경우 15과목을 필수과목으로 수강하며 3개의 선택과목을 이수한다(표 26-2). 2015년 호주 정부 추계에 따르면 첫째 인력의 노화로 인한 퇴직인원 보충, 둘째 고령화로 인한 추가 인력 요구도 상승으로 향후 5년간 요양보호사가 5만명 이상 추가로 필요하며 해당 직종은 국가적으로 인력 요구도가 가장 높은 그룹에 속해있다. 해당코스를 마치면 노인입주시설이나 재가 요양서비스 제공기관에 소속되어 일한다.

[표 26-2] 노인요양보호사 양성 코스 필수 과목

내 용	
• 고령환자의 권리와 이익 도모하기	• 환자 가족 및 돌봄제공자 관계 지원
• 고령자 역량 강화	• 다양한 사람들과 협업
• 고령자 서비스 조정	• 법적 윤리적 가이드라인 준수
• 위험 상황의 고령 환자 개입 요령	• 완화의료 케어서비스
• 치매환자 지원서비스	• 네트워크와 협력 파트너십을 개발하고 유지하기
• 환자별 맞춤 서비스 계획 및 제공	• 건강한 신체 시스템 이해하기
• 개별 요구도 파악	• 환자를 직접 케어할 때 준수할 직업안전수칙
• 고령환자 독립성과 웰빙에 대한 지원	

출처 : http://training.gov.au/Training/Details/CHC43015?releaseId=5a8441e1-fdd4-4c36-af9b-c6198f6a0c47.

3) 2016 노인보건인력 현황

2016년 노인입주시설에 근무하는 요양보호사의 비중은 전체인력의 70%로 가장 많았으며, 다음은 간호사로 25%(RN 15%, EN 10%)이다. 간호사 인력 부족난을 해소하기 위하여 단기간에 양성할 수 있으며 상대적으로 낮은 인건비가 지급되는 노인요양보호사를 활용하는 추세가 당분간 지속될 것으로 보고 있다. 노인입주시설 종사자 중 32%가 해외에서 태어난 이주민으로 인력수급이 어려워 다문화 이민자 등을 적극 채용하고 있는 것으로 드러났다. 고용형태로 볼 때 직원의 10%가 계약직(Casual/contract arrangement)이고 파트타임 정규직이 78%, 풀타임 정규직이

12%로 가정과 일을 병행하는 여성이 파트타임 고용 형태를 선호하는 현상이 반영되고 있다. 지역 내 비거주 시설(데이케어) 및 재가 서비스 제공 인력의 경우 노인요양보호사가 가장 큰 비중(84%)을 차지하고 간호사(8%), 보건전문인력(5%) 순으로 많았다. 전체 인력의 86%가 고등교육 이상 학위(degree) 혹은 자격증을 소지하고 있고, 80% 이상이 지난 1년 내 직업과 관련한 훈련을 수료하여 비교적 전문적 교육 수준을 갖추고 있다. 특히 모든 직종에서 직업만족도가 높고, 재가 서비스 제공 인력이 노인입주시설에서 근무하는 인력에 비해 스트레스가 적은 것으로 나타났다.

4) 노인보건인력 안전 확보 정책

노인보건인력에게 영향을 미치는 여러 정책 중에서 산업안전보건법(Occupational Health and Safety Act)에 근거한 안전한 환자이동(Safe Patient Handling)과 폭력에 대한 무관용 정책(Workplace-A Zero Tolerance)은 우리나라에 시사하는 바가 크다. 노인환자를 간병하거나 재활 등의 보건의료서비스를 제공하는 환경에서 종종 환자를 옮기거나 부축해야 하는 상황이 발생한다. 안전한 환자이동이란 환자의 생명이 위협 받는 특수한 경우를 제외한 모든 상황에서 기계적 도움 없이 환자를 리프팅하는 행위를 엄격히 금지하는 정책이다. 보건의료인력의 건강과 안전이 중요하므로 산업안전보건법에 따라 고용주는 안전하게 설계된 건물, 작업 환경, 장비 및 작업 시스템, 관련 교육 및 훈련을 제공해야 한다. 이는 재가 서비스에도 마찬가지로 적용되어, 스스로 이동이 어려운 노인은 적절한 의료기구나 용구를 제공받고, 노인케어 인력은 안전한 환자 이동정책에 따라 필요한 이동보조 기기를 사용해야 한다. 이에 따라 이동보조기구(a lifting hoist) 사용 노인에게 케어를 제공할 때 반드시 2인 이상 작업해야 한다. 폭력에 대한 무관용 정책이란 보건의료종사자 및 환자의 안전을 위하여 어떠한 폭력도 허용되지 않는 것을 의미한다. 특히 집 혹은 노인입주시설에서 환자에게 단독으로 서비스를 제공하는 인력은 간혹 폭력에 노출되었을 때 즉각적인 도움을 받기 어려운 상황에 처할 수 있다. 따라서 고용주 및 종사자는 어떠한 경우에도 폭력을 참는 것이 일의 한 부분이 될 수 없음을 인식하고, 폭력 예방을 위한 방안을 숙지하며, 폭력 상황에 노출되었을 경우에는 적절한 대처를 할 수 있어야 한다.

8. 호주 노인보건의료의 장단점 및 시사점

전국민 건강보장제도를 통해 의료의 형평성을 확보하고 있는 선진국임에도 불구하고, 접근 가능한 보건의료서비스에 불평등이 존재한다. 이것은 호주의 광활한 대륙적 특성과 다민족이 이주하여 이민사회를 이루고 있는 것에 크게 기인한다. 도시화로 의료기관과 전문의가 도시에 집중되어 있어서 의료인프라가 열악한 외곽 지역의 환자는 시의 적절하게 양질의 서비스에 접근할 수 없는 경우가 많다. 영어가 모국어가 아닌 노인환자는 의료진과 의사소통에 문제를 겪거나 필요한 서비스 정보를 받지 못하는 경우도 종종 발생한다.

2008년 국민건강과 병원 개혁위원회(National Health and Hospitals Reform Commission)가 호주 보건의료의 문제점을 분석한 보고서에 따르면 시스템상 문제로 인하여 복합질환과 만성질환자는 불평등한 서비스를 받고 있다고 하였다. 질환의 특성상 전통적인 기존의 서비스 방식에 조정이 필요하며, 다학제 관리와 케어의 연속성이 중요하지만 급성기 질환 관리에 맞추어진 보건의료시스템은 복합 및 만성질환자의 요구에 부응하지 못하고 자칫 분절된 서비스를 제공하게 된다. 2015년 설립된 일차보건의료네트워크(Primary health Networks)는 이러한 변화에 부응하고 복합 만성질환자 관리를 강화하기 위해 노력하고 있다.

일차보건의료에서 복합만성질환자 관리의 개선을 도모하고자 부분적이고 점진적인 변화를 진행하고 있는 동시에 지역 내 노인케어서비스에서는 "개혁"이라고 부를 수 있는 과감한 시스템 개편작업을 진행 중이다. 2012년부터 시작된 노인케어 개혁을 통해 기능저하를 겪는 노인이 지역에서 가능한 건강하게 살 수 있도록 보건의료와 사회서비스가 통합된 "환자 선택형케어"를 제공받을 수 있도록 하였다. 가장 핵심이 되는 변화는 하나의 공유 포탈 "My Aged Care" 도입이다. 공동 플랫폼에서 환자 및 의뢰인, 서비스 제공자, 서비스 인정평가 팀이 정보를 공유할 수 있고, 서비스 제공자와 이용자를 연계할 수 있게 되었다. 환자는 필요한 정보를 얻고 필요한 서비스를 찾기 용이해졌으며, 체계적인 인정조사 결과는 서비스 이용자는 물론 의료인들이 공유하여 케어의 연속성이 확보되었다.

새로운 제도뿐만 아니라 호주가 개혁을 진행하는 과정에서도 시사점을 찾을 수 있다. 첫째, 호주 정부는 다양한 연구, 실태조사, 노인보건인력 센서스 등을 근거로 정책을 마련하고, 시행된 정책에 대하여 평가를 실시한 후 정책의 지속여부를 결정한다는 점이다. 시행되는 정책의 담당자가 바뀌거나 예산의 고갈 혹은 정권이 바뀌면 평가 없이 종료되는 경우와 비교하면 호주 정부가 보여주는 근거기반의 정책도입과 평가를 통한 정책 지속성 확보는 시사하는 바가 크다. 둘째, 노인케어 개혁을 시행하면서 서비스 전환 비용과 기간을 충분히 산정하였다는 점이다. 2012년 도입 후 개혁의 완료를 2022년으로 하여 10년의 기간을 지정한 것은 정권이 바뀐다고 해도 개혁이 지속되도록 한 것이다. 특히 중앙정부는 개혁으로 인한 서비스 이행, 프로그램의 전환 등에 필요한 금액을 책정하여, 관련 종사자가 새로운 시스템에 적응할 수 있도록 교육하여 개혁이 정착되고 실효를 거둘 수 있도록 하였다.

또 한가지 호주 정부가 주목하고 있는 것은 인력수급과 관련된 것이다. 노인보건분야가 민간사업체에게는 투자하고 싶은 분야, 개인에게는 매력 있는 일자리가 되도록 다방면의 정책을 펴고 있다. 고령화로 서비스 수요는 늘고, 돌봄에 많은 인력이 필요하지만, 전통적으로 인력을 유인하는 분야는 아니었다. 이에 정부차원의 지원으로 젊은 층 이민자 혹은 유학생 등을 노인 요양보호사로 적극 채용하고 있으며, 자국민과 동등한 교육비 지원 혜택을 주고 있다. 적절한 보상이 되도록 임금 수준을 책정하고 있으며, 자유롭게 일하는 시간을 선택할 수 있도록 하고, 파트타임으로 일하는 정규직 일자리도 장려하여 가정주부 등이 가능한 시간에 일할 수 있도록 배려하고 있다. 주말만 근무하거나 아침시간만 일할 수도 있으며 업무시간을 조정할 수 있다. 정부뿐만 아니라 교육기관에서도 의대와 간호 대학생이 실습을 노인입주시설에서 할 경우 혜택을 주는 등 다양한 정책을 펼쳐 실효를 거두고 있다.

마지막으로 노인환자의 특성을 이해하고 환자 중심의 서비스를 제공할 필요성을 서비스 제공기관은 물론 정부가 중요하게 인식하고 있는 점이다. 중앙정부는 지역기반의 노인케어 서비스 개혁을 주도하고 있으며, 주정부의 의료서비스 혁신처는 병원서비스를 노인친화적으로 개선하는 역할을 하고 있다. 노년기에 접어들면서 수입이 점차 감소하고 사회생활의 범위가 점차 줄어 고립되기 쉬우며, 기능이 감소함에 따라 일상생활에 어려움을 겪게 되고, 질병에도 취약해진다. 노인에게 중요한 것은 가능한 건강하게 지역에서 독립적으로 생활하고, 질병, 빈곤, 사회적 고립이 발생하지 않도록 예방하는 것이다. 하지만 일단 질병에 이환된 경우에는 급성기 치료뿐만 아니라 이후의 케어도 매우 중요하다. 즉 노인재활의료, 전환기의료 그리고 지역에 복귀한 후 독립적 생활을 위한 추가적인 케어가 필요하다. 이러한 정부의 인식에 따라 노인에게 필요한 여러 서비스에 대한 법적 근거를 마련해왔다. 더불어 다양한 서비스와 이용자를 매칭시키기 위해 서비스 요구도를 정확히 진단하여 가장 적합한 서비스들로 플랜을 작성하여 적절한 공급자로 연계하는 역할이 필수적이라고 인식하였다. 이에 호주는 일찍부터 노인을 이해하고 전인적이고 포괄적으로 평가하기 위하여 노인보건과 의료의 전문가들로 이루어진 노인케어인정평가팀(ACAT)을 운영하고 있으며 이미 여러 국가에서 벤치마킹하고 있다.

참고문헌

김남순 등. 노인 건강에 대한 새로운 비전과 보건의료서비스 모형 개발. 세종: 한국보건사회연구원; 2016.

ABS. The Statistics section of the Australian Bureau of Statistics, Available from http://www.abs.gov.au/ausstats.

AIHW. Australia's Health 2014. Australia's Health Series, Australian Institute of Health and Welfare (AIHW), Canberra: Australia; 2016.

AIHW. Australia's Health 2016. Canberra: Australia; 2016.

AIHW. Hospital resources 2015-16: Australian hospital statistics. Canberra: Australia;

2017.

Australian Hearing. Available from https://www.hearing.com.au/.

Australian Institute of Health and Welfare (AIHW) 2016. Health expenditure Australia 2014-15 Health and welfare expenditure series no. 57. Cat. no. HWE 67. Canberra: Australia; 2016.

CDoH (Commonwealth Department of Health). 2016 National Aged Care Workforce Census and Survey. Canberra: CDoH; 2016.

CDoH. My Aged Care changes 2015. Available from https://agedcare.health.gov.au/sites/g/files/net1426/f/documents/03_2015/1_my_aged_care_roadshow_presentation.pdf.

CDoH. Transition care program guidelines. Available from file:///C:/Users/beck/Desktop/transition_care_guidelines.pdf.

DoSS (Department of Social Services), Report on the operation of the Aged Care Act. 2012/13. Canberra: DoSS; 2013.

Dwyer J, Eager K. Options for reform of Commonwealth and State governance responsibilities for the Australian health system. Commissioned 2005. paper for National Health and Hospitals Reform Commission. Caberra: UoW; 2008.

Greene J. An Examination of pay−for−performance in general practice in Australia. Health Serv Res 2013;48(4):1415−1432.

Hunter K, Elkington J. Design guidelines for aged care facilities. Melbourne: Victorian Government DoH; 2005.

NSW Health. Rehabilitation redesign project final report – model of care. Sydney: NSWDoH; 2015.

제 27 장

네덜란드의 노인보건의료

노 진 원

네덜란드의 인구는 다른 대부분의 유럽 국가의 인구와 비교하여 여전히 상대적으로 평균연령이 낮은 편이나 시간이 지남에 따라 지속적으로 노령화되는 양상을 보이고 있다. 네덜란드의 총 인구는 약 1700만 명이며, 65세 이상 인구 비율은 17.7%, 80세 이상 인구 비율은 4.3%에 해당한다. UN이 제시한 기준에 따르면 한 국가의 총 인구 중 65세 이상 인구의 비중이 7%, 14%, 20% 이상이면 각각 고령화사회, 고령사회, 초고령사회로 분류된다. 이 기준에 따르면 네덜란드는 이미 초고령사회(post-aged society)에 진입하여 있다.

네덜란드 사회가 복지국가에서 개인 책임에 기반한 사회로 전환함에 따라, 점점 교육수준이 높고 재정적으로 잘 정립된 노인들은 자신의 삶에 대해 더 많은 통제권을 행사하기를 희망한다. 네덜란드 노인보건의료 분야의 연구와 교육은 지난 수십 년 동안 연구 초점과 방법론의 다양성과 함께 급속도로 성장했다. 또한, 최근 연구 조직들은 노인보건의료에서 노인층 참여의 중요성과 연구결과의 사회적 유용성을 강조한다. 따라서 노인보건의료 학문 및 응용 연구는 번영하고 네덜란드의 자율성, 건강 및 복지에 기여할 것으로 기대되며, 노화의 육체적, 정신적, 사회적 및 재정적 측면에 대한 통찰력을 제공할 것으로 예측된다. 이러한 통찰력 덕분에 네덜란드 국민들은 의료 및 연금 비용뿐만 아니라 구세대의 사회에 대한 자율성 및 공헌에도 초점을 맞추고 있다.

본 장에서는 네덜란드의 주요 노인인구 통계, 고령화에 따른 정책문제, 연구 및 교육, 새로운 사회문제를 살펴보고자 한다. 이는 네덜란드가 복지국가에서 참여 사회로 전환하면서 정책 결정,

서비스, 교육 및 연구에 있어 개인과 조직에 큰 도전을 하고 있음을 알 수 있다.

1. 네덜란드 노인보건의료 현황

1) 네덜란드의 노인인구

네덜란드는 가장 경제적으로 중요한 유럽의 삼각주 중 하나인 국가로서, 작고 밀도가 높은 인구형태를 띠고 있다. 네덜란드도 다른 많은 유럽 국가들과 마찬가지로 인구는 고령화되고 있다.

2013년 네덜란드의 65세 이상 인구 비율은 16%로, 유럽 평균인 17%와 독일 및 이탈리아 평균인 21%보다는 낮지만 호주(14%), 미국(13%), 인도(5%)에 비해 높은 편이다. 네덜란드의 65세 이상 인구 비율은 2035년에 26%로 증가할 것으로 예상된다(Statistics Netherlands, 2010). 또한 네덜란드 80세 이상 성인의 비율은 2010년 전체 인구의 3.9%에서 2050년 10.2%로 증가할 것으로 예상된다. 출생시 기대 수명은 사회 경제적 지위가 낮은 사람들의 수치가 사회 경제적 지위가 높은 사람들보다 6-7년 낮은 것으로 나타난다. 2010년 출생 시 기대 수명은 78.8세, 여성은 82.7세이고, 사회 경제적 지위가 낮은 사람은 평균적으로 사회 경제적 지위가 높은 사람보다 건강한 생애가 14년 이상 오래 지속되는 경향을 보인다(그림 27-1).

그림 27-1 Population pyramid. Age composition in the Netherlands 2013

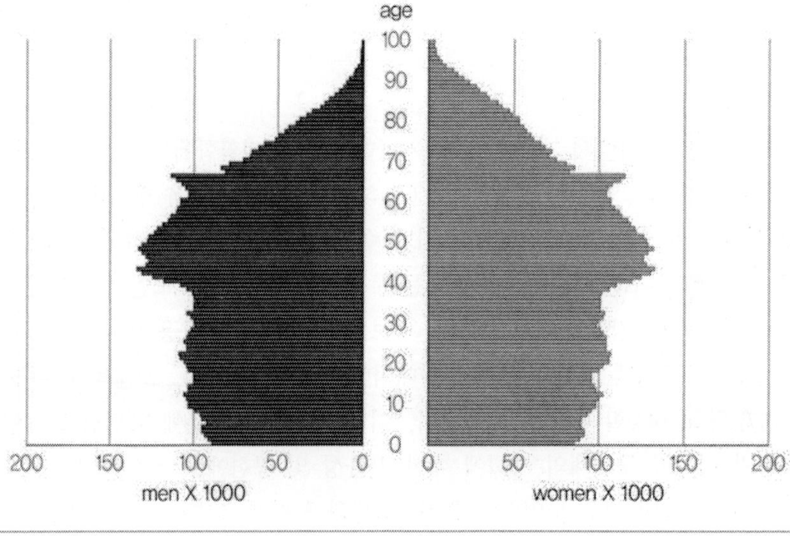

출처 : Statistics Netherlands.

대부분의 OECD 국가들처럼 네덜란드 역시 고령화 문제에 직면하였다. 출산율 저하, 베이비붐 세대의 노년기 진입, 기대수명 증가 등이 고령화의 주 원인으로 꼽히고 있다. [그림 27-1]에서 볼 수 있듯, 네덜란드의 0~19세 인구는 감소하는 반면, 65세 이상의 노인인구는 계속해서 증가하는 추세를 보이고 있다. 네덜란드 통계청에 따르면 20~64세 인구대비 65세 이상 노년층의 비율이 2012년 27%에서 2050년에는 52%로 높아질 것으로 전망하고 있다. 현재 네덜란드는 이미 고령사회에 진입하였으며 2020년대에 초고령사회로 진입할 예정이다. 기대수명이 증가하면서 80세 이상의 노인인구가 늘어나는 Double Aging 현상과 함께 고령인구 부양문제, 의료부담비용 확대 등 고령화 문제가 가속화되고 있다.

2) 네덜란드의 노인보건의료 연구 및 교육

네덜란드의 노령화에 대한 교육은 길지만 다소 산발적인 역사를 가지고 있다. VU 대학 암스테르담과 나이브 메덴의 라드 버스 대학은 지난 세기 동안 노인학 및 정신 생리학에서 학부 및 대학원 프로그램을 제공했지만 충분한 수의 학생을 끌어 들이지 못했으며 두 프로그램 모두 2000년에 종료되었다. VU 대학은 유럽 마스터와 노인학 교육을 계속했다. 영국(Keele), 프랑스(Paris), 독일(Heidelberg)의 대학과 협력하여 Gerontology (EuMaG) EuMaG는 유럽 집행위원회의 지원으로 시작되었다. 그러나 이 지원이 중단되었을 때 이 프로그램은 더 이상 비용 효율적이지 않았다(Aartsen, 2011). 따라서 2010년에 문을 닫았다. 현재보다 짧은 코스 또는 미성년자는 Radboud University Nijmegen, VU University Amsterdam 및 Maastricht University에서 학사 및 석사 과정으로 제공된다. Leyden Academy는 완벽한 영어과학 석사과정인 Vitality and Aging을 제공한다.

일부 석사 프로그램이 폐지되었음에도 불구하고 현재 사회과학, 경제, 보건 및 의학, 역학, 치과학 및 기계공학과 같은 다양한 과학 분야의 인간 노화에 초점을 맞춘 60개 이상의 과학 의자가 있다. 이 의자를 가지고 있는 교수는 매년 30개가 넘는 논문을 만드는 박사 학생과 연구 팀원이 있다(www.narcis.info).

동시에 응용 과학 대학의 새로운 시도로 로테르담, 위트레흐트, 아른헴, 나이 메헨, 헤이그 및 레이와 르덴 같은 노인 및 노인 간호학 과정의 광범위한 과정이 포함된다. 응용 노년학의 전 학사 학위 프로그램은 현재 Zwolle의 Windesheim University와 Eindhoven의 Fontys University에서 제공된다.

3) 주요 연구 및 연구센터

네덜란드의 노인학 및 노인병 연구는 성장이 활발한 분야로, 여러 학제 간 연구 그룹에 집중되어 있으며 정부 기관 및 일부 사설 재단에서 대부분 자금을 지원한다. 오늘날 많은 연구 기관들이 노인과 간호 전문가가 연구결과를 조사하고 시행하는 데 있어 중요성을 강조한다. 유럽연합(EU)이 지원하는 국제 연구의 증가와 관련된 연구는 국제 협력의 어려움과 이점을 강조한다. 노년학 및 노인 의학에서 진행 중이거나 최근에 완료된 데이터 수집을 포함한 대규모 연구 및 연구 센터는 다음과 같다.

암스테르담 종단 노화 연구(LASA, www.lasa-vu.nl)는 특히 노인들의 자율성과 복지의 결정 요인을 연구하기 위해 특별히 고안되었다. 이러한 종단적 데이터는 새로운 정책의 개발을 촉진하는 데 도움이 되고 있다. 첫 번째 자료수집은 1992년(N=3,107; 연령범위는 55-85세)이며, 이후 3년마다 데이터 수집이 이루어졌다. 2002년과 2012년에 55-65세의 성인 약 1,000명을 대상으로 코호트 비교가 가능한 새로운 코호트가 포함되었다. 2013년에는 오래된 터키인 및 모로코 남성과 여성이 새로 추가되었다. 터키와 모로코 인구는 네덜란드에서 비서구 이민자의 가장 큰 두 그룹이며 대부분 사회 경제적으로 박탈당하고 수작업 노동력이 적으며 사회 통합 수준이 낮은 특징을 가지고 있다. LASA는 의학부에서 VU 메디컬 센터 및 VU University 암스테르담의 사회과학 학부와 협력하여 다른 학부와 협력하고 있다. 연구결과는 인지 기능, 사회 기능, 감정적 기능, 신체 기능의 4가지 영역에서 인체 및 개인 간 변화에 대한 세부 정보를 제공한다. 일반적인 위험 요인과 자율, 복지, 보살핌의 필요성 사이의 관계 등의 주요 결과를 제공한다.

마스트리히트 노화 연구(The Maastricht Aging Study, https://mhens.unimaas.nl/div1/maas/)는 1992년에 시작된 25세-81세 사이의 약 1,900명의 참가자에 대한 12년 간의 종단 연구이다. 분석 및 출판은 마스트리히트 대학(Maastricht University) 등 다양한 파트너와 함께 건강한 성인의 연령 관련인지 변화를 연구하고 있다. 노화인지 기능의 변화에 대한 상세한 설명 이외에 이 연구는 또한 인지 저하가 당뇨병, 만성 기관지염 악화에 영향을 미칠 수 있다는 결과 등을 발견하였다.

로테르담 연구(Rotterdam Study, http://www.epib.nl/research/ergo.htm)는 1990년에 시작되어 2-3년마다 추적 검사를 하는 전향적 코호트 연구이다. 55세 이상 남성 10,994명을 포함한다. 로테르담 대학 의학센터(University Medical Center in Rotterdam)에서 실시된 이 연구의 주된 목적은 더 나은 예방과 치료가 가능하도록 노인들의 만성질환에 대한 위험 인자의 유병률과 빈도를 조사하는 것이다. 중요한 발견 중 하나는 당뇨병을 앓게 되면 치매 발병 위험이 9% 가까이 증가한다는 것이다.

ERGO 재단은 암스테르담에서 실시한 자서전적 기억에 관해 진행중인 종단 연구로, 수명에 대한 추억과 기대의 역동성을 연구하기 위해 Life-line Interview Method(LIM)를 사용한다. 이 방법은 응답자에게 라이프 라인을 그리는 것과 과거와 미래의 삶의 이야기를 해줄 것을 요청한다. 1995년 이래로 LIM은 18-85세의 98명의 남녀에게 4번 시행되었다. 삶의 사건 데이터는 연령, 성별 및 시간 관점과 관련하여 수, 영향 및 내용면에서 보고된다. 이 연구의 초점은 노년층의 회상 "범프", 즉 청소년기 말과 성인기 초기에 회상된 삶의 이벤트이다. LIM은 노화에 대한 심리학

이론에 많은 통찰력을 불어 넣었으며 회고적 기억과 예상 기억의 역학에 대한 새로운 시각을 제공했다. 중요한 발견 중 하나는 과거와 미래의 자서전적 사건의 총합이 수명에 걸쳐 일정하지만, 그들의 관계가 연령에 따라 체계적으로 변한다는 것이다.

노인연구소(OII, http://www.scp.nl)는 양로원, 주거용 주택, 주택가, 주거용 주택 등 65세 이상 거주자의 생활 상황, 사회 네트워크, 건강 및 재정 상황에 대한 반복적인 횡단면 연구 및 정신 건강 관리 기관이다. 네덜란드 사회 연구원이 실시한 첫 번째 자료수집은 1996년에 1,108명의 주민들을 대상으로 하였다. 주요 결과 중 하나는 55세 이상 노인의 4%만이 고령자가 주로 기관에 거주한다는 끊임없는 신화를 폭로하면서 보육원이나 기관에서 어느 정도의 시간을 보냈다는 것이다.

노화의 생물학에 관한 연구는 라이덴 대학의 의료센터(LUMC, http://www.lumc.nl)에서 수행되었다. 이 연구는 85세 이상의 라이언(Leiden 85-Plus) 연구에서 시작되었다. Leiden Longevity Study는 노화 과정의 생체 분자 경로를 이해하는 것을 목표로 하는 또 다른 LUMC 연구이다. 심혈 관계 및 뇌 혈관 질환과 인지 저하와 같은 연령 관련 질환의 발달에 있어 다양성을 설명하는 중요한 생물학적 기전을 밝혀냈다.

2006년, 건강한 노화에 대한 대규모 코호트 연구가 University Medical Center Groningen에서 시작되었다. 라이프 라인 스터디에서는 165,000명의 어린이, 부모, 조부모의 환경 노출, 에피 유전학, 심리적 및 사회적 요인, 건강 관리에 초점을 맞추어 30년 동안 인터뷰 및 테스트를 수행하게 된다(https://www.lifelines.nl/lifelines-research/general). 데이터 수집의 첫 번째 라운드는 2013년 말까지 완료된다.

또한 보건복지부가 주도하는 노인간호 프로그램(National Program of Elderly Care, http://www.nationaalprogrammaouderenzorg.nl/english/the-national-care-for-the-elderly-programme/)이 주목할 만하다. 고령자의 개별 요구에 맞는 일관된 장기 프로그램을 개발하는 것을 목표로 한다. 이 프로그램에서는 건강, 복지 및 주택 분야의 650개 이상의 조직이 학술 의료 센터가 주도하는 8개 지역 네트워크에서 함께 작업한다.

네덜란드 정신건강 중독 연구소(www.trimbos.org)는 평가 연구 및 시행 프로그램을 실시한다. 최근에 수행하고 있는 연구는 노인의 정신 건강 모니터링(Monitor Mental Health Care)이다. 치매를 가진 사람들의 생활 습관에 대한 유사한 모니터링이 현재 진행 중이다.

응용 과학 대학에서 점점 더 많은 연구가 진행되고 있다. 이 연구 그룹은 전문 교육 커리큘럼(간호, 사회 복지 및 응용 노년학) 및 전문 간호 문제에 중점을 두고 있다. 윈데스하임 대학(Windesheim University)에서 실시된 주목할만한 연구결과는 치매를 가진 사람들의 개인 간호 네트워크에서의 의사 결정, 이론 모델의 개발 및 전문 역량에 관한 의사 결정을 공유하는 것이다. 치매 환자가 정보 기술 도구 개발에 의미있는 참여를 하는 경우는 드물지만 연구원은 치매 환자의 완전한 참여를 촉진하기로 결정하였다.

요약하면, 1991년부터 시작된 빠른 대규모 데이터 수집을 통해 네덜란드의 노령화에 대한 종단 연구의 전통은 연구원들이 사회, 심리적 및 사회적 변화의 상세한 그림을 제공 할 수 있게 해주었다. 기능의 생물학적 영역. 현재, 학술 및 응용 대학에서 많은 수의 연구가 전문기관 및 노인과 긴밀히 협력하여 수행되어 결과를 확인하고 실제로 번역하는 과정을 촉진한다. 이 연구에서 얻은 과학적 통찰력은 국제 및 국내 동료, 정책 입안자 및 전문가에게 알리고 인간 노화에 대한 더 나은 이해에 기여하고 있다.

2. 현 노인의료제도 소개

1) 노인보건의료제도

네덜란드의 보건의료제도는 간호서비스, 기본적 치료서비스, 추가적 치료서비스의 3개 영역으로 구성되어 있다.

첫째, 간호서비스(care services)는 가정간호, 양로원, 장애 및 정신간호 등을 포함하며, 공공제도를 통해 보험 혜택을 받게 된다. 네덜란드의 건강보험(ZVW)은 전 국민이 가입하고 있는 사회보험으로 소득에 따라 보험료를 지불하며, 급성기 치료와 같은 의료적 영역에서의 혜택을 담당한다. 특별의료비 지출제도(AWBZ)는 장기적 돌봄(care) 서비스를 제공하는 장기요양서비스로 다양한 케어를 제공하고 장기요양서비스의 넓은 범위를 포괄하기 위해 시행되었다. 2003년 간호서비스에 지출된 총 비용은 전체 의료보건 서비스 비용의 약 45%를 차지했다.

둘째, 기본적 치료서비스(basic care services)는 병원 및 전문의 치료, 제약, 일반의, 보건의 등을 포함하며, 2개의 공공제도와 그 밖에 다양한 민간제도로 운영된다. 먼저 의료보험(ZFW)은 공공제도로서 네덜란드 전체 인구의 약 2/3에게 제공되며, 대상자는 근로소득이 일정 수준 이하인 가구이다. 표준형 건강보험(WTZ)은 ZFW 보험 적용을 받지 않은 65세 이상 고령자를 위한 보험으로, 동일한 보험료가 책정된다. 두 제도의 가입기준에 모두 부합하지 않는 사람들은 민간보험에 가입해야 하는데, 의무규정이 아님에도 불구하고 대부분이 보험에 가입되어 있다. 2003년 기본적 치료서비스의 총비용은 보건의료서비스 전체 비용의 약 50%를 차지했다.

셋째, 추가적 치료서비스(additional cure services)는 치과, 준의료, 대안의료서비스 등과 같은 보건의료서비스 등을 포함하며, 보험 혜택을 받으려면 민영보험사와 질환 기금이 제공하는 보험에 반드시 가입해야 한다. 비용은 전체 보건의료서비스 비용의 약 5%를 차지한다. 이 외에도 네덜란드는 사회적 지원(WMO)을 통해 사회복지영역의 서비스를 지원하고 있다. 이는 2007년부터 시행되었고 장기요양보험으로부터 가사지원서비스를 이전받아 대상자들에게 제공하고 있다.

주요 서비스 내용은 가사지원서비스, 휠체어 지원, 주택개조, 운송수단 지원 등의 서비스이다.

2) 노령연금제도

네덜란드는 65세 이상 노인들이 연금을 수령할 수 있도록 한다. 연금소득 대체율이 OECD 국가 중 1위로 퇴직 전 소득의 70%를 보장하는 것을 목표로 한다. 노령기초연금(The Algemene Ouderdomswet, AOW)은 네덜란드에 거주하였거나 보험료 납부 이력이 있으면 누구나 수급이 가능하다. 기초연금은 네덜란드에 거주하는 15~64세의 모든 국민을 의무 가입 대상으로 하고 있다. 노인최저 소득 보장제도는 65세 이상의 노인이 수급하는 노령기초연금 등의 가용소득이 국민최저선에 미치지 못할 때 지방자치단체가 결정하여 지급하는 제도이다. 수급연령이 퇴직연령이 상향됨에 따라 점진적으로 상향되고 있는 추세이다. 네덜란드는 공, 사 연금이 균형적으로 발전해 왔기에 노인빈곤율은 세계 최저 수준인 1.4%(OECD, 2013년) 정도이다.

3) 공공부조

스스로의 능력으로 자신의 삶을 영위하기 어려운 사람들에게 최소 수준의 소득을 보증하는 제도로, 보다 많은 사람들이 노동시장에 참여하고 복귀할 수 있도록 한다. 수급 액을 산정하되, 급여 수급을 위해서는 구직활동을 포함하여 고용지원서비스에 참여하는 것을 전제로 한다. 공공부조 제도는 중앙행정기관과 사회고용부가 관장하는 업무인데, 스스로 생계를 유지하기 어려운 18세 이상의 네덜란드에 합법적으로 거주하는 사람들이 신청 대상이 되며 본인 및 가족의 소득을 고려하는 보충성의 원리를 적용하되, 구직활동을 지속시키는 것을 목표로 한다.

4) 고령자 고용정책

네덜란드에서는 고용상 연령차별 금지법을 제정하는 등 고령자들의 생산활동 참여를 위한 환경 조성에 힘쓰고 있다. 2014년 사회협약에서 조기은퇴 방지, 근로유인 강화 등 고령자가 노동시장에서 더 오래 일하는 방향으로 제도를 개선하고 있다. 노동시장으로 조기에 복귀할 수 있도록 노동자들의 실업급여 수급기간을 38개월에서 24개월로 단축하였다, 실직 6개월 이후에는 취업알선에 응할 의무도 부과하였다. 노동자와 정부 간 협력 강화 'Work to-work' 프로젝트를 통하여 구조조정 시 신속한 재취업이 되도록 지원을 강화하였다.

바세나르 협약에 따라 네덜란드는 노동시간을 단축하고, 한 일자리를 더 많은 이들이 누리도록 하였다. 대신 전일제 노동자와의 차별을 금하는 평등노동법을 제정하여 시간제 근무자들이 적절한 노동환경을 누릴 수 있도록 하였다. 네덜란드에서는 시간제 노동자라고 해서 수준 낮은 일자리로 인식되지 않고, 시간외 근무를 할 경우 전일제 노동자보다 더 많은 급여를 받게 된다.

5) 노동 시장 및 소득 보장

평균적으로 네덜란드 노인은 재정적으로 유리하다. 이것은 네덜란드 연금제도와 광범위한 집 소유에 대한 노동 시장 참여로 인한 것이 아니며, 노령 인구의 순 노동 시장 참여(즉, 고용된 코호트의 점유율)는 네덜란드에서 상대적으로 낮다. 2009년, 55~65세 국민의 50%만이 노동을 하였으며, 부분적으로 네덜란드 여성의 노동 참여가 증가한 것으로 나타난다.

네덜란드의 연금제도는 세 개의 기둥으로 이루어져 있다. 첫 번째는 급여세를 통해 납부된 65세 이상의 거주자에게 지급되는 정액 노령 연금(National Old Age Pension Act)으로, 공무원 퇴직 연령은 2021년까지 점진적으로 65세에서 67세까지 증가하고 있다. 2013년에 주정부 순 연금은 한 세대당 한 달에 € 816(US $ 1,069)이고, 한 쌍에는 한 명당 € 565(US $ 741)이다. 두 번째는 모든 고용인의 95%를 차지하는 취업 중 보충된 직업 연금이다. 그러나 최근 경기 침체와 근속 기간 증가로 인해 현재 연금 급여가 압박을 받고 있다. 세 번째는 연금 보험 또는 자급 보험(일시금 제공)을 통한 자발적인 사적 연금 지급으로 구성되며, 세금 감면의 인센티브를 받는다. 네덜란드 연금제도는 건전한 구조와 많은 좋은 특징을 지니지만 개선이 필요한 부분이 있는 시스템으로 정의된 B + 시스템으로 분류되었다(Mercer, 2012). 이에 비해 덴마크는 A등급(양호한 혜택을 제공하고 지속 가능하며 높은 수준의 성실성을 지닌 1등급 및 안정적인 은퇴 수입 시스템)을 갖춘 유일한 국가이다. 호주는 B+ 카테고리의 유일한 다른 국가이며 미국 시스템은 C로 평가된다. 이 C시스템은 몇 가지 좋은 기능을 갖추고 있지만 해결해야 할 주요 위험 및 단점이 있는 시스템으로 정의된다. 네덜란드의 시스템은 재정 문제를 야기할 수 있다. 네덜란드의 공적 연금 지출은 네덜란드 국내 총생산(Gross Domestic Product)의 "장기 지속 가능성 격차(long-term sustainability gap)"의 일부로 EU 평균 2.6%를 훨씬 상회하는 5.9%에 이른다(European Commission, 2012). 경제협력개발기구(OECD)에 따르면 네덜란드 정부는 노령 연금을 포함한 지출 증가를 억제하는데 초점을 맞추어야 한다(OECD, 2012).

네덜란드는 지난 수십 년 동안 65세 이상 인구의 순 표준화 소득이 증가했다(Knoef, Alessie & Kalwij, 2012). 그들의 가구는 보통 모기지가 없는 주택을 포함하여 모든 가구에서 가장 많은 자산을 가지고 있다(Statistics Netherlands, 2012). 2011년 65세 이상 노인인구의 비중은 3.5%였고, 노인층의 평균 소득은 낮지만 노인층별 차이는 거의 없었다.

6) 주택

2012년 네덜란드의 총 주택 수는 730만 채이다. 주택의 60%는 개인 소유, 9%는 개인 임대, 31%는 사회 또는 공공 임대 주택으로 구성되어 있다. 이 비율은 1901년 Housing Act와 함께 공식적으로 시작된 공공 주택에 대한 전통적으로 강한 네덜란드 정부의 영향을 반영한다. 요즘 정부의 주택 정책은 대부분의 고령자가 집에서 오래 머무를 것을 희망하는 바에 따라 공동체 생활에 초점을 맞추고 있다. 결과적으로, 주거 보호 시설에서 고령자의 비율은 감소하고 있으며 계속 감소할 것으로 전망된다. 네덜란드는 모든 노인의 거의 95%가 독립적으로 거주하는 것으로 나타나며, 이러한 수요를 충족시키기 위해 노약자와 기능 제한을 가진 사람들에게 적합한 주택의 수는 2009년 180만에서 2018년에는 216만으로 증가해야 한다.

7) 비공식 보호 및 지역사회서비스

네덜란드의 모든 노인 간호 서비스의 4분의 3은 파트너, 친척, 친구 및 이웃에 의해 제공된다(Broese van Groenou, 2012). 또한 보육 및 복지 단체, 자선 재단 및 교회와 관련된 자원 봉사가들이 상당한 지원을 제공하는 것으로 나타난다(Suanet, Broese van Groenou, & Braam, 2009). 많은 자원 봉사자들이 65세 이상의 노인이기 때문에, 실제로 많은 노인들이 다른 노인들을 돌보는 형태이다.

8) 공식 보호 및 주거 시설

네덜란드 노인들은 상대적으로 많은 양의 전문 치료를 받고 있다. 65세 이상 인구의 약 18%가 모든 유럽 국가 중에서 가장 높은 비율 인 홈 케어를 받는다(Bettio & Verashchagina, 2010). 65세 이상 인구의 6%가 거주자 보호를 받으며, 현재 약 165,000명의 사람들이 거주자 보호 및 양로원에 살고 있다(de Klerk, 2011). 전통적으로 정부의 환급을 받는 비영리 단체는 공식 치료를 제공한다. 지난 수십 년 동안 정부 정책은 혁신, 질, 다양성을 중시한 새로운 간병 기업가를 권장했다. 반면에 영리 단체가 가난한 노인과 부유한 노인 간 연대를 훼손할 수 있다는 우려가 있다.

9) 건강관리 시스템 및 지출

모든 네덜란드 거주자는 법률(건강 보험법)에 따라 일인당 한 달 약 € 100-150 (US $ 130-190)의 비용으로 사립 의료 보험을 가입해야 한다. 또한 보험 회사는 모든 신청자를 수락할 의무가 있다. 또한 양로원과 같은 장기요양보호시설 및 예방접종 및 장기입원 등에 대한 의료비를 위한 국가 보험 제도가 마련되어 있다. 이 보험은 의무 사항이며 모든 사람이 공적 보험 기부를 통해 지급받는다. 보건 의료 및 복지 지출(아동, 청소년, 노인 간호 포함)은 2012년 약 900억 유로(1억 1,700만 달러)로, 네덜란드 국민 총생산의 14.9%에 달했다. 다른 유럽 국가와 마찬가지로 네덜란드도 건강관리 비용 증가에 대한 우려가 제기되고 있습니다. OECD 자료에 따르면, 네덜란드는 2009년 17.4%의 미국(2009년 12.4%)에 비해 두번째로 높은 보건 지출을 기록했다. 고령자를 돌보는데 드는 비용은 네덜란드의 전체 건강관리 지출의 약 18%를 차지한다.

3. 네덜란드의 노인 보건의료서비스

1) 일차의료

네덜란드의 일차의료는 가정의, 약사, 물리치료사, 가정간호사, 일차정신보건, 조산사, 영양사 등이 제공하는 서비스를 포괄하고 있으며 이 중에서 가정의가 제공하는 주치의 서비스는 일차의료의 핵심적인 영역으로서 전체 보건의료문제의 약 95%를 해결하고 있다(Ministry of VWS, 2005). 상대적으로 유럽국가 중에서도 일차의료가 매우 잘 발달된 국가로 평가되고 있으며 이는 주치의 제도의 확립과 함께 주치의 역할을 담당하는 가정의의 정체성과 전문성 확보를 위한 자체적인 노력에 의함을 역사적으로 파악할 수 있다.

1940년대~1950년대에 걸쳐 유럽전역에 의료의 전문화가 심화되고 상대적으로 병원진료가 영향력을 확대하면서 지역사회에서조차 전문화된 진료가 기존의 일차의료의 영역을 잠식하기 시작하였다. 이는 네덜란드 일차의료를 담당하는 주치의들에게 심각한 위협으로 인식한 네덜란드 가정의학회는 일차의료분야의 전문가로서의 정체성을 확립하고 전문가 조직을 세워 학술적이고 전문적인 훈련을 제공함으로써 주치의의 정체성을 확보하고자 노력하였고 1959년에는 일차의료를 "지속적이고 통합적이며 개인에 맞춘(personal care) 진료"라고 선언하였다. 이와 동시에 1960년 후반에 들어 가정의학회의 8개 분과를 완성하고 의학교육과정 및 대학원교육과정에 심혈을 기울이면서 전문의에 못지 않는 가정의학 전문가로서의 정체성을 확보해 나갔다. 1989년 이후 네덜란드의 가정의학회에서는 50개 이상의 표준임상진료를 만들어내고 있으며, 많은 주치의들이 이를 준수한 진료를 제공하고 있는 것으로 알려져 있다.

2) 노인요양병원과 노인요양시설

네덜란드는 다른 유럽국가들과는 차별된 치료 비중이 높은 노인요양병원인 너싱홈(nursing home)을 운영하여 장기 치료, 완화의료 서비스 재활 등의 서비스뿐만 아니라 진단, 관찰, 상담 등의 서비스를 제공하고 있다. 너싱홈의 서비스는 고도의 재활 노력으로 약 3분의 1의 입원환자들이 퇴원하여 자택으로 돌아간다. 이와 같은 서비스가 가능한 이유는 네덜란드에서 운영하는 너싱홈 전문의(nursing home physician)라는 제도를 통한 인력의 구성에 있다.

1960년대까지 주로 일반의와의 협진을 통하여 주로 의학적 치료를 제공하였다. 그러나 이는 너싱홈 환자의 모든 치료를 충족할 수 있는 기술과 능력이 부족하다는 의견이 나오면서 특별히 수련된 의사에 대한 욕구가 증가하였다. 즉, 쉽게 전급가능한 일반의여야 하는 동시에 너싱홈에서 필요로 하는 다양한 의학적 문제에 즉각 활용가능하며 노인성 질환 분야의 전문가인 다학제적인 치료팀의 관리자가 요구되었다. 이에 따라 1990년 네덜란드 왕립의학회(The Royal Dutch

Medical Association)는 오랜 논의 끝에 새로운 전문의 제도를 도입하였다.

이 새로운 전문의는 의과대학 졸업 후 2년 간 너싱홈 수련과정을 받아야 한다. 수련과정에는 전통적 노인 의학의 내용과 관리 이슈로 구성되는데, 재활, 만성질환 관리, 종말기 의료 등을 포함한다. 또한 너싱홈 의학 수련과정은 실제적인 부분과 함께 노인급성 의학 문제, 만성 치료, 장기요양의 의사소통, 의협력, 치료의 법적인 측면, 완화의료, 윤리적 측면 등 이론적인 부분으로 구성된다. 네덜란드의 너싱홈은 우리나라의 요양병원과 유사한 형태로 노인보건기관들의 허브로서의 역할을 수행한다.

4. 네덜란드의 장기요양제도

1) 노인 장기요양보험

네덜란드의 장기요양제도는 의료서비스와 케어 지원에 있어서 타 국가들보다 정부와 민간단체들의 긴밀한 네트워크가 형성되어 있다. 노인의 장기요양서비스 지원에서 핵심은 특별 의료비 보장제도(De Algemene Wet Bijzondere Ziektekosten, AWBZ)하에 네덜란드에 거주하는 모든 사람들은 보장을 받게 된다. 이 제도는 소득에 상관없이 혜택을 주고 있으며, 요양서비스의 자격은 Regionaal Indicatie Orggan(RIO)에서 결정한다. 여기에는 신체 수발 서비스, 간호서비스, 지원서비스, 치료서비스, 일시적 시설 거주 서비스 등이 포함된다. 네덜란드의 중앙정부는 장기요양보험제도에 대한 전반적인 책임을 맡으며 일반적 시스템 구조를 중앙정부에서만 담당하고 있다. 민간은 양질의 서비스를 제공함으로 장기요양보험에 참여한다.

AWBZ는 네덜란드에 거주하는 모든 사람은 필수 의료에 대한 고비용에 대해 보호받아야 함을 기본 철학으로 하며 GDP의 약 4%가 AWBZ예산으로 편성되어 있다. 원칙적으로 사회보험료와 본인부담으로 재원이 조달되나, 일부는 조세로 충당하고 있다. 장기요양보험은 이용자 중심, 기능위주, 소비자의 선택권과 자율권을 확대하는 방향으로 개혁되고 있다. 장기요양서비스의 통합을 위해서도 지속적으로 노력하고 있다. 또한 네덜란드는 사회서비스 현금지급제도를 통해 사회적 돌봄이 필요하다 안정된 사람들에게 현금을 지급한다. 서비스를 제공하는 돌봄 제공자에게 그 돈을 지불하여 고용할 수 있도록 하는 것이다.

2) 장기요양제도

네덜란드의 장기요양제도는 AWBZ와 함께 Wmo(Wet maatschappelijke ondersteuning, 사회서비스)가 제공된다. Wmo는 시민들이 사회적 지원에 대해 개인 스스로 책임을 지는 것으로 지역예산을 토대로 서비스의 양과 가격을 조정하여 예산규모를 확정한다. 장기요양체계는 수급자의 수급 자격에 관대하며, 자산 조사도 없고, 연령이나 장애 종류에 있어서도 포괄적이다. 시설서비스와 재가서비스 크게 두 서비스로 나뉘며 세부적으로 7가지의 서비스가 제공된다. 여기에는 가사지원 서비스, 신체 수발 서비스, 간호서비스, 일상생활 지원서비스, 생활개선 지원서비스, 일시적 거주서비스, 치료서비스가 포함된다. 네덜란드에서는 통합적인 케어 관리 체계를 중요하게 활용하고 있다. 'Chain of care'의 개념을 활용하여 'transmural care'모델이 대표적 사례이다. 이 모델은 시설과 재가 요양 간에 통합을 주된 활동으로 대상자의 욕구에 맞게 서비스를 제공하려는 움직임이다.

5. 네덜란드의 노인복지기관

1) 노인요양원 총괄기관 '암스텔링(Amstelring)'의 운영

암스텔링(Amstelring)은 요양원을 총괄하는 기관이며, 기관운영에 대한 관리감독 기관이다. 또한 운영에 대한 기준을 제시하고 있으나 이는 중앙의 보건복지 정책을 전달하는 수준이다. 사단법인단체, 비영리기관이며, 각종 노인관련 요양원(18개), 재가서비스 등을 운영하는 것을 목적으로 한다. 암스텔링의 운영비는 주정부에서 지원하고 있으며, 정부의 기준(지침)에 따라 대상자들의 중증, 경증 등에 대한 이용 부담이 발생하고 있다.

암스텔링은 간호, 데이케어, 홈 서비스 등을 제공하고 있으며 암스테르담을 중심으로 알스메르(Aalsmeer), 암스텔베인(Amstelveen), 후프돌프(Hoofddorp), 아이트룬(Uithoorn), Zwanenburg의 6개 도시에 25개의 Amstelring시설들이 위치해있다. 이 시설들은 주택의 형태로 재활치료, 보호자들을 위한 임시 숙박시설, 의료센터, 호스피스, 데이케어 등을 제공하고 있다. 주로 만성질환, 장애, 경증, 치매노인들이 입소하여 관리를 받을 수 있다. 각 지역마다 편의 및 의료시설과 주 서비스가 다르지만 기본적으로 요양시설의 형태를 띠고 있다.

2) 홈케어 지원센터 'Cordaan'

Cordaan은 노인과 치료 및 간호가 필요한 사람들, 정신적・신체적 장애를 가진 사람들이 가능한 오래 독립적인 생활을 유지할 수 있도록 간호 관리 및 지도/지원하는 홈케어 지원센터로 크게 4개의 사업분야로 구성되어 있다.

(1) **홈케어** : 가정에서의 치료를 제공하며, 가사 및 식사를 제공함, 전문적 치료가 필요한 경우 의사, 간호사 등 전문인력 동행

(2) **정신건강** : 노인 뿐 아니라 젊은이들에게도 제공하며, 정신적 문제나 심리적 문제를 가진 사람들을 지원

(3) **간호 및 주거 관리** : 가정 간호를 통해 독립적인 생활을 할 수 없는 사람들을 위해 다양한 기능을 가진 요양원 제공 및 운영

Cordaan은 다양한 수혜자에게 소규모 보호와 지원을 제공하고, 지역사회에서, 가정에서 또는 가능하면 '그냥 집처럼' 생활할 수 있도록 돕는 것을 목적으로 한다. 사람들의 능력을 활용하기 위해 최선을 다하며 존중과는 독립적으로 자신의 선택을 하는 사람들의 권리를 존중하는 것을 운영 모토로 한다. 모두가 가능한 한 오랫동안 자신의 익숙한 환경에서, 자신이 선택한 삶을 영위할 수 있도록 한다. Amsterdam, Diemen, Huizen, Zaandam, Maartensdijk, Nieuw-Vennep에 위치해 있으며 크게 홈케어, 정신건강, 간호, 주거관리 네 가지 형태의 서비스가 제공되고 있다. 개인의 욕구를 최우선으로 고려하며, 고객들의 제한점보다는 능력을 고려한 뒤, 가족과 지역사회에서 협업하며 살아갈 수 있도록 한다. 모든 사람은 그들만의 삶의 권리가 있으므로, 고객이 사회의 일원으로 살아가는 것을 지원하는 것이 Cordaan의 목적이다.

Cordaan은 암스테르담과 디멘의 모든 지역에 120곳과 Huizen과 Vennep의 2만 명에게 치료를 제공하고 있다. 노인 등 수혜자의 비공식 보호자와 의료전문가, 연구기관 및 여러 사회단체와 관련, 거의 6,000명의 직원과 2,500개 이상의 자원봉사자의 직원이 작업을 수행한다. 암스테르담에서 가장 큰 의료기관의 하나로서 노인보건의료 향상에 기여한다.

3) 헤이그 시청

네덜란드는 기본적으로 모든 국민이 집에서 독립적으로 살 수 있는 환경을 조성하는 것을 장려하고 지원하고 있다. 이를 위하여 지방정부가 보조금, 지원서비스센터 운영, 홈케어 도우미 배정 등을 지원하고 있다. 헤이그 시에서는 노인들을 대상으로 활동지원비를 제공하고 있으며, 모임활동 등에 관한 보조금은 지방자치단체에서 지원하고 있다. 헤이그 시청은 자원봉사단체와 요양원들을 연결시켜 노인들에게 서비스 센터 방문과 전화, 인터넷 상담을 통한 관리를 받을 수 있도록 돕는다.

4) Dynamo beweegt tot meedoen 복지재단

Dynamo beweegt tot meedoen는 Algemeen Nut Beogende Instelling(ANBI, 공공복지단체) 소속의 복지재단으로 암스테르담 상공회의소에 등록되어 있다. Dynamo 복지재단은 유아, 청소년, 노인 등의 사회적 약자에게 자원봉사자들과 전문인력을 육성 및 지원하여 사회 참여를 돕고 있다. 노인들의 자금관리, 주택관리, 모임 제공, 자원봉사자 매칭 서비스, 홈케어 서비스 등을 제공하고 있다. Buuv(이웃사촌)이라는 뜻을 가진 벼룩시장 프로그램을 운영하여 내가 잘할 수

있는 것과 필요한 것들을 온오프라인을 통해 거래할 수 있도록 하였다.

5) 지식주택케어 개발기관 'Verpleeghuis De Bogt-Westerbeer'

Aedes-Actiz KCWZ(지식주택케어)는 기술과 결합하여 새로운 주거케어 개발을 힘 쓰고, 정부의 정책과 결합된 주택 및 노인케어를 위한 개발을 시행하고 있다. 의료 및 복지서비스와 결합하여 의료기관과 복지조직의 협력을 볼 수 있다. KCWZ(Het AedesACTIZ Kenniscentrum wonen-Zorg)는 노인을 위한 주택으로 독립된 주택단지와 치매환자를 위한 주택단지로 구성되어 있다. 계단을 없애고, 변기를 낮추며 단지 내에 의료시설을 갖춰 노인 및 치매환자들을 위하여 최적화된 시설을 제공하고 있다.

6) 독거노인 지원시스템 'ZonMw'

De Nederlandse organisatie voor gezondheidsonderzoek en zorginnovatie (ZonMw)는 건강한 사람들은 꾸준히 건강을 지키고, 아픈 사람들은 고품질의 케어를 받음으로 최대한 빨리 자신의 건강을 되찾도록 돕는 시스템이다. 건강에 대한 지속적 연구와 혁신은 국제적 협력을 통해 발전을 이룰 수 있다는 이념 아래 EU회원 간의 공동 연구 및 프로그램을 실시할 수 있도록 투자하고 있다. EU에서 추진하고 있는 U-헬스케어 프로젝트의 하나로 23개국이 참여 중이며 2007년부터 7년간 약 3억 5000만 유로가 투입되었다. 장애인 및 고령자의 생활의 질 개선 및 독립적인 생활을 위해 ICT솔루션을 제공 중이다.

7) Humanitas

2차 세계대전 이후 1945년부터 도움의 손길을 필요로 하는 모든 이들을 위하여 설립된 비영리기관이다. 네덜란드 전역의 5구역에 걸쳐 80개 이상의 지부를 가지고 있으며 매년 5만명 이상의 사람들을 지원하고, 훈련된 18,000여명의 자원봉사자들이 700개의 프로젝트에 투입된다.

8) 로테르담 사회보험은행

네덜란드 사회보험은 사회고용부와 건강복지부가 함께 운영하고 있다. 사회보험은행이 의료보호제도를 제외한 대부분의 노령, 유족, 아동급여 등 국가사회보험의 운영을 담당하고 있다. 사회보험은행은 Amstelveen에 본부를 두고, 9개의 지사를 두고 있다. 460만의 가입자를 보유하고 있으며 해외로 이주하고자 하는 네덜란드 국민에게 네덜란드 연금제도의 변경이나 각종 부담 및 혜택과 관련된 정보를 해외에서도 알 수 있도록 서비스를 제공하고 있다. 노령, 유족 연금제도에 임의로 가입하고 가입기간을 유지할 수 있는 서비스도 제공하고 있다.

6. 네덜란드의 노인공동체

1) 치매마을 '호그백'

치매는 급속한 고령화에 따른 노인질병 중에서 심각한 사회문제로 떠오르고 있다. 치매로 인한 자살과 살해 등 파생되는 사회문제를 안고 있기에 더욱 심각성이 더해지고 있다. 네덜란드 역시도 치매 인구가 매년 급속히 증가하고 있다. 네덜란드에서는 가족이 치매환자를 도맡기 어렵다는 점을 수용하고, 이에 대한 대안으로 치매 마을이 존재한다. 네덜란드 Weesp에 위치한 Hogeweyk이 치매마을의 대표적 사례이다. 호그벡의 모든 시스템은 치매 노인을 중심으로 운영이 되고 있다. 호그벡은 베스프마을 북쪽 외곽에 위치하여 성벽 같은 건물에 출입구가 하나밖에 없고, 출입문도 세 겹으로 되어 있는 6층짜리 요양시설이다. 내부에는 슈퍼마켓, 레스토랑, 문화센터, 극장, 분수대, 미용실, 진료실 등 일상생활에 필요한 모든 편의시설과 치매 노인들의 건강을 관리하는 진료시설이 자리잡고 있다.

치매환자의 자유와 일상성을 보장하고, 삶의 재미를 느끼며 살아가야 한다는 것이 호그벡의 핵심가치이다. 기존의 치매환자들은 사회에서 격리되어 갇힌 생활을 해야만 했고, 이로 인한 스트레스와 분노, 우울증이 발생하여 치매를 악화시키기도 하였다. 하지만, 호그벡에서는 위험요소를 처음부터 배제한 이후 마을 내 어디든지 노인들이 자유롭게 돌아다닐 수 있는 환경을 조성하였다. 152명의 노인이 6~7명씩 한 집에서 공동체 생활을 영위하는데, 거실과 주방은 공동으로 쓰고, 각자의 침실을 따로 주어 치매환자들의 독립성을 보장해주고 있다. 호그벡 내 복도에는 동작감지기가 설치되어 환자의 코고는 소리가 멈추는 등 이상 상황이 감지되면 시스템관리자가 요양관리사나 간호요원을 보내는 시스템으로 이루어져 있다.

호그벡의 운영비는 정부에서 부담하기 때문에 치매환자들은 무료로 입주할 수 있다. 호그벡을 모델로 삼아 유럽 각국에서는 치매마을을 건립 중이다. 프랑스 랑드(Landes)지역에는 치매마을을 건립 중이며 2017년에 완공될 예정이다. 독일은 인구 2만 명 단위의 주거 지역마다 장기요양센터를 만들고, 영국도 치매카페를 설치하는 등의 각 나라 실정에 맞는 벤치마킹이 일어나고 있다. 가족 간병과 요양원 운영이 주를 이루는 우리나라에서도 치매노인을 위한 공동주거시설과 지방자치단체의 협력이 필요하다. 치매노인도 인생을 즐길 수 있는 독립적이고 자율적인 인간으로 보는 네덜란드의 관용 정신이 호그벡에서도 드러난다.

2) 노인공동체 '아쿠아리우스'

네덜란드 아이트호벤(Eindhoven)의 아쿠아리우스(Aquarius)는 1984년에 만들어진 은퇴한 노인들이 함께 모여 사는 주거공동체이다. 약 45명의 거주자들이 개인 공간과 공동 공간을 함께 생활하면서 프라이버시는 보장받되, 공동체 의식 속에서 서로를 도우며 살아갈 수 있다. 은퇴한 노인들의 자발적인 참여로 구성된 아쿠아리우스는 55~65세의 노인들이며 어느 정도 경제적 부담이 가능하다. 노인들이 보다 능동적이고 활동적인 생활을 영위함으로써 사회적 비용을 절감하고, 다양한 물건들을 공유할 수 있어 불필요한 소비와 경제적 부담을 줄일 수 있다(Yanick Aarsen, Emiel Lagarde, Dick Rutten, Niko Vegt (2012). "TU Eindhoven, The Netherlands").

7. 문제점 및 개선방안

1) 치매

인구의 노령화로 인해 치매를 앓고 있는 네덜란드 사람들의 수가 증가하고 있다. 치매를 앓고 있는 대부분의 노인들은 함께 거주하는 가족들 혹은 재택 간병인과 시설관리인이 돌보게 된다. 양로원의 보호는 전통적으로 개인 정보가 거의 없는 상대적으로 큰 건물에서 제공되었지만 4분의 1 이상의 거주자는 이제 사람 중심의 치료를 제공하는 소규모 거주지에 살고 있다. 특히 안전과 편안함을 높이고 직원 요구를 줄이기 위해 의료기술 응용 프로그램이 점점 더 많이 사용되고 있다. 일부 간호인력은 첨단 기술 도구를 사용하기를 꺼려하므로 이러한 응용 프로그램의 개발 및 구현에 대한 직원의 참여와 교육에 더 많은 관심을 기울여야 한다.

미국에서와 마찬가지로 네덜란드에서 치매는 전국적인 관심사가 되었다. 현재 전국 컨소시엄은 Deltaplan Dementia를 개발하여 이 분야의 연구를 향상시키고 치매환자 및 간병인의 삶을 개선하고자 노력하고 있다(http://deltaplandementie.nl).

2) 건강증진

고령자의 증가는 알코올 남용 및 신체 활동 부족을 포함하여 건강에 해로운 생활 습관을 증가시키고 있다. 이러한 문제는 사회경제적 지위가 낮고 만성질환이 있는 노인들 사이에서 특히 시급한 문제이다. 개인의 책임에 초점을 맞춘 건강증진은 영양사와 같은 라이프 스타일 전문가들에 의해서 뿐만 아니라 조기에 문제를 발견하고 일상적인 치료 활동 중에 고객과 상의할 수 있는 보살핌 및 복지 전문가들에 의해 제공된다.

그러나 건강증진 노력은 삶의 뒷전으로 고려해서는 안되는데, 이는 습관의 초기 발달은 나중에 삶의 결과를 가져올 수 있기 때문이다. 동시성 성장과 수명 감소의 관점에서 인간 생활 과정의 역동성에 초점을 맞춘 Janus 모델을 사용한 컴퓨터 시뮬레이션은 인간 본성의 역동적인 한계를 보여준다. 따라서 상반기의 적극적인 노령화 촉진을 위한 효과적인 정책을 촉진할 수 있을 뿐만 아니라 후반부의 고령 인구의 성장 잠재력을 향상시킬 수 있다.

3) 사회활동 및 자기관리

가족의 규모는 더 작아졌지만, 네덜란드 노인의 사회 생활은 악화되지 않았다. 예를 들어, 네덜란드 노인들은 1992년보다 2012년에 더 많은 친구를 가지고 있는 것으로 나타났다(Stevens & van Tilburg, 2011). 55세 이상 성인을 대상으로 한 소셜 미디어의 인기가 높아지고 있으며, 네덜란드 노인들은 점점 자율적으로 머물러 있기를 원하고 종종 친척들에게 부담을 주고 싶지 않는 경향을 보인다. 이들은 가족 간병인이 간병에 더 많이 관여하지 않고, 노인의 재정적 안녕을 보장받고자 한다.

4) 안락사 및 완성된 삶

점점 더 많은 네덜란드 노인들은 개인적인 삶에 대해 더 많은 선택권을 가지기를 원하기 때문에 죽음은 또한 노인의 통제하에 있을 것으로 예상되는 영역으로 변화되고 있다. 네덜란드 안락사는 지난 30년 동안 광범위한 정치 및 공공 논쟁의 주제였다. 민감한 문제인 안락사는 환자의 요청에 따라 의사가 삶을 끝내고 견딜 수 없는 고통을 끝내기 위함이며, 환자의 요청에 대한 자발적인 성격이 중요하다. 안락사는 이러한 요건이 충족되는 상황에서만 발생할 수 있다. 네덜란드 정부 정책은 문제를 공개적으로 제기하고, 의사가 생명을 종결시키는 모든 사례를 평가하는 데 있어 획일적인 기준을 적용하고 예외적인 경우에 대해 최대한의 주의를 기울이도록 하는 것을 목표로 한다. 놀랍게도, 네덜란드는 요청에 의해 생명을 종료하고 자살을 방조하는 법안이 2002년 4월 통과되었다. 그것이 발효된 후, 평가를 통해 비공식적인 안락사와 자살 지원이 감소하였다. 현재는 "완성된 삶"의 민감한 사안에 초점을 맞추고 있다. 노인들이 삶의 끝을 원할 때 그들의 삶을 끝내는 것을 돕는 것이 적절할까?

8. 미래 대응방향

네덜란드 사회는 현재 인구통계학적으로 젊은 복지국가에서 고령화 사회로 개인의 책임감이 증대되고 있다. 복지국가는 개인 복지 수준이 높은 풍요로운 사회를 만들어 내면서, 새로운 세대의 고령자들은 교육 받고 재정적으로 잘되고 삶과 돌봄, 죽음에 관한 개인적인 선택에 익숙해 있다. 그러나 저소득자는 비교적 선택이 적어 친척과 정부에 더 의존해야 한다.

고령자 및 노인층의 연구 및 교육은 급속도로 성장하여 이전보다 학제 간 다양성을 보여 주었지만 연구자는 노인층의 연구설계에 점차적으로 참여했다. 탁월한 연구는 네덜란드 장로의 건강, 자율성 및 복지 향상을 이끌 것으로 기대된다. 연구는 신체적, 정신적, 사회적 및 재정적 문제와 관련하여 최신 기술에 대한 통찰력을 제공함으로써 노령화에 대한 공개 토론에도 기여했다. 이러한 통찰력 덕분에 보건의료 및 연금 비용뿐만 아니라 구세대의 사회에 대한 자율성 및 기여도에 초점을 맞춘 논의가 진행되어야 할 것이다.

9. 결론 및 시사점

네덜란드는 자국민의 필요를 충족시키는 다양한 노인보건의료 정책을 운영하여 불가역적인 문제인 고령화를 대비하고 노인인구의 건강한 노년 생활을 유도하고 있다. 노년에도 재취업을 유도함으로써 일을 통해 노인들이 존재가치를 확인하고 삶을 영위할 수 있도록 돕고 있다. 네덜란드의 거주법에 의하면 국민은 좋은 집에 살 권리가 있고, 정부는 그것을 보장하기 위해 노력해야 한다고 명시되어 있다. 공공임대주택 제도가 널리 확산되어 있어, 암스테르담 거주민의 61%가 공공임대주택 거주자이지만, 저소득층이라는 인식은 전혀 없다. 부모가 부자인지 아닌지는 상관없이 거주민의 현재 수입 상황에 따라 보조금이 지급되며, 형편이 어렵다고 빈곤층에서 시작하는 한국과는 다른 양상을 보이고 있다. 따라서 노인들은 퇴직 후 나오는 연금과 공동임대주택 제도를 활용하여 의식주가 해결되어 여가생활과 건강관리에 시간과 비용을 투자할 수 있다. 이른 디지털 교육으로 노인들이 컴퓨터를 친숙하게 느끼기에 재취업을 위한 교육도 온라인을 통해 더 다양한 서비스를 제공할 수 있다. 노년층의 필요를 정확히 파악하고 있는 실버제품과 서비스들을 통해 네덜란드의 노인들은 인생을 즐겁고, 편안하게 영위할 수 있다. OECD 국가 중 가장 노년이 행복한 4개국 안에 손꼽히는 만큼 노인복지 정책과 시스템, 실버산업 곳곳에서 관용과 혁신이 돋보인다.

이와 반면 한국은 OECD 국가 중 고령화 속도 1위인 반면, 노인 소득은 세계 82위로 행복지수가 최하위권을 기록하였다. 한국은 노인을 위한 복지정책에 정부 개입이 부진한 편이다. 제도적, 구조적 기반이 뒷받침 되어야만 복지와 실버산업 시장이 확대될 수 있다. 한국의 스타트업 시장이 노인을 위한 맞춤형 실버산업에 발맞추어 진입해야만 한다. 이미 네덜란드의 많은 기업들이 각종 분야에 선두를 달리고 있다. 이를 벤치마킹하고, 단점은 보완하여 차별화된 제품과 서비스 개발이 시급하다. 네덜란드 노인에 비해 한국의 노인들은 인터넷과 친숙하지 않다. 이를 위하여 노년층을 위한 다양한 컴퓨터 교육과 스마트 기기 교육이 절실하다. 이러한 교육의 선행 없이는 아무리 혁신적이고 좋은 제품이 나올지라도 활용할 수 없기 때문이다.

한국은 급속한 저출산・고령화로 2050년에는 고령화수준이 OECD 국가 중 첫 번째로 높을 것으로 전망된다. 또 상대적 노인빈곤율이 높고 소득 불평등도 점차 심화되는 점을 감안할 때, 일을 통한 복지와 양질의 일자리 창출이 핵심과제로 남았다. OECD는 네덜란드에 연금, 실업급여 제도를 개혁하고 성과급 임금체계로 전환하며, 현장 직업능력 강화를 권고하였다. 이러한 권고가 한국의 실정에 맞춰 검토될 필요가 있다. 고령화에 대한 근본적인 원인들을 제거할 수는 없겠지만, 이를 외면하거나 피하는 것이 아니라 문제에 대응하는 전략을 세워나가야 한다. 창의적이고, 혁신적인 문제해결방법을 통하여 노인이 행복하고, 그로 인해 사회가 성장하고 통합하는 계기가 되어야 할 것이다.

참고문헌

네덜란드 정부기관.

네덜란드 통계청.

노인요양원 암스텔링 http://www.amstelring.nl/.

유승흠, 이윤환. 노인보건학. 계축문화사; 2017.

이민지. 네덜란드의 노인복지정책과 실버산업.

케어지원센터(Cordaan) http://www.cordaan.nl.

헤이그시청 http://www.denhaag.nl/home.htm.

Dynamo beweegt tot meedoen 복지재단. http://www.dynamo-amsterdam.nl.

Rudy Douven, Adriaan van Hien, Marco Ligthart, Hein Mannaerts, Esther Mot (네덜란드 경제정책국(CBP) 연구원). 네덜란드의 의료개혁: 개혁 전후의 변화. International Labor Brief.

United Nations. World population ageing: 1950-2050. New York; 2002.

AGING AND PUBLIC HEALTH

제2부

고령화사회의 주요 과제

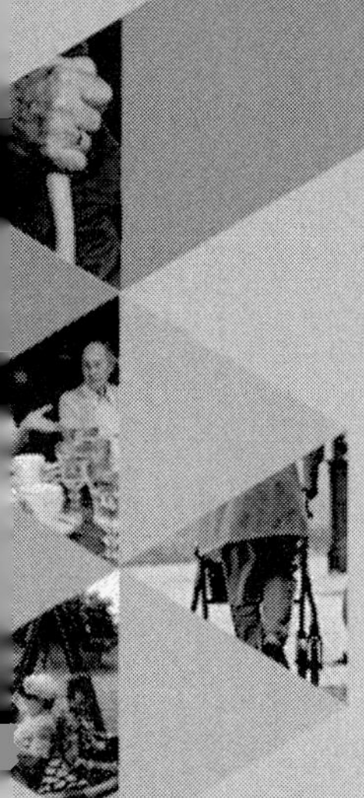

제 28 장

노년기 일과 은퇴

호 정 화

은퇴는 생애주기에서 노년기의 시작점으로 여겨진다. 산업사회에서 생애주기는 경제적 활동으로서의 일을 중심으로 크게 세 부분으로 나뉘며 각 시기마다 기대되는 역할이 있다. 아동청소년기는 교육을 받으며 일에 대한 준비를 하는 시기, 청년기와 중년기는 일터에서 생산적인 일을 하는 시기, 그리고 노년기는 은퇴를 시작으로 일 역할을 그만두고 여가와 가족을 중심으로 보내는 시기로 여겨진다. 은퇴는 산업사회에서 대부분의 사람들이 경험하는 보편적인 생애단계로, 사람들은 은퇴 이전부터 은퇴 시기와 은퇴 이후의 삶에 대해 생각하고 대비한다. 은퇴의 시기와 과정, 은퇴 이후의 삶에 대한 경제적·비경제적 준비, 그리고 은퇴에 대한 적응은 노년기 삶의 질에 중요한 역할을 한다.

노년기에도 경제적 생산활동으로서의 일은 여전히 중요한 부분을 담당한다. 한국 사회는 OECD 국가 중 노인의 경제활동참가율이 가장 높은 국가 중 하나이다. 일은 경제적 자원을 제공하고, 자존감과 자아실현 등 심리적 안녕의 근거가 되며, 사회활동의 중요 기반으로 노년기의 삶의 질과 밀접한 관련을 맺고 있다. 이 장에서는 노년기에 일과 은퇴가 갖는 의미를 살펴보고자 한다.

1. 노년기 경제활동의 개요

생애단계상 노년기의 특징 중 하나는 경제활동의 감소이다. 2016년 현재 65세 이상 노인인구의 경제활동참가율은 남성 42.2%, 여성 23.7%이다(그림 28-1). 남성의 경우 50대 초반까지 90%를 넘던 경제활동참가율은 50대 후반부터 감소하기 시작하여 60-64세에는 74.6%로 낮아지며 65세 이상의 경우 42.2%로 낮아진다. 여성의 경제활동참가율은 20대 후반에 가장 높지만 이후 출산과 자녀양육의 이유로 감소한 후, 40대 후반에 다시 증가하는 전형적인 M자형의 경제활동참가 곡선을 그린다. 여성 역시 50대 후반에 경제활동참가율의 감소를 경험하며 이후 경제활동참가율은 지속적으로 낮아진다.

그림 28-1 성 및 연령별 경제활동참가율(2016)

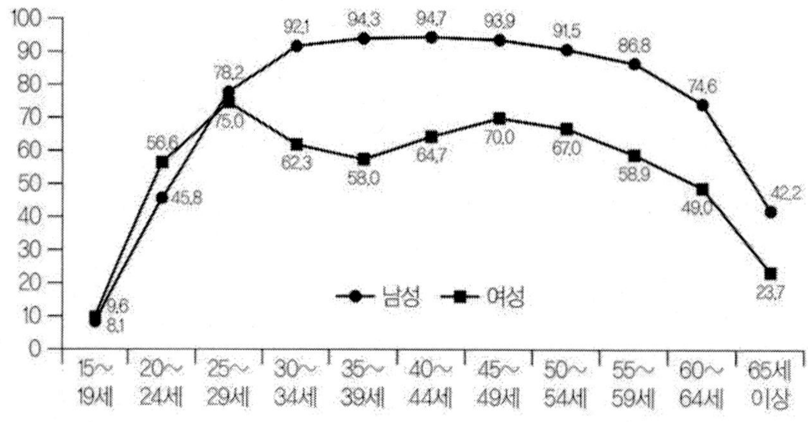

출처 : 통계청 경제활동인구조사(kosis.kr).

다른 나라와 비교하여 볼 때, 한국 사회는 노년기 경제활동참가율이 매우 높은 국가 중 하나이다. 2016년 기준 65세 이상 노년기의 경제활동참가율은 남성과 여성 각각 42.2%와 23.7%로 OECD 국가 중 세 번째로 높다(그림 28-2). 이는 OECD평균과 비교해볼 때, 남성은 22.3%포인트, 여성은 13.2%포인트 높은 수치이다.

경제활동참가율은 높은 은퇴연령으로 반영된다. 경제활동을 그만두는 평균 연령인 실제은퇴연령(effective age of retirement)은 2014년 기준 한국의 실제은퇴연령은 남성 72.9세, 여성 70.6세로 나타났다(표 28-1). 이는 OECD 평균인 남성 64.6세와 여성 63.1세보다 각각 8.3세와 4.5세 정도 높은 연령이다. 반면 국가로부터 완전노령연금을 받는 노령연금수급연령(normal

그림 28-2a OECD 국가의 65세 이상 고령자 경제활동참가율 : 남성(2015)

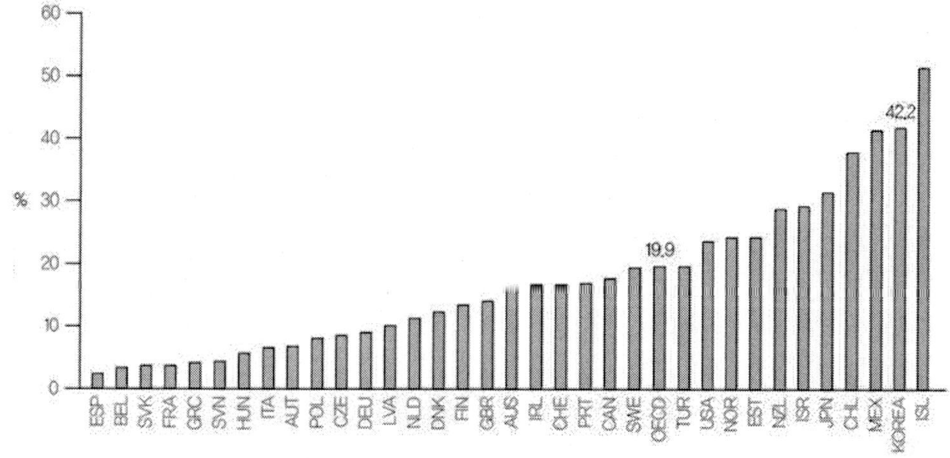

출처 : OECD database. http://www.oecd.org/std/labour-stats/.

그림 28-2b OECD 국가의 65세 이상 고령자 경제활동참가율 : 여성(2015)

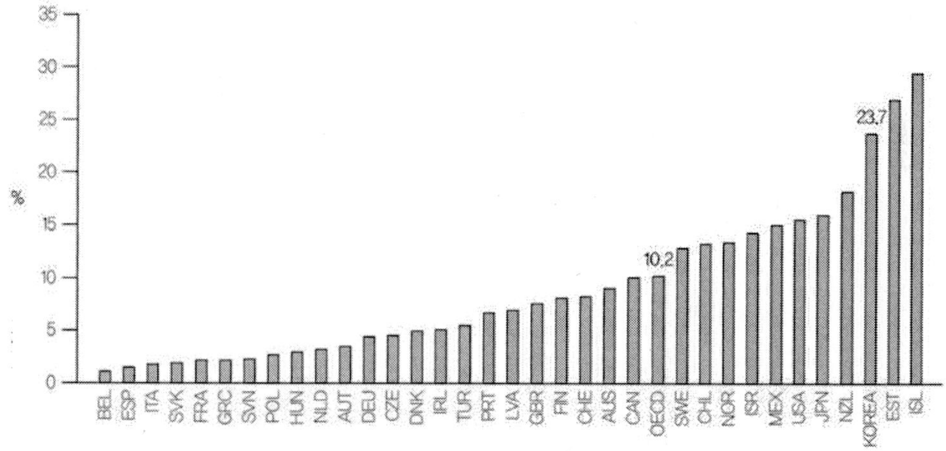

출처 : OECD database. http://www.oecd.org/std/labour-stats/.

pensionable age)은 2014년 남녀 모두 61.0세로 OECD 평균인 남성 64.0세와 여성 63.1세보다 낮은 편이다. 하지만 인구의 고령화로 인해 국민연금의 수급시기는 점차 늦춰져 1969년 이후 출생자생의 경우 65세부터 연금을 수령하게 된다.

[표 28-1] OCED 국가의 실제은퇴연령과 노령연금 수급연령(2014년)

	남성		여성	
	실제은퇴연령 (Actual retirement age)	노령연금수급연령 (Normal pensionable age)	실제은퇴연령 (Actual retirement age)	노령연금수급연령 (Normal pensionable age)
Korea	72.9	61.0	70.6	61.0
Mexico	72.0	65.0	68.1	65.0
Iceland	69.4	67.0	68.0	67.0
Japan	69.3	65.0	67.6	65.0
Chile	68.4	65.0	67.0	60.0
Israel	67.8	67.0	66.4	62.0
New Zealand	67.2	65.0	67.0	65.0
Portugal	67.0	66.0	66.2	66.0
Switzerland	66.3	65.0	64.5	64.0
United States	65.9	66.0	64.7	66.0
Ireland	65.4	66.0	62.6	66.0
Australia	65.3	65.0	63.0	65.0
Sweden	65.2	65.0	64.2	65.0
Norway	65.2	67.0	64.3	67.0
Turkey	65.2	60.0	64.3	58.0
OECD	**64.6**	**64.0**	**63.1**	**63.1**
Canada	64.5	65.0	62.4	65.0
United Kingdom	64.1	65.0	62.4	62.5
Estonia	63.7	63.0	62.9	62.0
Czech Republic	63.3	62.7	60.5	61.3
Denmark	63.0	65.0	60.6	65.0
Netherlands	62.9	65.2	61.9	65.2
Germany	62.7	65.0	62.7	65.0
Hungary	62.6	62.5	60.1	60.0
Slovenia	62.3	58.7	59.5	58.3
Austria	62.2	65.0	60.2	60.0
Spain	62.2	65.0	63.1	65.0
Poland	62.1	65.3	59.5	60.3
Luxembourg	61.9	60.0	60.8	60.0
Finland	61.9	65.0	62.3	65.0
Italy	61.4	62.5	61.1	62.0
Greece	61.3	62.0	60.0	62.0
Slovak Republic	61.1	62.0	58.2	62.0
Belgium	60.0	60.0	59.3	60.0
France	59.4	61.2	59.8	61.2

출처 : OECD. Effective age of labour market exit. In: Pensions at a Glance 2015: OECD and G20 indicators. Paris: OECD Publishing; 2015.

2. 한국의 정년퇴직제도

산업사회에서 노동시장에의 참여 시기는 아동노동 금지 규정과 의무교육연한에 의해 영향 받으며, 노동시장으로부터의 탈퇴는 정년퇴직 연령과 공적 노령연금 수령연령에 의해 규정된다(Atchley, 1991). 정년퇴직제도는 사업체에서 퇴직하는 연령을 규정하는 제도이며 특정 연령에 도달하면 근로계약을 종료하는 것을 의미한다. 한국의 경우 정해진 연령에 도달하면 퇴직하여야 하는 강제정년퇴직제도(mandatory retirement)가 운영 중이다. 정년퇴직 연령의 규정이 일률적인 경우를 일률정년제라고 하고, 그 외에 계급이나 직종, 성별에 따라 구분된다. 정년제는 연공서열형 직급제를 배경으로 장기근속한 상위직 인력을 배출하고 젊은 하위직 근로자의 인사적체문제를 해결하기 위한 방법으로 생겨났다(한국노동연구원 2008). 은퇴가 노년기의 시작점에서 경험하는 일 역할로부터의 영속적 분리라고 한다면 정년퇴직은 주로 중년기에 경험하는 생애 주된 일자리로부터의 퇴직을 의미한다. 생애주기상 한창 일할 나이이며 자녀의 학비 등과 같은 가족 부양비 등의 경제적 자원이 요구되는 시기에 경험하는 정년퇴직은 많은 경우 재취업과 제2의 근로생애로 이어지며 따라서 은퇴와는 구분된다.

2009년 노동부의 조사에 의하면 조사대상인 300인 이상 사업장 중 94.8%가 정년제를 실시하고 있었다. 그 중 71.0%가 일률정년제를 채택하고 있었으며, 직급별 정년제와 직종별 정년제는 각각 11.8%와 10.5%였다(노동부, 2009.6.5). 정년제가 있는 경우 정년연령으로는 55세와 58세가 가장 많은 사업장과 근로자의 비율을 차지하였으며 평균정년은 57.1세였다. 하지만 명예퇴직이나 조기퇴직의 관행으로 실제로 정년을 채우고 퇴직하는 경우는 드물었다. 방하남 외(2012)의 연구에 의하면 사업체의 평균 정년은 56.0세였으나 실제 생애 주된 일자리로부터의 퇴직 연령은 54.1세였으며 경제활동을 그만두는 최종 은퇴연령은 68.1세였다. 이는 한국의 근로자들은 50대에 경험하는 정년퇴직 이후 실제 은퇴까지 14.0년의 제2의 근로생애기간을 보냄을 의미한다.

정부는 2013년 3월 '고용상 연령차별금지 및 고령자 고용촉진에 관한 법률'을 개정하였고, 이에 따라 2016년부터 60세 이상의 정년을 의무규정으로 하였다. 상용 300인 이상 사업장의 정년연령이 60세 이상으로 의무규정이 된 2016년 평균정년연령은 60.3세로 나타났다(고용노동부, 2016.12.22). 2017년부터는 규모와 업종에 상관없이 모든 사업장의 정년은 60세 이상으로 운영된다. 정년연장이 가져오는 기업체의 노동비용 증가와 청년층 고용 위축을 막기 위해 임금피크제가 하나의 방안으로 사용되고 있다. 임금피크제는 일정기간 동안 고용을 보장하는 대신 연령을 기준으로 임금을 감액하는 방식을 따른다(김을식 등. 2015). 예를 들어 정년을 60세로 보장하고 55세부터 임금을 감액한다. 고용노동부의 조사에 따르면 60세 정년제 시행 첫해인 2016년 300인 이상 기업의 임금피크제 도입률은 46.8%였으며, 이는 2015년 27.2%에서 증가한 수치이다(고용노동부, 2016.12.22). 임금피크제 도입 사업장은 미도입 사업장보다 퇴직자의 비율이 적은 반면 신규채용자 수가 많았다. 하지만 임금피크제의 도입이 지속적인 고령자 및 청년 고용으로 이어질 것인가와 많은 기업들이 명예퇴직 제도를 실시하고 있으므로 60세 정년이 실제로 지켜질 것인가에 대한 논란은 존재한다. 실제로 장지연과 전병유의 연구(2017)에 따르면 임금피크제는 청년층 고용의 증가를 가져오지 않으며 고령자 고용효과는 임금피크제에 대한 지원을 받은 3년 이후에 감소된다.

3. 은 퇴

1) 은퇴의 정의

은퇴란 일반적으로 유급노동의 역할로부터 물러서는 것을 의미한다. 유급노동으로서의 일을 일시적으로 그만두는 것은 생애단계 어디서나 언제나 경험할 수 있지만, 노년기에 이루어지는 은퇴는 유급노동자로서의 일 역할을 그만두며 앞으로도 지속적으로 일을 할 의사가 없는 것을 특정한다. 은퇴 연금의 수급이나 은퇴자로서의 자기 인식(self-identity) 역시 은퇴를 규정하는 요인이 된다(Atchley, 1991). 한국노동패널조사와 같은 사회조사에서는 은퇴를 "본격적인 소득활동을 그만두고 지금은 일을 하지 않거나 소일거리 정도의 일을 하고 있는 경우, 또한 앞으로도 특별한 변화가 없는 한 소일거리의 일 이상의 일을 할 의사가 없는 경우"로 정의한다. 최성재와 장인협(2011)은 퇴직자를 '노령연금(국민연금, 공무원연금, 사립학교교직원연금, 군인연금)을 받고 있거나, 55세 이상의 자로 지난 1년간 전임제(full time)로 고용되어 있지 않은 상태에 있는 사람'이라고 정의하였다.

은퇴는 경제활동여부와 노령연금의 수급, 은퇴자로서의 자기인식 등을 포함하는 다차원적인 현상이며 하나의 정의로 상태를 규정할 수 있는 것은 아니다. 전일제 일자리를 갖고 있어도 은퇴연금을 수령하고 있고 자신을 은퇴자로 정의하는 경우가 존재하며, 65세 이상으로 지속적으로 일자리를 갖지 않아도 자신을 은퇴하였다고 정의하지 않는 경우도 있다. 따라서 은퇴를 어떻게 정의하느냐에 따라, 동일 집단 내에서 은퇴자의 비율과 특성이 차이가 나게 된다. 은퇴의 정의가 다양한 것은 은퇴의 방식과 과정의 다양성에도 기인한다. 일반적인 은퇴의 방식은 전일제 취업상태에서 곧바로 비취업 상태로 전환되는 순간적 은퇴(abrupt retirement)를 취한다. 하지만 주된 일자리를 그만둔 후 업무 강도와 근로시간이 상대적으로 낮은 가교일자리(bridge employment)를 가짐으로써 단계적으로 경제활동을 그만두는 점차적 은퇴(gradual retirement) 역시 증가하고 있다. 또한 은퇴는 되돌리기 불가능한 일방향적 사건이 아니며 경제적 사정이나 생활환경의 변화로 다시 취업함으로써 은퇴 상태를 되돌릴 수 있다. 이러한 은퇴 정의와 상태의 다양성은 경제적 환경과 고령자 노동시장의 변화, 연금수급 연령과 조건의 변화 등으로 더욱 증가할 것이다.

은퇴는 청년기 이후 다년간의 경제활동을 전제로 한다. 따라서 청년기 이후 지속적으로 가정주부 역할을 하였거나 짧은 기간 동안만 경제활동을 한 경우는 노년기에 일을 하지 않는다고 해서 은퇴자라고 정의할 수 없다. 하지만 전일제의 일자리와 은퇴 연금이 은퇴의 필수 전제조건은 아니다. 전일제의 지속적인 근로나 연금수령을 은퇴의 전제로 한다면 이는 지속적으로 시간제 근로를 해 온 경우, 여러 직장에서 비정규직 근로를 해온 경우, 또는 영세자영업자와 같이 정부와 직장을 통한 연금에 가입하지 못한 경우를 배제하게 된다. 대부분 직업위세가 낮은 직업이 이에 속하며, 이러한 직업에 많이 분포되어 있는 저학력자와 여성은 은퇴 관련 연구와 사회적 논의에서 배제될 수 있다. 따라서 은퇴의 정의는 노동시장과 경제환경의 변화, 고용구조의 변화 등을 반영하여야 한다.

2) 은퇴의 시기

은퇴에 대한 연구는 크게 은퇴의 시기와 은퇴가 개인의 삶에 가져오는 영향을 중심으로 이루어졌다. 언제 은퇴할 것인가의 결정은 개인의 삶을 구조화하고 은퇴 이후의 삶의 질에 영향을 미친다. 동시에 고령자의 경제활동참여와 연금재정 등 사회적 차원에서도 중요한 의미를 지닌다. 은퇴의 시기에 영향을 미치는 요인은 크게 개인과 가족의 특성, 일과 관련된 요인, 그리고 거시사회적인 요인으로 나눌 수 있다(Wang & Shultz, 2010). 개인적 요인에는 성, 경제적 자원, 건강, 학력 등 개인의 인적 자원과 혼인 상태와 같은 가족의 특성이 포함된다. 성에 따른 역할 규범이 강한 사회에서 남성과 여성은 서로 다른 역할과 책임이 강조된다. 남성-일-여성-가정이라는 성역할 분리규범에 따라 남성은 여성보다 경제활동참가율이 지속적으로 높으며, 임금과 근로조건, 취업안정성이 높은 직업을 지닌다. 생애기간 동안 축적되어 온 근로조건의 차이는 은퇴 시기 및 조건의 차이로 이어진다. 즉 성은 은퇴에 영향을 미치는 여러 요인에 대한 차이를 가져오는 환경을 조절하는 변수로 작용한다(Calasanti & Slevin, 2001).

은퇴란 지속적인 근로소득의 단절을 의미하므로 경제적 자원은 은퇴 시기 결정의 중요한 요인이 되며, 일반적으로 노후를 보내기 위한 경제적 자원이 부족한 경우 은퇴 시기는 늦춰진다. 보건사회연구원의 노인실태조사에 의하면 2014년 65세 이상 고령 취업자의 79.3%가 생활비 마련을 위해, 그리고 8.6%는 용돈 마련을 위해 일을 한다고 응답하였다(정경희 등, 2014). 고령자의 건강상태는 일을 가능하게 하는 중요한 조건이 된다. 따라서 건강의 악화 또는 장애의 발생은 은퇴 시기를 앞당기는 중요한 요인이 된다. 학력은 은퇴를 포함한 삶의 변화와 관련된 정보를 얻고 자원과 기회를 관리하는 능력과 연관되어 있다. 무엇보다 학력은 직업과 밀접한 관련을 가지며 높은 학력은 고임금과 퇴직제도 등과 같은 양질의 복리후생을 제공하는 양질의 직업으로 이어진다. 따라서 높은 학력은 상대적으로 빠른 은퇴로 이어질 수 있다. 하지만 동시에 고학력은 늦은 정년퇴직연령이나 자유로운 은퇴 시기의 조절을 가능하게 하며 이는 늦은 은퇴로 이어질 수도 있다.

가족은 은퇴의 시기에 영향을 미치는 중요한 변인이다. 일과 가정은 중요한 삶의 영역이며 서로 영향을 주고받는다. 배우자가 있는 경우는 없는 경우보다 비취업 또는 은퇴 상태로 이행할 확률이 높다(송일호와 박명호, 2012; 이성용과 방하남, 2009). 남성에게 경제적 부양이 필요한 가족원의 존재는 은퇴 시기를 늦추는 역할을 한다. 하지만 여성의 경우 손자녀나 노부모와 같이 돌봄노동이 필요한 가족원의 존재는 은퇴 시기를 앞당기는 역할을 한다(Szinovacz et al., 2001; 차승은, 2012). 은퇴 이후 가족과 함께 보내는 시간은 크게 증가하며, 따라서 가족 관계 만족도와 같은 특성 역시 은퇴의 시기 결정에 영향을 미친다.

일과 관련된 요인에는 일의 특성과 일에 대한 만족도와 가치관 등이 포함된다. 직업은 정년퇴직연령을 규정하고 연금과 같은 퇴직 관련 복리후생과 연관되어 있다. 전문직 또는 관리직의 경우 퇴직 연령의 조절 가능성이 높아 늦은 은퇴가 가능하다(방하남, 2010). 반면 육체노동이 중심이 되는 경우 높은 연령은 노화로 인한 업무능력상실과 연결되어 은퇴 시기가 이르게 된다. 일에 대한 만족도와 일의 가치관 역시 은퇴 시기와 관련되어 있다(Wang & Shultz, 2010). 일에 대한 만족도나 직무헌신이 높고 근로 가치관이 높은 경우, 또한 직업 스트레스가 낮은 경우 은퇴 시기는 늦춰지게 된다.

생애과정론은 가족과 일 관련 요인들이 은퇴 시기의 결정에 미치는 영향을 설명하는데 유용한 분석틀을 제공한다. 생애과정론의 핵심명제는 생애단계간, 그리고 삶의 영역간의 상호관련성이다(Settersten, 2003). 특정 생애단계는 이전 생애단계들을 통해 쌓여온 경험과 자원에 의해 영향받는다. 중년기에 접어든 취업자들은 은퇴에 대한 기대를 형성하며 은퇴 시기에 대한 결정을 내리는데, 이전 생애단계는 이 때 이용 가능한 자원과 정보의 기반을 제공한다. 예를 들어 생애과정 동안 안정적이고 고임금의 직업을 지속적으로 지닌 근로자와 저임금의 직업을 불규칙적으로 지닌 근로자는 은퇴를 위한 경제적 자원의 축적 정도가 서로 다를 것이며 이는 은퇴 시기에 대한 기대와 실행에 영향을 줄 것이다. 경제적 측면 이외에도 생애과정 동안 쌓여온 취업경험은 근로자의 삶에서 일과 은퇴가 지니는 의미에 영향을 미칠 것이며, 일과 가정의 영역에서 형성된 사회적 관계망 및 생활양식에도 관련될 것이다. 즉 은퇴 시점에 대한 기대와 결정에는 현재와 가까운 시점에 국한된 특성들(proximate conditions) 뿐만 아니라 생애주기를 통해 축적된 삶의 조건들(cumulated conditions through life course) 역시 영향을 미친다. 성지미와 안주엽(2006)의 연구에 의하면, 45세 일자리의 직업과 종사상 지위는 50-75세인 중고령자의 취업상태에 유의미한 관련이 있는 것으로 나타났다. 45세 당시 임금근로자였던 경우에 비해 미취업자였던 경우는 취업확률은 낮았지만, 비임금근로자였던 경우는 취업확률은 높았다. Raymo 등(2011)은 미국인들을 대상으로 35세부터 53세까지의 일 관련 경험들이 60대 중반의 희망 근로형태 및 그 실현과 어떠한 관련성을 지니는지 연구하였다. 비자발적 실직의 경험 여부, 저임금 및 자영업의 경험, 노동조합 가입 여부 등을 중심으로 중년기 동안 경험한 취업의 불안정성을 측정하였다. 또한 30대

중반에 지녔던 일 관련 포부(career aspiration)를 50대 중반에 실현했는가의 여부 역시 살펴보았다. 중년기의 일 관련 경험들은 현재 시점의 건강 및 고용형태 등 주요 삶의 조건들을 통제하고 난 후에도 노년기 근로형태에 영향을 미치는 것으로 나타났다. 예를 들어, 중년기 동안 시간제 근로의 비율이 높은 경우 노년기 전일제 근로라는 선호를 실현할 가능성은 낮았다.

사회적 요소에는 연령에 기반한 강제정년퇴직제도(mandatory retirement)의 유무, 국가의 은퇴 및 노후보장제도, 은퇴 시기의 경제적 환경과 은퇴와 노년기 역할에 대한 사회적 규범 등이 있다. 의무퇴직연령이 존재하지 않는 경우 은퇴 시기는 좀 더 자유롭게 결정할 수 있다. 예를 들어 미국의 경우 연령차별금지법에 의해 일괄적인 의무 퇴직 연령이 존재하지 않는다. 국민연금 등과 같은 국가의 노후보장제도는 은퇴의 경제적 자원과 밀접이 연결된다. 많은 경우 은퇴 시기는 연금의 지급 시기와 맞물려 정해진다. 연령규범은 특정 연령에서 기대되는 행동 규범을 의미한다. 은퇴의 경우 역시 일반적으로 받아들여지는 은퇴 연령이 사회와 문화에 따라 차이가 나며, 이러한 문화적 연령 규범은 은퇴의 시기 결정에 영향을 미치게 된다. 은퇴는 개인적인 결정이나 거시사회경제적인 환경의 영향을 받는다. 은퇴의 결정은 가장 크게 국가에서 보장하는 노령연금의 수급연령에 따라 영향을 받는다. 미국의 경우 2000년대 말 경제위기 이전에는 완전노령연령의 수급연령인 65세 이전에 은퇴를 하는 이른 은퇴(early retirement)를 하는 추세가 점차 강화되었다. 하지만 2000년대 말의 경제위기 이후 국가와 사회의 경제상태가 악화되고 확정 기여형과 확정 급여형 등의 연금제도에 따라 연금의 안정성과 보상이 줄어들면서 은퇴 시기 역시 변화되는 모습을 보인다(McFall, 2011).

3) 은퇴의 영향

은퇴는 개인 삶의 여러 측면에 영향을 미친다. 이는 일이 삶에서 차지하는 다층적 의미와 중요성에 기반한다. 앞서 살펴본 것처럼 일은 경제적인 자원을 지원해주며 동시에 사회적, 개인적 정체성의 기반이 된다. 또한 일상생활에 체계를 부여하며 사회 관계의 기반이 된다. 은퇴란 이러한 일 역할의 중단을 의미하며, 은퇴가 개인의 삶의 질에 미치는 영향과 적응 과정에 대한 많은 연구가 이루어졌다.

은퇴의 영향은 크게 경제적인 변화, 신체적 건강과 심리적 안녕의 세 분야에서 측정할 수 있다(Wang & Shi, 2014). 일반적으로 은퇴는 규칙적이고 지속적인 소득의 중단을 의미하며 노후의 공적 소득 보장이 아직 미비한 한국의 경우 은퇴로 인한 근로소득의 상실은 노년기 경제적 재원 마련의 가장 큰 장애물이 된다. 따라서 경제적 상태는 은퇴 시기 결정과 은퇴에 대한 만족도에 중요한 영향을 미친다. 건강상태는 은퇴 여부와 시기에 영향을 미치게 된다. 동시에 은퇴로 인한 생활방식의 변화는 은퇴 이후의 건강과 운동이나 흡연 등과 같은 건강관련행동에 영향을 미친다. 하미옥 등(2016)의 연구에 의하면 은퇴자는 비은퇴자에 비해 운동을 할 확률이 높았다. 흡연과

음주 확률은 건강상의 이유로 은퇴한 경우 비은퇴자에 비해 유의하게 낮았다. 체중 역시 은퇴로 인하여 변화되는데, 미국의 경우 은퇴자는 일반적으로 낮은 수준의 체중 증가를 경험하게 되고 이러한 체중 증가는 경제적 자원이 적고 육체노동을 하는 직업으로부터 은퇴한 경우 더욱 두드러진다(Chung et al., 2009).

은퇴에 따른 심리적 안녕의 변화는 주로 은퇴 만족도와 주관적 삶의 질, 은퇴에 대한 심리적 적응의 차원에서 이루어졌다. 직업에 기반하였던 사회적 정체성은 은퇴와 함께 더 이상 유효하지 않게 되며, 이는 상실감으로 다가올 수 있다. 특히 일 역할이 자아정체성의 중요한 기반이 되는 경우, 그리고 근면과 성실을 강조하며 일의 중요성이 강조되는 사회에서 일 역할의 상실은 심리적 안녕에 영향을 미칠 것으로 여겨진다. 또한 일은 사회적 연결망의 기반을 제공하며 일상생활 시간의 분배와 사용에 체계를 제공한다. 따라서 은퇴는 일을 중심으로 구조화되었던 사회적 연결망과 일상생활 시간의 재분배를 요구한다. 예를 들어 은퇴자는 출퇴근시간에 의해 구조화되던 일상적 시간 구조를 가족과 일 외의 사회적 활동과 여가를 중심으로 재정립하여야 한다.

기존에는 은퇴를 중년기까지 유지되어 오던 생활 방식의 변화와 단절이라는 측면으로 접근하였으며 은퇴의 부정적인 영향과 그에 대한 적응을 중심으로 연구되었다. 하지만 은퇴 그 자체가 우울이나 건강 악화 등과 같은 부정적인 영향을 미치는 것은 아니며, 은퇴의 자발성 등과 같은 은퇴 과정의 특성과 경제적 자원이나 가족 및 친구 관계와 같은 사회적 자원이 은퇴에 대한 적응과 만족도에 영향을 미친다(Wang & Shi, 2014). 예를 들어 경제적 은퇴 준비를 통해 은퇴 이후 경제적 소득의 변화가 크지 않은 경우, 또는 은퇴 이후에도 친지관계 등 사회적 관계망을 통해 충분한 사회적 지지를 얻는 경우 은퇴로 인한 삶의 질의 변화는 크지 않을 것이다. 반면 소득 수준의 감소와 같이 은퇴로 인해 자원의 심각한 감소가 오는 경우 은퇴는 삶의 질에 부정적인 영향을 미칠 수 있다.

은퇴와 관련된 자원의 지속성과 관련하여 은퇴 적응에 중요한 영향을 미치는 변인으로 가족과 은퇴의 예측가능성이 있다. 가족은 사회적 지지를 제공하며 여가와 함께 은퇴 이후 중심적인 삶의 영역을 차지한다. 따라서 가족 관계는 은퇴 후 적응과 만족도에 중요한 역할을 한다. 은퇴 이후의 삶을 같이 보낼 배우자가 있는 경우, 은퇴 이전의 결혼 만족도와 가족관계 만족도가 높은 경우 은퇴에 대한 적응은 용이해지고 만족도는 높아진다(van Solinge & Henkens, 2008). 은퇴 이전에 은퇴에 대해 긍정적인 태도를 지니며 준비를 한 경우 은퇴에 대한 적응은 쉬워진다(Wang & Shultz, 2010). 은퇴는 산업사회에서 일반적인 생애단계이며 대부분의 근로자들은 은퇴의 시기와 방법, 은퇴 이후의 삶에 대한 기대를 형성하고 있다. 은퇴에 대한 준비는 연금과 같은 경제적 준비, 여가 및 은퇴 이후의 사회적 활동에 대한 준비, 가족 관계에 대한 준비로 구분할 수 있다. 은퇴에 대한 준비와 교육은 은퇴에 대한 두려움을 감소시키며 은퇴 과정을 통제할 수 있다는 자신감을 증가시킨다. 또한 은퇴 교육을 통해서 은퇴 이후의 삶에 대한 목표 설정을 하게 되며 이는 은퇴 이후 만족감으로 이어진다. 은퇴의 자발성은 은퇴 이후의 적응에 중요한 변인이다. 은퇴

과정에 대한 통제력은 은퇴에 대한 예측 가능성에 기반하며 만족감을 증가시킨다. 반면 비자발적인 은퇴는 은퇴 이후 우울감의 증가를 가져오는데, 부정적인 영향은 소득수준이 낮은 경우 더욱 심한 것으로 나타났다(Gallo et al., 2006).

4. 노년기 일

노년기는 일 역할모두의 분리를 의미하지만 동시에 일은 노년기 삶에 중요한 역할을 한다. 무엇보다 일은 경제적 자원을 제공한다. 2014년 보건사회연구원에서 실시한 노인실태조사에 의하면 65세 이상 고령자의 연간 총소득 중 37.4%가 근로소득이었다(정경희 등, 2014). 또한 현재 일을 하는 경우 79.3%가 생활비 마련을 위해, 그리고 8.6%는 용돈 마련을 위해 일을 한다고 응답하였다. 노령연금과 같이 공적 경제적 자원이 약한 한국 사회에서 근로소득은 경제적 삶의 질을 위해 중요하다. 또한 노년기 일은 자존감의 근원이 되고 자아 정체성을 제공해주며 사회적 관계망의 기반을 제공해준다(남순현, 2015; 서미경, 2012). 급속하게 길어진 수명과 이전 세대보다 좋은 건강상태와 높은 교육수준은 노년기의 의미를 바꾸어 놓았다. 노년기는 단지 은퇴 이후 사회로부터 물러나나 조용히 죽음을 준비하는 시기가 아니라, 새로운 목표를 세우고 그에 도전하고 마무리할 수 있는 시기가 되었다. 이때 노년기의 일은 삶의 새로운 단계를 의미한다.

하지만 노년기 일은 양가성을 지닌다(남순현, 2015). 앞서 살펴본 것처럼 일 역할은 노인들에게 경제적이고 심리사회적인 자원으로 작용한다. 하지만 신체적 건강과 가족 등과 같은 다른 삶의 영역의 참여 욕구 등으로 청년기와 중년기에 지녔던 수준으로 일 역할을 수행하기는 무리가 따른다. 많은 노인들이 시간제 근로와 같이 노동의 시간과 강도가 약한 일자리를 원하지만 실제로 노인을 위한 일자리는 찾기 힘들다. 또한 노년기에 찾을 수 있는 일의 성격은 한계가 있다. 50대 중반부터 경험하는 주된 일자리로부터의 정년퇴직은 곧 낮은 수준의 소득수준과 직무특성으로의 이동을 의미하기 때문이다.

이를 위하여 정부는 노인복지법과 저출산고령사회기본법을 기반으로 2004년부터 노인 일자리 지원사업을 실시하고 있다. 이는 노인의 능력과 적성에 맞는 일자리를 제공을 목표로 하며 노인의 삶의 질을 높이고 노인 부양부담을 감소하는 것을 목적으로 한다. 2017년 현재 자원봉사활동의 성격을 지니는 노인 사회활동과 함께 노인 일자리 및 사회활동 지원사업으로 확대되었다. 노인일자리지원사업은 크게 시장형 사업단, 인력파견형 사업단, 시니어 인턴십, 고령자 친화기업 지원, 그리고 기업연계형으로 구분된다. 시장형 사업단과 인력파견형 사업단은 만 60세 이상 사업특성 적합자를 대상으로 하며 국민기초생활보장 수급자는 제외된다. 이중 시장형 사업단은 노인에게 적합한 업종 중 사업단을 공동으로 운영하여 일자리를 창출하는 사업이다. 국가와 지방자치단체가 사업비나 인건비 일부를 지원하고 수가 사업 수익으로 운영한다(보건복지부 2016).

참고문헌

고용노동부. 보도자료. 2016.12.22. http://www.moel.go.kr/.

김을식, 김도균, 최석현, 이지혜. 임금피크제의 쟁점과 과제. 이슈&진단 2015.12.30.

남순현. 노인이 지각하는 발달단계별 일의 의미에 대한 생애사. 노인복지硏究 2015;70:113-148.

노동부 보도자료. 2009.6.5. http://www.molab.go.kr.

방하남. 생애주된일자리에서의 퇴직과 재취업. 월간 노동리뷰 2010(6):5-20.

보건복지부. 2017년도 노인 일자리 및 사회활동 지원사업 운영안내. 2016.

서미경. 중 고령기 여성의 재취업 경험과 생애적 의미에 대한 현상학적 연구. 사회복지정책 2012; 39(1):199-226.

성지미, 안주엽. 중고령자 취업 결정요인. 노동정책연구 2006;6(1):39-74.

송일호, 박명호. 고령자와 준고령자의 취업결정요인 비교분석. 사회과학연구 2012;19(2):7-26.

이성용, 방하남. 중고령 노동자의 퇴직 과정에 관한 일 연구. 사회보장연구 2009;25(3):59-82.

장지연, 전병유. 임금피크제 지원금의 고령자와 청년 고용 효과에 관한 연구. 동향과 전망 2017; 2017(6):244-274.

정경희, 오영희, 강은나 등. 2014년도 노인실태조사. 보건사회연구원 정책보고서 2014-61.

차승은. 50대 남녀의 기대은퇴연령에 관한 연구: 누가 빠른 은퇴를 원하는가? 한국인구학 2012; 35(2):133-157.

최성재, 장인협. 고령화사회의 노인복지학. 서울대학교출판문화원; 2011.

하미옥, 김미희, 고영숙. 은퇴가 건강행동에 미치는 영향: 은퇴사유에 따른 분석. 한국노년학 2016; 36(4):1125-1139.

한경혜. 라이프코스 관점에서 본 은퇴경험의 남녀차이. 한국사회학 2008;42(3):86-118.

한국노동연구원. 한국의 정년현황실태와 정년연장을 위한 여건조성 방안 연구. 한국노동연구원 노동부 보고서; 2008.

Atchley RC. Social forces and aging: an introduction to social gerontology. Bermont, CA: Wadsworth Publishing Company; 1991.

Calasanti TM, Slevin KF. Gender, social inequalities, and aging. AltaMira Press: 2001.

Chung S, Domino ME, Stearns SC. The effect of retirement on weight. J Gerontol B Psychol Sci Soc Sci 2009;64(5):656-665.

Gallo WT, Bradley EH, Dubin JA, et al. The persistence of depressive symptoms in older workers who experience involuntary job loss: results from the Health and Retirement Survey. J Gerontol B Psychol Sci Soc Sci 2006;61(4):S221–S228.

Maurer R. Mitchell OS, Warshawsky MJ. Reshaping retirement security: lessons from the global financial crisis. Oxford University Press; 2013.

McFall BH. Crash and wait? The impact of the Great Recession on the retirement plans of older Americans. Am Econ Rev 2011;101(3):40–44.

Raymo JM, Warren JR, Sweeney MM, Hauser RM, Ho J–H. Precarious employment, bad jobs, labor unions, and early retirement. J Gerontol B Psychol Sci Soc Sci 2011;66B(2):249–259.

Settersten RA. Propositions and controversies in life–course scholarship. In: Settersen RA (ed). Invitation to the life course: toward new understandings of later life. New York: Baywood Publishing; 2003:15–45.

Szinovacz ME. DeViney S, Davey A. Influences of family obligations and relationships on retirement: variations by gender, race, and marital status. J Gerontol B Psychol Sci Soc Sci 2001;56(1):S20–S27.

van Solinge H, Henkens K. Adjustment to and satisfaction with retirement: Two of a kind? Psychol Aging 2008;23(2):422–434.

Wang M, Shi J Psychological research on retirement. Annu Rev Psychol 2014;65(1): 209–233.

Wang M, Shultz KS. Employee retirement: a review and recommendations for future investigation. J Manag 2010;36(1):172–206.

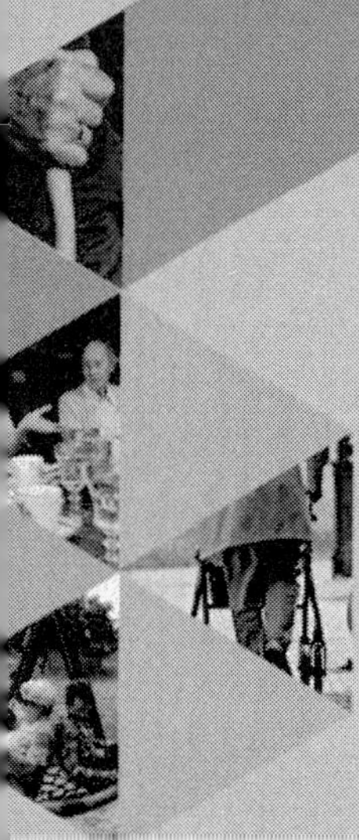

제 29 장

세대갈등과 세대통합

정 순 둘

1. 세대와 세대갈등

세대란 비슷한 연대에 태어나 공통적으로 문화적 또는 역사적 사건들을 경험하기 때문에 각 세대만의 고유한 가치관, 정서, 태도, 의식, 생활양식을 형성하는 사람들의 집합(cohort effect)을 의미한다(박재흥, 2003). 세대는 3가지 범주에서 구분될 수 있다(Bengtson & Oyama, 2007). 첫째, 미시적 사회적 수준에서의 연령집단으로 주로 가족 안에서 사용된다. 부모세대와 자녀세대와 같이 사용된다. 둘째, 거시적 사회적 수준에서의 연령집단을 구분하기 위해 먼저 동시기 출생집단(cohort)으로 90년대생과 같이 같은 연령대를 가진 집단, 또는 같은 생애주기를 가진 사람들의 집단을 일컫는 의미로 청소년세대, 노인세대와 같이 구분한다. 이를 특히 연령동류집단(age cohort)으로 부르기도 한다. 다음으로 특정 역사경험이나 사건을 공유한 사람들의 집단을 나타내는 의미로 4.19세대, 공황세대(Depression generation) 등같이 세대를 구분하기로 한다. 셋째, Mannheim(1952)은 세대를 사회 변화의 최전선에 있는 사회적 단위라고 생각하였다. 특히 청년은 어른들이 가지고 있던 세계를 접하면서 그들이 가지고 있는 모순을 개혁할 수 있는 혁명의 최전선에 있다고 간주하였다. 그러나, 일반적으로 세 번째의 세대구분은 잘 사용되지 않으므로 주로 첫째와 둘째에 초점이 맞춰지고 있다. 결국 비슷한 시기에 태어나는 사람들은 같은 생애주기의 단계에서 공통되는 역사적·문화적 경험을 유사한 방식으로 겪게 되기 때문에 같은 세대는 연령에 따른 인식의 시간적 변화인 연령효과(age effect)를 공유하게 된다(조성남·박숙미, 2002).

이런 경험의 공유는 한 세대를 다른 세대와 구분할 수 있는 특징을 만들게 되는데 이것이 세대차이나 세대갈등의 원인으로 작용할 수 있다. 세대갈등은 세대차이(generation gap)에 의해 시작되는 것으로 설명되기도 한다(최원기, 2006). 세대차이는 각 세대가 갖는 가치관, 선호도, 사고 및 행동방식에 존재하는 다름 또는 차이를 의미한다(한정란 등, 2006). 사회변화의 속도가 빠르게 진행될수록 세대 간 공유하는 역사, 문화적 경험의 차이가 벌어져 더 큰 폭의 세대 차이를 가져올 수 있고 이것이 세대갈등의 원인으로 작용할 수 있다(구자숙 등, 2000). 이때 모든 세대차이가 세대갈등으로 나타나는 것이 아니라 세대 간 대립하고 있는 이념이 충돌하며 폭력 및 비방과 같은 특정 현상이 외적으로 표현되는 경우를 '세대갈등'이라고 한다. 짧은 기간 안에 많은 변화를 겪은 사회일수록 각 세대가 경험하는 문화의 폭이 차이가 많이 날 수밖에 없어 세대차이도 더욱 커지고 결과적으로 세대 간 갈등으로 발전할 확률이 높다(김윤정 등, 2004). 20세기 초반에는 제한된 교통수단과 좁은 행동반경 때문에 서로 다른 세대들이 비슷한 경험을 할 수 있었고 현대사회에 비해 세대갈등은 크지 않았다(Higgs & Gilleard, 2010).

한편, 세대갈등을 거시적 사회적 차원에서 측정한다면 다른 연령집단에 비해 현재의 연령집단이 기회의 박탈을 얼마나 경험하고 있다고 생각하는지를 통해 할 수 있지만, 미시적 사회적 차원에서는 세대통합을 부모세대와 얼마나 가깝다고 느끼는지 혹은 부모세대와 얼마나 자주 만나는지를 통해 측정할 수 있다(Bengtson & Oyama, 2007). 한편 세대간 비교에서 변화와 지속성을 고려하기 위해서는 코호트효과, 혈통효과, 시기효과 등을 고려해야 한다. 코호트효과란 특별한 사회정치적 사건이 발생해 어떤 시기에 태어난 연령집단에게 영향을 미치게 되는 것을 의미하며 주로 청소년시기나 아동기에 경험하게 된다. 출산율, 의존율 등이 생애주기에 미치는 영향을 인구추세, 경제적 지표 등을 통해 고찰하게 된다. 혈통효과는 코호트 차이에도 불구하고 부모세대나 자녀세대 모두에게 지속적으로 영향을 미치는 것을 의미하는 것으로 주로 가족의 맥락에서 일어난다. 시기효과는 전쟁, 경제적 변화와 같은 사회정치적 사건이 사회에 있는 모든 연령집단에 미치는 영향으로 주어진 시점에서 태도, 인식 등의 비교와 관련된다.

2. 세대갈등의 등장배경과 설명이론

1) 등장배경

세대갈등은 고령사회에서 새롭게 등장한 용어가 아니라 사회·역사적 맥락에서 늘 존재해왔지만, 실제로 주목받기 시작한 것은 고령화 사회의 등장에서부터라 할 수 있다. 고령화 사회가 되면서 길어진 수명으로 인해 2-3세대가 공존하던 시대에서 4세대 이상의 다세대가 공존하는 사회가 되고 있다(함인희, 2000). 각 세대들은 각자 살아온 사회의 가치와 문화 속에서 세상을 바라보게 되기 때문에 서로 공유하는 경험과 역사가 다른 세대를 이해하며 공존하는 것은 매우 어렵게 된다.

세대갈등과 세대공존이 노인정책의 중요한 이슈가 된 것은 1995년 백악관 고령화 컨퍼런스(1995 White House Conference on Aging; WHCoA)로부터 시작되었다. 해당 컨퍼런스에서 정부정책의 패러다임은 고령자(aged)에 대한 정책으로부터 고령화(aging)에 대응하는 정책으로 전환되며 고령화 사회에 대비한 미래지향적인 모습을 보여주었다(Zaino, 2005). 전문가들은 21세기가 새로운 변화가 많이 일어나는 시기일 것이라고 예측하며 특히 유례없는 인구학적 변화에 많은 집중을 하였다. 그렇기 때문에 인구통계학의 변화가 다음 세기와 정책에 어떤 영향을 가져올지에 대해 많은 고민을 하였고 빠르게 진행되는 고령화가 세대 간 상호의존의 중요도를 증가시킬 것이라고 결론지었다. Carpenter(2004)는 노화한다는 것은 삶의 연속성 중 한 부분이고 모든 사람이 거쳐야 하는 생애주기이기 때문에 고령자들에게 보장을 주는 정책은 고령자뿐만 아니라 그들의 자식들과 손자들의 삶도 향상시킬 수 있어야 한다고 주장하였다. 또한 고령화 정책은 세대 간 유대를 쌓을 수 있는 방향으로 나아가야 하며 지역사회 중심적이며 권리, 책임, 가치를 공유해야 한다고 하였다.

미국에서 정책위원회가 10년 후 다가오는 2005년 WHCoA 회의를 준비하고 아젠다를 설정하기 위해 회의를 가졌을 때 세대공존은 다시 한 번 중요한 이슈로 언급되었다. 위원회는 최종적으로 6개의 아젠다를 설정했는데 그 중 하나는 사회적 관여(social engagement)로 노인들을 지역사회에 통합시키고 세대 간 의사소통을 촉진시키는 계획을 수립 및 개발하는 것에 목표를 두었다. 그리고 정책위원회뿐만 아니라 다른 전문가들도 2005 WHCoA를 앞두고 준비하는 기간 동안 가장 중요한 우선순위로 젊은 세대와 노인세대가 함께 상호작용할 수 있는 세대통합 활동과 학생들이 노인을 존경할 수 있는 방법을 찾는 것으로 설정하였다.

이렇게 1995년부터 시작되어 최근까지 연령통합에 대한 중요성이 계속되는 이유는 전 세계적으로 유례없는 인구학적 변화 때문이다. OECD(2015)에 따르면 미국의 평균 기대수명은 1990년 75.3세부터 2014년 78.8세까지 꾸준한 증가를 보여왔다. 이러한 현상을 보며 Hodge(2004)는 미국의 고령화는 인구통계학적 혁명이자 현 시대의 대표적인 공공정책 이슈를 제시한다고 하였고, Wolfe(2005)는 미래 학자들이 지금의 인구변화를 보며 21세기의 위대한 인구통계학적 혁명이라 할 만큼 세계적으로 고령화가 심각한 수준이라고 언급하였다.

한편 대한민국은 미국보다 더 빠른 속도로 고령화되어 가고 있다. 평균 기대수명이 1990년 71.7세부터 2014년 81.4세까지 증가하여 14년 동안 9.7세가 증가하였다(OECD, 2015). 사회의 고령화는 비단 기대수명의 증가 때문이 아니라 낮은 출산율에도 기인하고 있으며 노동인구의 감소를 가져와 세수 안정성에 부정적인 영향을 미친다. 노동자의 수가 감소한다는 것은 세금 내는 사람의 감소를 뜻하기 때문에 공공정책을 만드는데 매우 큰 영향을 미칠 수밖에 없기 때문이다. 따라서 이러한 인구학적 변화로부터 앞으로 더욱 많아질 노인인구의 건강, 안전, 행복을 책임지기 위해서는 세대통합이 가능한 창의적인 정책 시스템이 개발되고 새로운 세대 간 통합 패러다임이 창조되어야만 할 것이다(Hodge, 2004).

그림 29-1 1990년-2014년 한국과 미국의 기대수명

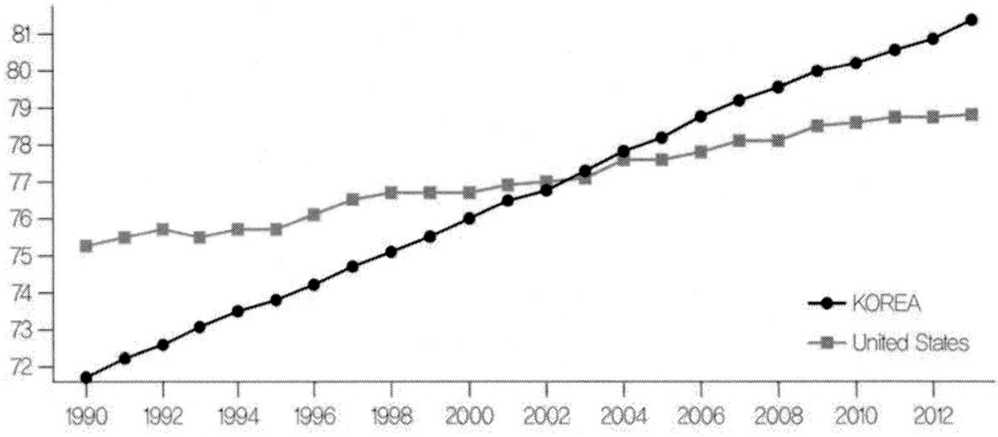

출처 : OECD, 2015.

2) 설명이론

사회심리학자들은 세대갈등을 다음의 세 가지 이론을 통해 설명한다(한정란, 2002, pp. 93-95). 첫째, '현실적 집단갈등이론'으로 제한된 자원을 배분하는 과정에서 각 세대들이 서로 다른 목표를 갖고 있기 때문에 갈등이 일어난다고 하였다. 둘째, '사회적 정체성이론'으로 인간은 복잡함 안에서 자신의 인지적 이해능력을 높이고 정보를 쉽게 처리하기 위해 고정관념으로 다른 사람을 분류한다는 것이다(Katz, 1960). 사람들은 효율적인 집단 범주화를 위해 한 집단내의 다양성은 최소화시키고 집단 간의 차이는 최대화시키는 방법을 사용한다. 예를 들어 청년들이 노인들을 모두 비슷한 성향의 한 집단으로 구분하는 것과 같다. 셋째, '일시적인 현상'으로 세대 간 접촉부족이 서로간의 정보를 부족하게 만들고 이는 오해와 고정관념을 만들어내 결국 세대 간의 갈등을 야기한다는 것이다. 이러한 이론들이 존재하지만 세대갈등은 한 가지 이론만이 아닌 세 가지 면이 모두 존재하는 복합적인 이유로 설명될 것이다.

3. 세대갈등의 양상

1) 세대갈등의 다양한 영역

세대갈등은 다양한 양상으로 나타나고 있다. 첫째, 가족 차원에서의 세대갈등을 들 수 있다. 사회가 변화하면서 전통적 가치관인 '효'의 개념이 약화되고, 가족구조의 변화로 세대간 교류의 기회가 적어지면서 부모-자녀세대는 신·구세대로서 서로의 가치관과 충돌하게 된다(박재흥, 2010; 한정란 등, 2006). 또한 노인부양에 대한 부담이 가중되면서 노부모의 부양을 누가 책임져야 하는가의 문제에서도 세대간 가치관이 다르게 나타나면서 세대갈등이 야기된다.

둘째, 자원의 배분이라는 측면에서 세대갈등을 들 수 있다(Riley, 1985). 즉 경제적 문제로 인해 나타나는 청년층의 일자리 문제 또한 세대갈등의 중요한 원인이 되고 있다(박길성, 2011). 경제 성장률의 약화, 안정적인 일자리와 수입을 기대하지 못하는 비정규직 일자리의 증가 등으로 청년층의 분노가 다른 세대를 향하며 분출되는 것이다. 청년들은 노인들의 은퇴가 늦어지면서 자신들의 일자리를 노인세대에게 빼앗기면서 자신들이 실업문제에 부딪히게 되었다고 주장한다. 노인세대와 청년세대의 이러한 세대갈등은 한정된 자원의 배분과 연관된 것으로 볼 수 있다(이수연 등, 2010). 또 다른 경제적 이슈로 연금문제를 들 수 있다. 급격한 고령화와 저성장 경제는 청년세대가 부담해야 할 국민연금 보험료를 높이지만 정작 자신들이 급여를 받을 때는 적게 받을 수밖에 없는 구조가 노인세대에 대한 불만으로 작용한다(김상호, 2007; Foner, 2000).

셋째, 당대의 특수한 역사적 사건이나 사회문화적 특성을 무시한 채 세대의 특수성만을 지나치게 단순화하여 이를 세대의 상징과 아이콘으로 제시하는 것이나, 객관적 분석을 결여한 일방적인 세대담론을 생산하는 것은 세대갈등을 심화시킬 수 있다(박길성, 2013). 이로 인해 젊은 세대들은 노인들이 과거 얘기를 하는 것을 싫어한다는 얘기도 한다.

넷째, 정치적 이유로 인해 세대갈등이 나타날 수 있다. 고령화로 인해 증가한 노인유권자들의 표를 얻기 위한 기초연금 증액과 같은 노인 위주 선거공약들은 결국 청년층을 위한 정책을 축소시키고, 이로 인해 청년세대와 노년세대의 갈등을 더욱 심화시킬 것이라는 시각이다(최유석 등, 2015).

2) 세대갈등의 양상

(1) 서구세계의 경험

미국과 같은 사회에서는 세대간 갈등이 크게 존재하지 않는 것으로 보고되고 있다. AARP의 조사결과 아주 작은 비율로 세대간 갈등이 존재한다고 보고하고 있을 뿐이다. 그러나, 미국과 유럽의 몇 개 국을 조사한 보고에 의하면 유럽의 경우 세대간 갈등의 문제가 나타나고 있다. Wisensale (2005)의 국제비교연구에 의하면, 프랑스와 독일의 경우 경제적 지원과 노인부양과 관련된 세대간 형평성에서 세대갈등이 있다고 보고한다. 프랑스의 경우 공적연금과 사적연금자들 사이의 갈등이 있는 반면, 독일과 이태리는 조기퇴직 중지에 대한 반대와 느린 경제성장에 대한 불만족으로 세대갈등이 존재한다. 노르웨이 같은 나라에서는 세대간 이전에 대한 반대라기 보다는 거시적 차원에서 세대간 재무 불평등에 대한 불만이 존재한다. 그러나, 캐나다의 경우 세대간 형평성의 문제가 발생하지 않고 있다. 캐나다는 가족수당과 함께 유니버설 소득 프로그램을 통해 연령과 관계없이 소득보장과 의료보장을 실시하고 있기 때문이었다. 한편 가족과 같은 미시적 차원에서의 세대간 갈등은 존재하지 않는 것으로 나타났다. 지난 20년 혹은 30년간 조사결과에서도 가족내에서 세대갈등은 일어나지 않는 것으로 보고되고 있다.

(2) 우리 사회의 경험

① 세대갈등인식과 세대교류경험에 대한 연령집단 간 차이

정순둘, 정주희, 김미리(2016)의 연구에 의하면, 각 집단의 세대갈등의 인식 정도는 [표 29-1]과 같이 나타났다. 세대갈등인식은 세대갈등이 존재하는지에 대한 인식을 측정하기 위한 것으로, 현재 '우리 사회에는 세대 간 갈등이 존재한다.'라는 단일 문항에 대하여 동의 정도에 따라서 측정하였다. 점수는 '전혀 동의하지 않음(=1)'에서부터 '매우 동의함(=5)'까지의 5점 척도로 측정하였으며, 점수가 높을수록 세대갈등이 높은 것을 나타낸다. 세대갈등에 대해 질문한 문항에 대하여, 청년층은 평균이 3.67점으로 집단 가운데 세대갈등인식, 즉 세대갈등이 존재한다는 인식이 가장 높았다. 중년층은 3.63점, 노년층의 경우는 3.59점으로 나타나 다른 집단에 비해서 세대갈등인식이 다소 낮았지만, 집단간 차이분석 결과 이러한 차이는 유의미하지 않은 것으로 나타났다.

한편, 세대교류 경험은 고령자와의 교류경험정도에 대해 묻고 있는 단일문항을 사용하여 측정하였으며, '거의 없다(=1)'에서 '함께 살거나 정기적으로 방문한다(=5)'까지의 5점 척도로 이루어져 있다. 점수가 높을수록 세대교류경험이 높음을 의미한다. 세대교류경험에 대하여 각 연령집단 간의 차이를 비교한 결과는 [표 29-1]과 같다. 세대교류경험은 고령자와의 교류경험을 묻고 있는데, 청년층의 평균은 2.76점이었고, 중년층은 3.09점, 노년층은 4.29점이었으며, 각 세대 간 유의미한 차이가 있었다($F=68.033$, $p < .001$). 즉 노년층이 고령자와의 교류가 가장 많아 청년세대와의 교류기회가 적었으며, 이어서 장년층과 청년층 순으로 나타나 청년층이 고령자와 교류할 기회가 적음을 의미하고 있다.

[표 29-1] 연령집단별 세대갈등인식과 세대교류경험

변수	집단	N	M	SD	F(p)	사후검정
세대갈등인식	청년층	476	3.67	.74	.866 (.421)	-
	중년층	369	3.63	.76		
	노년층	155	3.59	.76		
변수	**집단**	**N**	**M**	**SD**	**F(p)**	**사후검정**
세대교류경험	청년층(a)	369	2.76	1.51	68.033*** (.000)	a < b < c
	중년층(b)	155	3.09	1.43		
	노년층(c)	155	4.29	1.00		

* p <.05, ** p <.01, *** p <.001

② 연령집단별 사회적 자본, 인적 자본의 차이

실제 세대갈등이 야기될 수 있는 상황을 파악하기 위해서는 연령집단별로 가지고 있는 자원이나 지식 등에서의 차이를 아는 것이 필요하다. 정순둘 외(2013)는 노인세대, 중년세대, 청년세대를 대상으로 사회적 자본과 인적 자본의 차이에 대해 연구하였다. 각 영역의 연령별 차이를 [표 29-2]에서 살펴보면, 먼저 사회적 자본은 사회참여(F=45.234, p <.001), 연대(F=3.433, p<.05), 네트워크(F=5.589, p <.01)가 차이가 있는 것으로 나타났다. 즉 노년층이 청년층과 중년층보다 사회참여가 낮았으며, 청년층은 중년층과 노년층에 비해 사회구성원간 비판을 통한 연대의식이 높은 것으로 나타났다. 또한, 청년층과 중년층은 노년층에 비해 네트워크 수는 높은 것으로 나타났다. 인적 자본은 연령별로 총 학교교육연수(F=449.744, p <.001), 건강상태(F=283.837, p <.001), 월평균가구소득(F=180.447, p <.001) 모두 차이가 있는 것으로 나타났다. 세 항목 모두 노년층일수록 학교교육 연수, 전반적 건강상태, 월평균 가구소득이 낮아지는 것으로 나타났다. 인구사회학적 특성의 경우, 이분법적 응답 항목을 제외한 문항을 분석한 결과 주관적 경제수준 인식(F=44.822, p <.001)에서 연령별 차이가 있는 것으로 나타났다. 청년층, 중년층이 노년층에 비해 주관적으로 경제수준을 좋게 생각하는 것으로 나타났다.

③ 연령집단별 사회정책인지의 차이

연령집단별 사회정책인지의 차이를 정순둘 등(2013)의 연구를 통해 살펴보면, [표 29-3]과 같다. 고용서비스 인지(F=91.073, p <.001)와 복지서비스 인지(F=64.480, P <.001)는 세대별로 차이가 있는 것으로 나타났다. 연령이 높아질수록 사회정책인지가 낮아지는 것으로 나타났다.

[표 29-2] 연령별 사회적 자본과 인적 자본의 차이

항목		N	평균	표준편차	F	Scheffe
사회적 자본						
사회참여	20~44세[a]	401	44.33	12.36	45.234***	a, b > c
	45~64세[b]	404	43.70	12.63		
	65세 이상[c]	403	36.53	13.75		
신뢰	20~44세[a]	397	54.48	8.82	0.110	a, b, c
	45~64세[b]	396	54.71	8.06		
	65세 이상[c]	385	54.73	8.36		
연대	20~44세[a]	404	54.03	7.64	3.433*	a > b, c
	45~64세[b]	403	53.01	6.86		
	65세 이상[c]	402	52.74	7.45		
네트워크	20~44세[a]	405	8.37	6.58	5.589**	a, b > c
	45~64세[b]	404	8.15	5.58		
	65세 이상[c]	405	7.07	5.54		
규범	20~44세[a]	405	17.01	3.07	1.563	a, b, c
	45~64세[b]	405	16.89	2.90		
	65세 이상[c]	405	17.26	3.10		
인적 자본						
총 학교교육 연수	20~44세[a]	406	14.18	1.89	449.744***	a > b > c
	45~64세[b]	404	12.58	2.55		
	65세 이상[c]	372	8.80	3.12		
건강상태	20~44세[a]	406	4.23	.70	283.837***	a > b > c
	45~64세[b]	405	3.69	.74		
	65세 이상[c]	405	2.97	.83		
월 평균 가구소득	20~44세[a]	406	383.92	148.09	180.447***	a,b > c
	45~64세[b]	405	365.41	155.75		
	65세 이상[c]	405	204.26	140.00		
인구사회학적 특성						
주관적 경제수준 인식	20~44세[a]	406	3.35	.721	44.822***	a, b > c
	45~64세[b]	405	3.27	.697		
	65세 이상[c]	405	2.92	.640		
거주지역	20~44세[a]	406	1.72	.757	.237	a, b, c
	45~64세[b]	405	1.72	.763		
	65세 이상[c]	405	1.75	.770		

* p <.05, ** p <.01, *** p <.001

[표 29-3] 연령집단별 사회정책인지의 차이

사회 정책 인지			N	평균	표준편차	F	Scheff
세대별	고용서비스	20~44세[a]	406	6.34	3.723	91.073***	a, b, c
		45세~64세[b]	405	5.43	3.373		
		65세 이상[c]	405	3.27	2.827		
	복지서비스	20~44세[a]	406	11.67	4.096	64.480***	a, b > c
		45세~64세[b]	405	11.72	3.854		
		65세 이상[c]	405	8.96	3.906		

* p < .05, ** p < .01, *** p < .001

이상의 연구결과를 통해 볼 때 세대갈등을 인지하는 연령집단간 차이는 거의 없었지만, 사회적 자본이나 인적자본, 사회정책 인지 등에서 노인세대는 젊은 세대에 비해 열악한 상황에 놓여 있는 것으로 나타났다.

4. 세대통합의 방법

1) 세대통합이란?

고령화로 인해 발생된 다세대 사회에서 세대갈등과 세대차이의 간극을 좁혀나가는 방법으로 많은 전문가들은 세대공존과 세대통합의 중요성을 이야기하고 있다. 세대통합이란 세대간의 사회적 응집력이라고 정의될 수 있다(Roberts 등, 1991). 이것은 여러 세대가 하나의 공동체에서 함께 상호교류하며 조화롭게 공존하며 생활하는 것을 의미한다(McClusky, 1990). 각기 다른 연령집단이 다른 경험을 하며 성장해왔지만 결국 노인은 누군가 한번쯤 거쳐가야 하는 생애주기의 한 부분으로써 이해관계를 갖는다고 볼 수 있다. 또한 각 세대는 다른 세대와 함께 소통하며 자신이 경험하지 못했던 시간 및 공간을 경험하며 성장해 나갈 수 있다(한정란, 2002).

(1) 세대공존과 관련된 이론과 패러다임

세대통합의 역사적인 배경은 다양한 전통적 이론을 반영하고 있다(Daatland & Herlofson, 2001). 그 중에는 사회조직의 고전이론과 교환이론 등이 있다. 먼저 사회조직의 고전이론은 사람들 간 화합을 만들고 통합을 이끄는 본질적인 이유를 설명한다. Durkheim (1993)은 통합의 두 가지 중요한 유형을 발견했는데 첫 번째는 물리적 통합(mechanical solidarity)으로 전통적인 가족통합을 나타낸다. 산업혁명 이전 시대에 개인 간 유대 관계, 전통적인 규범을 바탕으로 하고 있는 유형이다. 물리적 통합은 산업사회가 도래하며 감소하고 유기적 연대(organic solidarity)로 바뀌었다. 유기적 연대는 노동 분업으로 인해 생겨난 개인 간의 상호의존을 특징으로 하고 있다. Durkheim(1993)의 관점에서 전통적 사회와 산업사회의 차이는 기본적인 규범적 연대를 형성한다.

둘째, 교환이론의 기본적인 가정은 개인이나 집단 간 상호작용은 물질적 또는 비물질적 보상을 최대화하기 위한 쪽으로 일어난다는 것이다. Thilbaut & Kelly(1959)와 Homans(1961)는 이 가정을 가지고 교환을 사회적 행동의 원인이라 하며 개인은 사회적 교환에서 보상받는 비용보다 나가는 비용이 적을 때, 즉 자신에게 도움이 될 때만 사회적 교환을 계속할 것이라고 하였다. 교환관계에 놓인 양당이 비슷한 수준의 교환관계를 가지고 있다면 그 관계는 안정적 관계라고 할 수 있다. 하지만 한 쪽의 힘이 기울 경우 권력이 적은 쪽은 관계를 재정립하여 자신이 내야 하는 비용을 줄이려고 할 것이다. Emerson(1962)은 관계를 재정립하기 위한 4가지 방법을 설명하였는데 첫 번째는 뒤로 물러나는 방법(withdrawal), 두 번째는 힘의 확장(extension of power network), 세 번째는 자신의 힘 강화(emergence of status), 그리고 마지막으로 연합형성(coalition formation)이다. Dowd(1975)는 교환이론을 통해 나이가 들수록 사회적 관계망이 좁아지는 현상을 설명하였다. 사회적 고립은 개인적인 선택이나 시스템상의 문제가 아니라 노인과 타 사회구성원 간의 불평등한 교환 과정에서 일어나는 것으로 노인은 교환관계에서 약자가 되는 것이다. 나이가 들며 감소하는 기회, 역할 및 기술로 인해 노인은 교환가치가 없어지게 되고, 남의 의견을 따를 수밖에 없게 되어 노인은 타인과 상호작용하는 것을 그만하게 된다. 따라서 세대공존은 힘이 약한 세대에 대한 배려에서 시작될 수 있다.

(2) 세대갈등의 해결방법으로서 세대통합 혹은 공존의 중요성

Mannheim(1952)은 청년과 노인세대 간 갈등은 불가피하다고 하였지만 여러 선행연구들은 갈등 해결방안으로 여러 계획을 제안하고 있다(한정란, 2002). 첫 번째로 교환이론을 주장하는 집단은 "원래 집단의 목표나 이익보다도 더 중요하고 상위적인 공통의 목표를 두 집단에 제시할 경우, 세대 간의 태도가 개선될 수 있음을 제안한다." 그렇기 때문에 다른 세대가 공통의 목표를 가지고 즐겁게 상호작용할 때 세대갈등이 완화되고 서로에 대한 긍정적인 태도를 쌓을 수 있는 것이다. 둘째, 사회적 정체성 이론을 주장하는 집단은 다른 집단 간의 차이가 아닌 유사함에 집중할 때, 그리고 한 가지가 아닌 여러 기준으로 개인을 분류할 때 집단 간 갈등을 완화시킬 수 있다고 한다. 마지막으로 세대 간 상호작용을 꾸준히 하는 것이 갈등을 줄일 수 있다고 한다. 하지만 빈번한 접촉이 무조건 긍정적인 방향으로 나아가지는 않는다. 한 연구에서 아이들에게 수동적인 요양소 노인들을 자주 노출시켰을 경우 오히려 부정적인 태도를 증가시켰다고 한다. 하지만 태도의 변화는 접촉의 구체적인 상황에 따라 변할 수 있기 때문에 세대 간 다양한 접촉을 갖는 것이 중요하다. 여러 해결방안을 결론적으로 종합해보면 세대 간의 문제는 단시간에 해결되는 것이 아니기 때문에 세대갈등을 줄이기 위해서는 반복적인 세대교류가 지속적으로 이루어져야 한다. 이러한 세대 간의 반복되는 상호작용을 세대통합 또는 세대공존이라고 할 수 있다.

2) 세대통합의 해법

(1) 가족관계 개선 및 재정립

세대 간 갈등을 완화하고 사회 전반의 세대통합 수준을 높이는 데 가족이 지니는 가치와 역할에 대한 재조명이 필요하다. 예를 들어 부모가 자녀의 결혼비용까지 대부분 부담해주기를 바라는 등 높은 수준의 경제적 지원을 바라는 심리 등은 세대통합역량 증진에 걸림돌로 나타나고 있으며, 부모가 자녀를 위해 무조건 희생해야 하는 존재가 아니라는 점을 비롯하여 고령화 사회에 대비한 부모 세대의 노년기 준비의 필요성 등을 포함하는 올바른 가족관계에 관한 재정립이 필요하다(황여정 등, 2016). 또한 가족 내 세대 간 의견 충돌이 발생할 때 한쪽의 의견을 일방적으로 따르게 하기보다는 상호 의견을 존중하고 타협하는 경험이 세대통합역량 증진에 도움이 될 수 있다.

(2) 세대공동체 교육

앞에서도 언급했듯이 세대 간의 갈등은 단기간에 해결 될 수 있는 문제가 아니기 때문에 세대 간의 지속적이고 반복적인 관계 형성이 필요하다. 한정란(2002)은 세대갈등의 해결책으로 여러 세대가 함께 어우러져 공동체 안에서 참여할 수 있는 세대공동체 교육을 제시하였다. 세대공동체 교육은 노인을 위한 교육, 노인과 노화에 관한 교육, 그리고 노인에 의한 교육으로 나누어지는데 노인세대, 중간세대, 아동 및 청소년 세대가 교육 분야에 따라 학습자도 될 수 있고 교육자 또한 될 수 있는 유연성을 가지고 있다. 세대공동체 프로그램의 내용은 레크리에이션, 교육, 봉사가 있는데 레크리에이션 프로그램을 통해 세대의 고정관념에서 벗어나 친밀감을 형성할 수 있다.

교육을 통해서 참가자는 상호성을 배울 수 있다. 즉 세대공통체 교육을 통해 다양한 세대는 인간관계의 폭을 넓히고 여러 방면에서 서로에게 도움을 줄 수 있다. 노인세대는 높은 연령에서 오는 권위의식을 버리고 젊은 사람들과의 만남을 통해 급변하는 사회에 대한 새로운 지식을 얻고 적응해 나가며 도전정신을 얻고, 젊은 세대는 노인세대와의 교류를 통해 아직 경험하지 못한 생애주기에 대해 이해하고 간접적인 경험을 통해 이해와 지식의 폭을 넓힐 것이다. 지속적인 만남을 통해 서로가 갖고 있던 편견을 없애고 사회통합을 이룰 수 있을 것이다.

(3) 주거를 통한 세대공유 프로그램

세대공동체 이외에도 세대 간 교류 증진을 통한 세대통합 방법을 볼 수 있다. 최유석 등(2015)

에 따르면 청년세대와 노인세대가 함께 상호작용하며 이익을 얻을 수 있는 프로그램이나 교류할 수 있는 공간이 필요하다며, 프랑스의 'One Roof, Two Generations' 정책을 예로 들고 한 지붕에 여러 세대가 함께 어울려 사는 주거공유 프로그램을 제시하였다. 이는 노인의 주거지를 저렴한 가격에 세놓아 젊은 사람과 함께 사는 프로그램이다. 서울시에서도 혼자 사는 노인과 방을 구하는 대학생들이 함께 집을 공유하는 프로그램을 만들어 노인들은 젊은이들과 대화할 수 있게 되고, 대학생들은 집세를 절약함과 동시에 세대공유의 중요성을 배우게 되는 경험을 한 바 있다.

(4) 지역사회교류를 통한 세대공유 프로그램

영국, 미국, 일본 등 세계 각지에서 다양한 세대통합 프로그램이 운영되지만, 성공적인 프로그램은 세대 간 문제를 지역사회와 연계하여 바라본다는 공통점이 있었다(황여정 등, 2016). 영국의 뉴캐슬언더라임 지역 세대통합, 미국 펜실베이니아 주립대학교 세대통합 프로그램, 일본의 메모로(MEMORO) 프로그램 등을 예로 들 수 있다.

여러 세대가 교류하는 공간으로는 오스트리아 비엔나에서 실행된 세대교류 정책을 예로 들 수 있다. 이는 한 지역에서 여러 세대가 함께 문화, 여가활동을 즐기고 이를 통해 세대교류를 증진시키기 위한 것이다. 이는 곧 지역사회 자원을 다양한 세대가 이용하도록 유도하여 자연스럽게 다양한 세대를 만날 수 있는 기회를 조성하는 것이다. 즉 유스센터, 문화센터, 동주민센터 등에서 지역사회자원을 다양한 세대가 공유할 수 있도록 마을 자원목록을 제작하거나 공유하는 방안을 마련할 수 있다. 그러나, 우리나라에서는 노인복지관과 경로당과 같이 노인세대만이 이용할 수 있는 곳 밖에 없다는 것이다. 따라서 다세대가 함께 이용하며 자연스럽게 교류 가능한 커뮤니티 센터의 설립이 필요할 것이다.

또한 젊은 세대와 노인세대가 함께 하는 공공봉사를 통해 세대공유가 이루어질 수 있다. 젊은 사람들이 일방적으로 노인을 돕는 것이 아니라 모든 연령이 함께 어우러져 지역사회를 돕는 프로그램을 예로 들 수 있다. 폴란드에서는 학생들이 어르신들에게 인터넷, 가전제품 사용법을 알려주고 노인들은 보육시설 및 병원에서 아이들에게 이야기를 들려주는 것과 같은 다양한 사회참여 활동을 하고 있다고 한다. 더욱이 노인들은 보조금도 지원받을 수 있어 생활비에 보탬이 된다고 한다(최유석 등, 2015).

(5) 정치경제적 자원의 세대 간 균형점 모색

그간 세대갈등은 대부분 문화적 혹은 관념적 갈등의 형태로 표출되었으나, 최근의 갈등은 한정된 자원을 둘러싼 배분적 갈등의 양상을 나타내고 있다(황여정 등, 2016). 즉 세대갈등의 원인으로 베이비부머들의 퇴직으로 인한 연금지급, 청년층의 실업 장기화, 경제성장률 하락 등과 맞물려 벌어지는 한정된 국가 재원의 분배를 둘러싼 경쟁적 이해관계와 관련이 깊다고 할 수 있다(홍영란, 2015). 따라서 이를 극복하기 위해서는 먼저 서로 다른 세대가 경험한 집단적 역사적 체험을 존중하는 것이 필요하다(강량, 2014). 예를 들어 노인들이 겪어 왔던 어려움에 대한 이해를 통해 정치경제적 자원의 세대 간 이전이 균형을 유지해야 할 것이다(최유석 등, 2015). 또한 연금문제에 있어서는 세대 간 소득분배에서 노인세대가 상대적으로 배제되어 있다는 점을 고려하여 세대 간 사회적 합의점을 형성해 나가는 노력이 필요하다. 재정의 조기투입을 통하여 고령사회에 대비할 수 있는 기금을 축적하여 세대 간 갈등을 완화하는 방안도 고려해 볼 수 있을 것이다(김상호, 2007). 또한 일자리 문제에 있어 정규직-중년층 대 비정규직-청년층이라는 질적 측면으로 나타나는 갈등이 세대갈등으로 연계, 비화될 개연성이 농후하다는 점에 주목하여 성장과 고용의 균형을 찾기 위한 각종 제도적 뒷받침이 이루어져야 할 것이다(박길성, 2013). 이를 통해 세대 간 연대가 안정적으로 유지됨은 물론 세대 간 정서적 친밀감의 증진 또한 증가하게 된다.

5. 결 론

세대갈등의 중요한 비판 중 하나는 이것이 주로 담론에 의존하고 있고 실제적이고 경험적인 데이터가 없다는 데 있다(Bengtson & Oyama, 2007). 주로 언론이나 정치인들이 만들어내는 상징적 전쟁에 가까운 것으로 간주되기도 한다(Binstock, 2005). 세대간 형평성 패러다임은 세대간 상호의존, 즉 세대공존(generational interdependence)의 대안을 제시한다. 한 세대가 얻는 이익은 다른 세대의 희생으로 만들어지는 것이 아니며, 서로 다른 세대는 경쟁하기보다는 공동의 이익을 추구한다는 것이다. 예를 들어 노부모에게 성인자녀가 부양을 제공함과 동시에 노부모 역시 성인자녀에게 손자녀 돌봄을 제공함으로써 상호의존하게 된다는 것이다. 그러나, 미국과 같이 개인주의가 발달한 사회에서는 세대간 상호의존, 즉 지역사회가 사회적 약자에 대한 책임을 가져야 한다는 것이 그렇게 크게 호소력이 있는 것은 아니다(Bengtson & Oyama, 2007). 하지만 한국과 같이 가족주의 전통이 강하고 공동체의식이 강한 전통을 가진 사회에서는 매우 호소력이 큰 것이 사실이다.

참고문헌

강량. 한국사회 세대갈등 현상의 원인과 해소방안에 관한 소고. 대한정치학회지 2014;21(3): 261-289.

구자숙, 김명언, 한준. 기업조직에서의 세대격차. 한국심리학회지: 사회 및 성격 2000;14(3):1-19.

김상호. 연금자산과 가계저축: 한국노동패널을 이용한 실증분석. 경제학연구 2007;55(3):119-142.

김윤정, 강인, 이창식. 청년 중년 노년세대별 노인에 대한 태도. 한국가정관리학회지 2004;22(1):65-75.

박길성. 한국사회의 세대갈등: 연금과 일자리를 중심으로. 한국사회 2011;12(1):3-25.

박길성. 한국 근현대사 연구동향: 갈등으로 본 한국사회 - 사회는 갈등을 만들고 갈등은 사회를 만든다. 현대사광장 2013;2:104-111.

박재흥. 세대 개념에 관한 연구. 한국사회학 2003;37(3):1-23.

박재흥. 한국사회의 세대갈등. 한국인구학 2010;33(3):75-99.

이수연, 최인희, 김인순. 남녀 노인의 세대갈등 현황과 통합방안 연구. 서울: 한국여성정책연구원; 2010.

정순둘, 정주희, 김미리. 연령주의와 연령통합이 세대갈등인식에 미치는 영향: 연령집단별 비교를 중심으로. 한국사회복지학 2016;68(4):5-24.

정순둘, 이혜원, 최혜지, 이은진, 이고은. 사회적 자본 및 인적 자본과 인지신념의 관계: 노인집단과 다른 연령집단의 비교를 중심으로. 조사연구 2013;14(2):113-142.

조성남, 박숙미. 한국의 세대관련 연구에 나타난 세대개념의 구분과 세대갈등을 이해하는 방법에 관한 일 고찰. 사회과학연구논총 2002;9:39-68.

최원기. 세대격차와 세대갈등에 대한 성찰적 논의. 한국인간관계학보 2006;11(1):85-103.

최유석, 오유진, 문유진. 대학생의 노인세대 인식. 한국콘텐츠학회논문지 2015;15(5):228-241.

한정란. 노인교육과 세대통합: 세대공동체 교육. Andragogy Today: Int J Adult Contin Educ 2002;5(1):91-108.

한정란, 이금룡, 원영희. 청소년과 노년 세대간 태도 분석. 한국노년학 2006;26(2):381-402.

함인희. 세대갈등을 넘어 세대 공존을 향해. 계간 사상 2000;44:188-209.

홍영란. 세대통합을 위한 교육, 정보체제 개선 전략 연구 (II) 실태 진단 및 정책 분석. 연구보고 RR 2013-19; 2013.

황여정, 변정현, 전현정. 청소년의 세대통합역량 증진을 위한 지원 방안 연구. 한국청소년개발원 연구보고서 2016:1-39.

Bengtson VL, Oyama PS. Intergenerational solidarity: strengthening economic and social ties. New York: United Nations Headquarters; 2007.

Binstock R. Old-age policies, politics, and ageism. Generations 2005;29(3):73-78.

Carpenter M. Executive Summary. In: Caucus Priority Issues Report: Westchester

County Pre-White House Conference on Aging 2004-2005 Mini Series. September 2004. Available at http://www.westchestergov.com/seniornews.

Daatland SO, Herlofson K. Ageing, intergenerational relations, care systems and quality of life. An introduction to the OASIS project. Oslo: Norwegian Social Research; 2001.

Dowd JJ. Aging and exchange: a preface to theory. Journal of Gerontology, 1975; 30(5):584-594.

Durkheim E. The division of labour in society. (WD Halls transl). London: The McMillan Press, Ltd.; 1984.

Emerson RM. Power dependence relations. Am Sociol Rev 1962;27:31-41.

Foner A. Age integration or age conflict as society ages? Gerontologist 2000;40(3): 272-276.

Higgs P, Gilleard C. Generational conflict, consumption and the ageing welfare state in the United Kingdom. Ageing Soc 2010;30(08):1439-1451.

Hodge P. Living younger longer: baby boomer opportunities. Remarks before the 2005 White House Conference on Aging Policy Committee Hearing (October 1, 2004). Available at http://www.whcoa.gov/about/policy/meetings/meetings/asp.

Homans GC. Social behavior: its elementary forms. New York: Harcourt, Brace & World; 1961.

Katz D. The functional approach to the study of attitudes. Public Opin Q 1960;24(2); 163-204.

Mannheim K. On the nature of economic ambition and its significance for the social education of man. Essays on the sociology of knowledge. London: Routledge & Kegan Paul; 1952:230-275.

McClusky HY. The community of generations: a goal and a context for the education of persons in the later years. Introd Educ Gerontol 1990;59-83.

OECD. Health at a glance 2015: OECD indicators. Paris: OECD Publishing; 2015.

Riley MW. Age strata in social systems. In: Handbook of aging and the social sciences 1985;3:369-411.

Robert EL, Richards LN, Bengtson V. Intergenerational solidarity in families: untangling the ties that bind. Marriage Family Rev 1991;16.1-2:11-46.

Thilbaut JW, Kelly H. The social psychology of groups. New York: Wiley; 1959.

White House Conference on Aging, 1995 executive summary. The road to an aging policy for the 21st century. February 1996:15–16.

Wisensale SK. Think tanks and family values. Dissent 2005;52.2:98–102.

Wolfe DB. The truth about boomers' differences from previous generations of aging people. Remarks before the 2005 White House Conference on Aging Policy Committee Hearing (February 10, 2005). Available at http://www.whcoa.gov/about/policy/meetings/meetings/asp.

Zaino J. Disparate generations: intergenerational accord and aging policy - a preliminary data review. J Pastoral Counsel 2005;40:8–27.

제 30 장

노인보건에 있어서 법·윤리적 측면

이 인 영

1. 노인보건에 있어서의 노인 건강권의 법률적 보장

1) 노인인권과 노인의 건강권

노인은 다른 세대나 계층에 비하여 인간다운 삶을 영위하는 것에 상대적으로 열악한 지위에 있다. 특별한 사정이 없는 한 일반인들은 이러한 노인으로 변화하기 마련이고, 노인들은 확률적으로 자연적인 수명이 얼마 남지 않았다는 점에서 노인인권을 보다 비중 있게 다루어야 하고, 이를 더욱 강조하고 있다. 노인도 헌법에서 보장하는 인간다운생활을 할 권리가 있으며, 인간의 존엄성을 보장받을 권리가 있다는 점에서 노인인권을 주장하고 있다. 그러나 세계적으로 진행되고 있는 고령화의 추세에 비하면 노인인권에 대한 관심은 의외로 높지 않다. 노인인권은 여성인권이나 아동인권의 경우처럼 〈여성차별금지협약〉이나 〈아동권리협약〉과 같은 법적 구속력을 가진 국제법이 제정된 것은 아니다.

1980년대 이후부터 고령화추세와 맞물려 국제적으로 노인의 인권보장과 원칙 또는 행동계획이 발표되었다. 1991년 UN총회는 “노인을 위한 UN 원칙(United Nations Principles for Older Persons)”을 채택하고 회원국 정부에 대하여 가능한 이 원칙을 국내프로그램에 포함시킬 것을 권고하였다. 노인의 존엄성 보호를 강조하면서 노인은 스스로 존엄성을 지킬 수 있고, 안전하게 살 수 있으며, 착취와 학대의 대상이 되어서는 안 된다고 선언하였다. 이에 따라 자립, 참여, 보호, 자아실현, 존엄의 5가지 주요원칙을 제시하였다. 보호와 돌봄의 원칙은 질병예방 및 건강보호와 각 사회의 문화적 가치체계에 따라 가족과 지역사회에서 존엄성과 기본적인 자유를 향유할 수 있도록 보살핌을 받아야 함을 강조하고 있다. 2002년 발표된 '고령화에 대한 마드리드 국제행동계획'에서는 노인의 개발권(right to development)을 강조하고 있는데, 이는 고령화 사회에 대비한 각국의 적극적인 대처와 노인인권 향상을 위한 노인복지정책 개발 필요성에 합의한 것으로서, 모든 사람들이 안전하게 노후를 보내는 완전한 시민으로서의 권리가 있음을 밝혔다.

노인인권의 구체적인 내용 중 노인의 건강권은 인간다운 생활을 할 수 있는 권리의 내용으로 고찰한다. 우리 헌법 제34조 제1항은 "모든 국민은 인간다운 생활을 할 권리를 가진다"고 규정하고, 제4항은 "국가는 노인과 청소년의 복지향상을 위한 정책을 실시할 의무를 진다"와 제5항은 "신체장애자 및 질병·노령 기타의 사유로 생활능력이 없는 국민은 법률이 정하는 바에 의하여 국가의 보호를 받는다."고 규정하고 있다. 인간다운 생활권이라 함은 인간의 존엄성에 상응하는 건강하고 문화적인 생활을 영위할 권리를 말하며, 건강은 생존과 행복의 전제이며 인간다운 생활에 필수적인 요소이므로 건강권은 생명권, 행복추구권, 인간다운 생활권 등과 이념적으로 일체를 이루며 상호관련을 가지고 있다.

그런데 헌법상의 기본권으로서 노인들이 의료서비스를 제공받고 접근할 수 있는 권리는 단지 국가와의 수혜적인 관계로 이루어지는 것이 아니라 보편적인 시민적 권리로서 보장되어야 한다. 즉, 신체장애·질병·노령·실직 등으로 말미암아 보호를 요하는 상태에 있는 개인은 문화적이고 건강한 생활을 영위하기 위하여 국가에 대해 일정한 내용의 적극적 급부인 사회보장수급권을 요청할 수 있다. 헌법재판소는 사회보장수급권은 인간다운 생활을 보장하기 위한 사회적 기본권 중의 핵심적인 것이고 건강권의 기초가 되는 의료보험수급권은 바로 이러한 사회적 기본권에 속하는 것이라고 판단하였다.[6] 다만, 이러한 의료보험수급권의 구체적인 내용 또는 문화적이고 건강한 생활의 구체적인 수준은 역사적 단계마다 그리고 그 사회의 경제·문화적 구조에 따라 상이하기 때문에 어느 정도의·어떠한 생활이 이 권리의 내용을 말하는지는 일률적으로 정해져 있지는 않다. 노인의 건강권은 국가가 재정형편 등 여러 가지 상황들을 종합적으로 감안하여 법률을 통하여 구체적인 내용과 범위가 정해지는 구체적인 권리라고 볼 수 있다.[7]

2) 노인보건과 건강 형평성

국민의 기본적 보건의료수준을 형평성 있게 충족시킬 수 있도록 노력하여야 한다는 국가의 의

---

6) 헌법재판소 1999.4.29. 97헌마333; 헌법재판소 2003.12.18. 2002헌바1.
7) 헌법재판소 1995.7.21. 93헌가14; 헌법재판소 2003.5.15. 2002헌마90.

료보장의무는 우리나라에만 국한된 문제는 아니다. 보건의료에서의 불평등의 문제는 대다수의 국가가 안고 있는 가장 중요한 보건정책 과제로서, 고령화 사회와 관련해서 의료비용이 지속적으로 그리고 빠르게 상승하고 있는 상황에서 이 분야의 자원 배분에 있어서의 효율성을 제고하고 의료이용과 관련한 형평성을 유지하도록 노력하여야 한다. 의료급여 수급권이 노인인권의 주요한 권리로 인식되면서 공공성의 강조와 정부의 개입이 증가하였고 이에 따라 사회정의의 차원에서 보건의료의 불평등현상을 시정하고 분배적 형평성을 달성하는 것이 복지국가의 중요한 정책이념이 되고 있다.

노인인권의 측면에서 노화가 진행됨에 따라 노인들은 자신의 신체에 대한 타인의 돌봄을 필요하게 되는데 이러한 상황에서 노인들은 두려움이나 망설임 없이 돌봄을 요구함으로써 안전하고 쾌적한 노년을 향유할 수 있어야 한다. 돌봄에의 권리요구는 노인의 생명보호와 신체안전과 관련된 권리이기 때문이다. 특히 노인의 경우 개인의 신분이나 재산에 관계없이 균등하게 접근하고 개별적 상황에 맞은 돌봄을 받을 권리를 말한다. 실질적 차원에서 의료이용이 건강의 향상에 기여한다는 전제하에 의료서비스에의 형평성 있는 접근권의 보장에 관심을 둘 수밖에 없다. 예를 들어 일본의 노인보건법은 기본이념으로 국민은 연령, 심신의 상황 등에 따라 지역 또는 가정에서 노후의 건강유지를 도모하기 위한 적절한 보건서비스를 부여해야 하고, 또한 국민은 자조와 연대의 정신에 근거하여 스스로 연령이 더해짐에 따라 생기는 심신의 변화를 자각하여 항상 건강의 유지 증진에 노력하는 동시에 노인의료에 요하는 비용을 공평하게 부담해야 한다고 규정하고 있다. 의료서비스의 이용기회와 혜택이라는 가치가 공평하게 분배되지 못하고, 의료보장에 필요한 제반 비용부담능력이 부족한 계층에 대한 상황배려 없이 의료서비스가 미흡하다면 이는 노인의 삶의 질 향상에 역행하는 결과를 낳게 되므로 국민들이 공평하게 이를 부담하여야 한다는 연대의식을 기본원칙으로 제시하고 있다.

한편 노인은 신체적 · 정신적 및 소득수준 측면에서 개인 간의 격차가 젊은 계층보다 크다는 점에 주의를 기울여야 한다. 최소한의 모든 노인에게 개인간의 격차를 고려하지 않고 제공해줄 수 있는 기초적 건강보장정책이 실현되어야 하지만, 또한 추가적으로 개인간의 격차를 고려한 부가적인 정책이 필요하다. 개인마다 필요, 능력이 다르다는 것을 최대한 고려한다면 각자가 가장 필요한 것을 주는 것, 각자에게 가장 알맞은 것을 주는 것이야말로 진정한 형평성 보장이라고 할 수 있다. 정책적으로 적절한 차이에 대응하여 각자에게 차등의 서비스 제공(unequal services to individuals corresponding to relevant differences)의 방법을 모색할 필요가 있다.[8] 이러한 방향성은 노인장기요양보험법 제3조의 "장기요양급여는 노인 등의 심신상태 · 생활환경과 노인

8) 사람들은 언제나 동등한 대우를 받을 정도로 충분히 동등하지 않으며, 인간의 필요, 능력, 신체적 특성, 이해관심에 있어서도 동일하지 않다. 따라서 정당한 불평등은 인정된다는 태도를 가지고 있다. 그러나 불평등한 분배가 이루어질 경우에는 반드시 그 정당성의 논거가 제시되어야 한다. 김일순, 손명세, 김상득. 의료윤리의 네원칙. 서울: 계축문화사; 1999:140.

등 및 그 가족의 욕구・선택을 종합적으로 고려하여 필요한 범위 안에서 이를 적정하게 제공하여야 한다"라는 기본원칙 규정에서 그 의미를 찾을 수 있다.

2. 노인보건과 관련된 현행 법제

1) 노인의 보건권과 보건의료기본법

국가는 국민보건을 위하여 필요한 정책을 적극적으로 수립하고 추진할 책무가 있다.[9] 헌법 제36조 제3항은 '모든 국민은 보건에 관하여 국가의 보호를 받는다'라고 하여 국민보건에 관한 국가의 보호를 규정하고 있다. 이 규정에 따라서 국가의 책무를 구체화하여 명시한 것이 보건의료기본법이다. 보건의료기본법은 보건의료를 통하여 모든 국민이 인간으로서의 존엄과 가치를 가지며 행복을 추구할 수 있도록 국민 개개인이 건강한 삶을 영위할 수 있도록 제도와 요건을 조성하며, 보건의료의 형평과 효율의 조화를 기할 수 있도록 함으로써 국민의 삶의 질을 향상시키는 것을 기본이념으로 한다(보건의료기본법 제2조). 이에 따라 국가 및 지방자치단체는 모든 국민의 기본적인 보건의료수요를 형평성 있게 충족시킬 수 있도록 노력하여야 한다(동법 제4조 제2항). 모든 환자는 자신의 건강보호와 증진을 위하여 적절한 보건의료서비스를 받을 권리를 가지며(동법 제6조), 모든 국민은 성별・연령・종교・사회적 신분 또는 경제적 사정 등을 이유로 자신과 가족의 건강에 관한 권리를 침해받지 아니한다(동법 제10조). 보건복지부장관은 노인・장애인 등 보건의료 취약계층에 대한 보건의료사업계획을 포함한 보건의료발전계획을 5년마다 수립하여야 한다(동법 제5조).

2) 건강보험 및 요양보험 관련법제

국가는 노인보건 및 복지에 관한 다양한 수요에 정확하게 대응하기 위하여 지역에서의 보건 및 의료, 그리고 복지의 상호의 유기적인 연계를 도모하면서 적정한 보건의료서비스 및 복지서비스를 종합적으로 제공하는 체제를 구축하여야 한다. 현재 시행되고 있는 보건의료보장 관련 법제도로는 사회보험법으로서 전국민을 대상으로 하는 국민건강보험법과 노인장기요양보험법이 있다. 국민건강보험법은 국민의 질병・부상에 대한 예방・진단・치료・재활과 출산・사망 및 건강증진에 대하여 보험급여를 실시함으로써 국민보건을 향상시키고 사회보장을 증진함을 목적으로 한다.

---

9) 요양기관 강제지정제와 관련된 판례에서 헌법재판소는 "국가가 의료보장의무를 이행하기 위해서는 국민에게 질병 부상에 대하여 적정한 요양급여를 행해야 하며, 이를 위해서는 요양급여를 제공할 수 있는 적정수의 의료기관과 약국을 확보해야 한다."고 판시하였다. 헌법재판소 2002.10.31. 99헌바76.

장애인에 관한 특례규정이지만, 피부양자인 노인에게 필요한 지팡이, 목발 등의 보장구와 관련해서 공단은 보험급여를 실시할 수 있다고 규정하고 있다(동법 제51조).

고령화가 진전함에 따라 노인의료비는 점차적으로 증가하고 있다. 평균수명의 연장과 고령노인 인구 증가에 따라 신체적 장애를 경험하는 노인이 지속적으로 증가하고 있으며, 정신건강상의 장애를 경험하는 노인도 증가하는 추세이다. 노인의료비의 상당 부분이 가정 내에 잠재화되어 있고, 잠재화된 비용들이 의료이용으로 표출되면서 건강보험, 의료급여 등의 재정을 압박하는 경향은 갈수록 심화되고 있다.[10] 초고령화 사회로 진입하고 있는 상황에서 노인부양에 따른 경제적 부담, 핵가족화, 여성의 사회적 진출, 가족의 부양 부담증가 등으로 가족의 노인부양 한계에 이르렀다고 할 수 있다. 이에 대한 해결방안으로 2008년 8월부터 노인장기요양보험법을 제정하여 치매, 중풍 등 노인에 대한 장기간에 걸친 간병, 장기요양문제를 노인장기요양보험제도하에 국가와 사회가 분담하도록 하였다. 기존의 노인복지법상의 노인복지서비스체계는 저소득층을 대상으로 한 공적부조방식의 선별적 사회복지서비스였다고 한다면, 노인장기요양보험법상 수혜자는 소득에 관계없이 기능장애를 가진 노인인구로 확대하였으며, 노인들이 더 이상 자식들에게 부담을 주지 않고 계획적이고 전문적인 장기요양서비스를 받을 수 있게 하는 제도이다. 즉, 국가는 장기요양기본계획을 수립·시행함에 있어서 노인뿐만 아니라 장애인 등 일상생활을 혼자서 수행하기 어려운 모든 국민이 장기요양급여, 신체활동지원서비스 등을 제공받을 수 있도록 노력하고 나아가 이들의 생활안정과 자립을 지원할 수 있는 시책을 강구하여야 한다(노인장기요양보험법 제5조). 장기요양급여서비스 제공의 기본원칙은 다음과 같다. 첫째, 노인 등의 심신상태·생활환경과 노인 등 및 그 가족의 욕구·선택을 종합적으로 고려하여 필요한 범위 안에서 이를 적정하게 제공하여야 한다. 둘째, 장기요양급여는 노인 등이 가족과 함께 생활하면서 가정에서 장기요양을 받는 재가급여를 우선적으로 제공하여야 한다. 셋째, 장기요양급여는 노인 등의 심신상태나 건강 등이 악화되지 아니하도록 의료서비스와 연계하여 이를 제공하여야 한다(동법 제3조).

3) 의료급여법, 국민건강증진법

노인 중에서 기초생활이 곤란한 노인에게 치료와 요양을 제공해주는 법이 의료급여법이다. 의료급여법은 생활이 어려운 자에게 의료급여를 실시함으로써 국민보건의 향상과 사회복지의 증진에 이바지함을 목적으로 한다. 국민기초생활보장법에 의한 급여를 받을 수 있는 자격을 가진 자를 의료급여의 대상자로 하고 있다(의료급여법 제3조). 국민기초생활보장법에 의한 급여의 기준은 보건복지부장관이 수급자의 연령·가구규모·거주지역 기타 생활여건 등을 고려하여 급여의 종류별로 정하고 있으며, 의료급여비용은 대통령령이 정하는 바에 따라 그 전부 또는 일부를 의료급여기금에서 부담하되, 의료급여기금에서 일부를 부담하는 경우 그 나머지의 비용은 본인이

10) 김정순, 노상헌, 조임영, 전광석, 정준현, 최금숙. 고령사회의 법적 과제. 서울: 법제연구원;2004:85.

부담한다(동법 제10조).

한편 국민건강증진법에 의하면 국가 및 지방자치단체는 모든 국민이 건강생활을 실천할 수 있도록 그 대상이 되는 개인 또는 집단의 특성·건강상태·건강의식 수준 등에 따라 적절한 보건교육을 실시한다고 규정하고 있다(국민건강증진법 제12조). 이 때 보건교육의 내용으로 만성퇴행성 질환 등 노인성 질환의 예방에 관한 사항이 포함되어 있다(동시행령 제17조). 또한 국가는 건강증진을 위하여 필요한 경우에 보건복지부령이 정하는 바에 의하여 국민에 대하여 건강검진을 실시할 수 있으며(동법 제20조), 건강검진은 연령별·대상별로 검진항목을 정하여 실시하여야 한다고 규정하고 있다(동시행규칙 제20조).

4) 치매관리법

고령화가 급속히 진행되는 이면에는 치매노인의 비율도 지속적으로 증가하였다. 치매환자는 장기적으로 치료, 간병을 해야 하기 때문에 이런 사유로 치매로 인한 가족의 갈등이 생기거나 노인학대로 이어지는 등 사회문제를 초래하고 있다. 이러한 사회문제를 예방하기 위한 정부의 치매관리체계가 필요하다. 치매관리체계는 치매환자가 지역사회 내에서 적절한 보호를 받고, 치매환자의 가족은 치매환자의 부양에 대한 부담을 감소하고, 부양으로 인한 문제가 생기지 않도록 하는 환자와 가족, 양 방향을 지원하는 것이다. 2011년 제정된 치매관리법은 치매의 예방, 치매환자의 진료·요양 및 치매퇴치를 위한 연구 등에 관한 정책을 종합적으로 수립·시행함으로써 치매로 인한 개인적 고통과 피해 및 사회적 부담을 줄이고 국민건강증진에 이바지함을 목적으로 한다. 국가와 지방자치단체는 치매관리에 관한 사업을 시행하고 지원함으로써 치매를 예방하고 치매환자에게 적절한 의료서비스가 제공될 수 있도록 적극 노력하여야 하고, 치매환자를 돌보는 가족의 부담을 완화하기 위하여 노력하여야 한다(치매관리법 제2조). 치매관리법상 치매관리체계는 치매진단에서 서비스 실시, 서비스 제공을 위한 조정기능까지를 포함한 치매관리사업을 수행하는 조직된 체계를 말한다. 보건복지부장관은 치매관리에 관한 종합계획을 5년마다 수립하고, 치매의 예방과 진료기술의 발전을 위하여 치매 연구·개발 사업을 시행한다(동법 제6조, 제10조). 보건복지부장관은 종합계획에 따라 치매를 조기에 발견하는 검진사업을 시행하여야 하고, 치매환자의 경제적 부담능력을 고려하여 치매 치료 및 진단에 드는 비용을 예산에서 지원할 수 있다(동법 제11조, 제12조).

5) 노인복지 관련법제

현행 노인복지에 관한 법제로는 사회복지사업법 및 노인복지법을 들 수 있다. 사회복지사업법은 사회복지를 필요로 하는 사람의 인간다운 생활을 할 권리를 보장하고 사회복지의 전문성을 높이며, 사회복지사업의 공정·투명·적정을 기하고, 지역사회복지의 체계를 구축함으로써 사회복지의 증진에 이바지함을 목적으로 한다. 사회복지를 필요로 하는 사람은 누구든지 자신의 의사에 따라 서비스를 신청하고 제공받을 수 있다. 이 법에 의하면 국가와 지방자치단체는 사회복지서비스와 보건의료서비스를 함께 필요로 하는 사람에게 이들 서비스가 연계되어 제공되도록 노력해야 한다는 규정을 두어 보건과 복지를 연계하고 있다(사회복지사업법 제4조 제2항). 2012년 법률 개정을 통해 국가와 지방자치단체는 사회복지서비스를 증진하고 서비스를 이용하는 사람에 대하여 인권침해를 예방하고 차별을 금지하며 인권을 옹호할 책임을 진다는 점을 강조하고 있다(동법 제4조 1항). 또한 사회복지사업법에 의하면 사회복지서비스를 필요로 하는 자와 그 친족 그 밖의 관계인은 관할 시장·군수·구청장에게 보호대상자에 대한 사회복지서비스의 제공을 신청할 수 있다(동법 제33조의2). 시장·군수·구청장은 보호대상자에 대하여 서비스 제공을 실시하기로 결정하였을 때에는 필요한 경우 지역사회복지협의체의 의견을 들어 보호대상자별 서비스 제공 계획을 작성하여야 한다(동법 제33조의5).

또한 노인복지법은 노인의 질환을 사전 예방 또는 조기발견하고 질환상태에 따른 적절한 치료·요양으로 심신의 건강을 유지하고, 노후의 생활안정을 위하여 필요한 조치를 강구함으로써 노인의 복지증진을 목적으로 한다. 노인복지법에서는 적용대상인 노인에 관한 직접적인 정의규정을 두고 있지 않지만, 경로연금, 경로우대, 건강진단, 상담·입소조치 등의 규정에서는 65세 이상의 노인을 법의 대상으로 규정하고 있고, 상담·입소 등의 조치에서 복지실시기관은 65세 미만의 자에 대하여도 그 노쇠현상이 현저하여 특별히 보호할 필요가 있다고 인정할 때에는 조치를 취할 수 있다. 노인복지법에 의하면 국가 또는 지방자치단체는 대통령령이 정하는 바에 의하여 65세 이상의 자에 대하여 건강진단과 보건교육을 실시할 수 있으며, 건강진단의 결과 필요하다고 인정한 때에는 그 건강진단을 받은 자에 대하여 필요한 지도를 하여야 하고 이 경우 성별, 다빈도질환 등을 반영하여야 한다고 규정하고 있다(노인복지법 제27조). 그리고 노인학대행위를 금지하면서 자신의 보호·감독을 받는 노인을 유기하거나 의식주를 포함한 기본적 보호 및 치료를 소홀히 하는 방임행위를 금지하고 이를 위반하는 경우 처벌하고 있다(동법 제39조의9, 제55조의3).

3. 노인학대 관련 법적 문제

1) 노인학대의 양상

사회의 기본단위는 가정이므로, 가정폭력이 일어나는 한 사회의 평온 역시 위태로울 수 있다. 그럼에도 불구하고, 우리나라의 가정폭력 문제는 종래 사적인 가정의 문제로만 여겨져 왔고 법과 사회가 관여하기에는 부적절한 것으로 치부되어 왔다. 가정폭력에 대한 예방과 근절 및 피해자보호를 위한 관련법을 제정하였지만, 아직도 가족 내의 문제를 수사기기관이 개입하는 것을 꺼려하여 사후적으로 상해나 사망 등의 사건이 일어나면 뒤늦게 수습하는 양상을 보였다. 가정폭력의 한 유형으로서 노인학대도 그 성질상 외부에서 인지하기 곤란하였으며, 노인학대에 관한 우리 사회의 관심은 아동학대나 배우자학대에 비해 상당히 늦게 인지하였다. 그 이유는 전통적인 윤리와 가족 윤리가 강조되는 사회분위기 속에서 노인 스스로 자신의 자녀로부터 학대를 받는다는 사실을 인정하고 표현하기 어려웠기 때문이다.

최근 매년 가정 내에서 노인학대가 발생하는 비율이 높게 나타날 뿐만 아니라 그 정도가 심각한 수준으로 나타나고 있으며, 노인장기요양보험의 시행으로 노인복지시설이나 요양시설을 이용하는 경우가 늘어남으로써 시설내 노인학대 발생률도 증가하고 있다. 노인의료복지시설의 조직과 시스템의 비대화, 관료화로 시설이 증가하면서 사회복지의 이념과 가치에 관한 인식과 전문적 지식, 기술, 윤리 등을 충분히 숙지하지 못한 종사자들이 노인시설 내 학대를 증가시키고 있다고 분석한다.[11]

2) 노인학대에 대한 대처방안

노인복지법에서는 “노인학대”라 함은 노인에 대하여 신체적·정신적·정서적·성적 폭력 및 경제적 착취 또는 가혹행위를 하거나 유기 또는 방임을 하는 것을 말한다. 노인학대는 아동학대의 경우와 달리 학대행위자에 대한 아무런 제한이 없으며, 학대유형에 있어서도 ‘정신적 학대’와 ‘정서적 학대’를 구별하고 있고, 경제적 착취도 학대의 유형으로 인정하고 있다.

노인복지법에서는 누구든지 노인학대를 알게 된 때에는 노인보호전문기관 또는 수사기관에 신고할 수 있도록 하고 있다(제39조의6 제1항). 그러나 노인보호와 관련된 일정한 직종에 근무하는 자가 그 직무상 노인학대를 알게 된 때에는 즉시 노인보호전문기관 또는 수사기관에 신고하도록 의무화하고 있다. 즉, (1) 의료법 제3조제1항의 의료기관에서 의료업을 행하는 의료인 및 의료기관의 장, (2) 제27조의2에 따른 방문요양서비스나 안전확인 등의 서비스 종사자, 제31조에 따른 노인복지시설의 장과 그 종사자 및 제7조에 따른 노인복지상담원, (3) 장애인복지법 제58조의 규정에 의한 장애인복지시설에서 장애노인에 대한 상담·치료·훈련 또는 요양업무를 수행하는 사람, (4) 가정폭력방지 및 피해자보호 등에 관한 법률 제5조 및 제7조에 따른 가정폭력 관련 상담소 및 가정폭력피해자 보호시설의 장과 그 종사자, (5) 사회복지사업법 제14조에 따른 사회복지전담공무원 및 같은 법 제34조에 따른 사회복지관, 부랑인 및 노숙인보호를 위한 시설의 장과 그 종사자, (6) 노인장기요양보험법 제31조에 따른 장기요양기관 및 제32조에 따른 재가장기요양기관의 장과 그 종사자, (7) 119구조·구급에 관한 법률 제10조에 따른 119구급대의 구급대원, (8) 건

11) 이연순, 우국희. 요양보호사가 경험한 노인학대와 노인인권 인식 연구: 방문요양 요양보호사를 중심으로. 한국노년학 2013;33(1):89.

강가정기본법 제35조에 따른 건강가정지원센터의 장과 그 종사자, (9) 다문화가족지원법 제12조에 따른 다문화가족지원센터의 장과 그 종사자, (10) 성폭력방지 및 피해자보호 등에 관한 법률 제10조에 따른 성폭력피해상담소 및 같은 법 제12조에 따른 성폭력피해자보호시설의 장과 그 종사자, (11) 응급의료에 관한 법률 제36조에 따른 응급구조사, (12) 의료기사 등에 관한 법률 제1조의2제1호에 따른 의료기사이다. 이들 신고의무자가 신고의무를 위반하여 노인학대를 신고하지 아니한 사람에게는 500만원 이하의 과태료를 부과하도록 하고 있다(제61조의2 제3항). 이때 신고인의 신분은 보장되어야 하며 그 의사에 반하여 신분이 노출되어서는 아니 되도록 하고(동조 제3항), 이를 위반한 자에 대해서는 처벌규정을 두고 있다

3) 노인학대에 대한 정책적 제언

노인복지법상 노인학대에 관한 규정에도 불구하고 노인학대의 예방과 대책은 그다지 효과를 거두지 못하고 있는 실정이다. 피해노인이 학대피해경험 후 겪게 되는 심각한 신체적, 심리적 고통을 고려하면 학대행위자에 대한 강력한 처벌을 요구해야 하며, 일반 국민에게는 형사처벌의 강화가 학대행위자에게 경각심과 위하적 효과를 줄 수 있는 긍정적 측면이 있다. 하지만 학대행위자에 대한 형사처벌의 강화는 피해노인에게 학대의 피해를 더욱 가중시킬 수 있다. 피해노인의 경우 학대행위자가 자신의 가족인 경우에 형사처벌을 받게 되면 이들과의 관계단절로 인해 감당할 수 없는 충격을 받을 수 있으며, 오히려 피해노인에 대한 학대행위자의 분노를 증폭시키게 됨으로써 피해노인의 입장에서는 현재의 부양의무자를 잃게 될 위험을 발생하게 한다. 노인학대범죄의 신고가 저조한 이유가 여기에 있는 것이다. 노인학대 행위자에 대한 처우도 단순한 형벌만 가지고는 근원적인 성행의 교정이나 재범방지를 기대하기는 어렵다. 따라서 노인학대에 대한 대책을 강구함에 있어서는 학대행위자에 대한 형사처벌의 강화보다는 학대원인에 대한 정확한 분석을 토대로 하여, 피해노인의 보호를 위한 제도의 보완과 학대행위자의 상담·치료 등의 서비스 확대를 통한 개선·교화에 중점을 두어야 할 필요가 있다.[12)]

한편 노인복지법에서는 노인학대신고를 접수한 노인보호전문기관의 직원이나 사법경찰관리는 지체없이 노인학대의 현장에 출동하여야 한다. 이 경우 노인보호전문기관의 장이나 수사기관의 장은 서로 동행하여 줄 것을 요청할 수 있고, 그 요청을 받은 때에는 정당한 사유가 없으면 소속 직원이나 사법경찰관리를 현장에 동행하도록 강제하고 있다(제39조의7 제1항). 또한 「노인복지법」에서는 국가는 지역 간의 연계체계를 구축하고 노인학대를 예방하기 위하여 중앙노인보호전문기관을 설치·운영하도록 하는 한편(제39조의5 제1항), 학대받는 노인의 발견·보호·치료 등을 신속히 처리하고 노인학대를 예방하기 위하여 지역노인보호전문기관을 특별시·광역시·도·특별자치도에 두도록 하고 있다(동조 제2항).

---

12) 강동욱, 문영희. 「노인복지법」상 노인학대에 관한 규정 검토와 개선방안. 법학논총 2015;32(2):44.

궁극적으로 노인학대를 예방하고 노인학대행위의 재범을 방지하기 위해서는 노인보호전문기관만의 노력으로만 해결할 수 없다. 우선 설치되어 있는 노인보호전문기관의 수가 실제 발생하고 있는 노인학대의 규모에 비하면 매우 부족할 뿐만 아니라 현실적으로 예산이나 시설 및 인력확보의 어려움을 가지고 있다. 이러한 문제점을 극복하기 위하여 유관기관과의 협조체계를 구축·강화하는 것도 하나의 방법이 될 수 있다.[13] 노인복지시설을 둘러싸고 있는 지역사회 내의 노인보호전문기관, 경찰, 의료기관, 법률기관 및 행정기관과의 연계를 통하여 지역사회 네트워크를 형성하고, 노인학대에 대한 종합적인 보건의료 및 복지서비스 시스템을 구축하는 것이 노인학대의 예방과 재범방지책으로 선행되어야 할 것이다.

4. 노인 관련 말기의료의 법적 윤리적 문제

1) 말기의료에서의 존엄한 죽음 등의 선택

지난 세기 동안의 의학의 발전은 이제 죽음에 대한 우리의 생각을 변화시켰다. 의학은 오랫동안 사람을 단시간에 죽게 하였던 급성질환에 대한 치료방법을 주로 개발하였고, 이제는 암, 심장질환과 같은 만성질환들이 상당수 남게 되었다. 과거에 사람들은 만성질환에 수반되는 장애와 기능저하를 경험하지 못하였기 때문에 가능한 한 오래 살고자 하였다. 그러나 이제 대부분의 사람들은 너무 오래 살면 삶의 질이 비참한 지경에 이를 수 있다는 것을 알게 되면서 더욱 중요하게 여겨진 것이 삶의 길이가 아니라 삶의 질이 되었다. 과거처럼 인위적으로 수명을 늘리려고 하기보다는 자연스러운 죽음, 더 나아가 편안한 죽음을 맞이하려는 경향을 가지게 된 것이다.[14]

말기치료 단계에서의 노인들은 통증이나 육체적 고통보다는 오히려 존엄성과 자아상실과 같은 인격성을 위협하는 증상들을 두려워하며, 마지막으로 자신의 존엄성을 지키기 위한 대안으로서 존엄사, 연명치료 중단 등의 구체적인 권리를 주장할 수 있다. 하지만 의료관행은 대부분의 의사들은 죽어가는 말기치료단계의 노인환자들에게 좋은 죽음에의 대안에 대한 선택 여부를 설명하지 않고 있다. 존엄한 죽음에의 최선의 결정을 내리기 위해 환자가 자신의 질병상태와 치료정보를 알아야 하며 이를 바탕으로 심사숙고의 선택이 필요한데, 무지의 상태에 방임한다면 자율적 결정권이 있다거나 자유로운 선택권을 가지고 있다고 할 수 없다. 의료진은 노인인 환자에게 그들이 이해할 수 있는 수준으로 의료처치 또는 수술과 관련된 대안들을 설명해야 하고 의료적 사실과

13) 김신열. 노인학대 개입을 위한 지역사회네트워크의 필요성. 월간 복지동향 제158호, 참여연대사 회복지위원회; 2011:26.
14) 신현호. 삶과 죽음 권리인가 의무인가? 서울: 육법사; 2006:87.

의학적 견해 사이의 혼란 상태에 환자를 두게 해서는 안 될 것이다.[15] 이와 아울러 대안의 내용 중에 특히 실험적 약물이나 연명의료장치 등이 포함되어 있을 때 말기환자 또는 노인환자들은 다른 결과와 다른 죽음의 방식에 대해서도 정보를 제공받아서 그들이 '가장 덜 나쁜 죽음'을 선택할 수 있도록 해야 할 것이다.

다만, 의사들이 환자들의 삶의 질이 낮기 때문에 살만한 가치가 없다는 이유로 어떤 종류의 환자들의 자살을 조력하거나 직접적인 안락사를 허용하게 된다면, 유사한 다른 경우에 있어서도 동일한 결론을 적용하게 될 것이다. 그래서 우리 사회는 장기간의 의식불명인 신생아의 죽음을 허용할 것이고, 또 다시 요양원에 있는 중증이 안[illegible]하이며 노인환자의 자살을 도와줄 것이며, 결국은 미끄러운 비탈길을 내려가면서 수많은 공격받기 쉽고 의사결정능력이 없는 환자들이 살해될 것이라는 우려를 할 수 있다. 그러므로 어떠한 경우에도 능동적이고 직접적인 방법으로 그 환자의 생명을 단축시키는 적극적인 안락사나 의사조력자살은 허용되지 않는다.

2) 노인환자의 죽을 권리에 대한 자기결정권

말기 의료의 단계에서 노인환자의 진정한 의사결정을 파악하는 것은 쉽지 않다. 존엄하게 죽을 권리의 요구는 기본적으로 현재의 상황을 이해하고 판단할 수 있어야 하며 진정한 자기의사를 표현할 수 있어야 한다. 충분한 정보에 근거한 동의를 얻기 위한 첫 단계는 환자가 이러한 능력을 갖고 있는지를 확인하는 일이다. 물론 이 과정이 쉽지는 않을 것이다. 예를 들어 노인환자의 가족들 사이에서 환자에 대한 보호의지나 이해관계가 다른 경우에는 의견이 일치하기가 어려울 뿐만 아니라, 치료비 부담이나 상속 등의 경제적 문제로 인해 갈등구조가 생기다면 온전한 정신상태에서 결정을 하는 것을 기대하기 어려울 것이다. 가족들의 입장을 생각해서 진의 아닌 의사표시로 죽을 권리를 요구할 수도 있고, 그런 상황 하에서 환자가 막연히 판단능력이 상실되었을 것이라고 판단하여 노인환자의 진심의 의사표시가 가족들에 의해서 무시당할 수도 있을 것이다.

특히 의료 현장에서 인공호흡기와 같은 생명연장 장치의 사용이 특수한 치료방법이 아니라 일상적인 치료방법으로 보편화되었는데, 이러한 장치사용을 중단하거나 보류하는 과정에서 가장 중요한 것은 죽음을 초래한 상황이며, 그 과정에 놓여있는 의사와 환자 사이의 의사소통과 이해며, 삶의 질을 고려할 때 환자 자신이 받는 이득과 피해에 대한 정확하고도 과학적인 분석을 통한 균형적이고 신중한 결정이라고 할 수 있다. 좋은 삶이란 각자에게 각기 다른 의미를 가진다. 좋은 삶의 전형적인 형태가 시간과 장소를 가리지 않고 불변하는 공식으로 모두에게 주어진 것이 아니라 각자의 성장배경과 능력, 위치 등의 구체적인 상황에 대한 직접적인 반응으로서 달라질 수 있다. 죽음의 의미도 그런 점에서 맥락을 같이 할 것이다. 생명의 신성성이라는 어떠한 일률적인 공동체의 결정이 모든 사람들에게 강요할 수는 없는 것이다. 개인이 자신이 속하여 있는 공동체의

15) George PS. Human rights and biomedicine. Hague: Kluwer International; 2000:207.

타인에게 해악을 주지 않는다면 자신의 생명과 신체에 대하여 한 결정은 존중되어야 한다. 인간은 누구나 도덕적으로 타인이며 자기 자신만의 생활방식을 가지고 있으며 자신만의 도덕적 원칙들을 가지고 있다. 이를 근거로 한 자기결정권은 개인이 일정한 사적 사항에 관하여 공권력으로부터 간섭 내지 침해 없이 스스로 자유롭게 결정하여 자신의 사적 영역을 형성할 수 있는 권리를 말하며, 본질적인 기본권이다.

헌법에 상응한 질서에 의하면 인간은 가능한 고통 없이 자연사할 권리를 가지며, 누구든지 임종환자의 의사에 반하여 과잉의 치료를 하여 죽음을 지연시키고 고통을 줄 권한은 가지고 있지 않다. 우리나라의 대법원은 인공호흡기 제거청구사건에서 의료계약상 환자의 동의는 헌법 제10조에서 규정한 개인의 인격권과 행복추구권에 의하여 보호되는 자기결정권을 보장하기 위한 것으로, 의료계약이 유지되는 경우에도 그 진료행위를 계속할 것인지 여부에 관한 환자의 결정권이 존중되어야 하며, 환자가 그 진료행위의 중단을 요구할 경우에 원칙적으로 의료인은 이를 받아들이고 다른 적절한 진료방법이 있는지를 강구하여야 할 것이라고 판단하였다.[16] 미국의 경우 말기암환자 내지 노인환자들의 생명에 대한 자기결정권의 존중의지를 1990년의 연방법률인 "환자 자기결정권법"(Patient Self-Determination Act)에 반영하였다. 이 법률상의 자기결정권에 관한 절차규정을 '의학적 미란다고지'로 불리기도 한다.[17] 이 법률에 의하면 연방정부의 보조를 받는 병원이나 양로원, 기타 요양기관들은 노인환자가 입원할 때 치료의 거절이나 거부를 할 수 있는 환자의 권리를 서면으로 반드시 알려주어야 한다. 따라서 해당 노인에게 자기의 결정을 집행해줄 기관을 선택하도록 하고, 또한 선택한 기관이 취하고 있는 관행과 정책을 설명해 주어야 한다. 또한 그 기관은 노인환자가 죽음에 대한 합리적인 결정을 할 수 없는 상황에 대비하여 특정한 사람을 대리 의사결정권자(surrogate decision-maker)로 지정해야 하는 등 대리인지정에 대한 사전지시를 하였는지 여부를 기록해야 한다. 이러한 의학적 미란다 고지절차는 요양시설 등이 환자의 사전지시를 존중한다는 것을 명시하고 노인들에게 이를 알려주기 위해서 규정한 것이며, 사전 지시서의 활용을 증가시키기 위한 의도도 포함되어 있다.

3) 연명의료 중단 등의 결정에 대한 법제화

최근까지 의료계에서는 의학적 관점에서 죽음을 둘러싼 의료상황을 설명하기 위해서 무의미한 치료중단의 개념을 사용하였다. 학계에서는 학자들마다 안락사, 존엄사, 소극적 안락사 등의 다양한 용어를 사용함으로써 서로 상충되는 개념 혼란이 야기되었고, 통일된 용어정의가 없다보니 학자들마다 각자가 사용하는 용어정의에 따라 그 허용여부에 대한 판단기준과 정책방향들을 다르게 접근하였다. 그래서 의료계와 학계, 종교계 등의 각계 인사들이 참여한 사회적 협의체와 국가생명

---

16) 대법원 2009.05.21. 선고 2009다17417 전원합의체 판결.
17) Furrow G, Johnson J. Health law. St. Paul, MN: West Publishing Co.; 1995:750.

윤리심의위원회의 산하 특별위원회에서 용어로 인한 혼란과 논란을 줄이고, 보다 가치중립적이고 지향점이 있는 용어를 사용하기 위해서 '연명의료 결정'이라는 용어를 사용하기로 하였다. 2016년 1월 제정된 '호스피스·완화의료 및 임종과정에 있는 환자의 연명의료결정에 관한 법률'(이하 연명의료결정법이라 한다)에서도 '연명의료 결정'의 용어를 사용하고 있다.

연명의료결정법은 임종단계에 있는 환자의 자기결정권 존중의 연명의료 중단에 관한 입법논의가 시작된 지 약 10년 만에 결실을 맺었다. 1997년의 보라매병원사건이 문제되기 전에는 의료계의 관행에 따라 회복 불가능한 중환자에 대해서 치료중단 내지 보류를 요청하는 경우에는 이를 수용하는 예들이 흔하였으며, 이를 문제 삼아 환자 가족과 의료진에 대해서 처벌을 주장하거나 실제 이를 처벌한 예를 찾기 어려웠다. 그러나 인공호흡기를 부착한 채 중환자실에서 치료를 받고 있던 환자를 치료비 부담을 우려하는 환자보호자의 강력한 퇴원 요구에 의해 조기 퇴원시킨 보라매병원사건에서 의사에게 살인죄의 방조범으로 처벌하는 판결이 나온 이후 의료계는 큰 혼란에 빠졌다. 지금까지 회복이 불가능하다고 판단되는 말기환자나 고령환자에 대한 치료를 환자 가족의 요구에 따라 중단하던 관행을 거부함으로써 의료진들이 이런 환자들을 끝까지 병원에 붙들어 두려는 경향이 생겼으며, 실제 중환자실에서의 환자의 퇴원이 상당히 어렵게 되었다.

2006년 2월 국회에 발의된 의료법의 개정안이 있었지만, 세브란스 김할머니 사건으로 불리는 인공호흡기 제거청구사건의 제1심 판결(2008가합6977)이 2008년 11월 28일 선고되면서 그 직후 연명의료중단을 허용하는 법안들이 발의되었다. 2010년 7월 14일 보건복지부는 '연명치료중단 제도화 관련 사회적 협의체의 논의결과'를 발표하였고, 2013년 7월 국가생명윤리심의위원회는 '연명의료 결정에 관한 권고'를 발표하였다. 권고의 내용은 환자의 명시적 의사는 없지만 예전에 작성한 사전의료의향서가 있거나 가족 2인 이상이 환자의 의사에 대하여 일치하는 진술을 하는 때에는 의사 2인이 환자의 의사를 추정하여 인정할 수 있으며, 환자의 명시적 의사표시도 없고 환자의 의사를 추정할 수도 없다면, 가족 모두가 합의하여 환자를 위한 최선의 조치를 결정할 수 있다는 원칙을 제시하였다.

4) 연명의료결정법의 주요 내용

"호스피스·완화의료 및 임종과정에 있는 환자의 연명의료결정에 관한 법률"(이하 연명의료결정법)은 법률 제14013호로 2016년 2월 3일 제정되었고 연명의료중단 등 관리체계와 관련된 조문들은 2018년 2월 4일부터 시행된다. 연명의료결정법은 내용상으로 연명의료결정과 호스피스·완화의료를 포함하고 있다. 연명의료결정법에 의하면 연명의료결정의 이행은 임종기 환자를 대상으로 하고, 호스피스·완화의료의 경우에는 말기환자가 호스피스 이용 동의서와 의사가 발급하는 말기환자임을 나타내는 의사소견서를 첨부하여 신청해야 하는 이원적 구조를 가지고 있다. 말기환자등이 호스피스전문기관에서 호스피스를 이용하려는 경우에는 호스피스 이용동의서와 의사가 발급하는 말기환자임을 나타내는 의사소견서를 첨부하여 호스피스전문기관에 신청해야 하는 것이다(동법 제28조).

연명의료결정법의 대상환자는 회생의 가능성이 없고 치료에도 불구하고 회복되지 아니하며, 급속도로 증상이 악화되어 사망에 임박한 상태인 임종과정에 있는 환자이다. 여기에서 '임종과정'이란 회생의 가능성이 없고, 치료에도 불구하고 회복되지 아니하며, 급속도로 증상이 악화되어 사망에 임박한 상태를 말하며, 담당의사와 해당 분야의 전문의 1명으로부터 임종과정에 있다는 의학적 판단을 받은 자를 '임종과정에 있는 환자'라고 한다(동법 제2조). 연명의료결정법에는 말기환자에 대한 용어정의 규정도 두고 있는데, '말기환자'란 암, 후천성면역결핍증, 만성 폐쇄성 호흡기질환, 만성 간경화, 그밖에 보건복지부령으로 정하는 질환의 어느 하나에 해당하는 질환에 대하여 적극적인 치료에도 불구하고 근원적인 회복의 가능성이 없고 점차 증상이 악화되어 보건복지부령으로 정하는 절차와 기준에 따라 담당의사와 해당 분야의 전문의 1명으로부터 수개월 이내에 사망할 것으로 예상되는 진단을 받은 환자를 말한다.

연명의료결정법에 의하면 환자의 의사 확인은 연명의료계획서의 작성 또는 작성된 사전연명의료의향서의 내용을 환자에게 확인하는 방식을 취하고 있다. "연명의료계획서"란 말기환자등의 의사에 따라 담당의사가 환자에 대한 연명의료중단등결정 및 호스피스에 관한 사항을 계획하여 문서로 작성한 것을 말하며, "사전연명의료의향서"란 19세 이상인 사람이 자신의 연명의료중단등결정 및 호스피스에 관한 의사를 직접 문서로 작성한 것을 말한다. 담당의사는 의사능력이 있는 환자라고 하더라도 사전연명의료의향서의 내용을 환자에게 확인하는 절차를 거쳐서 이를 환자의 의사로 보고 있다. 통상의 환자의 자기결정권에 따른 의사는 임종기의 환자가 자기의 의사를 말이나 글로 '예'라고 분명히 나타내는 명시적 동의(explicit consent)를 의미하는데, 연명의료결정법은 구두방식을 취하기보다는 연명의료계획서의 작성이나 사전의료의향서의 내용을 환자에게 확인하는 방식으로 서면작성의 방식을 취하고 있다.

연명의료결정법은 19세 이상의 환자가 의사를 표현할 수 없는 의학적 상태인 경우 환자의 연명의료 중단등 결정에 관한 의사로 보기에 충분한 기간 동안 일관하여 표시된 연명의료 중단등에 관한 의사에 대하여 환자의 가족(배우자, 직계비속, 직계존속, 형제자매) 2명 이상의 일치하는 진술이 있으면 담당의사와 해당 분야의 전문의 1명의 확인을 거쳐 이를 환자의 의사로 본다(동법 제17조 제1항). 이와 같이 환자의 의사를 추정하는 것은 환자의 자기결정권 내지 사생활권의 존중이라는 치료행위의 본질에 부합하기 때문이다. 환자의 사전의료의향서가 작성되었다면 환자의 의사를 추정하는 하나의 자료가 될 수 있으며, 그 밖의 환자의 의사를 추정할 근거는 환자가 이전에 나타낸 구두 또는 서면에 의한 의사표시, 환자의 종교적 신념, 또는 가치관, 환자의 나이를 고려한 예상수명이나 고통감수 등이라고 할 수 있다. 다만, 그 진술과 배치되는 내용의 다른 환자가족의 진술 또는 객관적인 증거가 있는 경우에는 추정적 의사를 인정하지 않는다.

연명의료결정법은 환자의 의사표시능력이 없고 사전의료의향서가 작성되어 있지 않은 경우

가족 전원 합의의 대리결정을 허용하고 있다. 치료중단 여부를 결정하는 시점에서 환자의 의사를 추정하는 것마저도 불가능한 상황이므로 환자에게 최선의 이익이 되는 판단방법(best interests of patient standard)의 기준을 사용하여 생명을 유지하기 위한 치료를 개시하거나 계속하는데 따르는 손실이 그에 따르는 이익에 비하여 명백히 우월하고, 환자의 생명유지로 인한 극심한 고통으로 인하여 환자의 생명을 유지하는 것이 비인도적이라고 판단되는 경우 치료를 중단할 수 있다. 연명의료결정법은 환자가 의사표현을 할 수 없는 의학적 상태인 경우 첫째, 미성년자인 환자의 법정대리인이 연명의료중단등결정의 의사표시를 하고 담당의사와 해당 분야 전문의 1명이 확인한 경우와 둘째, 환자가족 전원의 합의로 연명의료중단등결정의 의사표시를 하고 담당의사와 해당 분야 전문의 1명이 확인한 경우에는 해당 환자를 위한 연명의료 중단 등 결정이 있는 것으로 본다(동법 제18조 1항).

연명의료결정법은 제17조에 따라 환자의 의사가 확인되거나 제18조에 따라 연명의료 중단 등 결정이 있는 경우에는 담당의사는 환자에 대하여 연명의료를 시행하지 아니하거나 중단을 이행하여야 한다(동법 제19조). 이와 같이 연명의료결정에 따라 이행한 의사의 행위는 자살방조나 살인으로 보지 않는다. 환자에 대한 치료중단이나 보류는 환자의 자살에 조력하는 행위, 안락사의 행위로 해석하지 않으며, 또한 이러한 죽음을 자살로도 평가할 수 없다.

참고문헌

강동욱, 문영희. 「노인복지법」상 노인학대에 관한 규정 검토와 개선방안. 법학논총 2015;32(2).

김신열. 노인학대 개입을 위한 지역사회네트워크의 필요성. 월간 복지동향 제158호, 참여연대사회복지위원회; 2011.

김일순, 손명세, 김상득. 의료윤리의 네원칙. 서울: 계축문화사; 1999.

김정순, 노상헌, 조임영, 전광석, 정준현, 최금숙. 고령사회의 법적 과제. 서울: 법제연구원; 2004.

문미란. 노령사회와 미국의 법제도. 노인요양법제의 현황과 과제. 서울: 법제연구원; 2003.

배화숙. 의료보장정책 분석기준으로서 건강권 확보의 개념과 적용에 관한 연구. 사회복지연구 2004;13.

백승흠. 우리나라에서의 성년후견제도의 도입과 그 검토, 고령사회와 성년후견제도. 서울: 한국법제연구원; 2003.

스콧 래, 폴 콕스 지음. 김상득 옮김. 생명윤리학. 서울: 살림출판사; 2004:373.

신현호. 삶과 죽음 권리인가 의무인가? 서울: 육법사; 2006.

이연순, 우국희. 요양보호사가 경험한 노인학대와 노인인권 인식 연구: 방문요양 요양보호사를 중심으로. 한국노년학 2013;33(1):89.

이인영. 인공호흡기 제거청구사건 판결의 형사법적 시사점. 비교형사법연구 2009;11(1).

석희태. 연명의료의 중단. 대법원 2009. 5. 21. 선고 2009다17417판결과 관련하여. 의료법학 2009;10(1).

윤영호 등. 품위있는 죽음과 호스피스·완화의료에 대한 일반국민들의 태도. 한국 호스피스·완화의료학회지 2004.

Beauchamp TL, Childress JF. Principles of biomedical ethics. London: Oxford University Press; 2001.

Bette-Jane C (ed). Cases in bioethics. Boston: Bedford/St. Martine's; 1998.

Feachem RGA. Poverty & Inequity: a proper focus for the new century. Bull World Health Org 2000;78(1).

Furrow G, Johnson J. Health law. St. Paul, MN: West Publishing Co.; 1995:750.

George PS. Human rights and biomedicine. Hague: Kluwer International; 2000:207.

Menikoff J. Law and bioethics, Washington, DC: Georgetown University Press; 2001:269.

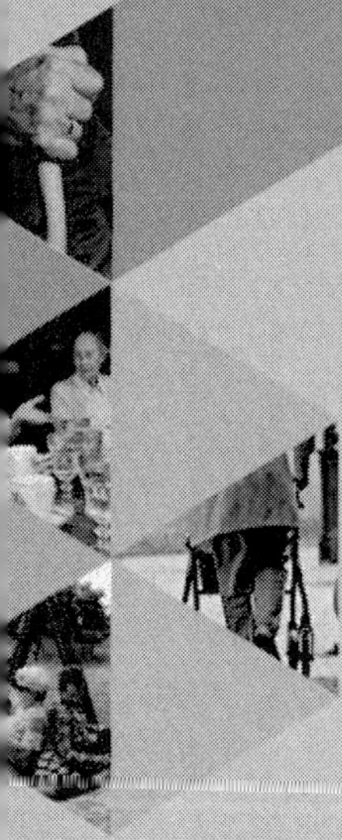

제 31 장

4차 산업혁명과 노인보건

최 문 정

1. 4차 산업혁명의 개념

'4차 산업혁명'이 미래사회에 대한 주된 키워드로 등장하면서 이에 대한 관심이 최근 높아지고 있다. 하지만, 기존의 경험을 기반으로 역사학자들에 의해 정의된 1차, 2차 산업혁명과 달리, 미래학자들에 의해 제시된 4차 산업혁명의 정의는 사회적으로 학문적으로 아직 합의에 이르지 못하였다. 따라서 이에 대한 다양한 개념들이 꾸준히 제시되어 왔는데, 가장 광범위하게 사용되고 있는 4차 산업혁명에 대한 정의는 세계경제포럼(World Economic Forum, WEF) 회장인 클라우스 슈밥(Klaus Schwab)이 제시한 개념과 독일의 인더스트리 4.0(Industrie 4.0)이다.

세계경제포럼은 1971년에 설립된 비영리 재단으로 매년 다보스에서 세계적으로 가장 영향력 있는 리더들이 한 자리에 모여 인류가 당면한 가장 시급한 문제들을 논의하는 '다보스 포럼'으로 잘 알려져 있다(https://www.weforum.org). 2016년 다보스 포럼에서 슈밥 회장은 '4차 산업혁명'을 의제로 제시하였으며, 2017년에 출판된 그의 저서에서 인공지능(artificial intelligence, AI), 로봇, 사물인터넷(the Internet of Things, IoT), 자율주행, 3D 프린팅, 나노기술, 생명공학 등의 약진과 이들 기술의 물리적, 디지털 및 생물학적 경계를 넘어서는 상호작용들이 우리가 일하는 방식, 일상생활을 하는 방식, 그리고 다른 사람과 관계를 맺는 방식을 근본적으로 바꿀 것이라고 제시하였다(Schwab, 2017). 「인더스트리 4.0」은 '독일 제조업의 차세대 전략'을 의미하며, 개인화된 고객의 요구사항에 맞추어 제품 라이프 사이클에 걸친 전체 가치창출 사슬조직과 관리의 새로운 단계를 일컫는다(김은 등, 2017). 반면, 슈밥 회장은 제조업에 초점을 맞춘 독일의 인더스트리 4.0 개념에 비해 보다 폭 넓은 시각에서 4차 산업혁명을 정의한다. 슈밥 회장은 제조업을 넘어서서, 특히 생명공학(BT)과 다른 주요기술과의 융합을 강조하며, 4차 산업혁명을 사이버 세계와 물리적 세계가 연결된 하나의 통합 시스템으로서 사회・경제구조를 근본적으로 변화시키는 산업혁명으로 규정하였다(Schwab, 2016).

일각에서는 4차 산업혁명이란 아직 도래하지 않았으며, 주요기술로 논의되었던 인공지능, 사물인터넷 등의 기술들은 3차 산업혁명에 포함되는 것으로 보기도 한다. 인류 사회는 철도와 증기엔진 기술을 바탕으로 기계적인 생산체계가 도입된 1차 산업혁명, 전기 에너지를 이용해 대량 생산체계가 구축된 2차 산업혁명을 겪었고, 이후 우리는 3차 산업혁명을 겪고 있다. 이러한 맥락에서, 컴퓨터와 인터넷이 더 발전하여 등장한 인공지능과 사물인터넷 등은 4차 산업혁명이라는 새로운 산업혁명이 아니라 3차 산업혁명의 연장선으로 여겨지기도 한다(정지훈, 2017). 하지만, 슈밥 회장은 4차 산업혁명이 디지털 혁명인 3차 산업혁명을 기반으로 하지만, 그 '속도(velocity),' '범위(scope),' '시스템 영향(systems impact)'에 있어 3차 산업혁명의 일부가 아니라 진화된 새로운 산업혁명이라고 주장하였다(Schwab, 2016).

2. 4차 산업혁명에 대한 담론

슈밥 회장이 경영・정책분야의 전문가이며 세계경제포럼 역시 경영, 정치 분야의 리더들로 구성되어 있어 세계경제포럼의 4차 산업혁명에 대한 논의는 경영자의 관점에 치우친 경향이 있다. 따라서, 다보스 포럼에서 4차 산업혁명이 사회에 미칠 영향에 대한 폭넓은 의제가 제안되었지만 주된 논의들은 '생산성'과 '일자리'에 초점이 맞춰졌다.

세계경제포럼이 2016년에 발간한 「일자리의 미래(The Future of Jobs)」 보고서는 4차 산업혁명과 관련되어 가장 많이 그리고 널리 읽힌 보고서 중 하나이다. 이 보고서는 15개 주요 선진국과 신흥 경제지역 국가들의 주요 기업들의 최고 인사담당 책임자들과 고위 인재・전략 임원들을 대상으로 한 설문조사에 기반하여 작성되었다(WEF, 2016). 이 보고서는 2015년과 2020년 사이에 급격한 노동시장의 변화로 710만 개 이상의 일자리가 사라지고, 200만 개의 새로운 일자리가 생겨날 것이라고 전망하였다. 즉, 가까운 미래에 약 510만 개의 일자리가 사라질 수 있다는 것이다. 직업군 측면에서는 사무・행정직에서 일자리가 현저히 감소하는 반면에, 건축・엔지니어링・컴퓨터・수학 관련 직종에서는 높은 고용 성장을 보일 것이라 전망하였다(WEF, 2016). 특히, 인구

고령화로 재화에 대한 전반적인 수요가 줄어든 가운데, 노동을 대체하는 적층가공(additive manufacturing)과 3D 프린팅 기술의 도입은 세계적으로 생산・제조업의 퇴조를 초래할 것이라는 예상이다(WEF, 2016). 이 보고서에서 특히 흥미로운 점은 많은 산업 전문가들이 연장된 수명과 인구고령화로 헬스케어 영역에서의 고용이 증대될 것이라 예상하는 것과는 달리, 세계경제포럼 설문조사 응답자들은 모바일 인터넷과 클라우드 기술로 원격의료(telemedicine)가 확산되어 헬스케어 영역에서의 고용을 축소시켜, 결국 이 분야의 총 일자리 수는 변동하지 않을 것이라 전망한 것이다(WEF, 2016).

4차 산업혁명에 대한 담론이 '일자리'를 중심으로 형성되면서, 4차 산업혁명의 주요기술들, 특히 인공지능이 과연 어떤 일자리를 대체할 것이며, 일자리가 줄어든 미래사회에 대비한 교육과 훈련은 무엇인가에 대한 사회적 관심이 뜨겁다. 여기서 주목해야 할 변화는 3차 산업혁명의 자동화로 일자리가 제조업에서 서비스 산업으로 이동하였고, 이제 4차 산업혁명을 통해 인간의 서비스까지 인공지능에 의해 대체된다면 과연 어떤 일자리들이 지속되고 생겨날 것인가에 대한 고민이다(이명호, 2017). 4차 산업혁명의 존재와 개념에 대해서는 다양하고 상반된 논의들이 있어왔지만 인공지능을 비롯한 4차 산업혁명의 주요기술들로 인해 일과 일자리에 대한 개념이 크게 변화할 것이라는 전망에 대해서는 학자들이 대체적으로 동의해왔다. 노인보건의 중요한 영역을 차지하는 서비스 산업이 4차 산업혁명을 겪으면서 크게 변할 것이라는 점을 고려해볼 때 이러한 논의들을 주의 깊게 살펴볼 필요가 있다.

우리나라에서 4차 산업혁명에 대한 사회적 관심이 다른 국가들에 비해 상대적으로 높은데, 이것은 한국 사회의 경제발전의 역사와 정부의 과학기술에 대한 시각에 그 실마리가 있다. 서구 국가에서는 100년 이상 걸렸던 1차와 2차 산업혁명을 우리나라는 한국전쟁 이후 단기간에 압축적으로 이루었다. 정부는 과학기술을 경제성장의 원동력으로 보고 투자하여, 정보사회로 특징지어지는 3차 산업혁명 시대에는 기술적, 경제적인 면에서 세계의 선도국가로 도약하게 되었다. 이런 맥락에서 선진국가들이 겪고 있는 '초고령사회로의 이동'과 '고용 없는 경제성장'을 경험하고 있는 한국은 3차 산업혁명 이후의 변화에 어떻게 대응하고 또 주도하는가에 따라 위기를 맞을 수도 또 다른 도약을 할 수도 있다. 정부는 4차 산업혁명을 강조하면서 이에 대한 기획과 정책들을 개발하고 제시하고 있다. 3차 산업혁명과 구분되는 4차 산업혁명이 실제로 존재하게 될 지, 된다면 얼마나 빨리 현실화될 지 현재로서는 불확실하지만, 예측가능한 것은 기술, 특히 컴퓨터정보통신 및 생명과학 기술은 급속히 발전하고 있고 이는 우리의 일상과 노화 과정을 크게 바꾸게 될 것이라는 점이다.

3. 4차 산업혁명과 노인보건

4차 산업혁명의 주요기술들은 주로 젊은 세대에 의해 개발되지만, 지금의 인구 고령화 속도라면 가까운 미래에 이 기술의 주된 소비자는 노인이 될 것이다. '초연결성(hyper-connected)'과 '초지능화(hyper-intelligent)'로 특징 지어지는 4차 산업혁명 시대의 시스템은 기계와 사물이 개인에게 적응하여 맞춤형 서비스를 제공할 수 있는 잠재력이 있어, 신체적・인지적 기능이 저하된 중 후기 노인들이 독립적인 생활을 영위하는데 크게 도움이 되리라 기대된다. 4차 산업혁명이 노인보건에 미치는 영향은 노년기에 장애로 의존적이 되기 이전에 예방적인 의미에서의 '건강관리'와 장애를 겪는 노인들을 위한 '보건의료서비스'로 나누어 생각해볼 수 있다.

정보통신기술(ICT)이 보건의료에 적용되면서 모바일 헬스(mHealth), 원격진료(Telemedicine), 보건정보기술(Health Information Technology) 등 여러 용어들이 등장하고 사용되고 있다. 이 용어들은 정보통신기술의 급격한 발전에 따라 등장하였으며, 보건의료서비스의 주체와 기반 사용기술에 따라 각각 개념이 다르다. 가장 포괄적인 용어로 미국에는 '디지털 헬스(Digital Health),' 한국에는 '스마트 헬스케어(Smart Healthcare)'가 있다. 디지털 헬스는 모바일 헬스(mHealth), 보건정보기술(Health Information Technology), 웨어러블 기기(Wearable Devices), 원격진료(Telemedicine), 원격보건의료(Telehealth) 및 개인맞춤의료(Personalized Medicine)를 모두 포함하는 용어이다(U.S. Food & Drug Administration, 2018). 디지털 헬스는 일반적인 건강관리(General Wellness)까지 포괄하는 개념으로써 보건의료서비스에 있어 효율성, 접근성 및 질을 높이고 비용을 줄이며 개개인에게 맞춤형 서비스를 제공하는 것을 목표로 한다(U.S. Food & Drug Administration, 2018). 한국에서 사용되고 있는 이에 상응하는 용어로는 스마트 헬스케어(Smart Healthcare)가 있다. 새로운 정보통신기술의 개발 및 실용화에 따라 차례로 원격진료(Telemedicine), 이헬스(e-Health), 유헬스(u-Health)라는 용어들이 등장하였고(안무업과 최기훈, 2009), 이후 기존의 유헬스 개념을 포괄하는 스마트 헬스(Smart Health) 또는 스마트 헬스케어(Smart Healthcare)라는 용어가 등장하였다. 원격진료란 화상회의 기술과 생체정보 전송기술을 이용하여 공간적으로 떨어진 공간에 있는 환자를 진료하는 것을 의미하고, 이헬스는 병원의 전산화와 인터넷의 발달로 환자들에게 건강정보도 제공해주는 것을, 유헬스는 컴퓨팅 기술의 소형화와 가상현실 기술을 기반으로 개인의 건강을 실시간으로 모니터해서 예방적 접근을 가능하게 하는 것을 의미한다(안무업과 최기훈, 2009). 그 다음 단계로 사용하게 된 스마트 헬스케어라는 개념은 기존의 유헬스 개념을 포괄하며, 환자를 대상으로 한 의료서비스뿐만 아니라 일반인을 대상으로 한 상시적인 건강관리 서비스까지를 포함한다(스마트헬스케어종합지원센터, 2018).

세계경제포럼이 제시하는 4차 산업혁명으로 생산되는 초연결, 초지능 시스템 안에서 스마트 헬스케어 또는 디지털 헬스가 구현되면 '의료시설'이라는 제한된 공간과 '진료시간'이라는 한정된 시간의 경계가 사라지게 될 것으로 예측된다. 개개인의 공간과 일상에서 실시간으로 건강을 모니터하고 수집된 건강정보를 바탕으로 보다 정확하고 개인화된 보건의료서비스를 제공하는 것이 가능해질 것이라 기대되기 때문이다. 노년기의 건강관리에 있어 예방적인 접근이 중요한 점을 고려할 때, 정보통신기술의 보건의료서비스에의 도입은 활동적인 노인들의 장애 발생을 사전에 예방하고 만성질환 관리의 효율성을 높여 사회적으로 건강비용 부담을 줄여줄 것으로 기대된다.

지속적으로 확장되고 있는 디지털 헬스 시장은 2024년에는 약 3,790억달러(한화로 약 400조원)에 이를 것으로 전망되는 가운데(Global Market Insights, 2018), 첨단 정보통신기술을 보유하고 있는 기업들과 연구기관들은 정보통신기술과 보건의료를 융합하는 연구개발(R&D)을 활발히 하고 있다. 한 예로, 카이스트는 「Dr. M 스마트모바일헬스케어 센터」를 설립하고 생애주기에 따른 개인맞춤 헬스케어 서비스(personalized healthcare service)를 제공하는 플랫폼을 도심에 위치한 노인거주시설을 리빙랩(living lab)으로 활용하여 개발하고 있다. 이처럼 첨단기술을 고령인구를 위한 보건의료서비스에 도입하려는 연구는 활발하지만, 아직까지는 4차 산업혁명의 초연결, 초지능 시스템이 현실화되지는 않았다. 시장에서 구매가 가능한 것은 대부분이 걷기 등 특정 활동이나 생체 정보를 실시간으로 수집하는 웨어러블 기기같이 시스템을 구성하는 부분적인 기술들이고, 실제 고령인구의 매우 일부만이 이를 구입해서 사용하고 있는 실정이다.

첨단기술이 아닌 적정기술을 기반으로 빅데이터 분석을 활용해 예방적인 보건복지서비스를 제공한 사례로는 정부의 독거노인과 중증장애인을 위한 「응급안전알림서비스」가 있다. 이 서비스는 서비스 대상자의 집 안에 활동감지센서, 출입감지센서, 가스감지센서 등과 함께 전화기 형태의 응급호출기를 설치하여, 움직임이 일정 시간동안 없거나 가스누출 등 응급상황이 발생했을 때 빠르게 대처할 수 있도록 하는 응급대응 시스템이다(보건복지부, 2018). 정보를 수집하기 위한 센서들은 단순기술(low-tech)을 기반으로 한 저가의 기기들인 반면, 대량의 정보를 실시간으로 수집하여 지속적으로 모니터하고 자동으로 응급관리요원에게 전달 가능케한 것은 빅데이터 분석의 전산기술이다. 이처럼, 고령인구 중 장애 발생에 취약한 노인들을 대상으로 실시간 데이터를 수집하고 분석하여 질병과 상해를 예측 및 예방하려는 시도가 계속되고 있다. 하지만, 이러한 시도들은 대부분 최근 5년 내에 시작한 것으로서 이에 대한 효과성 검증은 데이터가 향 후 몇 년간 더 누적된 이후에나 가능할 것으로 예상된다.

4차 산업혁명 주요기술 중 가장 주목 받고 있는 기술인 인공지능과 빅데이터를 노인보건의료에 활용된 사례는 '임상치료 추천 시스템'이다. 현재 실용화되고 대중매체를 통해 가장 잘 알려진 인공지능에 기반한 의료서비스는 IBM에서 개발한 암 치료를 돕는 임상치료 결정 지원시스템인 '종양학을 위한 왓슨(Watson for Oncology)'이다. 왓슨은 빅데이터 분석과 인공지능을 기반으로 암 환자 개개인의 특성을 분석하여 맞춤형 임상치료를 추천하는 시스템이다(IBM, 2018). 여러 질환 중 암에 가장 먼저 적용된 것은 다른 질환에 비해 많은 양의 연구와 데이터가 축적되어 있어서였다. 향후에는 다른 질환에도 이와 같은 시스템이 적용되리라 예상된다. 아울러, 초고령사회에서 큰 사회적 부담인 노인돌봄의 해결안으로 노인들의 일상생활활동 수행을 돕는 기술들, 특히 로봇이 활발하게 연구·개발되고 있다. 이동하거나 무거운 것을 옮기는 것과 같은 신체 보조기술들은 군사기술과 중첩되는 부분이 있어, 신체기능 보조 로봇은 상대적으로 장기간에 걸쳐 연구·개발되어온 경향이 있다. 반면, 최근 십 년 동안 급격히 발전되어온 고령인구를 주대상으로 한 로봇들은 감성지원 기능을 더하여 챗봇(chatbot), 케어봇(carebot) 또는 로봇 돌보미(robot caregiver)라 불리고 있다. 세계적으로 인구고령화가 가장 심한 일본에서는 노인돌봄 문제를 기술을 통하여 해결하려는 노력이 활발하여 현재 시판되고 있는 노인들을 위한 로봇은 일본기업에서 개발된 경우가 많다. 하지만, 현재 시판되고 있는 노인을 위한 로봇은 기능면에서 아직 초기 단계이고, 가격면에서도 개인이 소유하여 일상에서 사용하기 어려운 실정이다.

4차 산업혁명과 장수혁명의 교차점에서 신기술들이 융합되어 만들어내는 초연결 및 초지능 시스템이 노년기의 건강기대여명(Healthy Life Expectancy, HALE)을 늘리고, 노인돌봄의 질을 높이면서도 사회적 부담을 줄여줄 것이라는 기대가 많다. 하지만, 현재로서는 4차 산업혁명의 주요기술의 일부만이 노인보건의료서비스에 도입되어 실용화되었고, 그 영향력 또한 미미하다. 현재 체감할 수 있는 '기술로 인한 노인보건의료서비스의 변화'는 의료시설의 전산화와 인터넷을 통한 건강정보 확산으로 이는 이헬스(e-Health)에 해당하며 3차 산업혁명의 성격이 강하다. 지난 10년 간 노인보건에 있어 큰 변화들은 노인장기요양보험의 도입처럼 정책적인 요인들이 기술 발전에 의한 요인보다 크다. 이는 노인들의 구매력이 낮아 신기술에 대한 실버마켓이 제대로 형성되지 못하였고, 서비스 산업 노동자의 임금이 OECD 국가들 중에 낮아 노인보건 영역에서 인간의 서비스가 기술로 대체되기 어렵기 때문이다. '보건복지부 제3차 저출산고령화 기본계획 2016-2020'과 '미래창조과학부 제3차 과학기술기본계획안 2013-2017'에서 인구고령화와 산업화를 연결시켜 고령친화산업 육성이 강조되었는데 이는 전반적으로 구매력과 신기술 수용력이 낮은 現 노인인구의 특성을 제대로 반영하지 못한 것으로, 첨단기술의 노인보건의료에의 적용과 실용화는 베이비붐세대가 중 후기노인으로 진입하는 2030년경에나 가능할 것으로 전망된다(최문정 등, 2017).

현재까지는 그 영향이 미미하지만 앞으로 노인보건의료에 큰 변화를 가져오리라 예상되는 4차 산업혁명에 대비하기 위해서는 정부의 정책이 중요하다. 우선, 4차 산업혁명에 대한 담론이 민간 영리부분에서 발전되어서 자칫 노년기의 건강이 노인 개인소비자의 기술 사용에 의한 것이라는 사회적 인식이 형성될 여지가 있다. 하지만 기술이 보다 진보될수록 막대한 정보를 소유한 민간 기업과의 힘 균형을 유지하기 위한 정부의 역할이 더 중요해질 것이다. 생애주기에 걸친 건강의 버팀목은 공중보건으로 노년기의 건강에는 건강보험 제도를 포함한 사회보장 제도가 큰 비중을 차지한다. 또한, 4차 산업혁명의 주요 기술들로 인한 노인 돌봄의 변화에 따른 기술 오용 등 윤리적인 부분에 대한 연구가 필요하고, 이에 따른 증거기반 정책(evidence-based policy) 개발이 요구된다(최문정 등, 2017). 한 예로 챗봇 등 노인들을 위한 정서지원 기술들은 노인을 혼자 두어도 되는 정당화 기제로 사용될 수 있어, 노인의 고립을 방지하기 위해 인간 동반자가 부재한 기술에 의한 돌봄에 놓이는 최대 시간을 규제하는 정책도 생각해볼 수 있다(최문정 외, 2017). 한편 첨단기술이 노인보건의료에 분절되어 적용되지 않고 융합적인 시스템을 갖추기 위해서는 기술의 표준화가 중요해서 이 영역에서 정부의 역할과 관심 또한 필요하다.

* 이 글은 2016년 정부(교육부)의 재원으로 한국연구재단의 지원을 받아 수행된 연구임 (NRF-2016S1A3A2925399).

참고문헌

김은, 김미정, 김범수, 김영훈, 이애리, 이태진 등. Industrie 4.0: 4차 산업혁명과 제조업의 귀환. 클라우드나인; 2017.

미래창조과학부. 제3차 과학기술기본계획('13~'17)(안). 2013.

보건복지부. 2017년 독거노인·중증장애인 응급안전알림서비스 사업안내. 2017.

보건복지부. 제3차 저출산고령화 기본계획 2016-2020. 2016.

스마트헬스케어종합지원센터. 스마트 헬스케어 정의. https://smarthc.ktl.re.kr/web/contents/intro1.do. 2018년 1월 22일 접속.

안무업, 최기훈. 원격진료, 이헬스 및 유헬스로의 발전과정. 대한의사협회지 2009;52(12):1131-1140.

이명호. 4차 산업혁명의 미래사회 시나리오. See Futures 2017;15:6-11.

정지훈. 4차 산업혁명의 명과 암. See Futures 2017;15:12-15.

최문정, 정용, 김희평, 오학준, 강미량, Monica Alejandra Ortiz. 장수혁명과 4차 산업혁명 시대에 대비한 보건복지와 과학기술정책 기획연구. 카이스트; 2017.

Global Market Insights. Digital Health Market Outlook: U.S. to dominate the regional landscape. https://gminsights.wordpress.com/2017/01/30/digital-health-market/. 2018년 1월 22일 접속.

IBM. Oncology and Genomics. https://www.ibm.com/watson/health/oncology-and-genomics/oncology/. 2018년 1월 26일 접속.

Schwab K. The fourth industrial revolution. Crown Business; 2017.

Schwab K. The fourth industrial revolution: what it means, how to respond. https://www.weforum.org/agenda/2016/01/the-fourth-industrial-revolution-what-it-means-and-how-to-respond/. 2016. 2018년 1월 4일 접속.

U.S. Food & Drug Administration. Digital health. https://www.fda.gov/medicaldevices/digitalhealth/. 2018년 1월 22일 접속.

World Economic Forum. "The future of jobs: Employment, skills and workforce strategy for the fourth industrial revolution." Geneva, Switzerland: World Economic Forum; 2016.

찾아보기

노인보건학 <제2판> 값 27,000원

2007년 8월 30일 제1판 발행
2018년 3월 5일 제2판 발행

편저자 : 이 윤 환 · 유 승 흠
발행인 : 주 영 일
발행처 : 계 축 문 화 사

서울특별시 종로구 통일로12길 16-17
우편번호 03029
TEL : 735-2257 · 738-9746
FAX : 723-9025
E-mail : gyechuk@hanmail.net
홈페이지 : http://gyechuk.co.kr

1973. 10. 31 등록번호 제300-1973-8호
ISBN 978-89-5629-502-2 93510